陳存仁編校

皇漢醫學叢書

九

上海科学技术文献出版社

第九册

陳存仁編校

皇漢醫學叢書

產科發蒙

片倉元周著

產科發蒙

提要

鶴陵深甫先生。既好讀書。又善治術。長文筆。精著述。遐邇咸奉爲師範也。本書爲先生名著之一。博採古今言論。附以己所經驗。發前人之祕。啓後人之蒙。彙集成編。題曰產科發蒙。以補產論之未備也。蓋先生初學於賀川氏。受產論而歸。積二十餘年之精孜深思。得胎產治術之要領祕法。可謂善悟產論奧旨。闡發餘蘊者矣。全書一帙。釐爲六卷。首述妊娠之胎辨。與胎前諸病。次詳臨蓐之難易。與產後雜證。末舉治例三十四案。與治形五十八圖。並錄驗方。以資參考。全書正疑補闕。功足羽翼產論。而嘉惠後世。誠胎產之金科玉律。

産科發蒙序

治産外科成矣。其書爲相山鶴陵先生深甫氏所著。盖博取古今善説。附以己治驗定爲此編。以補産論不備云。先生初學賀川翁所受産論而歸。即誦讀前後二十年。頗極精微。出而爲人解難。乃生子呱呱而泣矣。百無一失。其名籍籍然起焉。今之言産者。皆折衷深甫氏也。予雖未睹産論。而今得視此書。則思過半矣。唐有孫眞人。志在濟世。嘗列其方於華表石上。竪之鑑山之下。漆沮合流路隅。便人覽且抄也。今夫深甫氏之仁於民乎功豈在眞人之下哉。荀卿有言曰。青出於藍。青于藍。信然矣。是爲序。

享和三年歳次癸亥中秋前五日題于崎陽客館之環翠樓中。吴超程赤城。

産科發蒙序

婦人生産生生不絶者。天地自然之理。而非疾病。則其不須藥餌也固矣。然將養失常。胎教乖方。則孕中之諸證。臨産之倒横。産後之衆疾。變化百端。不可悉極。是以顓科者。救護之術。治法之要。二者相須。若車兩輪。豈可不精練研究哉。若治法救護不得其法。則子母之命懸焉。實可畏也。夫陳自明婦人大全良方。昝殷産寶方。陳治道保産萬全書。陳朝階奚囊便方。湯居士保産機要。高賓便産須知。王化貞産鑑。何鍾台達生編等諸書。皆是專門。而雖非方論不備。至于救護術。則僅僅無幾。後人無所宗法焉。余得賀川氏之書。見其術之精詳。而嘆發前哲所未發。後游其門。愈信其術之有神驗矣。乃服事其敎二十餘年。起死回生之效。不可勝紀也。其閱歷之久。周之不敏。亦有稍稍所發明。因蒐集既驗者。以成編。題曰產科發蒙。雖然不過正其疑似而詳其未詳也。後之君子。幸以賀川氏書爲綱。以此書爲目。而施諸治法。則益見賀川氏之功之不少矣。

寬政乙卯歲陬月上元鶴陵居士片倉元周撰幷書。

產科發蒙目錄

卷一

卷二

卷五

卷上八

附錄

產科發蒙卷一

相州片倉元周深甫著　門人紀州谷井敬英世昌
土州源周碩博卿
相州伊達周禎子祥　仝校

胎子位置形狀論第一

余壯歲西游子玄先生之門。學產科術。蓋其術皆出於親試獨得。而診訣占候。實精詳鍛錬。是以其施治。皆莫不有神驗也。可謂能究產蓐微奧矣。余乃覃思研精。晝夜不輟。於是不出百日。而得入其室矣。及還東都。再取其所著產論及翼等書。沉潛反覆而讀之。論中有謂。大抵五月之後。腹中胎大如瓜。必背面而倒首。其項當橫骨上際而居焉。其胞衣則蓋于胎之尻上。而當母鳩尾之下。至臨月按之。可得別其體貌而盡矣。又曰。自其背而探之。其左右足膝皆張而旁出。則應是其面作箕服或結趺也。如其手膊則並展其臂。而常自依脇旁。則未嘗縮手足也云云。又閱產論翼。載背面倒首。而皮膜裹胎。其胞衣則見附蒂於上。而蓋尻上。其莖則從膜上垂下。過脊背越左肩。向腹部之圖。予嘗依其論與圖。而沉思默想者。不啻累月積年。未能攻究其胞莖之貫皮膜而至臍之處。在何地而爲何狀也。疑之久之。頃歲城南山下門外。笹井某妻。妊娠方期月。忽腹疼腰痛。於是人定速余治診。即便往。發劑飲之。而拊摩其腹。則蹲循之際。兒便產下。而無啼聲。乳媼抱起看時。亦無手足面目。唯蠢乎微動。乃以爲怪物。將裹草棄之。余細檢之。隔膜纔見兒頭面手足。謂曰此囊兒也。因就熟視之。胞衣在腹部。而其形橢。上至頷下。下逮臍下。而胞衣四邊。薄皮引出以包裹胎。視之如雲母屏中物。兒在其内。屈臂握手。以魚腹印耳下。其形似邦俗取膏盲穴之狀。又踞兩膝。而膝頭僅過乳上。膝外廉與膊内廉相齧。猶人登圊狀。臍帶則自左手與胸旁之間。蟠屈而出二寸許。斜至肩。余卽執小刀剖頷下膜（男子也）則白膜縮蹙歸于胞四邊矣。急含少水。以噀兒面。始揚聲啼叫。衆皆稱天幸哉。余取胞衣置于油單紙上。以攤視之。其形圓匾。徑六寸許。其外面則中央最厚。至邊而漸薄。高低出沒。皺皮錯交。其色紫紅綠黑。混然相雜。而不甚濃。又往往有紫黑濃斑點。反覆視其裏面則有文理筋絡。宛乎似荷葉裏面。其色紫碧黑。比表面則稍淡。筋絡則青與白交加參錯。其胞莖則如無名指大。而若人工撚作者然。又類於繩索。其色不異筋絡。（按胞莖始出。其色灰白色。既而過一二時。變爲青白參錯。）莖中有三孔相通。余以爲一以輸氣。一以注血。一反氣血者也。是亦若人有咽與喉。而氣穀道各異者歟。未可知也。皮膜之形。如歷製海蚝。其色淡黃也。近八街堀萁屋匠妻。年二十七。彌月而產囊兒。（女子也）亦復如是。其所異者。肚帶紆曲在于右腰間而已。於是乎始悟子宮者。蓋附着于脣腸前面。而爲一界郭。而兒在於其中也。背面倒首而屈手足。其頷着缺盆骨上。而面與膝頭相聚。若自窺臍者。其形蟠縮一團。若煮蝦魚然。胞衣則對兒腹。皮膜自生裹胎。其胞蓋當子宮中後面而粘着。母之血氣緜是先入胞内。乃流布於文理筋絡。自文理筋絡。達于胞帶中之除孔。而至臍中以將養於兒者無疑。故知彌月將產。而陣痛頻至。八髎腰髖之邊幾推。而周身灼熱。槷槷汗出者。此胞衣着母體之處。將離脫之勢爾。以此推之。則如龐安常云。兒出胞而誤執母腸胃。故隔腹鍼兒虎口。于法開云。使積日不娩之婦。食全十餘鬱而針是。則須臾全膋音聊脂膏也裏兒出。盛起東云。將分娩。但子抱母心。因便針之之類。雖後之醫家稱譽其明診。以載于書籍。豈足可信哉。儒門事親云。醫者不察孕。加燔針於臍兩旁。方不數月生一女子。兩目下各有燔針痕。又太平聖惠和劑局方。婦人良方等書。所載催生丹方後云。服一丸卽時產。隨男左女右手中握出。是亦虛言空論。殆惑來學。皆刪去而可也。夫子宮者。自是腸胃外囫圇一界郭爾。必非有孔竅而通于腸胃者矣。子在其中也。胞與膜裹之。無一點孔竅。其胞附着子宮而受養。乘其將分娩之勢。而皮膜自破。漿水迸出。然後兒出門矣。奚有執母腸。抱母心。全膋裹兒。兒手握藥出。兩目下有燔針痕等事邪。不但此也。魏志所載。華佗診甘陵相夫人有娠。使人手摸知所在。在右則女。在左則男。人云在左。於是爲湯下之。果下男形之類。試之今日。無有的確。是皆後人信筆增奇者而已。曷足爲法乎。古人妄誕往往有此類。學者不可不擇也。頃又覽明錢雷人鏡經附錄。載男女胎元圖說云。精勝其血。自左子宮受氣而男形成。精不勝血。自右子宮受氣而女形成。又曰。男負陽而抱陰。故頭東而足西。女負陰而抱陽。故頭西而足東。頭與手足。

蟠行一團如卵黃然。其漿水如卵白也。又曰。胞帶起於兩腎中間。着脊而生。有一系係于兒臍。懸兒於胞中。此通母之血氣遺蔭之道路也。云云。而其胎元圖。作低頭蹲踞腰背屈曲兩足。男首向左。女首向右。仰而橫臥者。此皆本十九難所謂男子生於寅。女子生於申之義。而設圖說者耳。雖似可憑。至其以子宮爲二。男女頭足異乎東西。懸兒於胞中。仰而橫臥。則臆度亦甚。近閱蘭醫牒分的兒產科書。載易產難產圖。總二十有三。而其胞衣有戴於頭頂者。有蓋於尻上者。又有負于背藉于臀。插于兩股間者。且其胎形狀。則有橫生。倒生。礙產。肚帶攣其肩也偏產。見額角也桭後。頭之後骨偏挂谷道兒即露額也及頷挂橫骨而出雙手。或一足已出。而胞帶將出。或肩臨子戶而出帶。或湊兩脚於面前。臀向人門而露一手。或臀出其半而不能達。或腹向產戶而出胞帶。或與上形同而不露帶。或背脊向子宮口。或肚帶纏頸而四肢將出。或兩足與一手已出子門。或駢屈兩膝而將出。又雙胎。一則仰臥。一則跨其上而露其臍帶。又正產仰出者。伏出者。礙橫骨者。挂肛門者。向腰左右者等之異。其他形狀不能備錄。而胞衣之所在不一者。彼以爲子宮有敧側正直之殊也。然不載胞之對腹者。則彼未睹囊兒乎。其圖說雖似詳。或出臆見者十過其半。嗟乎。萬古以來。不論華夷。凡醫家於懷孕圖說。泛濫懵懂。紛紛不一者。皆由不觀眞囊兒。故未有一人能爲的當之說者也。夫蘭人雖言事出其實。豈能如殷紂刳孕婦腹而視之乎哉。故其所圖。不可信據也。夫吾子玄先生於產科一技。終身用意刻苦。是以其術超邁于古今。如其所謂素背面倒首而無轉身者。則千古卓見也。雖然至其謂胞衣蓋胎之尻上。其手膊竝展依脇旁。而其左右足膝皆張而旁出。未嘗縮手足。則偶未深考耳。又產論翼中所錄懷孕圖凡三十有二。而其胞衣皆表裏反復。不無可疑也。又如被膜胎圖。（余所稱囊兒是也）則爲胞在腹中。其帶垂下而出育門。帶頭皮膜生而裹胎者。亦不可解也。苟若其所圖。則產訖當胞莖近兒臍。而有皮膜。余治產婦無慮數百人。見其生子。未嘗視皮膜之附着于胞莖者。又未視胞與膜相離者。其偶相離者。則死胎經日而娩者。及胞衣日久而漸漸壞下者。皆皮膜腐敗。與穢物併下也。其他豈有此理哉。夫膜也者。附着于胞衣裏面之薄皮。自引延而包胎者爾。凡尋常生產。兒子嘗然出門。然後胞衣尋下者。皆皮膜忽縮蹙於胞之四邊。故人多不識之也。今舉其胞莖而視之。則膜之垂下者。藹藹如車蓋。則膜之與胞衣。不相離者可知矣。何有胞莖生皮而裹兒邪。且摘胞之游旒。而徐剝之。胞與膜隨手而離。此亦兩片相合。故復徐徐分拆之。則離成兩片。而其表面着于胞者。薄脆易破。裏面比表面則粗而厚強。故較難破。余幸獲觀二囊兒之一男一女。而數年大疑。釋然冰解。從前謬迷。一時霧散。豈不亦愉快哉。雖然不敢自斷爲是。或得復視數兒如此。則此說永爲鼎鍾銘錄矣。唯恨余今年歲已不惑。稟受怯弱。死生難期。況囊兒千百中之一二而已。假令有之。大抵託于無智生婆。則孰能詳正之乎。我終身不能復睹未可測也。因姑記所目擊與所發明。以示同志。後來君子。若遇囊兒而不異乎余所說。則請繼續於此。以爲萬世定規矣。嗟乎子玄先生之書。率出於實驗實得。議論切當。有益今日。而其論不及於此。其有差忒者。疑未嘗遇眞囊兒。而妄作之圖說歟。抑門人誤記。亦未可知也。噫先生今既往矣。恨我不在其生時以斯質焉。篇內所論諸圖悉見卷六宜以參看

辨駢胎位置第二

凡駢胎腹象皆突出於前而高。比之尋常娠腹。則甚大而不張於左右。比及臨月。揣其兩脇則空軟。由此觀之。駢胎之在子宮中。必非二胎正相位左右也。其胎累重於前後者無疑矣。而其分娩也。後者先出。而前者後生也。雖子玄先生之精核。未及於此。而爲相並於左右者。乃其候法曰。任脈窪成一道者。孿胎也。余屢視孿胎腹。未嘗見其如此者。偶有似爲窪者。決非孿胎也。惟其腹形。大抵七八月已上。漸漸突出如甕者是也。圖說見卷六宜以參看

孿胎一胞辨第三

宇宙至大也。至夫事物之變化。則雖聖人亦有所未盡也。自非聖人以下。則雖常有之物。非所親視歷觀。而推理以究。任臆爲斷。則恐誤天下後世不淺也。在我醫則爲最甚矣。今夫以有涯之性命。欲親視歷觀而究無涯之變化。以傳之後世。是豈易得盡乎哉。子玄先生於產科書。率皆出于所親歷實驗。詳悉審辨。似無遺漏矣。產論翼中所載孿胎圖凡六。一逆一正。雙逆雙正雙坐等。非不精細也。然而唯出兩胎各有胞者。而未載雙胎一胞者。且產論曰。任脈窪成一道者。爲孿胎之候。然此惟五六月間見之。至

八九月。一道者。卽隱不見。但腹左右大張。狀有稜角。而腹面却平。是爲孿候。產論又云。一倒首向下。一豎頭向上。其胞衣各一。是爲孿胎正法。或雙皆上首。共一胞。胞皆大如盤。是爲孿孕奇法矣。而不說孿子肚帶之狀。吾未一見其眞物。豈可不容疑於茲哉。己酉初夏。城東富澤坊。買故衣利兵衞妻。娠方九月。小便癃閉。煩渴引飲。腹滿太甚。四肢亦浮。求治於余。乃與五苓散。而撫摩其腹者三日。得小便快利。而四肢見皺紋。然其腹猶便便。因以爲是必孿胎。更候其腹容。無任脈窪成一道。又非腹面平而左右有稜角。唯圓高突出。倍尋常娠腹耳。旣而至五月初四。而擧二男。其先出者正產。後出者逆生也。胞衣一而其形平長。徑一尺許。横不過七八寸。筋絡甚粗。而生二帶。其一則在於去中央一寸許。而大如無名指。其一則去中央三寸餘。近邊僅寸許。較之於近中央者。則其細居半。爾後見孿胎數人。雙皆順生。而一逆一正者却寡。且其胞衣皆一。而臍帶所着之處。各不同也。近横山街打金匠妻。及本石坊小津某妻。娠而腹甚大。突出於前面。而如抱甕。旣而期月臨盆。俱先生一女。後乳一男。胞各一。其生下皆正產。但此二人胞各一而已。嗚呼先生父子。竟不視孿胎一胞而又皆正產者歟。若其有親視。則盍併列之圖中。以示後學邪。抑先生父子之所遇者。多是一正一逆。而胞衣各有歟。將余之所眎。皆順且一胞者多歟。雖然余之所親視。旣以十數。則以頭之倒豎互殊者與胞之各有者。爲孿胎之正法。吾不敢從也。又至于以任脈窪而成一道者。與腹面平而左右有稜角者。爲孿胎之腹容。吾愈不信也。覽西洋𦚝分的兒產科書。孿胎圖式。亦惟載各兒各胞者。而未舉雙胎一胞者。則亦未深究而已。噫事物之不可究盡者。率皆如斯矣。雖然。凡孿胎。吾所親歷視者。胞皆一者實多。則吾將以胞之一者。爲孿胎正法。以胞各有者爲奇法也。後之醫者。若疑我說。則每遇孿胎。親視其胞。而究其形狀。又召坐婆數人。詢其所親視。則必有得之矣。然後知吾言之不妄耳。吾豈敢妄立一家言。而駁前輩成說邪。

一產二子命呼第四

一產兩子。古人所稱不一。今採錄余之所看過者。以示初學。曰雙生。(昭十一年左傳注及西京雜記)曰孿。(說文)曰孿子。(戰國策)曰兩胎。(後漢書華佗傳)曰孖。(津之切一產二子也鄭漁仲六書略)曰駢胎。(褚氏遺書)曰二胎。(病源候論)曰雙生。(公羊傳)曰孿生。(宋伯象騤車志)曰孖生。(五雜組)曰孿生。(槐西雜志)又揚子方言曰。陳楚之間。凡人嘼乳而雙產。謂之釐孳。秦晉之間。謂之健子。自關而東趙魏之間。謂之孿生。又字彙。二女曰[illegible]。

辨孿子兄弟第五

孖生之疑兄弟。其說尙矣。何休解公羊云。其雙生也。質家据見立先生。文家据本意立後生。所謂据見者。据其所見前後生以判兄弟也。所謂本意者。其意以爲後生者先受胎。故以先生爲弟。以後生爲兄也。是殷周文質之所以殊也。西京雜記。霍光引殷王祖甲。許釐莊公。楚太夫唐勒。鄭昌皆。文長蒨。滕公。李生皆一產二子。並以前生者爲長證之。則亦似無異論。然王長公引公羊傳。文家据本意。立後生之文。卽以後生爲兄。則後人不知其所適從焉。按巢氏病源論云。陽施陰化。精氣有餘。故生二胎。余數就孖生驗其胞衣。胞一者常多。兩者甚少。夫二精交暢。當成一胎。而今二胎之成。一胞而生兩帶。則蓋其一則精氣之餘贏耳。巢氏之說似可據也。但其孖生體有肥大健強瘦小疲弱之異焉。肥大健強者。承母將養之厚。而瘦小疲弱者。承將養之薄。此將養之厚者主。而將養之薄者客。是以不論分娩之前後。以肥大健強者爲兄而可也。且夫孿子之在母腹。俱在一囊膜中。自一胞衣而承將養。又何可以受胎之前後而論之也。但胎自有主客異耳。又孿子臍帶之附胞衣。一生中央。一生一邊者多。而其居中央者必大。而居一邊者必小。此亦主客之分。最可取信者也。若孿子並健強疲弱相均。則依霍氏之說而可也。又如孿子胞各一。則此非精氣有餘者。蓋交接再各成胎者無疑也。其肥瘦強弱並無齊等。則從王氏之說而可。千載以來。未有辨此義而斷之者。噫明李空同曰。雙生以後爲兄者。昧化理者也。凡產必回轉下首。首下則生矣。卽以受氣前後論。則回轉時先氣者先生矣。凡先者宜爲兄。凡先生者體較大。亦先齔云云。夫兒本蟠屈倒首於子宮中。必非爲回轉而出者也。又有一胞孿子與孿子各胞之別。李氏未辨此理。而妄以受氣先後。論先生後生。定兄弟者可謂謬矣。凡先生者體較大。亦先齔云者。亦未爲盡然也。

產前產後諸證發明二十五則第六 醫案一條附

凡娠姙嘔不止者。其因不一。有痰飲蚘蟲痞積鬱結等之異。其候證治方。

詳見惡阻門。若諸藥不效。則宜與蜜湯。其功極偉。是不可不知也。

有姙娠似勞證者。有勞證似姙娠者。分之之法。二三月臍下胎仍不見。則以其眼中悅澤。白睛變青色者。與掌中見紅色者。肌肉不消。脈不細數者。此爲娠候。四月以上。宜捫按其臍下。手到而辨之矣。又有勞證中而娠者。大抵難治。

姙娠惡阻。寒熱欬嗽。盜汗懶執作等證。若誤認爲勞證而施治。則雖誤治。亦不害於生育。勞證最初經閉二三月。有前證者。若誤認爲惡阻而施治。則卒致不救。不可不審也。

娠而六七月以上。其胎常逼胸下者。其婦多有鬱火。又娠而胎常在小腹者。其婦多天賦薄弱。若不然則病後體氣未平復而受孕者也。

姙娠有下利日三四行。或五六行。累月不止。百方不效者。雖然肌肉不消。飲食如故。而無邪脈。則不可慮也。此症至臨月或產後而便自止。是亦妊中常好食偏味者。產後自止之類也。俱難以理推極者也。

姙娠五六月。有妊與否猶未可決者。令婦仰臥。須施產論翼按腹第六術數回。其間不論左右臍傍必忽焉瞤動激射而觸醫手中。其狀恰如電之眩目也。其有之者。斷然爲姙娠。不可不知也。

娠而有口舌糜爛者。又有舌生芒刺如猫兒舌者。並不分娩則不差。○嘗治長谷川君夫人。姙娠七月舌旁糜爛。凡溫冷入口則射舌。因纔食淡粥之微溫而已。予與清熱補血湯數綫袍散十餘日。依然不效。便改投清熱補氣湯亦十餘日。猶尚不愈。竊以爲非產後則不復。姑以達生散加薄荷黃連外將城蝘散（方見雜病試效）加青黛貼之。如此六七日而全差。嗟乎藥之中肯綮不亦神乎。

有妊娠心下大膨脹者。必無慮之。未聞由是害於產者。此大抵氣脹。或留飲之所致也。宜順氣化痰之劑。

懷孕患惡阻者。其婦必有蟲積或痰飲。產後發血暈者。其婦必有癥癖鬱怒。其無此者。皆莫有二證也。

妊娠八月以上吐血者。產後必發大患而終難救。六七月前有之者。無患。然大吐血者甚殆。

凡小產婦女子。惡寒戰慄後壯熱甚而大汗出。或頭暈目眩。飲食不美。腹微滿。按之軟弱而如綿絮。此證甚似外感而實不然。或有請醫而不告其實。爲爲外感求治。醫雖詰問之。匿不敢言者。其識之之法。臨按其腹部。必鼻聞血臭也。若然者宜斷爲小產而施治法。此余之所數歷驗也。香川太沖行餘醫言。舉鼻嗅病人臭氣數症而於此一候遺之者何也。（治驗在卷六宜以參看）

凡臨產貴其婦有熱狀者。與有汗者。若無二狀則動輒不達而斃。雖其能達。產後多危殆。

凡臨產手背清冷者。或面色無血色。脣口青白。及呼氣冷者。或脈細而不數者。皆非慶事。產後多生變證。

產前患水腫。逮產後腫滿益甚者。用藥腫減十之八。而餘腫淹延數日不消。則後必為不治症。

產後久洩。自利完穀者。雖服藥稍瘥。竟致不起者甚多。

婦人身重。則世醫食物禁忌甚嚴。世俗亦守之。而為一大緊要事。方其阻病不食之時。猶禁所好之物。而致使婦益食少。實可憐耳。陳自明云。凡妊娠惡食者。以所思食任意食之。必愈。不可不察也。

凡方臨月大血數崩下者。非子死腹中。則免身後多致婦不起。其天賦壯實者。或有不然矣。

孕而七八月。患久欬久泄等。形體漸虛羸者。候其腹容。胎當臍腹而縮小。胸下兩脇皆空輭可容指者。則不出三日而必產。生子多瘦弱。育者甚罕。

凡臨產移時不娩。煩渴不止者必死。此證必脈無根脚。而手足清冷。

凡臨產腹堅硬如石者。必子殭腹中。

臨產二三日不能娩。而加煩躁者死胎也。若脈細弱時反張者。子母俱危。

臨產二三日。雖不分娩。其婦飲食如故。自能起居。轉側。眼中和而脈有精神者。子雖死腹中。醫施回生術令娩身。則婦當不死。若睛不和。飲食不進。脈微細者。雖達多死。

姙娠六七月而上。腰脚微腫者。十居其半。蓋以胎漸長。壓母腸胃。輒錯和而已。不足深患。大抵產後自消散。雖然周身洪腫。小便不利者。宜隨脈

證虛實而施攻補法。勿必拘有胎而泥芎歸之類。若夫身體腫脹甚，久不消散。而免身者。子母並危。治驗錄卷六宜以參看

凡姙娠不論月足與不足。偶腰腹疼痛。而產宮下水或血者。必死胎也。雖不腰腹疼痛。或有所見而忽腹堅硬如石者。亦必死胎也。

凡臨產數日不能娩。而其婦反飲食健啖。眼中清瞭。發語輕捷。或又笑言。殆似不病人。甚非佳事。醫雖爲救之。產後多致不起矣。此證不但姙婦也。傷寒壞證。水腫久不差等類。往往有焉。皆屬不治候。不可不知也。

惡阻治法第七

婦人孕二三月之間。必中憒悶。嘈雜惡心。或吐痰沫。或嘔飲食。或心中懊憹。好噉酸果。或又好啖辛鹹物。或頭目旋暈。憎聞食氣。或四肢倦怠不欲執作。多臥少起。厭厭困懶。或四節煩疼。面黃肌瘦。或好未嘗食之物。或惡其所常嗜之物。或作寒熱頭痛。或作胸膈煩懣。或恍惚不能支持等之證。巢氏病源此名惡阻。又曰惡食。稱惡字。昝殷產寶方謂之子病。小品方命阻病。產經或呼病阻。戴元禮曰。俗謂之病鬼。無論名呼多端。宜先用清膈飲竹茹湯之類。驅逐病痰必愈。若嘔甚者。並加伏龍肝一二錢。若大段不欲飲食者。千金生蘆根湯。若其人體弱下利者。半夏藿香湯。集驗橘皮湯之類。重者乾姜人參半夏加朮湯。若腹中雷鳴下利者。生姜瀉心湯。渴而嘔者。醫方筆記一方。若疲極黃瘦。小便不利者。產經半夏茯苓湯。四肢委熱。胸下痞悶者。茯苓丸。若挾痞積蚘蟲者。蘆橘加半夏湯。兼吞紅丸子。或

又烏梅圓理中安蚘湯之類。若挾氣滯鬱結者。二香散。七氣湯選用。其人素有鬱怒癥疝等者。必用左金丸。各隨其症治之。已上證候。其不甚者。則大抵逮輸三四月。精神自清爽。漸向平安。又至其變。則尚不愈。或欬逆上氣。不能橫臥。或作下利。作不食。作吐蚘。作肩背疼痛。或寒熱欬嗽吐出白沫。或惡明而坐暗處。且不欲與人言。又每睡着汗多出。其狀殆如勞瘵。甚則往往不出妊中而斃。可不懼哉。又作口舌乾燥。作舌心焦煤。或舌上生芒刺。恰如猫舌。或又有口舌糜爛妨飲食。百藥不能療。遂延產後而久不差者。此因濕毒得疾。當於產後口舌門取藥。又有稟質羸瘦者。每受孕必肥滿。或肥滿者反瘦瘠。又有懷孕已來無有惡阻候。而至八九月。遽惡心嘔吐。不受藥食者。清膈飲。半夏茯苓湯可選而用。然此症動輒至產後作蓐勞。不可不早滋養氣血固根本也。

王碩云。妊婦惡阻。嘔吐全不納食。百藥不療。惟是紅丸子最妙。佐以二陳湯服之。但人疑其墮胎。必不信服。每每易名用之。時有奇功。〇方廣云。大全方論半夏動胎而不用。仲景方皆用半夏。豈不知此而用乎。予治阻病累用半夏姜製炒黃用之。未嘗動胎。經云。有故無殞是也。周云。方之說雖確論。然尚用姜製炒黃半夏。則此拘陳氏說也。用生半夏而可也。凡方有病。則雖巴豆硝黃亦不可畏也。何況半夏乎。

清膈飲 周新定方　治妊娠嘔吐全不納藥食神效。

枇杷葉　竹茹各一錢　生半夏　茯苓各一錢半

右生姜七片。水煎溫服。

集驗橘皮湯　治任身嘔吐不可食。

橘皮　竹茹　人參　朮各三兩　生姜四兩　厚朴二兩

凡六物切。以水七升。煮取二升半。分三服之。

產經竹茹湯　治痰熱惡阻嘔吐不下食。

半夏五兩　竹茹　橘紅各三兩　茯苓　生姜各四兩

右水六升。煮取二升。分三服。

乾姜人參半夏　治姙娠嘔吐不止。

乾姜　人參各一兩　半夏二兩　生姜一兩

右四味。水煎溫服。此即仲景乾姜人參半夏丸也。予每作湯子用之。

醫方筆記治惡阻一方

橘皮　人參　竹茹各一錢　麥門冬　木瓜各二錢

枇杷葉三大片　藿香五分

下咽即驗。

丹波康賴醫心方引產經云。半夏茯苓湯。治任身阻病。心中憒悶。空煩吐逆。惡聞食氣。頭重四支百節疼痛沉重。多卧少起。惡寒汗出。疲極黃瘦方。

半夏五兩　生姜五兩　茯苓三兩　橘皮　細辛

芎藭　人參　芍藥　澤瀉　甘草各二兩

旋覆花一兩　乾地黃三兩

凡十二物。以水一斗。煮取三升。分三服。若病阻積日月不得治。及服藥冷熱。先候病變客熱煩渴。口生瘡者。除橘皮細辛用前胡知母各二兩。若變冷下者。除乾地黄用桂肉二兩。若食少胃中虚生熱。大行閉塞。小行赤少者。宜加大黄三兩。除地黄加黄芩一兩。餘藥依方。服一劑得下後。消息看氣力冷熱。更增損方調定。卽服一劑湯。便急將茯苓丸。令得食便強健也。小品方同之

小品方云。茯苓丸治任身阻病。患心中煩悶。頭重眩目。憎聞飯氣。便嘔逆吐悶。顚倒。四支委熱。不自勝持。服之卽效。要先服半夏茯苓湯兩劑。後將茯苓丸也。

茯苓一兩　人參　桂肉　乾姜　半夏炮各二兩

橘皮一兩　白朮　枳實　葛根屑　甘草炙各二兩

凡十物。搗篩蜜和丸。如梧桐子。飲服二十丸。漸至三十丸。日三。產經同之臺方案原出外

紅圓子易簡方　治阻病有痞積蟲積而爲患者。

莪朮　三稜　橘皮　青皮各五斤　胡椒

乾姜炮　阿魏各三斤　礬紅

右爲細末。醋和爲丸。梧子大。礬紅爲衣。每服三十圓。姜湯。二陳湯。小半夏加茯苓伏龍肝湯等嚥下。

蘆橘薑檳湯　治姙娠嘔吐痰水不食。

生蘆根一兩　橘紅七錢　生姜一兩　梹榔子三錢

右作三次水煎服。或加半夏。

二香散　療姙娠胎氣不安。氣不升降。飲食不美。嘔吐酸水。起坐覺重。宜服之。

香附子　藿香葉　甘草各二錢

右爲細末。每服二錢。入鹽少許。百沸湯點下。

加減七氣湯直指方　治氣鬱嘔吐。

半夏二兩半　人參　辣桂　厚朴各一兩　茯苓一兩半

甘草炙半兩

右每三錢半。姜七片。棗一枚。煎服。加木香亦得。周按沈明仲病機彙論去甘草加紫蘇橘皮。尙名七氣湯。治七情之氣鬱結於中。心腹絞痛。不可忍者。

左金丸　治因鬱怒及癥疝而嘔吐。

黃連六兩　吳茱萸一兩同炒

爲末。神麴糊丸如梧桐子大。每服三四十丸。白湯下。

生姜瀉心湯　治惡阻嘔而腹中雷鳴下利者。

生姜四兩　甘草三兩　人參三兩　乾姜一兩　黃芩三兩

半夏半斤　黃連一兩　大棗十二枚

右八味。以水一斗。煮取六升。去滓。再煎取三升。溫服一升。日服。

烏梅圓　治嘔而氣上衝心。或吐蚘蟲者。

烏梅二十錢　黃連十錢五分　乾姜十錢　細辛　附子
桂枝　人參　黃蘗各六錢　當歸　蜀椒各四錢
右細末打米糊丸。梧桐子大。每服二三十丸。量病輕重進之。○此方傷寒論所載分兩甚多。猝辦之際難製。因取原方三分之一。改定以隨便爾。

生蘆根湯　理中安蚘湯並見傷寒啓微

姙娠吐血第八

姙娠吐血者。繹其所因。驚怒憂思爲之根基。而其始或胸背疼痛。或咳嗽連聲不止。遂發此症矣。不問何因。先用清血湯。兼進三聖散。若因內傷氣上逆者。甘草乾姜湯。養中湯加減。鷄蘇散。柔脾湯之類。俱加童子小便半盞。若因盛怒而致此症者。芍藥地黃湯。川芎三黃湯。鷄蘇散。洞當飲之類。並兼用四生丸。若血勢猛而不止者。將雲垂煎。加血竭椶櫚亂髮。並燒存性一二錢。有外熱者。車輪煎加白及花蕊石一錢。尤神驗。若隔二三日而吐血者。麥冬飲子。必勝散。並有奇效。凡諸血證用湯藥之外。更將三聖散童便和下。無不神驗。夫童便之治血證。長于諸藥。而世醫不察。遇血症則不論虛實。唯犀角之求。予常爲之浩歎也。齊褚澄云。吐血服涼藥。百不一生。飲溲溺。百不一死。誠稱其功力優也。不可不察也。

清血湯家方　治吐血鼻衄欬血神效。
牡丹皮　當歸　川芎　芍藥　地黃

山梔子　蒲黃炒　阿膠　黃連　百合
麥門冬各中　甘草下
右十二味。水煎溫服。若血勢猛者。加鼹鼠燒存性者。

三聖散　止血之妙劑。
蒲黃酢炙　椶櫚燒存性　亂髮燒存性各等分
右細末。每服一錢。童便和下。急則淡酢湯亦得。

甘草乾薑湯
炙甘草二錢　黑炒乾姜一錢
右以水一合半。煮取一合溫服。

養中飲
人參　白朮　乾姜各中　甘草下　白扁豆
當歸　阿膠各中　艾葉上
右以水二合。煮取一合。去滓溫服。

川芎三黃湯仁齋直指
大黃溼紙裹蒸　川芎　黃連　黃芩各等分
每服二錢。水煎溫服。本爲散用今爲湯

加減鷄蘇散　治婦人吐血心煩昏悶。
薄荷　阿膠　地黃　柴胡上　羚羊角
黃芪　甘草　茜根中　黃芩　麥門冬

當歸　伏龍肝下

每服四錢，水一盞，姜三片，竹茹半鷄子大，煎至六分，溫服。

芍藥地黃湯方見傷寒啓微吐血門　洞當飲見產論

柔脾湯　治吐血衄血自汗出。

甘草下　芍藥中　黃芪中　地黃上

右剉，每服四錢，水二盞，煎至七分，去滓溫服。

四生丸　療吐血衄血，陽乘於陰，血熱妄行。

生荷葉　生艾葉　生栢葉　生地黃

右等分，爛研，圓如鷄子大，每服一丸，水三盞，煎至一盞，去滓溫服。若無生者則將乾者細末，醋和丸聽用

雲垂煎　車輪煎並見傷寒啓微下

麥門冬飲子病機彙論　治吐血久不愈者。

麥冬　黃芪各上　人參　當歸　地黃各中

五味子下

右剉，水煎溫服。

必勝散局方　治男女血妄行，吐血嘔血咯血衄血。

人參　當歸　熟地　小薊　川芎

蒲黃炒　烏梅

右等分，粗末，水煎去滓服。

姙娠鼻衄第九

肺通竅於鼻。故肺生熱。則熱氣迫血而鼻血。宜用清血湯。伏龍肝散。遠志散之類。兼服蓬砂散。胡粉散最妙。或將椶櫚亂髮反鼻鼯鼠之類燒黑者。吹入鼻中。而以紙醋醮塞鼻孔。若尚不止者。與四黃煎。別以食鹽一合焙。厚紙裹之。熨百會穴。其效如神。或以杉原紙水醮置顚上。入火於熨斗子以熨其上亦復妙。若脾胃虛弱。精神短少者。人參飲子。芎歸百草湯之類。宜擇用。

伏龍肝散千金

伏龍肝　生地黃　竹茹各上　當歸　芍藥

黃芩　川芎　甘草各中

右以水一琖半。煮取一琖。服。

遠志散聖惠方　治鼻衄不止。

遠志中　白芍中中　天門冬中　麥門冬中　阿膠中

當歸中　藕節中　大黃中　甘草中　桂枝下

桃人下　沒藥上　茈胡上　生地黃上

右水煎服。

蓬砂散

蓬砂不拘多少細末。每服四五分。井花水送下。神驗。

胡粉散聖惠　治大衄不止。

胡粉炒黑

細末。醋服一錢。即止。

四黃煎

黃連　黃芩　大黃　地黃各等分

右水煎服。

人參飲子病機彙論

治脾胃虛弱。氣促氣虛。精神短少。衄血吐血。

人參上　黃芪上　麥冬上　白芍中　當歸中

五味子中　炙甘草下

右水煎。食遠服。

芎歸百草飲

治鼻血不止。

當歸上　川芎上　人參中　甘草下　乾姜炒

百草霜各中

右水煎溫服。○凡衄不止者。鍼足大指爪甲角。及三里。下其氣必止。灸亦可。

妊娠胸滿第十

妊娠胸下苦滿而痛者。先哲以為胎上逼心。乃名曰子懸。子玄先生曰。非胎而唯血氣上逼者甚多矣。予按又有由飲食停滯。水飲停畜。及氣鬱結。而作此症者。其飲食停滯者。有呑酸噯腐惡心等證。宜厚朴生姜湯。清化湯之類。若胸下膨脹。漉漉有聲者。此水飲停畜之所致也。宜用小半夏加茯苓湯。苓桂朮甘湯。旋覆花湯等。若肩背痛。或氣宇不舒暢者。屬氣滯。紫蘇飲。氣鬱湯之類。宜擇用。又有既至臨月。忽覺腰腹疼痛。或四肢如脫。忽肚腹脹滿。心下逼痛者。此藥食並進。停畜胸下之所致也。必先吐出飲食。而後當得陣痛至矣。此以胎充足將出。故其所食物。不運化也。

厚朴生姜甘草半夏人參湯

厚朴　半夏　生姜各上　人參　甘草各下

右以水一琖半。煎至一琖。溫服。

清化湯　飲食停滯。胸腹飽悶。嘔吐惡心。服之神效。

半夏　茯苓　陳皮各上　神麯　山查子

麥芽　黃連姜汁炒　青皮　香附子　山梔子各中

右水煎。法同前。

小半夏加茯苓湯

半夏上　生姜中　茯苓上

右以水二盞。煮取一盞。溫服。

茯苓桂枝白朮甘草湯　治心下有痰飲。胸脇支滿。

茯苓上　桂枝中　白朮下　甘草下

右水煎。法同前。

旋覆花湯　治心下有寒飲。嘈雜惡心。口出清水。

旋覆花　半夏　茯苓各上　芍藥　陳皮

桔梗　肉桂　細辛各中　生姜上　甘草下

右水煎服。

紫蘇飲　治妊娠氣結。胎氣不和。胸滿疼痛。

大腹　人參　川芎　橘皮　芍藥各中

紫蘇上　當歸下　甘草下下　生薑三片

右以水一盞半。生薑三片。葱白二寸。煎至一盞溫服。

氣鬱湯　治一切思念太過。胸滿膈痛。嘔逆脈沉濇者。

香附　蒼朮　半夏各上　陳皮　紫蘇

貝母　茯苓　梔子　川芎各中　木香

檳榔　甘草　生薑各下

右每服四錢。以水二盞。煮取一盞。去滓溫服。

產科發蒙卷二

相州片倉元周深甫著　門人紀州谷井敬英世昌
土州源周碩博卿
相州伊達周禎子祥　仝校

姙娠欬嗽第一

姙娠咳嗽所感未審。宜用潤肺湯。此方孕中咳嗽之套劑也。若感風寒喘嗽者。宜小青龍湯。腹中弔疼喉音不清者。東隣飲。嗽心胸不利者。錦囊百合散。若嗽久不止痰喘滿悶者。濟生百合散。飲食失節脾氣不利。肺又有客邪。嗽吐痰與食俱出者。以山楂飲加伏龍肝。足成十品同煎。功效尤勝。孕中諸嗽。措劑外宜兼用百花散。嘗試有奇効。

潤肺湯家方　治胎婦喘咳。

芎藭炒　阿膠　縮砂各一錢　烏梅　生薑

紫蘇　杏仁各五分

右水煎。溫服。

小青龍湯

麻黃中　芍藥中　桂枝中　乾薑中　細辛中

甘草下　半夏上　五味子上

每服四錢。以水二合。煮取一合溫服。

東隣飲　治姙娠傷風咳嗽。腹中弔疼。痰壅喉音不清。頭暈目眩。

人參　白朮　陳皮　貝母　茯苓

桔梗　紫蘇　黃芩　前胡　粉草

桑白皮各等分

右水煎溫服。生生子製此方治東隣妻。予取之常用。姑名曰東隣。

百合散錦囊　治姙娠咳嗽。心胸不利。煩滿不食。胎動不安。

百合　紫菀　麥冬　桔梗　桑白皮各一兩

甘草五錢　竹茹一團

每服八錢。水煎去滓。入蜜半匙。再煎一二沸。食後溫服。

濟生百合散　治姙娠風壅。咳嗽痰喘滿悶。

百合蒸　紫菀茸洗　貝母去心　白芍藥　前胡去蘆

赤茯苓去皮　桔梗去蘆炒各一兩　甘草炙五錢

右每服四錢。水一盞薑五片煎至八分。去滓溫服。不拘時。

山查飲　治咳嗽連聲。吐痰與食俱出者。

山查子上　半夏上　茯苓上　木香中　枳殼中

陳皮中　杏仁上　細辛中　甘草下

每服四錢。生薑五片。水煎溫服。

百花散　治婦人產中欬嗽。

黃蘗　桑白皮用蜜塗慢火炙黃色爲度

二味各等分。爲細末。每服一二錢。水一盞。入糯米二十粒同煎。至六分。以款冬花燒灰六錢攪在藥内同調溫服之。

子癇第二

娠姙忽呼吸息迫。痰涎潮搐。目弔口噤。角弓反張。不省人事。乍醒乍發。又或仍不醒。謂之子癇。一名子冒。又號痙病。號風痙。並外臺 此症古論爲風寒相搏發者。以葛根湯。羚羊角散主之。然而試之取效甚寡。而產論及翼論此病曰。七情鬱結。内火煽盛之所致也。又平日多妬。夫妻反目。怒火熾盛。因發此病。其治法則一味熊膽。參連湯第二和劑湯。第五和劑湯。及救癇術是也。此與古論遠。而實有奇効。余亦別有發明。凡此症已發則牙關緊閉。不能灌藥。雖施救癇術。尚口不開者。須以蘇合香圓。熊膽各五六分。溫湯化開。乃以曲頭管。入患者口内。沿齒進頷裏。至牙齒盡處。斜入管頭曲處於上下齦間。右手持其管。左手取前藥汁。自含之自管之下口吹入患者之咽中。吹盡一劑。而牙關立開。尋將單兵散一錢。熊膽二三分。薑汁湯和調頻與之。更用鐵砂三黃湯。若喉間喘鳴甚者。兼用妙功救命散尤妙。此余之所經驗也。又有柴胡鐵鏽湯。雙神元。雄黃解毒圓等奇方。臨症宜擇用焉。此病雖謂子癇。非胎離橫骨迫心也。蓋癥疝。癖積。鬱怒。蚘蟲等宿痾因胎長大。偶相激發者也。故其胎臨產門。而攻心下之狀。正與脚氣衝心及癲疾發作之候不異。今熊膽合蘇合香圓而用之者。則假其芬芳香竄氣。以開鬱閉遏壅塞。彼能導熊膽。而折攻心之邪勢也。較單用熊膽者。

其効甚捷。曲頭管圖

葛根湯小品方　見卷六　療姙娠臨月。因風痓忽悶憒不識人。吐逆眩倒。小醒復發。名爲子癇。

葛根　貝母去心　木防己　防風　當歸

川芎　茯苓　桂心　澤瀉　甘草各中

獨活　石膏碎　人參各上

右以水三盞。煮取一盞服。貝母令人易產。若未臨月者。升麻代之。忌海藻菘菜酸物。

羚羊角散濟生方此方見諸方書今不載　參連湯　第二和劑湯　第五和劑湯　救癇術並見產論翼今不載

蘇合香圓局方　療傳屍骨蒸。殗殜肺痿。疰忤鬼氣。卒心痛。霍亂吐利。時氣鬼魅瘴瘧。赤白暴利。瘀血月閉。痃癖丁腫。驚癇。鬼忤中人。小兒吐乳。大人狐狸等疾。

蘇合油入安息香膏內　薰陸別研　龍腦研各二錢半　白朮

青木香　丁子　白檀　朱砂研水飛　烏犀角

香附　沉香　華撥　安息香研爲末用無灰酒一合熬膏

麝香　訶黎勒煨各五錢

右爲細末。入研藥勻。用安息香並煉白蜜和劑。每服旋圓如梧子大。井花水溫冷任意化服。四拆原方分兩而便調劑

單兵散　治脚氣衝心神方。假以治子癇。

檳榔子一味極細末。每服一二錢。薑汁或童便和下。

鐵砂三黃湯　治肝鬱盛怒。氣逆躁擾。或不省人事。

鐵砂上　大黃　黃連　黃芩各中

右以水一盞半。煮取一盞。溫服。

鈔功救命散　治痰涎壅盛。咽喉鋸聲。角弓反張。

鹿角灰四錢　牛膽二錢　麝香三分

右鹿角極研。以牛膽水化開。灌前末攪和。日曬乾。入麝香。再研細。貯錫器聽用。

柴胡鐵鏽湯　治癇症。

柴胡上　鐵鏽上　人參中　茯苓中　桂枝中

蔚金中　牡蠣中　大黃中　甘草下

右水煎。溫服。

雙神元　治子癇。神驗不可具述。可祕可祕。

牛膽南星八錢　鷄冠雄黃四錢

右二味。極細末。煉蜜丸如梧桐子大。每服五十粒。白湯送下。

解毒雄黃圓熊宗立　治婦人中風。卒然倒仆。牙關緊急。角弓反張。口禁不識人。并解上膈壅熱。痰涎咽喉腫閉。

蔚金　雄黃各二錢半　巴豆去皮油十四箇

右爲末。醋煮糊丸。菉豆大。每服七圓。熱茶清吞下。吐出頑涎立甦。

姙娠過期不產第三

姙娠過期而不產者。虞摶曰。屬氣虛有熱。武之望曰。血虛氣滯。余未知其說孰是。然竊以事物之理推之。凡果實成熟。期至而自落矣。其間又有過期而不落者。此猶懷孕之過期而不產歟。夫果實何故久留而不落乎。懷孕何以過期而不產乎。此皆常與變之分耳。唯其臨產貴母氣充足。故常宜服活血補氣劑。今又舉虞武二氏之方。以備參考。

虞摶云。過期不產者。屬氣虛有熱。四物湯加阿膠白朮黃芩縮砂香附炒黑艾葉糯米主之。

武之望云。過月不產者。四物湯加香附杏仁枳殼縮砂紫蘇。用此補血行滯。

姙娠頓仆失踞胎動第四

姙娠因頓仆失踞。胎動不安者。須先與砂糖湯而施按腹第五六之術以安胎矣。若胎動轉上搶心短氣昏悶。或腰腹疼痛有所見者。大阿膠湯。和榮湯。蟹爪湯之類。宜擇用。若下血多者。必致半產。宜速隨臨產治法施藥。

大阿膠湯 三因方云。治姙娠不問月數淺深。因頓仆胎動不安。腰腹痛。或胎奔上刺心短氣。

當歸中 芍藥中 地黃中 阿膠 艾葉上

乾薑中炒黑 川芎中 甘草下

右八味。以水四合煮取二合服。

和榮湯　胎動不安。有所見者。服之極驗。

當歸　芍藥上　桂枝　阿膠　蓮房炙黑各中

甘草　大棗各下

右水煎服。

蟹爪湯

蟹爪上　阿膠上　桂枝中　甘草下

右水煎服。

按腹術見產論翼

姙娠嘔吐第五

夫嘔吐之疾。皆出於胃之不和。是以有胃寒胃熱宿食痰飲氣攻等之異。寒嘔其聲低無臭氣而喜溫。脈沉遲。甚者四肢清冷。半附理中湯。二生散。熱嘔胸中煩而其聲高。肌熱盛而喜冷。脈數有力。竹茹湯。茅根湯。宿食嘔臭氣不可聞。心腹絞痛。脈必緊。驢耳飲。消導飲。痰飲嘔唾沫稠粘。心中懊憹。或咳嗽。高良薑湯。旋覆半夏湯。氣嘔則其人生平多妬。或婢妾朝夕所爲。不慊己意。或費思乎活計。而膈間常不平者。致胸滿膈痛是也。四聖散。加減七氣湯。其他宜與惡阻條旁參互考焉。

半附理中湯　治胃中虛冷。嘔吐不止。

半夏上　附子　人參　白朮　乾薑各中

甘草下

右以水一盞半。煎至一盞溫服。

二生湯　治嘔吐不止。及藥入咽即吐逆者。

生附子　生半夏各二分　生薑十片　木香少

右以水一盞半。煎至一盞溫服。

竹茹湯見傷寒啓微上　茅根湯見傷寒啓微下

驢耳飲　治飲食停滯。嘔吐腹痛。或眩暈頭痛者。

枇杷葉上　半夏上姜製　吳茱萸下　桂枝下　莪朮中

木香下　檳榔中

右生薑三片。水煎服。

消導飲　諸飲食所傷。此方悉能治之。

香附　砂仁　神麯　麥芽　山查子

乾薑　蘭草各中　木香下　半夏上

右生薑三片。水煎溫服。

高良薑湯見傷寒啓微下

旋覆半夏湯　治痰飲在胸膈。嘔不止。心下痞硬者。

旋覆花　半夏各上　茯苓　青皮各中

右水煎。溫服。

加減七氣湯見惡阻

四聖飲　治氣攻嘔吐。諸藥不効者。

藿香　艮薑　陳皮　莪朮各等分

右四味。每服三錢。熱湯浸去滓用。此方五雲子所傳云。予常諸藥方中藿香。皆以蘭草換之。功力殊優。說見青囊瑣探。宜參看。

妊娠小便不利第六

婦人妊娠不得溺。飲食如故。煩熱不得臥。而倚息者。古名之轉胞。曰胞系了戾所致。腎氣丸主之。唯胞系了戾說未穩。獨陳無擇云。妊娠胎滿逼胞。胞者乃謂尿胞非血胞也故小便不利。此說甚妙。予常以補中益氣湯。臨服入韮菜汁一小酒杯。服訖施開閉術奏奇効。或與開脬煎。葵子散。澤瀉散之類。施整胎術亦可。

腎氣丸

地黃上　山茱萸　薯蕷各中　澤瀉　茯苓

丹皮中之中　桂枝　附子各下

右八味末之。蜜丸梧子大。酒下十五丸。今作湯用之甚驗

補中益氣湯見諸方書故不載錄

開閉術

令患者橫臥牀間。醫以患者兩脚膝彎。架於肩上。將患者下身。虛空提起。搖擺數四。俾尿脬倒上。徐徐放下。患者去衣不及。小便箭射而出。出孫東宿醫按予依此法屢奏效

開脬煎周定　治妊娠小便不通。

石葦去毛　茯苓　車前子　冬葵子各等分

每服五錢。水二盞。煎至一盞服。

冬葵子散濟陰綱目　治孕婦轉胞。小便不通。男子亦効。

冬葵子　山梔子　滑石上之　木通中

右水煎。溫服。外以冬葵子。山梔子。滑石爲末。田螺肉搗膏。或生葱汁調膏。貼臍中立通。

澤瀉湯周新定方　治姙娠小便不利神効。

澤瀉　木通　茯苓　枳殼　桑白皮

檳榔　葵子　瞿麥等分

右生薑三兩。水煎服。

整胎術見產論翼

姙娠浮腫第七

姙娠兩脚腫者。先賢謂之子氣。或名脆脚。或呼皺脚。亦通身腫滿者。名曰胎水。曰胎腫。曰子腫。凡孕婦四五月以後。兩脚微腫者。十居其六七。蓋以胎漸長。脾氣失運行。膀胱錯氣化而不能通暢津液。因致脚腫。木通散。防己散。雙全散。宜擇用。其最輕者。雖不藥。產後自消散。若面目浮腫者。全生白朮散。分心氣飲。腰脚腫者。腎氣丸。通身腫滿。小便赤澁。不大便者。宜澤瀉散。尚大便不通。兼用龍飛丸。以知爲度。又有腫滿之稍盛。姙中不得消。往往延產後而加甚者。治法見產後。宜參考焉。若夫遍身洪腫甚者。動輒子癰于腹中。而產母亦殆。可不畏哉。又有一種挾濕毒而腫滿者。此症初必有身發瘡疥。或陰門瘙痒等候。詳詢之果然。宜用龍膽瀉肝湯。

木通散　治妊娠有水氣。兩腿手足浮腫。

木通　香附子　陳皮　烏藥　木瓜
紫蘇各等分　甘草減半

右每服五錢。生薑三片。水煎溫服。

防己散　治脾虛遍身浮腫。腹脹喘促。小便不利。

防己三錢　桑白皮炒　紫蘇莖葉　茯苓各五分　木香二分

右生薑水煎溫服。

雙全散證治大還　孕婦四肢腫。宜護胎調養。

當歸　白朮　蒼朮　防風　木通
茯苓　豬苓　桂枝各中　甘草小

右水煎服。

全生白朮散女科撮要　治妊娠面目虛浮。四肢腫如水氣。名曰胎腫。石頑云。此方較澹寮五皮湯稍審。中間惟白朮易桑皮而功用懸殊。點鐵成金手也。

白朮上　生薑皮　陳皮　大腹皮　茯苓各中

右各爲末。每服一二錢。米飲下。

分心氣飲局方　治一切氣不化。胸膈痞悶。身面虛脹。

木通　芍藥　肉桂　茯苓　桑白皮

腹皮　半夏　陳皮　青皮　甘草
羌活各中　紫蘇上
每服三錢。水一盞。生薑三片。棗一枚。燈心五莖。同煎。至七分服。
腎氣丸加車前子牛膝亦可。方見前
澤瀉散婦人良方　治姙娠遍身浮腫。上氣喘急。大便不通。小便赤澁。
澤瀉　桑白炒　木通　枳殼麩炒　檳榔
茯苓各五分
右生薑水煎。○按證治大還。加紫蘇莖葉。
龍飛丸見傷寒啓微下　龍膽瀉肝腸見黴瘡新書

姙娠腹内鍾鳴第八

孕婦腹内鍾鳴者。先哲以爲小兒在腹中哭者。乃以鼠窟土麝香末。温酒調服。或與黃連濃煎汁。夫兒之在腹中胞衣裏胎。堅固縝密。無有針眼罅隙。豈有揚聲之理乎。子玄先生既撥其説。而爲大便燥結氣逆而鳴者。余亦屢驗此症。姙娠五六月以前。腹中鳴者。率皆屬疝瘕。六七月以後者。高處聳身取物。胎爲之失其所。據腹内胎際作空隙。而成聲也。與癥疝累積。而空氣成蛙聲者正同。宜施按腹術數遍。更令婦匍匐而行房内一兩次。胎復于本位而愈。至於醫學正傳。謂以兒脫所含之臍帶故哭。妄誕極甚。

半産第九

子玄先生常有病家自行墮胎藥。不能産而來請者。固辭而不往。蓋其意一則憎其不仁。一則恐我道之混墮胎家也。是以其證候。不詳載焉。余嘗謂其不仁實可憎。而彼亦不得已而爲之。若不爲治。則或致非命之死者亦可愍。不得不隨其請而往救之。凡寡婦室女及貧家多產而無力育之。輒至三四五月。就市中穩婆。行墮胎挫藥法者。如天受壯實者。則不延醫師。不語親戚。乃偸產而恬然若在稟賦怯弱。或大病後正氣未復者。則往往殞命矣。其證候惡寒戰慄如灌水。雖蒙重被尚鼓頷不止。須臾反煩熱如灼。雖寒天欲得涼風。或腰腹疼痛。乍來乍止。其來也。如刺如割。如絞如嚙。而流汗如雨。呻吟不已。或又渴好熱湯。而陰門下瘀液臭汁。雖症有輕重。大抵不外於此。宜用救生湯。益母飲之類。胎已下後牛膝散。行瘀煎等並佳。若壯婦則大黃牡丹湯。若穢物頻下。疲勞尤甚。血熱熾盛。口舌乾燥。而脈細數者甚殆。宜用大劑還元煎。若誤用破血之劑。則禍不旋踵。謹之戒之。

一貧民妻。姙娠方五月。就市中媼。行白牡丹術。胎已下後。血熱熾盛。口舌乾燥。渴好熱湯。飲食不進。既而昏冒不省人事。命如風前燈。求治于予。脈之細數無力。產戶下穢汁臭氣不堪聞。予乃與還元煎日三四貼。五日而神爽。二十餘日而全愈。

救生湯

當歸　川芎　牛膝　桂枝各上　炒乾薑

人參各中

右水酒各一盞。煎一盞溫服。或水煎。另與溫酒半盞許亦可。

益母飲

益母草上　人參中　白朮中　炒薑中　黃芪上

炙甘草下　當歸上

右以水一盞半。煎一盞溫服。

牛膝散見產後血暈

大黃牡丹湯

大黃中　牡丹皮上　桃仁上　瓜子大　芒硝下

右以水二盞。煎一盞。去滓內芒硝。再煎服之。

桂枝茯苓當歸湯

桂枝　茯苓　牡丹　桃仁　芍藥

當歸各等分

右以水一盞半。煎一盞溫服。

還元煎周定　治小產後。元氣困弱危極者。應驗如神。可秘。

艾葉　阿膠各上　白朮　人參　炒黑乾薑各中

炙甘草下

水一盞半。煎七分去滓。入童子小便半盞再溫頓服。此方男婦大血崩下後。精神困憊。危嶮者。用之返元氣於無何有之鄉。妙劑也。

妊娠淋疾第十

孕而患淋疾者。其婦本有濕熱而受孕。故下焦之運化失常度。而隨胎漸長。更釀成鬱熱也。龍膽瀉肝湯。地膚大黃湯。葵子蜀黍湯。芣苡湯之類。令小便通利。則濕熱自去而愈。

龍膽瀉肝湯 見徽癘新書

地膚大黃湯 小品 療妊娠患子淋。

地膚子 上　大黃　知母　黃芩　茯苓

芍藥　木通　升麻　枳實 各中　甘草 下

右每服四錢。水一盞半。煎一盞溫服。周按大全良方茯苓作猪苓

葵子蜀黍湯 家方 療子淋小便澁痛。又用男子奇効。

冬葵子　蜀黍　木通　滑石 各等分

右每服四錢。水一盞半。煎一盞溫服。

芣苡湯 種子編本無方名周定 治子淋小便短澁。

車前子　麥門冬　當歸　川芎　木通

滑石 各五分　細辛　甘草 各三分

燈心一彈。水煎服。

周按大全補遺安榮散。卽此方無車前子川芎。而有人參。用燈草各等分。細末。每服三錢。煎麥門冬湯調下。

妊娠溏泄第十一

泄注如水。其色黃白無臭氣。或水穀不化。或腹攻刺作痛。或時亦雷鳴。脈

沉弱者。此寒瀉也。宜丁附理中湯。眞武湯主之。隨證加木香良薑砂仁桂枝之類。若腹痛而下利一二行如水。却彈過響似欲出。而肛門括縮。又隱隱腹痛。須臾欲出亦猶不出。方其出則如射如傾。或吞酸噫腐。或溫溫欲吐。不思飲食。其脈緊弦者。傷食瀉也。宜治中湯。若渴小便不利者。胃苓湯。並宜合九物飲。或以內消散吞下紅丸子二三十粒亦可。若脾氣大虛。泄瀉久不止者。宜遽用四逆輩加訶子罌粟殼烏梅肉豆蔻之類。以兜住之。又宜將四神丸茱萸斷下丸之類。日暮服二三錢。若久泄不止。加浮腫者。往往不出姙中而斃。其他泄瀉。其因不一。治法亦殊。以載雜病試效略于此。

丁附理中湯 見傷寒啓徵嘔吐門

眞武湯

附子　茯苓　芍藥　生薑　白朮各上

右以水二盞。煮取一盞。去滓溫服。加乾薑一大合最妙。

治中湯 局方

人參　乾薑炮　白朮各上　甘草下　青皮

陳皮各上

右以水一盞半。煎一盞。稍熱服。

胃苓湯 大全良方　治脾胃傷冷。水穀不分。泄瀉不止。

平胃散五苓散兩合者。

九物飲　治諸飲食傷神效。

神麴炒　麥芽　山查　香附　青皮

乾薑炮　木香　厚朴　檳榔各等分

生薑水煎。或合諸主方。或爲丸散兼用亦佳。

内消散　治凡尋常飲食諸傷皆効。

香附　砂仁　陳皮　半夏　茯苓

神曲　山查　莪朮　三稜　乾薑

枳實各等分

右以水二盞。煎一盞服。

紅丸子見前惡阻門

四神丸

破故紙十錢　肉豆蔻麵煨五錢　吳茱萸湯浸炒二錢半　五味子五錢

右爲末。生薑二十錢。大棗二十五個。煮熟。取棗肉去皮。和丸如桐子大。每服一二錢。空心朮米飲下。

茱萸斷下丸　治藏府虛寒。腹痛泄瀉大効。

吳茱萸炒十錢　赤石脂　乾薑各七錢半　艾葉炒　縮砂仁

肉豆蔻　熟附子各五錢

爲末。麪糊丸。每服二三錢。米飲送下。○此方不惟懷姙。凡久瀉不止。用理中之湯丸。參附及諸止瀉之劑不効者。用此尤神効。今舉一案於後。

以示同志。

新石街里正某妻，年三十許，日溏泄六七行，既五閱月，尚不愈，醫與參苓白朮散、附子理中湯、四逆湯等，並不効，形肉羸脫，不能起牀，既在死法中。友人橋尚賢勸余診之，氣口脈沉細，稍有神，乃以茱萸斷下丸料作湯，每服下四神丸五十粒，用之六七日，瀉利減其半，十餘日而大便始見糞，調理五十餘日而平復。

姙娠痢疾第十二

凡姙娠痢疾，三四十行已上者，已六七日而不差，動輒致墮胎，非救之於早，則不啻殞胎，母命亦殆矣。世醫拘有胎，直用和平之劑，遲緩延日，疾勢轉劇，往往致子母兩斃，豈不悼哉。凡痢疾初起二三日，臍下小腹纏擾撮痛，裏急後重，頻欲登圊，及去而所下無多，既起而腹內復急，不問白涕膿血，赤白雜下，紫黑褐色，黃汁豆汁之異，不論天賦之肥瘦強弱，又不拘白爲寒、赤爲熱之説，其纏擾撮痛，裏急後重者，皆是腸間濕熱鬱滯之所致也。及胃氣未損，元氣未虧，不可不行滯氣，下濕毒也，宜用五味蕩滯飲。若嘔者加半夏，或用黃芩加半夏生薑湯，並日吞下四寶丸十二粒，晚吞下龍飛丸三十粒，後一二日，微利數十行中，有快下一二行者，此即藥有驗之兆也。若未見其驗者，以七味蕩滯飲，增加前丸各五六粒，尚不快利，則與八味蕩滯飲，龍飛丸加至五十粒，數日後痢數減半，丸數亦減三分之一。若見虛候，則宜益榮蕩滯飲、逆挽湯之類。若初挾外邪惡寒發熱頭痛者。先與葛根湯五六貼。而後依前治法矣。凡痢疾在五六日間。施前項治法。則百發百中。應効如桴鼓。雖然無裏急後重腹痛亦甚輕。或病日夕淹延見虛候者。育腸煎。益榮蕩滯飲。桂附理中湯。大斷下圓。如神丸之類。隨證擇用。又有膿血痢初誤治而數日不差。以黃連厚朴湯兼下蘗蒜丸而安者。治姙婦痢疾之法。拘拘於有胎而勿畏疎滌之劑。經云。有故無損。不可不察也。

五味蕩滯飲　治痢疾初發二三日。不問赤白。無表證者。

當歸　芍藥　厚朴　檳榔各一錢　甘草三分

右以水二合。煮取一合溫服。○或加黃芩亦可。

七味蕩滯飲　用前方腹痛後重者。此方主之。

枳實七分　木香五分　當歸　厚朴各六分　芍藥一錢

檳榔七分　甘草三分

照前水煎。

八味蕩滯飲　治下痢膿血裏急後重腹痛日夜無度。即七味蕩滯飲加大黃六分。

四寶丹　此方治痢神藥。與龍飛丸日暮兼用。無不應驗。

丁子一錢　胡黃連三錢　巴豆霜一錢○治巴豆霜法見黴癘新書

右三味。爲細末。老米飯搗爛爲丸。如蘿蔔子大。每日服十二粒。不知。漸加至二十粒。小兒五六粒。

育腸煎　治虚弱患痢。

人參三錢　白朮二錢半　芍藥炒一錢半　神麯炒七分　升麻五分

蒼朮一錢　茯苓二錢　桂枝一錢

右作一服。水煎。後重加木香三分。檳榔七分。黃連七分。澤瀉六分。炙甘草五分。防風一錢。酒當歸一錢。滑石炒五分。

益榮蕩滯飲家方　治痢疾歷雜治。數日不差。氣血虚者。

當歸　川芎　芍藥　地黃　大黃

人參　白朮　茯苓　黃芪　桂枝各等分

甘草減半

右以水二合。煮取一合。去滓溫服。

逆挽湯　治一二日微熱。泄瀉數十行。而滯血裏急後重。

蒼朮　肉桂　生薑各一錢　茯苓　乾薑各八分

枳殼　人參各六分　甘草二分

右水煎。裏急後重甚者。加檳榔木香倍乾薑。風證多者。加酒製芍藥倍肉桂。

葛根湯　治痢疾初起。發熱惡寒。頭痛。脈浮數者。

葛根六分　麻黃三分　生薑四分　桂枝三分　甘草一分

芍藥三分　大棗二分

右以水二合。煮取一合。去滓溫服。宜服日夜三四貼。

桂附理中湯

人參　白朮炒　乾薑炒　肉桂　附子各等分

甘草炙減半

每服七錢。以水四合。煮取二合。去滓溫服。

大斷下圓　治藏府停寒。腸胃虛弱。腹痛泄瀉。全不思食。

附子炮去皮臍一兩　細辛七錢半　艮薑一兩　肉豆蔻一兩麵裹煨

訶子煨去核一兩　乾薑炮一兩半　龍骨一兩半研　赤石脂一兩半研　牡蠣火煅一兩

白礬一兩　酸石榴皮一兩米醋浸一宿取出炙令焦黃

右件爲細末。酸煮糊和圓。如梧桐子大。每服三十圓。溫米飲下食前。

如神丸　治赤白痢疾。及泄瀉不止。諸藥不效者。

阿片一錢　黃蘖　黃連　木香　麪粉各五分

沉香　乳香各三分

右七味。細末。打米糊丸。一粒重一分。辰砂爲衣。

黃連厚朴湯　療妊娠腹痛。下痢膿血不止。

黃連八分　厚朴製　阿膠　當歸各六分　艾葉

黃蘖各四分　乾薑五分

右爲細末。空心米飲調下方寸匕。日三服。又水煎服。

蘗蒜丸　療妊娠臍下刺痛。大便白晝夜三五十行。

黃蘗厚者蜜煮令焦　大蒜煨令熟爛去皮

右以黃蘗爲末。研蒜作膏。爲元如梧子大。空心粥飲下三十元。日三服妙。周按產論青陽丸卽此方無大蒜

臟燥第十三

婦人姙娠。無故慘慼悲傷。淚下不止。如有憑數欠者。古謂之臟燥。卽以甘麥大棗湯主之。若心中虛悸。煩悶氣逆者。宜用淡竹茹湯。兼用震靈散尤妙。

甘麥大棗湯方見產論

淡竹茹湯

淡竹茹上　麥門冬　小麥　茯苓　半夏各中

甘草　生薑　大棗各下

右八味。以水二合。煮煎一合。溫服。若心虛驚悸甚者。加人參以安定精神。

震靈散

茯苓十錢　辰砂五錢

右極細末。每服七八分。白湯調下。

姙娠數墮胎第十四

有婦人孕三四月。或八九月。頻墮胎。蓋夫妻一精氣淸冷。則兩精交暢。雖已成胎。以其不純粹。不能持期月。而輒墮矣。譬諸移果樹於瘠地。雖能結實。竟不熟而皆落也。余所知三兩家。懷孕八月而墮胎者。皆六七產。而產

前後無有他故。此等證皆是由心脾二經不足所致也。後遇此症。博索方於前哲書籍。適用孫文垣補天手飲數月。得月足而產好兒。初學者宜試之矣。又黄耆散。白朮圓。山藥丸。加味四物湯。千金保孕湯等。隨症可擇用。凡小產雖獨係婦人怯弱。亦有男子精氣清冷而不能保孕者。則求嗣者。宜夫妻俱服藥餌也。如婦人有癥痼蓄瘀害娠者。須袪逐之。宜大黄茯苓丸。牛膝散。應効丹之類。

補天手飲　治懷孕不能養胎。數月而墮胎。

酸棗仁　遠志　茯神各一錢　白朮二錢　甘草五分

當歸　枸杞子　芍藥各一錢五分　生地黄八分　艾絮二分

龍眼肉五枚

右十一味。以水四合。煮取二合。去滓溫服。

黄耆散　治婦人懷胎。數落而不結實。或冷或熱。百病之源。

人參　黄芪　甘草炙　白朮　川芎

地黄　當歸　乾薑　吳茱萸各等分

右搗散。清酒服一匙半。日再服。加至兩匙爲劑。

白朮圓古今錄驗　療妊娠養胎。

白朮　川芎各四分　阿膠　地黄　當歸各一兩

牡蠣二分　川椒三分

右爲末。煉蜜爲圓。如梧桐子大。空心米飲吞三四十圓。酒醋湯亦可。

山藥丸（簡便方）　治頻慣墮胎。三四月卽墮者。

杜仲（八兩糯米煎湯浸透炒）　續斷（二兩酒浸焙乾）

右末。以山藥五兩爲末作糊丸。空心米湯下。

加味四物湯（胎產須知）　治胎氣不固常小產者。

四物湯加炒阿膠炒黑香附白朮。黄芩。砂仁。糯米。

千金保孕湯（玄珠）　治氣血不足。每至三四月而墮。

人參　杜仲　白朮　黄芪　歸身

白芍　阿膠　續斷　砂仁　甘草

糯米（五十粒）

右製水煎。食遠服。（如肚痛加艾葉香附。）

大黄苓茯丸　治有癥痼害姙娠者。

大黄　茯苓　桂枝　芍藥　桃仁

牡丹皮（各等分）

右六味。細末。煉蜜和丸如兔屎大。每日食前服一丸。不知。加至三丸。

應効丹　治血塊在小腹者。

乾漆　牡丹皮　大黄（各一兩）　莪朮（五錢）

右細末。醋糊丸。如梧子大。溫酒呑一二三十圓。

姙娠心腹腰背痛第十五

胎前產後心痛。用川楝茴香炒各三錢。鹽炒艾葉錢半。水煎服之神効。

茯苓厚朴湯　治妊娠卒心痛氣欲絕。

當歸　川芎　茯苓　厚朴製各等分

每服五錢。以水三合。煮取一合。以延胡索末一錢和調頓服。

白朮湯　治妊娠卒心痛欲死不可忍者。

白朮五錢　芍藥四錢　黃芩二錢

右以水六合。煮取二合半。分三服。半日令盡。

當歸芍藥散　治妊娠腹中絞痛。心下急痛。及療產後血暈。內虛氣乏。崩中久痢。

芍藥四錢　當歸　白朮各二錢　澤瀉　茯苓

川芎各一錢

右為末。每服二錢。食前溫酒調服。

茱萸當歸湯　治冷氣忽中。心腹痛如刀刺。

當歸　吳茱萸　人參　川芎　茯苓

桔梗各三錢　芍藥　厚朴各二錢

每服五錢。以水二合。煎取一合溫服。氣下即安。

草豆蔻散　治妊娠心腹常痛。喫食減少。四肢不和。全不入食。

草豆蔻　橘皮　地黃　白朮各五錢　川芎三錢二分

當歸炒　桂枝　乾薑　木香各二錢半

右為末。每服四錢。水一琖。棗二枚。煎至六分熱服。

當歸散　治姙娠中惡。心腹疞痛。

當歸　丁香　川芎各三錢　青皮二錢　吳茱萸炒黑一錢

右爲細末。無時溫酒調一錢。

杜仲散　療姙娠腰疼痛不可忍。或連胯痛。

杜仲四錢　阿膠炙　防風　狗脊　川芎

芍藥　細辛　五加皮　萆薢各三錢　杏仁炒一錢

右每服五錢。以水二合。煮取一合。去滓溫服。

秘方鹿角散　治姙娠腰痛如折。不能轉側。

鹿角酒浸燒三次

爲末。每一錢。溫酒調下。又縮砂炒末溫酒下亦妙

紫蘇飲　治姙娠背痛者。是氣滯也。方見胸滿

補中益氣湯加續斷杜仲　治姙娠腰腹背痛。因勞傷損。動痛不止。多動胎氣者。

八珍湯加阿膠艾葉黃芪　腰痛甚者。腎虛極也。其胎必墮。急與此方。已上二方見諸方書今不載錄

阿膠散　治姙娠胎動。腹中疞痛。不思飲食。

白术　茯苓　川芎　阿膠各三分　當歸炒

陳皮各三兩　甘草一分

右每服三錢。水一盞。薑三片。棗一箇。煎至七分服。

姙娠誤服毒藥傷動胎氣第十六

奪命圓　治婦人小產。下血至多。子死腹中。其人憎寒。手指脣口。爪甲青白。面色黃黑。冷汗自出。或胎上搶心。

茯苓　桂枝　桃仁　牡丹皮　芍藥各等分

右爲細末。以蜜圓如彈子大。每服兩圓。淡醋湯嚼下。

姙娠因頓仆。或因毒藥胎動不安。腹滿腰痛。或有所下者。芎歸膠艾湯加黃芪甘草主之。

産科發蒙卷三

相州片倉元周深甫著

門人　紀州谷井敬英世昌
土州源周碩博卿
相州伊達周禎子祥　仝校

鎮帶辨第一

夫婦人之有生產。天地自然之理。雖無醫藥當無難矣。而今往往有横生難生者。有所由來也。是故古人論七因。曰。久坐久臥以致氣不運行血不流順。胎亦沉滯不活動。故令難產一也。恣食厚味不知減節。故致胎肥而難產二也。縱淫慾火擾於中。血氣沸騰。胎元漏洩。或胎動小產。或子肥白而不壽三也。保胎之計切。而或問卜禱神。或聞適有產變者。常懷憂懼。心懸意怯。因亦致難產四也。少婦初產。神氣怯弱。子戶未舒展轉傾側。兒不得出五也。聽從愚蠢穩婆之言。但見腹痛。遽令努力以致横生六也。兒未欲生。用力太早。及兒欲出母力已乏。令兒停止七也。至本朝子玄先生。則雖不盡舍其說。特論鎮帶之害於生產。列舉其弊。斷然禁之。余既信其言。每遇姙婦。丁寧告戒。務禁鎮帶。然世俗泥滯舊習。疑而不信。孕婦亦懷恐懼。而不從之。夫以鎮帶緊紮腹者。實非所宜也。本朝習俗。孕婦五月。用鎮帶者。未知昉何時。筑紫風土記。及東鑑等諸書。皆載其事。而上自貴勝下至細民。擇其月良辰。以行賀儀。稱曰着帶者。既千有餘年。今欲使天下人悉禁之焉可得勝乎。夫醫之臨疾病。在察機宜。貴權變。是以余則不廢舊儀。每用軟絹。或軟粗布。掩纏全腹。唯禁緊縛而已。如此則人不致疑阻。亦當免孕中疾患而不致難生。此吾門之所法也。穩婆不解事。皆以爲鎭帶緩則兒子肥大。必令孕婦緊紮其腹。以爲保護切要之第一。因之榮衞失順流。而致身面浮腫。或嘔吐痞塞。種種證候。若夫壯婦雖無甚害。豈可效之哉。是以醫家宜命孕家令鎭帶緊緩得中矣。

新定難產八因辨第二

子玄先生曰。產育發生之大端。而今用鎭帶反壅壓發生之機。乃譬之於宇下之竹。預避其宇則長達。石下之草根移石則忽萌芽。周以爲是過當詭激之說也。本朝婦人。平生所用之帶。其製大抵闊六七寸。或至尺有餘。而以粗布爲幹。裏之以絮。然後隨貴賤加種種表裝。其狀殆如蓐。常以之纏腰腹二三匝。若以單布之鎭帶束腹者爲壅壓發生機。則當先禁平生之帶耳。又曰。禽獸之胎孕不假鎭帶之施設。人亦不異于此也云云。雖是似近情切理之言。人豈可比于禽獸乎。且雖禽獸不得言無難產。余嚮歲見家猪之生產。先生一子而次者不能出。反覆顚倒。呻吟悶亂。逾宿纔產。又有一猫臨產。子露半身而不娩。苦楚殆極。人爲救之。然後復生三子。並皆死胎也。夫人稟五常具七情。天地間最靈者也。故居處不結屋室則不住。冬夏不異裘葛則不服。飲饌不歷烹熟則不食。況方其懷孕。則不獨鎭帶之可護胎也。衣食寒暄。臥起動作。亦宜均適焉。若不節謹之者間致難產。故貴豪家難產罕有。而中人以下甚多者。蓋在保護得宜與否也。古來醫家皆云。富貴家多難產。貧賤者無之。余救難產數百人。貧賤者反多。而富貴家甚少。此吾說之所以反于衆也。夫鎮帶之事。宋元以上雖無其說。保產機要。達生編。奚囊便方等。旣有其說。

保產機要云。受胎三五月後。常要緊束其身。勿令胎放。

達生編云。孕已知覺。卽宜用布一幅。六七寸闊。長視人肥瘦。約纏兩道。橫束腰間。直至臨盆之時。纔解去。若是試痛。仍不宜解。此有二妙。胎未長成。得此則腰膂有力。些須閃挫。不致動胎。其一常令腹中窄狹。及到解開。則腹中乍寬。轉身容易。

奚囊便方云。凡懷妊必於四五個月前後。用軟絹或帛闊七八寸。自背纏至腹。以針線縫注。如兜肚樣。晝夜不解。倘胎長大。覺胸中有氣急狀。方可放線三分或五分。不可滿寸。漸以調之。則肌肉有所束縛。不使胎長極大。便於產也。

而在本朝。則古來姙娠五月皆用此帶。而神聖之大統數千載不絕。庶民之苗裔益繁滋。則不得謂鎮帶害於生產也。假令論其害於生育以去之。中人以下或可信。而至王公貴人。則決不能改之。是以與固執難行之說。抗顏費辨。不若循我邦之禮。以意折衷無弊也。今不拘鎮帶之有無。又不依古賢所論七因。新錄難產八因。但屬臆見。俟有道之明質云。

婦人天賦薄弱者。受孕而輸血氣於胎。因此精神漸衰憊。至臨產不堪用力。往往致難產 一也。

不論壯婦與怯婦。兒子在腹中自長大。是以臨產雖力息頻至。不能出門戶。遂子殭於腹中。而不能分娩二也。

受胎之初。父母交暢之精氣不得滿足。雖纔成胎。以本有所缺。或逮臨月亦多死腹中三也。

子宮口自欹側。臨產雖陣痛頻來。子頭向脇傍而不能出。遂致露手不收四也。

臨月大便燥結。數日不通。既而臨產燥屎塡滿廣腸。推壓子宮。而門戶爲之窄狹。因致不能出五也。

臨盆子頭已近人門。以壅尿道。雖力息纔來。未免期而反多與催生湯藥。膀胱爲之努脹而壓胎。因致不分娩六也。

夏月縱取涼。冬月不謹風寒。並下焦受寒冷。而臨產陽氣不能振。亦致難產七也。

伸手高處。或偶失跌仆地。胎爲之轉動。或子宮口相戾。臨產不隨正路八也。

產要第三

懷孕七八月以後。偶略曲身。胎失其所。或脇腹疼痛。或腿股攣痛。或腰曲不能伸。或水血併下。惟腰不甚痛。名曰弄痛。原非正產候。宜施整胎術。（整胎術見產論翼）

懷孕九月忽然腰痛。或血下或水下。却又不產。名曰試月。非正產。若腰痛甚弩掙自來者致半產。宜用大阿膠湯。

孕婦臨月。忽然腰股拘急不能起者。漸迫產期。

孕婦臨月。忽小便頻併數十行者。亦催產氣之兆。

孕婦臨月。忽下水傾囊數升者。亦爲免身兆。

大阿膠湯見頓仆失跽胎動門

臨產第四

孕婦臨蓐。子將出則臍腹急痛。腰間重墜。周身灼熱。濈然汗出。力息頻來而兩手握拳。眼中出火。欲臥不能臥。欲不揚聲音。不能止之。產戶腫滿。糞門迸急。或遺尿或胞水血俱下。有此十二候而子出育門。

婦人孕中壯健。既至臨月臍腹急痛腰間重墜者。宜用芎歸加桂湯。已免身者。先將淸心湯。安榮湯之類。熱湯浸絞去滓。取獨行散一二匙。攪調以與之。或加味芎歸湯。兼用黑神散。安神散之類亦可。繼用牛膝散。以下惡露。若臍腹絞痛者。猶兼以獨行散二三錢。若不效。惡露下少而發熱者。宜行瘀煎。又獨味山楂子三四錢。水煎服。此亦治兒枕痛勝藥也。

臨產陣痛時來時止。止則直寐而鼻息鼾。復忽陣痛來呻吟。俗呼曰捏摸栗轂失脈沉緩而不數者。切不可令其扶坐努力。有此候者。率皆不遽分娩矣。須坐臥任意也。此以母氣未振。子宮未開故也。宜與救生加附子湯。

臨產移時不能分娩。則在產室中者。不宜呫囁耳語也。婦人聞之則生疑懼。因令氣字結滯。而害乎產也。產訖則不可高聲喧鬧。恐婦人由是驚動。或妨熟寐。則血氣不能收。而發血暈矣。二者不可不戒也。

臨產陣痛頻頻來。將分娩却不產。數次後陣痛止而不來。惟腰間重墜。臍腹微痛者。醫須先探宮以候兒。若兒頭皮膜未破者。雖至五六日爲非死胎。與盤珠煎。脫花煎之類。以俟其自然可也。勿妄以手法催生。若皮膜已破產宮下臭液。惟臍下攣痛。其痛不注糞門者。多死胎也。以回生術救之。

臨產陣痛來甚。往來三四次。兒頭已至產門。一二三日尙不下。惟力息微微來。脈沉緩不數者。因陽氣虛餒也。宜救生湯兼以雲母散。溫酒調服。若手足微冷者。附子理中湯四逆加人參湯之類。選而用之。幷兼用見龍散可也。

芎歸加桂湯　將產腹痛者。用此神效。

當歸　川芎　桂枝各等分

右剉。每服四錢。水酒各一盞半。煮取半溫服。若嘔者加半夏生薑。此方妙在水酒各半煎。

淸心湯　凡婦人諸般雜病。及胎前產後諸疾。悉能治之。世人以此方爲血暈之妙劑。又治金瘡打撲損傷等證。

泎蓬根十五錢　大黃八錢　當歸　川芎　芍藥

乾地黃　黃芩　黃連　沉香各六錢　人參

檳榔子　木香　細辛　桂枝　丁子

炙甘草各四錢

右藥除丁子沉香肉桂木香。在外不炒。餘藥合爲一劑。用好酒一杯。將藥潤濕。入鍋內炒至黃色爲度。取起攤地上。候冷入前四味。每三四錢。以麻沸湯浸須臾絞去滓服。再以滓以水一杯半煮。取一杯溫服。

安榮湯　治血暈妙方。

荸薺根酒炒五錢　人參　白朮　當歸　川芎
黃芩　黃連　桂枝　木香各一錢　甘草三分

右十味。細剉。每服三錢。麻沸湯浸。絞取汁服。

獨行散　治瘀血腹痛及血迷神昏。方見產後血暈

加味芎歸湯　產後最爲穩當功亦鉅。

荊芥酒炒二錢　當歸一兩　川芎五錢　桂枝二錢

右四味。水煎酒對服。○陳飛霞曰。俟胞衣已下。隨即服之。永無血暈之患。效經千百。斷不誤人。

周按集驗良方云。治產後血暈。不省人事。提起頭髮。坐定不可眠倒。急以燒紅炭。投入陳醋內。對鼻孔薰之自甦。另用當歸六錢川芎二錢荊芥穗炒黃錢二水煎。臨服入好酒童便和服神效。

黑神散　治產後血暈。眼花頭旋。起坐不得。或瘀血不盡。上逆耳鳴。或惡寒戰慄。呻吟昏憒者。及兒枕痛等證。此方治產後血迷之妙劑也。

火麻五月五日取苗洗淨。無灰好酒浸一時許。土器中燒存性。

右爲末。産訖服一錢。則無血暈之患。○本邦婦人産訖。必以麻皮縛頭髮手腕。又綰以懸頭。蓋取其能收血也。

妙功散 治産後血暈頭目昏眩。安神鎭心之妙劑。

茯苓二錢　黄芪　遠志各一錢　人參　桔梗各五錢

辰砂一錢　山藥　木香各五分　甘草一分

右爲細末。每服一錢。白湯送下。虚人宜此方。實人宜獨行散。

牛膝散　行瘀煎並見血暈　救生湯見半産

脫花煎　盤珠飲見胞衣不下　附子理中湯見痢疾

雲母散長方 救療産難經日不生。及胞衣不下。

雲母粉五錢

溫酒調服。入口當産。不順者卽産。萬不失一。陸氏方云。是何德揚方云。已救三五十人。却用雲母粉澄過研細。取一圓如鷄子大。臨用以無灰酒調下。

四逆加人參湯

甘草二兩炙　附子一枚生去皮破八片　乾薑一兩半　人參一兩

右四味。以水三升。煮取一升二合。去滓分溫再服。更加當歸桂枝數錢功更捷。

見龍散 治難産及胞衣不下者。神驗。

雲母上　百草霜上　白芷中　烏龍尾中　麝香下

右爲細末。每服一二錢。溫酒送下。海蘿湯亦可。

產後第五

產訖遽呼吸促迫者難治。此證率皆眼睛無神。而言語清輕。然大抵過一霎時。必發煩躁。或交牙而死。其死期已迫。鼻中必青涕流出。

凡產後詳小腹痛與不痛軟與硬。可知惡露之多寡。痛與硬者。惡露多。反之者否。又詳大便通與不通。可知津液之乾潤。大便通者津液足。反之者否。又詳乳汁飲食多少。可知胃氣之充餒。多者胃氣充。反之者否。宜先審此三者。更參考脈證以施治法。

產後忽然口噤。手足搐搦。角弓反張。或因怒氣發熱迷悶者。將愈風散。用水酒童便各半盞煎一盞灌之。若牙關緊者。以曲頭管灌之。仍捻其鼻。使得下喉即活矣。曲頭管圖見附錄

愈風散　治產後中風。不省人事。口噤牙緊。手足瘛瘲。如角弓狀。口吐涎沫。亦治血暈。四肢強直。或築心眼倒。吐瀉欲死。

荊芥穗酒炒至黑　當歸身尾各三錢

右為末。每服三錢。豆淋酒及童子小便調下。其效如神。

凡生子肥盛壯實者。產後惡露下自少。生子羸瘦虛弱者。惡露下必多。

產時下血多者。產後惡露少。視其惡露少。妄與破血之峻劑者謬矣。

產後以血下之多。津液自乏之法。當大便五六日而來。若過之不通。小腹硬滿。脈沉有力者。為有胃熱。宜急與龍飛丸二三十粒。導大便以救津液。若小腹硬痛者。有瘀血。宜行瘀煎。若產後一二日。而大便下利者。胃中

虛冷也。宜理中湯之類。

行瘀煎 周新定 治産後血暈。惡露不下。及兒枕痛神效。

接骨木 上　紅花　當歸　芍藥　桂枝

山查子　桃仁 各中　川芎　蘇木　甘草 各下

右十味。水煎溫服。○此方不特治産後惡露不下。凡瘀血結滯。成諸疾者。用之神效。方中接骨木能通瘀血。山查子消滯血。妙在此二品。

理中湯

人參　白朮　乾薑 炒黑　甘草 炙各等分

右照常水煎。

産後惡露有六七日而止者。又有至十餘日者。蓋以其人瘀血有多寡也。當用尋常調血之劑。若及踰月淋漓不止者。宜膠艾四物湯。惜紅煎。若不效者。雲垂煎去竹茹加柏葉蒲黃各五分。佐以雙烏散食空白湯送下。此止血之勝藥也。

膠艾湯　惜紅煎 並見崩漏　雲垂煎 見傷寒啓微下

産後疲勞甚者。及産前患下利。而産後有熱者。俱宜用芎歸理中湯。尤效。但當倍加人參。用乾薑炒黑者。若惡露下多。虛憊甚。熱壯而口燥者。將還元煎煎成。臨服加童子小便一小杯。兼以雙烏散。屢試屢效。

産後婦人不涉深虛。在蓐中。血熱不去者。桂枝調血飲。夾外邪者。熟料五積散。若壯婦而不大便。熱盛者。大黃牡丹湯。或三黃熟艾湯。隨證加減而用之。

芎歸理中湯　即理中湯加川芎當歸。

還元煎見半產

雙烏散

蓮房灰　棕櫚灰各等分

右二味。燒存性。極細末。白湯點服。

桂枝調血飲　治產後氣血虛損，脾胃怯弱。惡露不行。致心腹疼痛。發熱惡寒。自汗口乾。頭暈眼花等者。

桂枝　當歸　川芎　芍藥　白朮

茯苓　陳皮　香附　丹皮　乾薑炒

益母草各等分　甘草減半

每服四錢。水煎溫服。

大黃牡丹湯見半產

熱料五積散　陳飛霞曰。此方專治婦人產後外感內傷。瘀血不行。痰凝氣滯。頭身痛。惡寒發熱。心腹疼痛。寒熱往來。似瘧非瘧。小腹脹滿。傷風咳嗽。嘔吐痰水。不思飲食。胸緊氣急。手足搐搦。狀類中風。四肢痠疼。渾身麻痺。凡產後一切無名怪症。並皆治之。

夫產後百節俱閉。氣血兩敗。外則腠理不密。易感風寒。內則藏府空虛。易傷飲食。稍有不慎。諸證叢生。古書有產後以大補氣血為主。雜病以末治之之戒。後世莫不遵之。惟事滋補。不知風寒未去。食飲未消。滋補一投。反成大害。昧者猶以爲藥力未到。愈補愈深。死而後已。天下之通弊。莫此爲甚。予昔於潭州。遇師指授此方。按法治之。往輒裕如。不敢自祕。逢人口授。併刊板印送。於茲四十餘載。活人莫可勝紀。但慮世人不悟。以爲淺近之方。安能神應若是。故古人謂千金易得。一訣難求。予今訣破。庶狐疑頓釋。方名五積者。謂此方能去寒積血積氣積痰積食積也。今產後之病怯。正犯此五積。以五積之證。投五積之方。豈非藥病相值乎。猶慮藥味辛散。而以醋水拌炒。名熟料五積散。俾藥性和緩。表而不發。消而不攻。方內所用肉桂解表逐寒。白芍和營諧衛。蒼朮厚朴走陽明而散滿。陳皮半夏疏逆氣以除痰。芎歸薑芷入血分而祛寒濕。枳殼桔梗寬胸膈而利咽喉。茯苓去飲寧心。甘草和中補土。大虛大怯者。加人參。微虛者可不用。共爲溫中散寒之妙劑。用於產後無往非宜。

白芷二錢　肉桂一錢此二味不必炒　厚朴　川芎　半夏
枳殼　炒蒼朮　茯苓　白芍　炮薑
陳皮　炙甘草已上各一錢　當歸二錢　虛加人參一錢

右藥味皆宜秤過。除白芷肉桂在外不炒。餘藥合爲一劑。用好醋小半杯。淨水一杯。與醋和勻。將藥潤濕。入鍋內炒至黃色爲度。取起攤地上去火毒。候冷入白芷肉桂在內。生薑三片。紅棗三枚。淨水二碗。煎至一碗熱服。此方至平穩。見效之後。依而服之。不拘劑數。以愈爲度。惟產後大汗泄瀉。或虛脫之證忌之。蓋此方但能去病。不能補虛。

三黃熟艾湯（見傷寒啓微下）

產後二三日。小腹有大塊如盤。以手按之。則遷移者。不得一概謂瘀血。雖不下血塊者。過五六日則必自消。蓋此氣塊而已。當用尋常產後治法。若七日以上依然不消者。宜察其虛實用破血之劑。

產後六七日。惡露已快下。仍腰股攣急。或疼痛者。不可一概爲殘瘀而治焉。往往有挾疝而然者。余於此證用加味通氣湯。每每奏奇效。（方見兒枕痛門）

孕婦已產。則蒸蒸身熱。胸中築動。呼吸短息。濈然汗出。猶平人勞動奔走呼吸不接也。此際特可懼者。脫血一證也。若發此證則必致卒亡矣。預防之法。宜用冷水一小盞。點黑神散一匙以與之。血熱得清冷。而胸中開豁。浮散之陽歸源。而神氣清快。實免產後暴血之神丹也。不知者以爲寒涼傷胃也。然分娩用力甚。五內擾亂。身熱如燬。投之以一盞冷水者。如久旱霈霖。自咽喉入胃中之際。化爲溫湯。故無有後患。然不可再與之矣。夫冷水能止血勝于諸藥。故婦人月信過多時。飲一盞則須臾血自止。可以證也。雖然易產如達者。宜斟酌矣。

產論云。產婦分娩後。切無用產椅。當倚褥高枕而右側臥也云云。後學宜遵之。撥俗習矣。予又有一口訣。凡臨產用力過多。而纔娩者。須先與冷水一小盞。乃命坐婆手握綿絮緊閉育門。使婦匍匐移褥跪坐。手尚不可放。令一人緊抱婦半時許。待氣息虛里稍定。而後高枕褥臥。則無有血迷崩血患也。

俗習禁產後熟寐。若寐則看守者。數呼其名。不應則不止。甚不可。夫熟寐則血氣流暢能歸源易收也。但宜使一人在傍常聞其呼吸。呼吸平夷。則竢自覺來而可也。若呼吸促迫。或目竄視。則急呼起而可與藥也。

產訖有遽嘔吐者。此由臨產之時。坐婆強與食也。與理中湯加半夏生薑。

難產力息數來。而陣痛不來。由此產母疲倦。二三日又不分娩則死胎也。醫爲救之免者。宜先與當歸理中湯還元煎之類。若從產後三日無拘虛實必用折衝飲之說變證立至。謹之戒之。

產後口鼻見黑色而衄者。胃氣虛憊。而血滯也。宜二味參蘇飲。

二味參蘇飲

人參一錢　蘇木二錢

右以水一盞半。煮取一盞。溫服。

產後面赤嘔逆欲死者。名曰衝肺。以二味參蘇飲加芒硝一錢。若敗血衝心煩悶者。難十救一。

產後煩悶嘔惡腹滿腹痛者。名爲衝胃。平胃加桂枝生薑湯主之。

平胃加桂枝生薑湯

蒼朮　厚朴　陳皮　桂枝　生薑各等分

甘草減半

右照常水煎。

產後腹滿不減。歷數日漸漸復舊者。此爲常候。若產訖腹遽縮小者。必屬虛家。不可不察。

產訖世俗皆以麻線緊紮婦之頭髮而云防血暈。此雖俗習。亦有據。千金方曰。產後心悶。眼不得開。即當頂上取髮如兩指大。強以人牽。眼即開。即此意也。

產後二三日。邦俗以糯飡味噌汁煮食之。予少以爲出于愚婦臆見者。昨偶讀五雜組曰。稻有水旱二種。又有秫田。其性粘軟。故謂之糯米。食之令人筋緩多睡。其性懦也。作酒之外。產婦宜食之。因知俗習有所原出矣。

產後三四朝。有忽發寒熱者。謂之蒸乳。寒熱止後。乳汁大行。此蓋胃氣所浮化也。若無寒熱。脈虛數而乳汁絕不出者。此榮衞不調。急宜與內補當歸建中湯。否則彌月後。漸漸發寒熱而成蓐勞。

內補建中湯　此藥令人氣血壯健。

當歸　桂枝各中　芍藥上　炙甘草下

右每四錢。薑三片。棗二枚。煎去滓。入飴糖一塊。再煎一沸溫服。

產後血暈第六

產後發血暈。此其婦素有積聚。由產而動。乃與瘀血相搏。惡露不下。遂逆上湊心。因致昏悶焉。宜先以淬醋炭令聞其氣。繼以清心湯。行瘀煎。牛膝散之類。兼服獨行散。熊參丸等。又一法。治心下硬滿。神昏口噤。不省人事者。將硇砂石灰各等分。水和匀盛器近鼻孔。令聞其氣。則醒。此本釁人之方。卽與用炭醋意同。若惡露下多而暈者。病人低頭。昏悶煩亂。而心下不硬滿。此爲虛暈。還元煎。扶陽飲。清魂湯。宜選用。或兼用愈風散。桃花散。震靈散。玅功散之類。

凡胞衣不下而發血暈者。從于產論所論。宜先施禁暈之術。施之暈猶不止。面目唇口無血色。手足微冷。譫語者。難治。若面目脣口紅活。而脈未至微細者。急與扶陽飲。兼用雲母散。乃當下其胞衣。其下胞衣之法。已至于近產門。則安之。不可急取下焉。若急取下則氣血脫泄。而禍不旋踵。謹之戒之。

聖惠牛膝散　治產後血迷。及兒枕痛。

牛膝一兩　桂枝　赤芍　當歸炒　木香

牡丹皮　川芎　延胡索各半兩　桃仁三分麩炒

右剉。每服四錢。水煎溫服。按產論折衝飲。卽此方去木香加紅花也。

獨行散婦人良方　治產後血暈。昏迷不省。衝心悶絕。

五靈脂二兩半生半炒

右爲末。溫酒調下二錢。口噤者。拗開口灌之。入喉卽愈。周曰。不須拗開口。卽用曲頭管吹入則落喉。○曲頭管圖見後。

元周按。衞生方。名立應散。證治準繩名五靈脂散。但炒令烟盡研末用。治婦人血崩。及男子脾積氣。兼能解毒。及蛇蝎蜈蚣咬。塗傷處立愈。一方每服三錢。水酒童便各半盞。煎至八分通口服。名抽刀散。治產後有病。服三服散惡血。或心腹脇肋脚痛不可忍者。或止用童子小便佳。

參熊丸

熊膽真者味苦。有香氣而不腥。解之無一點之渣滓。燒之爲灰。其色灰白色而平夷。僞者亦味苦。有腥氣不香。解之有渣滓。燒之則作泡高起。其色黑而不爲灰。

人參各二錢

右細末。打米糊丸。梧桐子大。每服六七丸。白湯下。

扶陽飲

當歸　川芎　桂枝　乾薑炒黑　附子熟

人參各一錢半

右七味。以水二合。煮取一合。溫服。

清魂湯　治產後血暈。昏不知人。

澤蘭葉上　人參去蘆上　荆芥穗炒上　甘草中　川芎下

右五味。每服四錢。水煎溫服。本爲散用。予每作湯屢驗。

桃花散　此治血暈之神藥也。

烏賊魚骨十錢　硃砂二錢

右爲末。每服一二錢。白湯送下。

清心湯見臨產　行瘀煎見產後　雲母散見臨產　還元煎見半產　愈風散見產後

震靈散見臟燥　妙功散見臨產

胞衣不下第七

產後胞衣不下。爲之致斃者。予常愍然以爲非命之死也。若夫產科熟練之醫於分娩之迫速救療之。則莫有胞衣不下之理矣。娩後未經數時。則陰中滋潤。子宮不收口。是以手術易施。藥餌亦有效。但其施術之法。功效最速。而非筆力之可形容焉。因舉羅浮山人集驗方所載一法於後。頃由是潛心覃思。或當冰融焉。雖歷一二日不下者。胞衣在近門戶一二寸者。猶可療也。若胞衣在高。粘着子宮底不離。且子宮已收口。則不能遽下之。此證間有肚腹堅滿。觸之痛甚。手不可近者。以千金牛膝湯。脫花煎之類。兼進合陽散。若虛者。盤珠煎加人參二三錢。此皆百死中求一活之法也。若夫歷四五日。戰慄發熱。一日二三度作。或煩渴汗出。或譫語煩躁。或飲食不進。或喉中有痰聲者。必死。

集驗方云。產下如胞衣不來。先將嬰孩抱定。不可斷臍帶。（周云。當斷臍帶而施術。假令斷之。曷害于子母耶。）用一伶俐老成女眷。將右手二指緊跟臍帶而上。帶盡處。將指向上半寸餘。摸之覺有血。便是胞衣逆轉。盛血在內。不得下。即以指連胞衣向下一捺。其血覆其衣自隨而下。法甚簡明。每見孕婦衣不下。多服藥或用吐法。甚至以足拄腹者。易至喪命。小必至于成病。不知衣之不下。正爲嬰孩出門。臍帶一扯。衣必逆轉向上。污血淋下。盡入衣中。以致衣漸滿大不能出。夫豈藥力之所能與哉。故特書之。以免此患。

往歲一貧家婦。產後數月經血不止。已用膠艾四物。溫經等湯。毫末無效。予將黃連解毒湯。兼用獨味蓮房灰。日二三錢。不日而奏全効。一日婦謂予曰。妾至于今凡八產。其初產再產。則傭穩婆而託之。其後懷孕至五月則以帛自纏腹。已至彌月。稍覺腰腹攣痛。則設草與故絮於屋隅。乃就竈下燃釜沸湯。而待生下。若陣痛頻來。則趨坐于草上而努力。已分娩則厲聲呼隣家婦。東都貧民所居之屋。大抵一棟而分數家。隔壁一層以成隣。而與俱浴兒。自收拾穢物胞衣訖。乃倚被而坐焉。過二三日。則與平常無異矣。如此者總六產。曾不請媼婆。其間偶胞衣不下者半日。因自啣頭髮。使油氣入咽。溫溫欲吐而衣即下云。此雖出於愚婦一時之智。實與薛新甫蔣示吉等有啣頭髮尾作嘔而胎衣自下之法暗相合矣。予亦用此法。凡遇壯婦之胎衣不下者。則常以鷄翎或紙撚探其咽中。令其惡心而取効甚多。如怯弱婦。容易勿施。

含陽散家方　治胞衣不下神效。

蝮蛇燒存性　雲母　鹿角燒存性各一錢　麝香二分

右細末。每服一二錢。海蘿湯攪調頓服。

千金牛膝湯　治產兒胞衣不出令胞爛。

牛膝　瞿麥各一兩　當歸　通草各一兩半　滑石二兩一方用桂心二兩

葵子半升

右六味㕮咀。以水九升。煮取三升。分三服。周按羅浮山人集驗方用牛膝瞿麥當歸木通葵子各一錢。滑石赤小豆各二錢。命曰經驗難產奪命方。

脫花煎景岳全書　凡生產臨盆。此方最佳。並治難產經日不下。並死胎胞衣不下俱妙。

當歸一錢　川芎三錢　桂枝二錢　牛膝二錢　車前子一錢五分

水煎。加酒對服。若胎死不下。及胞衣不來。倂加芒硝五錢。氣虚困劇者。加人參二三錢。更加附子一二錢。無不下者。此方比平胃散加芒硝。功勝百倍。以其藥味甘溫。不傷元氣故也。

盤珠煎家方　治難產經日不下。並死胎及胞衣不下。

當歸一錢　川芎二錢半　桂枝　牛膝各二錢　附子一錢

水煎。先飲溫酒一盞。尋服此藥。虚甚者加人參二三錢。

健捷散秘家　治難產經日。及胞衣不下。又尋常經閉。兒枕痛等服此。其效如神。

香白芷　乾薑　桂枝　雲母各等分

右四味。細末。每服二三錢。海蘿湯攪和勻頓服。

桂芎當歸散　治胞衣不下。

當歸　川芎　芍藥　地黄　桂枝各二錢

牛膝五分

右六味。生薑水煎。溫服。

治胞衣不下屢試驗妙乙齋種子編

芒硝三錢　牛膝　當歸各五錢

右三味。水酒煎服。

一方 治胞衣不下。

茄子陰乾

爲末。白湯送下。

又方

酸漿實熟紅者壓而陰乾

右細末。每服一枚許。海蘿湯下。

治難產經日不下及胞衣不出者神效方太丞醫話

取烏鴉左翅全者十二枚。燒研末。每服一錢。海蘿湯送下。即時出。

下谷頭踏街。一武士室女。年十九歲。天性伶俐。父母鍾愛太甚。而女偶與一奴通而娠。事已發覺。而奴先見逭。後父母竊相議。謂令其施白牡丹術。則恐害乎性命。遂決令偸生。因令稱病而不令逢于人。迨其娩身。兒子生地呱聲達四隣。女慮臭聲外聞隕家聲。驚畏而發血暈。醒後胞衣不下。百藥不效。既歷九日而邀余。余便往坐堂上。則女自房内步出而求診。余心竊疑胞衣不下數日而行步如常。乃望之。面色青慘。脣舌無血色。問之。臍帶三日而腐脱。惟微微下黄汁而已。近之則臭氣撲鼻。切其脈沉勁。候其腹縮小。獨臍下微滿堅硬如石。余乃欲按其腹以下胞衣。居然不移。蓋以子宮已收其口復本位也。因進大劑脱花煎加芒硝二貼。其夕下血片一甌許。然其家以余術之無捷效。又延醫求藥。腐穢漸漸下。歷累月而得盡矣。唯形體羸瘦。飲食不成肌膚。遂爲廢人者。一年有半。然後氣體漸復。十又餘月而始得爲完人矣。余嘗治胞衣不下者。以百數。其踰七八日而尚不出者。率皆見發熱譫語等證而不救焉。嗟乎此女有天稟所實而然者歟。豈不亦奇哉。

產後顚狂第八

產後顚狂。言語錯亂。神思不安。如有鬼祟者。人皆以爲敗血衝心也。按其人本有鬱怒釀成癥瘕。因產藏府擾亂。遂動其宿癥。與瘀血相併。奔騰而侵心神者也。宜與鐵砂牡蠣湯。三黃硃砂煎之類。兼用抱膽丸極效。若屬血虛者。加味八珍湯。兼服妙功散震靈散之類。若瘀血一滴不下者。行瘀煎。大黃牡丹湯并可。

鐵砂牡蠣湯　治由鬱怒心神不寧。言語錯亂。似有鬼祟者。

鐵砂上　柴胡上　大黃中　牡蠣中　茯苓中

桂枝中　甘草各下

右七味。水煎溫服。

三黃硃砂煎

黃連　黃芩　大黃各等分

每服二錢。水煎。臨服入硃砂一錢攪勻服。

抱膽丸

水銀二兩　黑鉛一兩五錢　硃砂一兩細研　乳香一兩細研

右將黑鉛入銚內。火鎔開。下水銀攪結成砂子。下硃砂乳香。乘熱用柳木槌研勻。丸如鷄頭實大。每服一丸。空心薄荷湯下。得睡勿驚覺。覺來即安。周按產論鎮亢丸。即此方而去乳香一味。

加味八珍湯　產後顛狂。乃血虛神不守舍。不補養元氣。則不可。此方主之。

人參　白朮　茯苓　甘草炙　當歸
川芎　芍藥　熟地　遠志　茯神各二錢

右剉。加薑棗。水煎服。

妙功散　治產後心神顛倒。語言錯亂。如見鬼神。方見臨產

震靈散　行瘀煎見產後　大黃牡丹湯見半產

產科發蒙卷四

相州片倉元周深甫著

門人 紀州谷井敬英世昌
上毛今村長順子正
相州伊達周禎子祥 仝校

產後欬嗽第一

欬嗽之病。雖其本不一。皆是肺家病。產後患之者。宜先與丹參湯。功效尤勝。若惡露下少。而欬嗽不已者。宜二母飲。嗽而牽引脇下。臥則喘欬益甚者。必有伏火。瓜蔞湯加知母黃芩各八分。感風寒。欬嗽喘滿。痰涎壅盛者。宜旋覆花湯。已試之驗。

丹參湯

丹參一錢　百部根　桔梗各六分　百合　茯苓各八分

五味子五分　桑白皮一錢

右以水二合。煮取一合。溫服。

二母散　治產後惡露上攻。咳嗽不已。

知母　貝母　茯苓　人參各五錢　桃仁

杏仁並生去尖各一兩

右每服五錢。水煎溫服。

瓜蔞湯赤水醫案　治產後咳嗽。痰不易出。左脇疼痛。內熱氣壅。不能伏枕者。

瓜蔞仁六兩　桑白皮　杏仁　半夏　桔梗
紫蘇子　枳殼各一錢
右水煎。溫服。
旋覆花湯　治產後傷風。感寒暑濕。咳嗽喘滿。痰涎壅盛。坐臥不寧。
旋覆花　芍藥　前胡　半夏　甘草
五味子　荆芥　茯苓　杏仁　麻黄各等分
右㕮每服四錢。水一盞半。薑五片。棗一枚。煎至七分。去滓。食前溫服。熊宗
立云。產後咳嗽。此方最良。
元周以此法治若干人皆驗。
產後寒戰交牙第二
產後患寒戰交牙者。其人瘀血不得下而發。宜將折衝飲。行瘀煎之類。點
服獨行散一二匙。若惡露下過多。或難產而用力太甚。纔分娩而發者。與
還元煎。疲勞甚者。附子湯。人參湯之類。宜擇用。幷兼用奪命散。最妙。
折衝飲見產論　行瘀煎見血暈　還元煎見半產
附子湯聖濟
附子　人參　生薑　大棗各等分
右水煎。溫服。
人參湯
人參二三錢
以水二盞。煮取一盞。溫服。

奪命散（大全良方） 治產後血暈。血入心經。語言顛倒。健忘失志。及產後百病。

沒藥　血竭（各等分）

右細研爲末。纔產下便用童子小便。細酒各半盞。煎一二沸。調下二錢。良久再服。

產後崩漏第三

產後惡血崩漏不止者。當速施遏崩之術。令產戶緊閉。乃與膠艾湯。或惜紅煎。兼用三聖散。獨鬬散之類。若不止者。宜還元煎。凡血症用理血之劑而不效者。非理氣之藥則難收效。不可不知也。又收血理氣之藥。並不效者。却宜涼血之劑。三黃炙艾湯尤神效。又古方有瑞蓮散。實產後血崩之神藥也。

膠艾湯（一方加乾薑一兩）

芎藭　阿膠　甘草（各二兩）　艾葉　當歸（各二兩）

芍藥（四兩）　乾地黃（六兩）

右七味。以水五升。清酒五升。合煮取三升。去滓。內膠令消盡。溫服一升。日三服。不差更作。

惜紅煎　治婦人經血不固。崩漏不止。及腸風下血等證。

白朮　山藥　炙甘草　地榆　續斷（炒）

芍藥（炒）　五味子　荊芥（炒）　烏梅

水一鍾半。煎七分。食遠服。○如火盛者。加黃連黃芩。

獨勝散　此方不獨治經血不止。諸血用之悉驗。

蓮房不拘多少。燒存性。細末。每服一二錢。湯子送下。

遏崩術（見產論翼）　三聖散（見產前吐血）　還元煎（見半產）

瑞蓮散　治產後惡血崩漏。狀如泉水。

瑞蓮（百枚燒存性）　棕櫚（燒存性）　當歸　官桂（各十錢）　檳榔（二枚）

川芎（七錢半）　鯉魚鱗（炒七錢半）

右爲細末。每服三錢。煨生薑酒調。如未止更進一服。

產後兒枕痛第四（一名產枕痛　一名血枕痛）

產後臍下疼痛。其痛一陣來而止。復來者。名曰兒枕痛。此瘀血將出而爲痛者。其實佳兆也。然產訖則忽腹中空虛。是以產婦多不堪其痛。宜用破血之劑。行瘀煎。獨行散。延胡索散。熊氏延胡索湯之輩。宜擇用。若產後不大便數日。而小腹疼痛者。宜兼用龍飛丸。或用四物加大黃湯。木直煎之類。若初瘀血頗快下。大便亦如故。而腹中疞痛者。則屬疝。加味建中湯。加味通氣湯之類。並有奇效。

永類延胡索散　治產後兒枕腹痛效。

延胡索　當歸（各一兩）　琥珀　蒲黃（炒各一分）　芍藥（五錢）

肉桂（三分）　紅藍花（二錢）

右爲末。童子便合。溫調三二錢。食前服。

熊氏延胡索湯　治兒枕痛。不可忍者。甚效。

當歸　桂心　延胡索各等分

右水煎服。○舊爲散。周常加山查子等分。爲湯用。甚效。

行瘀煎見產後　獨行散見血暈　龍飛丸　木直煎並見傷寒啓微

四物加大黃湯　卽四物湯加大黃。

加味建中湯

芍藥上　桂枝中　甘草下　木香下　吳茱萸

茴香中　生薑中　大棗中

右八味。水煎溫服。

加味通氣湯　治小腹及腰疼。甚則肛門窘迫不可忍。

茴香　烏藥　當歸　芍藥　香附各上

山查子　陳皮　茯苓　白朮　延胡索

吳茱萸　梹榔　澤瀉各中　木香中下　甘草下

右十五味。水煎溫服。

產後發熱第五

產後發熱者。多因血虛而陽無所依。浮散於表也。勿妄爲外感施治。宜七味益母飲。加尿瓦一二錢。內有四物補陰。益母行血。炮薑辛溫從治而能收浮散之陽以歸于陰。若氣血俱虛而惡寒發熱。渴而煩躁者。十全散。熱甚者倍桂。加炮薑熟附子。若夜熱甚。小腹及腰痛者。與雙和湯調中益血則熱自解。若由外感而發熱頭痛。頸項強無汗。脈浮而有力者。宜竹葉湯。

或熟料五積散。又壯熱煩悶。乾嘔口燥。呻吟喘滿。脉實者。宜用黃連解毒湯。

七味益母飲

益母草上　當歸　川芎　芍藥　乾地黃

乾薑炮各中　甘草下

右七味。水煎溫服。

十全散　雙和湯並見黴瘍新書

竹葉湯　黃連解毒湯並見傷寒啓微

製尿瓦法　安土器於廡下。尿之二百日便取起打破。再炭火中燒赤。置地上一宿。極細末聽用。予往往以此易用於童便

熟料五積散見產要

產後飽悶第六

惡露不下而飽悶者。瘀血上逆也。宜行瘀煎。若腹中有塊上衝欲吐者。與九聖飲。兼進白丸子。若塊在小腹不散者。琥珀黑龍丹。若胸膈飽悶。心下痞硬。或肩背疼痛。有寒熱者。屬氣滯。宜指迷七氣湯一貼。正氣天香湯一貼。相和用之。

九聖飲　治腹中有塊。溫溫欲吐。或上衝心下痛甚者。

半夏　茯苓各上　肉桂　乾薑　橘皮

香附　山查　莪朮各中　甘草　烏梅各下

右十味。水煎溫服

白丸子

半夏醋煮乾　茯苓各十錢

右細末。以生薑汁作薄糊圓。梧子大。每二三十粒。溫水下。

行瘀煎見產後　黑龍丹見言語錯亂

指迷七氣湯　治胸膈飽悶。心下痞硬。

青皮　陳皮　桔梗　莪朮　桂枝

藿香　益智各十錢　香附十錢半　甘草三分　加半夏三分

右每三錢。水一盞。薑四片。棗二枚。煎七分服。

產後乳結痛第七

婦人產後血氣盛。而乳房作脹。乳頭縮退。兒不得飲。餘乳蓄結脹痛。憎寒發熱者。須先令細心人微微揉之柔和。却吮乳汁通之。然後宜與麥芽煎。或玉露散。外將百草霜水和勻。塗乳房尤神驗。

麥芽煎

麥芽炒熟五錢

右水煎溫服立消。此薛己方

玉露散良方　治產後乳脈行。身體壯熱疼痛。頭目昏痛。大便澁滯。悉能治之。涼膈壓熱下乳。

人參　茯苓　甘草各中　桔梗　川芎

白芷各上　當歸　芍藥各下

右爲細末。每服三錢。水一盞。煎至七分溫服。如煩熱甚大便祕者。加大黃。

産後語言錯亂第八

産後談笑不止口。或錯言妄語。如見鬼物。或欲踰墻上屋者。此敗血凌心也。多死。與黑龍丹。萬死中求一活。若唯煩亂者。失笑散加鬱金各等分。

黑龍丹良方　治産後一切血疾。産難胞衣不下。危急惡疾垂死者。但灌藥得下。無不全活。神驗不可言。

當歸　五靈脂　川芎　良薑　熟地黃各十錢

右細剉。以沙合盛封口鹽泥固濟。以文武火煆一炷香。放涼處。退火毒。取開看。成黑糟色。乃取出細研。入後藥。

百草霜五十錢　硫黃　乳香各一錢半　花蕊石　琥珀各一錢重

右共前煆過藥研勻。酢糊丸彈子大。每服一丸。用薑汁好酒童便半盞。將藥一丸。於炭火中燒。淬入酒便內。調化頓服立效。○前哲既稱贊此方之神驗。余屢試之。實不虛。

失笑散局方

蒲黃炒　五靈脂各等分

爲末。釅醋調二錢服。

産後嘔吐第九

產後嘔吐者。宜先用半夏竹茹湯。若緣惡露不行者。二陳湯加當歸莪朮肉桂乾薑。若傷食胸腹疠滿者。六君子湯加木香厚朴。或二陳湯加丁子縮砂。若不效。更加人參炮薑澤蘭蘭草。若虛寒脈沉微者。理中湯加丁子蘭草。若敗血散於脾胃。腹脹嘔吐者。抵聖湯加肉桂穿山甲。其效尤捷。

半夏竹茹湯

半夏　竹茹　茯苓　伏龍肝各錢

右水一盞半。入生薑五片。煎取一盞服。

二陳湯　六君子湯　理中湯見產後　抵聖湯見產後腹滿

產後淋疾第十

產後小便淋瀝澁痛者。此瘀熱在膀胱之所致也。宜用開閉煎。或滑石散。石葦湯並效。若痛甚者。宜緩痛煎。若惡露下少。臍下有堅塊者。此舊瘀血礙尿道之所致也。將行瘀煎加葵子滑石車前子甚效。又有子宮下墜壓尿道而致癃閉者。輕者終日而始通。重者一日夜而自利。此以子宮漸復本位也。若倘不得通。小腹脹滿者。便宜施洩閉術。隨手即效。尋宜用五聖飲。又未產前。不大便五六日。延產後倘數日不通。而小便癃閉者。此燥屎塡滿于大腸。小腸爲之被窄狹之所致也。宜木直煎。或用開閉煎。吞龍飛丸三十粒。未效者。不將芒硝滋之則不可。潤下飲。每每奏奇效。

開閉煎家方　治男婦小便淋閉之妙方。

夏枯草　白茅根各上　莽草　瞿麥　茯苓

冬葵子　西洋參　滑石各中　甘草下

右水煎。溫服。

滑石散千金　治產後淋。

滑石五錢　木通　車前子　冬葵子各四錢

右爲末。以漿水調服方寸匙。

石葦湯家方　治小便淋瀝。陰中痛。

石葦上　瞿麥中　車前子上　葵子中　木通中

甘草下　茯苓中

右水煎服。〇此方治男子膿淋。其效如神。

緩疼煎家方　凡諸淋小便澁痛。不可忍者。用之功效如神。

當歸中　川芎下　芍藥中　地黃中　焰硝上

甘草上　車前子上

右水煎服。

行瘀煎方見產後

五聖飲家方　此方治諸淋甚妙。

萍蓬根四錢　車前子　蜀黍　蘇木　甘草各二錢

右以水六合。煮取三合。去滓溫服。可斷鹽味。

木直煎　龍飛丸並見傷寒啓微

潤下飲　治小便淋瀝澁痛。大便祕結。

大黄　芒硝　當歸　地黄　芎藭各等分

右水煎。溫服。

產後腫滿第十一

凡胎前腰脚微腫者。十居六七。然此症雖不用利水之劑。過產後十餘日。則自消散。若小便澁滯。漸腫滿者。此濁液流入經絡。留淫日深。而散漫偏身也。宜槖吾飲。其人若小腹有塊堅硬。脣口乾燥。惡露下少者。紫葳蘇木湯。千金牛膝湯之類擇用。若腫中有凝結者。澤蘭湯。若腫脹稍硬。腰以下更甚。而無光澤。小便短少者。六皮煎。用之不效。而腫勢日盛者。禹翼湯尤神效。若服諸導水消痰藥。而並不效。腫脹充滿。腹如抱甕。手足似腰大。皮膚光澤如瑩者。非用禹績湯。則決不能取效。此方實出于予之心裁。而救危起廢之神劑也。若每欲小便。必大便下利者。甚治難。宜用茯苓湯加琥珀一錢。若腫不甚。涉偏身而飲食氣宇如故。或時肩背拘急。或又疼痛者。宜利氣之劑。集香湯尤妙。若面獨腫而久不消者。分心氣飲。或獨味紫蘇湯。若面無血色。腫狀如熟李。大便滑者。下焦虛。琥珀湯。加味腎氣丸料之類。宜選用焉。其他有脚氣濕毒敦阜等腫。而見證多端。治法各異焉。不能備錄于茲。詳載在腫脹彙編。

槖吾飲　治產後浮腫。

當歸　芎藭　芍藥　茯苓各一中合　桑白皮一大合

甘草一小合　槖吾莖葉三大合

右水煎服。次日加槀吾四錢。又次日加六錢。更加南天燭實尤妙。

紫葳蘇木湯　治惡露不盡。產後浮腫者。

紫葳(卽凌霄花葉)一大合半　冬瓜子一大合　蘇木　當歸

川芎　茯苓　牡丹皮各一中合　甘草一小合

右以水一盞半。煮取一盞。去滓溫服。

澤蘭湯　治產後四肢腫滿。腫中或凝結有塊。而不食者。

澤蘭　防己各上　枳殼　琥珀　桂心

商陸　半夏　歸尾　莪朮　茯苓

麥芽　桃仁　神麯　桑白皮各中

右生薑水煎。食遠服。大便祕者。加大黃。

千金牛膝湯(見血暈)

禹翼湯(鶴陵定)　治產後腫滿。皮膚無光澤。腫稍硬者。

桑白二大合　防己一大合半　茯苓　豬苓各一中合　黑豆一大合

澤蘭一大合半

右以水一盞半。煮取一盞溫服。日與一二三貼。○若氣不和。加紫蘇一大合。

禹績湯(鶴陵定)　治徧身腫滿。皮膚光澤如瑩。小便不利。諸藥不能療者。

西瓜皮　赤小豆(冬瓜內蒸曬乾)各二大合　冬瓜子　西瓜子

豬苓　茯苓各一中合　大腹皮　冬瓜皮各一大合半

海金砂一小合

右以水一盞半。煮取一盞溫服。宜進日二貼。以上二方余之所創裁。而治產後腫脹之神方也。余歷年試用。救危起廢者。不勝枚陳矣。夫古人作詩數千首。其間一二自有令人感動之合作。余之立此方。亦自得配合之宜者也。分兩必不可加減。奇效靈驗。難以具述。

茯苓湯楊氏　治脾氣不實手足浮腫。小便祕澁氣急喘滿。

白茯苓　澤瀉　香附子　大腹皮　乾生薑

橘紅　桑白皮細剉炒各等分

每服五錢。水一盞半。煎至七分。去滓溫服。不拘時候。

集香湯直指　凡腫脹先用諸香以透徹關絡。則小便易利。

沉香　丁香各二錢　木香　青木香　藿香

川芎　檳榔　赤茯苓　枳殼　甘草炙各三錢

乳香錢半　麝香一字別研

右麁末。每二錢半。薑三片。紫蘇三葉。空心煎服。

分心氣飲

紫蘇二大合　大腹　芍藥　木通　半夏

茯苓　桑白皮炒　橘皮　青皮　羌活

甘草　燈草各一中合

生薑三片。棗二枚。水煎溫服。

琥珀湯　治脾腎虛寒。小水不利。遍身腫滿。或欬喘者。

琥珀　人參　白朮一大合　茯苓一中合　桂枝

附子　乾薑　砂仁一小合半　陳皮　破故紙
桑白皮童子小便浸炒各一中合

右水煎。食遠服。

加味腎氣丸

即八味丸。加車前子。牛膝。

加味六皮煎

大腹皮上　桑白皮上　五加皮中　茯苓皮上　生薑皮中
木瓜中　橘皮中　薑黃下　燈草上

右九味。以水二盞。煮取一盞。溫服。

產後玉門不閉第十二

產後玉門不閉者。因難產強努力。或死胎不娩。以回生術救之後。玉門錯和。氣血失運行。而不能括縮。致不知小便漏出也。以十全散加五味子。外石灰湯浸患處。又努掙太過。陰肉下脫內出者。硫黃洗方。石灰韮菜洗方。並有奇效。

石灰湯

石灰一升炒令能燒

右投熱湯中攪調。俟適溫。乃取澄清移大盆內。坐湯中以浸玉門。斯須平復如故。此方原肘后方

十全散見徽癘新書

產後陽氣虛寒玉門不閉用陳飛霞

石硫黃　海螵蛸　五味子

右等分共爲末。摻患處，日三易。同上

治產後玉門不閉陰戶突出方陳飛霞

石硫黃三錢　兔絲子　吳茱萸各二錢　蛇牀子一錢五分

水一大碗，煎至半碗，頻洗自收。

治產後子宮墜出戶外，數日不收，用未經水石灰幹一塊，重二三觔者。又以韮菜二三觔，煎湯置盆中，將石灰幹投入，灰開湯沸，聲盡，洒濾去灰。帶熱坐於盆上，先薰後洗，卽以熱韮菜於患處揉抑，一日洗一二次，以消軟收入爲度。赤水玄珠

產後口舌病第十三

產後口舌糜爛者，已投尋常瀉火清熱劑，而不效者，往往綿歷纍月不差矣。前哲方書率皆略之不載。予二十年來每於此證，求治法於方書口舌門，屢試數方，多不得效。竊恨小恙之難醫焉。近有一二患者，已三閱月不差。於是覃思焦神，略有所悟，乃製方與之，七八日而得全愈。後試之數人，應效如桴鼓。凡舌上舌傍，如無皮狀，其色紅赤，飲食刺舌者，此皆血分濕熱之所致也。宜令服當歸飲，而傳閩碧散。若咽喉生瘡，舌上有白胎，久不愈者，屬淡飲，加味導淡湯主之。若咽喉口舌腐爛者，宜薔薇遺糧湯，對喉癬湯。

當歸飲

當歸　川芎　芍藥　地黃　何首烏

荆芥　防風　黄芪各五分　甘草二分　蒺藜子七分

右水煎。溫服。

問碧散定鶴陵　治產後口舌糜爛神效。可祕可祕。

淡竹幹燒存性五錢　人中白瓦上燒以變白色爲度四錢

右二味。極細末。傅舌上。日五六度。

加味導淡湯

陳皮　枳實　半夏　茯苓　南星各上

甘草下　竹瀝一大蛤殼　白芥子中

右七味。水煎。入竹瀝。更溫服。

薔薇遺糧湯　喉癬湯並見黴瘡新書

產後煩渴第十四

產訖面色青慘汗出。而煩渴不止者。此因驟脱血也。此證多難治。治法見第一卷若產後二三日發熱頭痛。脈浮數而煩渴者。宜竹葉湯。若惡露下多。發熱煩渴者。集驗括樓湯。若吐利腹痛。手足清冷煩渴者。聖惠白朮散。隨症宜擇用。

集驗括樓湯　療產後血渴。

地黃中　括樓根上　土瓜根上　甘草下　人參中

麥門冬中　大棗中

右水煎服。產寶無地黃麥門冬。有牡蠣粉等分。

聖惠白朮散

白朮　橘皮　人參　麥門冬　乾薑炮各上

甘草中　生薑下

右水煎服。

竹葉湯見傷寒啓微

產後自汗盜汗第十五

產後虛汗不止者。經效黃芪湯主之。若不效者。宜投黃耆建中湯。加牡蠣浮麥麻黃根。若絕汗如雨。手足清冷者。危如風前燈。當用參附耆蠣湯。於百死中求一活。凡自汗盜汗證。以五倍子細末。酢和調貼臍中。止汗甚妙。用溫粉亦宜。方見傷寒啓微

經效黃芪湯　治產後汗出不止。

黃芪上　白朮　牡蠣　茯苓　麥門冬

防風　地黃　大棗各中

右以水二合。煮取一合。去滓溫服。

黃耆建中湯

芍藥上　黃耆中　桂枝中　甘草中　生薑中

大棗下　膠飴上

右六味。以水二合。煮取一合。去滓。內膠飴更上微火消解溫服。

參附耆蠣湯家方

人參　黃耆　附子　牡蠣各等分

右作大劑。以水二合。煮取一合。溫服。

產後脇下疼痛第十六

產後惡露不盡。脇肋疼痛者。宜先與豁脇散。此方不效。仍引脊膂攣急者。此血氣不和之所致也。宜枳殼煮散。當歸柴胡湯。柴胡疎肝散之類。若寒熱頭眩。脇脹作痛。或身疼者。此肝腎二經。氣血虧損者。宜用補肝散。若脇滿氣急。目昏濁視物不明。其脈遲弱者。梹榔湯主之。

豁脇湯　治因瘀血留滯。脇肋疼痛神效。

芍藥　延胡索　肉桂　牡丹皮各中　香附子上

右五味。水煎溫服。

枳殼煮散本事方　治因悲哀鬱結。血氣不和。兩脇牽痛。筋脈緊急。漸至脊膂攣急。

枳殼炒黃　細辛　桔梗　防風　川芎各上之上

葛根　甘草炙各中　生薑下

右每服四錢。水一盞半。煎七分服。

當歸柴胡湯　治產後血氣脇肋脹痛。

當歸上　芍藥　桔梗　梹榔　枳殼各中

桂枝　柴胡　青木香中之下

右以水二合。煮取一合服。本出經效方

柴胡疎肝散

柴胡　陳皮醋炒各上　川芎　芍藥　枳殼麸炒

香附子各中　甘草下

右每服四錢。水煎服。

補肝散滑氏　治肝腎二經氣血虧損。脇脹作痛。或寒熱頭眩身痛。

當歸　山藥　黃芪炒　川芎　山茱萸

五味子　木瓜各上　熟地黃　白朮各下　酸棗仁炒

獨活各中　大棗下

右每服五錢。水煎服。

檳榔湯

檳榔　附子　母薑各上　茯苓　橘皮

桂心各下　桔梗　白朮各中

右水煎溫服。若氣喘者。加半夏上川芎中甘草下

產後大便閉結第十七

產後大便當六七日而來。若過之不通。腹痛腰疼。或腹滿者。宜調道飲。若猶不利者。兼吞龍飛丸二三十粒。至大段閉結者。不以芒硝潤導不效。宜桃核承氣湯。

調道飲聖惠　治婦人產後。大便不通。

當歸　川芎　防風　枳殼製各上　甘草炙

右每服五錢。用生薑三片。棗二枚。水煎服。

龍飛丸見傷寒啓微

桃核承氣湯

桃仁上　桂枝中　芒硝中　大黃上　甘草中

右以水一合半。煮取一合溫服。

產後下利第十八

產後下利不止者。不問何證。宜先與芎藥香附湯。兼用青陽丸。若不止者。宜茯苓建中湯。每服點服燒黑魚狗末五分。若腹痛者當歸湯。調中湯。量證擇用。滑瀉不止者。神效參香散主之。

芎藥香附湯　治產後下利。上氣足冷時發熱。腸鳴切痛。

芎藥　香附各上　乾薑中　甘草下　丁子下

砂仁中　一方加黃連。治下利不已。乾噫食臭。

右每服四錢。以水二合。煮取一合溫服。

青陽丸方見產論

茯苓建中湯

卽小建中湯加茯苓。上

當歸湯千金　療產後下利腹痛。

當歸　龍骨各上　乾薑　甘草炙　附子炮
熟艾各下　白朮中　芎藭上之上
右八味。水煎溫服。
調中湯　治產後腸胃虛怯。冷氣乘之。腹脇刺痛。洞泄不止。
艮薑　當歸酒浸　桂心　芍藥炒　附子炮
川芎各上　甘草中
右爲粗末。水煎熱服。
神效參香散　治產後脾胃虛寒。泄瀉洞下。及痢疾日久。積巳盡。滑瀉不止。此收澀如神。
人參　木香各二錢　肉豆蔻煨　茯苓　白扁豆各四錢
陳皮　罌粟殼去蒂穰醋炙每一兩
右爲細末。每服一錢匙。清米飲調下。食遠服。
產後遺尿第十九
鹿蠣飲鷄陵定　治產後遺尿不知出。及小便頻數。
芍藥　黃耆　牡蠣　益智　鹿茸
人參各等分　大棗減半
右七味。水煎溫服。治驗在卷五宜參看
喬一方醫綱　婁英曰、盯婦人產後尿不禁。面微浮。略發熱于午後。此膀胱爲坐婆所傷。

黃耆　當歸　芍藥各一錢半　白朮一錢　人參
陳皮各五分　甘草炙些
右水煎。熱飲之。
桑螵硝散千金翼　治產後小便數。及遺尿。
桑螵硝三十箇炒　鹿茸酥炙　黃耆各三兩　牡蠣煅　赤石脂
人參　厚朴各二兩
右爲末。空心粥飲調下二錢。外臺方無厚朴石脂有甘草生薑

產後腹脹第二十

產後腹脹而嘔吐。心下痞鞕。或腹痛者。由飲食停滯。宜消導飲。加半夏一二錢。若不嘔吐而腹脹滿。小腹疼痛。大便難者。宜木直煎。若無腹痛痞鞕等證。唯腹脹滿悶。嘔吐不定者。敗血犯脾胃也。抵聖湯。加穿山甲肉桂極妙。又惡露下少。腹脹滿。大小便秘澁者。宜忍冬飲。
消導飲方見嘔吐　木直煎方見傷寒啓微
抵聖湯　治婦人產後腹脹者。尤神效。
赤芍　半夏　澤蘭葉　人參　陳皮各分
甘草一錢
右每服一劑。用水一碗。生薑焙乾半兩。煎至半碗。去滓。分熱二服。
忍冬飲
當歸　川芎　芍藥　木通　赤茯苓

華澄茄　忍冬各等分

每服五錢。水煎溫服。○此方又治婦人月經不來一二三月。腹脹滿。大小便祕者。忍冬消腹脹之神藥。人未知之。

產後痿躄第二十一

產後之痿躄。多患水腫痢疾等證之後。血液耗亡。筋失滋養者。問致此證也。大抵不歷百日以上。若半歲。則難得功矣。所以然者。因產亡血。因疾損津液也。健脚煎。續斷丸。思仙續斷圓之類。宜擇用。

健脚煎

鹿茸酒洗炒　續斷　當歸酒洗　芎藭　芍藥
熟地黃　牛膝酒洗　杜仲炒去絲各等分

右八味。水煎服。

續斷丸

續斷二兩　破故紙酒炒　牛膝酒洗　木瓜酒洗　萆薢酒洗
杜仲去粗皮切片酒洗炒去絲各一兩

右爲細末。煉蜜丸如梧子大。每服六七十丸。空心酒下。

思仙續斷圓

萆薢四兩　防風去蘆　薏苡仁　思仙木即杜仲剉絲斷各五兩
牛膝酒浸　續斷　羌活　生地黃　五加皮各一兩

右爲末。酒二升。化青鹽三兩。木瓜半斤去皮子。以鹽湯煮木瓜成膏。杵圓如梧桐子。每服五十圓。空心溫酒送下。〇余作湯用之亦效。

產後陰門腫痛第二十二

產後陰門腫痛者。初產婦常多。而累產者少矣。初產多者。蓋方分娩之際。兒頭擦破陰門也。如累產者。既以爲熟路。不致破傷也。然難產而娩者。雖經產者。往往致損傷。率皆陰肉起脹。欲小便則陰中疼。輕者取蛤煮汁薰洗。擦枳殼散。重者將六味薰洗方熨之。而後傅收傷油極妙。或傅失痛散亦可。內宜將補中益氣湯加五味子主之。

枳殼散　治產後陰門破傷。或陰腫下脫肉出。

枳殼燒存性

右爲細末。麻油和敷患上。

收傷油　治金瘡及擦破之妙方也。

麻油一合　椰子油二錢　乳香　沒藥各五分　小麥五錢

右以小麥入麻油中。煮一炊時。候麥變黑色浮油上。以絹布濾去滓。下火。入餘藥攪勻。綿浸。磁器收貯聽用。

六味熏洗方

艾葉上　荷葉上　乾萊葍葉上經二年以上者佳　防風中

枯礬下　甘草皮中痛甚者倍加

右爲大劑。以水五六升。煮連滓熏洗。

補中益氣湯方見諸書不復錄

失痛散

滑石　黃丹　甘草各二錢　貫干一錢

右極細末。鷄子清和調。先入手帛於熱湯中。絞取熨患處。便傳。

產後乳汁少第二十三

古論曰。乳汁乃氣血所化。其或不行者。皆由血氣虛弱所致也。雖然有屢產乳汁絕無者。則不得謂特由氣血虛弱也。若夫血氣虛弱。奚能屢懷姙。蓋素乳脈壅閉。不能爲乳者而已。故如絕無乳者。雖與藥卒皆不效。惟雖有乳不甚多者。宜服藥以通之。今擇經驗方列于左。

通乳煎　產後乳汁少者。宜服之。

當歸　王不留行　天花粉　甘草各上　柴胡

穿山甲　香附子各中

右作大劑。水煎。凡欲服此藥。先以赤小豆二合煮熟。食一盞訖。服藥汁一碗。復每歷一炊時。服藥食小豆如前法。最後尋飲溫酒少許。凡欲令小兒吮乳。宜揉乳頭數遍而後與之。

木通丸　治產後百日內。不乳出者。

木通葉六錢　牡蠣四錢　麥門冬二錢

右爲細末。丸大豆大。蒲黃爲衣。每服四十五粒。日三夜三。忌五辛生蔬他煎湯。

胡桃散　通乳汁之妙劑。

穿山甲一錢　帶皮胡桃十箇

右爲細末。分作三貼。宜每食前服一貼。服後喫醴酒二三盞。凡服日三二三日而必有奇效可祕。

玄素散

百草霜　天花粉各等分

右細末。每服一錢。大麥煮汁送下。日二。一臈内服。服僅一日而見奇效如神。一臈七朝也

通乳瓢畜飲

瓢畜一錢　桔梗八分　天花粉七分　紫蘇五分　甘草五釐

右五味。以水一盞半。煮取一盞。温服。

產後目疾第二十四

婦人產後眼昏頭暈虛渴口乾者。宜熟地黃湯。若午後至夜昏花不明者。四物補肝湯。若產後崩漏亡血過多。致睛珠疼痛者。四製香附丸。若瘀血留滯發血暈。赤脈遮睛。隱澀難開者。宜芎藭湯。又不問產前產後。凡眼内紅腫。痛爛難開者。以掃紅煎熏洗。内服加味四物湯。若怒滿白睛疼痛甚者。以灼明煎頻熏煎。内服退血湯極妙。

熟地黃湯審視瑤函　治產後婦人眼昏頭暈虛渴口乾。氣少脚弱。

熟地黃酒洗焙乾八分　糯米一撮　人參一錢　麥門冬去心一錢五分

甘草炙五分　花粉三錢

右剉劑。水二鍾。薑一片。棗二枚去核。煎至八分去滓服。

四物補肝湯 同 治婦人産後。午後至夜昏花不明。

熟地黃焙乾二兩　香附子酒製　川芎　白芍藥酒洗炒　當歸身酒洗炒

夏枯草各八錢　甘草四分

右共爲細末。每服二三錢。食後滚白湯送下。

四製香附丸 同 治婦人産後崩漏亡血過多。致睛珠疼痛。經水不調等證。

香附杵去皮毛淨子八兩分作四分酒醋童便鹹水煮曬炒　熟地黃酒水煮爛搗膏　黃蘗酒炒各一兩

澤蘭葉淨葉　白芍藥酒洗炒　當歸炒各一兩半　益母草四兩勿犯鐵器

除地黃膏。另入餘藥。共爲細末。鋪地一宿。去其火性。煉蜜爲丸。如梧桐子大。每服二三錢。空心滚白湯送下。

芎藭湯秘方 治婦人有瘀血發血暈。因致眼疾者。

川芎　梔子　芍藥各二錢　香附　黃連各一錢

白芷五分　木香七分　沉香八分　茯苓五錢　人參五分

桔梗四錢三分　柴胡一錢　當歸七分　菊花八分　黃芩七分

陳皮四錢

右十六味。照常水煎服。

掃紅煎 治諸般眼患紅腫痛爛。

甘菊花　黃連各錢半　防風　荊芥　白芷各三錢

紅花　當歸各一錢　芒硝二錢　白礬五分

右煎湯先熏後洗最效。

加味四物湯　灼明煎　退血湯並見青囊瑣探

產後蓐勞第二十五

蓐勞者。生產後更似無它疾。數日後四體倦怠。乍起乍臥。或五心煩熱。寒熱如瘧。或自汗盜汗。欬嗽吐痰。或口舌乾燥。虛羸喘乏。腹中絞刺。是其候也。至于已上證候略具。則積日累月。漸漸柴瘠。或加下利。或加不食。或加浮腫。而終致不起矣。其始雖似無它疾。必脈細數。或弦大無根。此際不論惡露多寡。宜用內補建中湯。若自汗盜汗者。加黃耆浮麥麻黃根。如血氣虛弱。產內失將理而成者。人參鱉甲散。三合散之類。如五心煩熱。熱熾而脈弦大有力者。加味四物湯。如四體疼痛乏力者。懷熟地湯。如虛熱悠悠。盜汗欬嗽。吐涎沫者。宜新定補元煎。虛甚者。加人參四五錢。又宜隨證加減。如蒸蒸身熱。口舌乾燥。欲得飲水。或欬逆上氣。嘔吐者。崔氏竹葉飲。如虛汗不止者。經效黃耆散。麻黃根散之類。宜選而用之。凡自汗盜汗者。用藥外。並宜將龍骨散貼臍中尤效。若此症累月後。至於四體羸瘦。腕後肉脫形匾。則雖扁倉復生。不能挽回矣。

內補建中湯見產後

人參鱉甲散　治蓐勞。皆由在產內未滿百日。體中虛損。血氣尚弱。失於將理。或勞動作傷。致成蓐勞。其狀虛羸。乍起乍臥。飲食不消。時有欬嗽頭中昏痛。發歇無常。夜有盜汗。寒熱如瘧。背膊拘急。沉困在牀。服此大效。

黃耆　鱉甲各一兩　牛膝七錢半　人參　茯苓
當歸　白芍　桑寄生　麥門冬　桂心
桃仁　熟地黃　甘草各半兩　續斷二錢半

右爲細末。每服先以猪腎一對。去筋膜。以水兩大盞。生薑半分。棗三枚。煎至一盞。去猪腎薑棗。然後入藥末二錢。葱白三寸。烏梅一箇。荊芥五穗。煎至七分。去滓。空心晚食前溫服。神效。

三合散　治產後日久。虛勞發熱。

當歸　白芍　茯苓　地黃各一兩　柴胡
人參各一兩五錢　黃芩　半夏　甘草各六錢　川芎一兩

右爲粗末。每服一兩。加生薑三片。紅棗一枚。水煎食前服。

加減法。如寒熱往來。臍腹脹痛。則去人參黃芩地黃加延胡桃仁。　如懶食喜睡頭眩。則去柴胡加黃耆縮砂陳皮。　如骨蒸盜汗自汗。則去川芎柴胡加鱉甲地骨皮牡蠣。　如痰喘欬嗽。則去人參柴胡加麥冬貝母百合。　如面黃肌瘦乏力。則去柴胡川芎加黃耆倍用人參。

加味四物湯汪石山　治產後蓐勞。四肢無力。睡而汗出。日晡潮熱。口乾五心如炙。熱熾而脈弦大有力者。

當歸　川芎　芍藥　地黃各二錢半　胡黃連

蓁艽　青蒿各五錢
右以水五盞。煮取二盞半服。
懷熟地湯聖濟　治產後蓐勞。寒熱肢體痛力乏。
熟地黃　當歸　人參　白朮　茯苓
甘草　淡竹葉　鱉甲　牛膝　桂心
麥門冬各一錢
右水煎。溫服。
新定補元煎元周定　治產後蓐勞。咳嗽吐痰。寒熱盜汗。顏色青慘。或面戴陽。
肢體乏力。或大便滑利者。
人參二三錢或四五錢　白朮　炒薑　貝母　牡蠣
五味子各一錢二分　訶子　烏梅　甘草各五分
以水二合半。煮取一合。去滓溫服。蒸熱加地骨皮鱉甲胡黃連。咳
嗽甚者。加沙參百部根天門冬。下利不止者。加熱附子肉豆蔻。
崔氏竹葉飲　治骨蒸唇乾口燥。欲得飲水。
竹葉一握　麥冬　半夏各一升　甘草炙三兩　大棗二十枚
粳米五合　生薑三兩
右水煎。溫服。
經效黃耆散　療產後汗出不止。
黃耆十二分　白朮　牡蠣　茯苓　防風

麥冬去心　生地黄各八分　大棗八箇

右以水一二升，煎取七合，去滓，空心溫服。黄耆得防風，其功愈大，爲易于固表也。

麻黄根散　治産後虚汗不止。

當歸　黄耆　麻黄根　牡蠣煅爲粉　人參

粉草各等分

右㕮咀，每服四錢，水一盞，煎至七分，去滓溫服。

新定龍骨散　此方予所新定，而治自汗盗汗之神藥也。用此莫不悉神驗。

龍骨三錢　五倍子五錢

右二味，極細末，嚴醋和調，貼臍中，以紙蓋其上

產科發蒙卷五

相州片倉元周深甫著

門人 紀州谷井敬英世昌
上毛今村長順子正
相州伊達周禎子祥 仝校

治驗三十四道

福山侯臣某。住丸山第。其妻臨產。腰腹俱痛。莫有休止。却不免者四日。醫者踵接。治卒無一驗。精神狼狽。腰重如帶五千錢。小恭欠利者一日夜。因而更腹滿致加重若覆箕。啼泣呻唫。欲求自盡。至使傍人悸。或以爲駢胎。或以爲子死腹中。衆論落落不一。擧家兢兢。決之蓍。揲者釋策曰。此卦得醫於東南。而有幽谷回春之象焉。乃商親知問擅名於東南者。同僚中澤養亭曰。我曩讀櫟窻先生序於黴瘡新書。而知片倉深甫工於產蓐之技。是以上年山婦娠孕患水腫時。倚渠而得全安。其居今正中東南。亟迎治之。或可無恙。遂修書懇予治診。往診視之。患狀雖似危殆。喜脈習習有神。尤可措手。迺曰無慮。得小恭利。苦楚必安。以加味芎歸湯煎服之。而施導水術。則隨手小恭利約數升。忽艱苦悉釋。貼席而睡。於是舉族始悸定心降。予曰。今夜必可達。即便歸矣。而夜過半叩予門急。塾生起問之。則報曰。丸山產者。復號呼悶亂。幾至于死。請速再診視。予謁使者曰。黃昏細察。無可慮。何倏爾有此大變乎。是必迫免身者爾。淫雨泥濘。途遠而夜闌。奚須冒此往乎。便合牛膝散二帖。獨行散一帖。囑使者曰。娩訖宜交用之也。使者持之還家。則坐婆已褰裳澡浴兒矣。婦則若遽然惡夢始覺。神思清爽。不數日而步履飲啖一如舊矣。一

染戶街錺子匠妻。難產不達。速予治。診時予不在。門人往與藥。娩死胎訖。喘息煩悶。身若燔炭。汗淋漓如雨。口渴氣促。人事昏憒。語言含舌不清。門人與折衝飲。嘔加而大便瀉下二次。譫語昏沉。舉家驚怖。議治於予。診之六脈洪數鼓指。予曰。此中氣大虛。虛陽浮散之所致。皆假熱症也。以還元煎倍用童便。旬餘而全瘳。門人服予之立方神矣。二

難波街一店主婦。方臨月。忽腹痛頻來。腰間重墜。皆以爲迫產期。急呼穩婆。又服催生藥以待焉。一日夜而痛止。只腰腹拘急。伸舒則攣痛矣。已踰候不產。且小便不通二日。求治於予。乃撫摩其腹數十回。而後探宮試之。兒頭在高。皮膜未破。謂曰。未娩期。勿倉皇。便與脫花煎。次日惡露少下。尚不腹痛。於是衆說蜂起。以爲子死于腹中。急予請診。予方視其惡露。有生活氣而無臭穢氣。因斷言曰。決非死胎。若誤用鬬藥。必有害焉。尚服前方矣。逮其夜丑寅間。遽陣痛來。生一女子而母亦無恙。三

百田舍兵衞妻。亦臨產。與前相似。其症臘月二十九日。腹疼腰痛。往來五六次。至翌日。子門水血俱下。腰胯重墜。陣痛頻來。莫能當。便以爲娩期。強令努力。尚不分娩。自此日日小腹脹痛。育門窘迫。時來時止。遷延六七日。證守定略無進退。更飲餌不進。小溲閉塞。於是病家甘分死胎。惟

要令早娩而持母命。正月八日夜初更。敦予求治。脈之沈弦有神。且所下血腥。有活氣而無死臭。予曰。臨盆雖數日。不有死胎候。迺發救生加附子湯曰。宜飲之待其自然焉。百田曰。曩我親族。艱產累日。先生來而投劑施術。即時免死胎母無恙矣。今於荊妻艱苦之際。特與藥不施術者。以婦命不可救歟。自走使於先生。婦族臨顧者。甚於久旱望雲霓。飢渴求飲食。幸賴先生手術得娩。則今宵產今宵死。無恨也。孕婦亦踵而速分娩。予曰。曷不解事之甚也。若夫胎死不免。母氣脫困。則雖一二日。必當令亟免身以救母命矣。今雖近浹旬。胎猶無恙。奚可用手法以促此哉。俟明旦則必有熊羆之喜也。拂袂便歸矣。次日早晨修書曰。荊婦逮黎明。忽陣痛頻來。舉男兒而子母平安。昨夜診視之不差。豈不敬服哉。實非老手識練。必不能為此明鑒也。四

淺草天王橋頭。一商賈妻。臨產子露半身而不娩。易收生嫗三人。皆不能出而逃去。遂召產科專門治療之醫。乃與門生俱來。自辰至巳。手術藥劑百計。治竟無效。產婦精神漸疲困。於是求治於余。諦觀其色則青慘。眼胞陷下。所幸者。脈尚和緩。尤可措手。便以芎歸理中湯頻與之。將用手法。則兒頭已切而項邊僅留皮寸許。因呼主人謂曰。兒頸已如此。我使此娩。汝勿言為我首體異處。主人唯唯退。余乃以兩大指緊推兒腨俞邊。則育門纔得寬鬆。而畜水迸出三升許。迺以袖裹兒。一引如拔無根草。瞥然產下矣。闔家少長皆無不感嘆以為神也。乃使婦蓐臥。用前

方三日。精神大王。唯腹中有塊大如茶甌。以手推之。左右移動。仍於前方內加丹皮桃仁。五日而穢水大下。塊消其大半。飲食頗進。七八日不圜。因與桃核承氣湯。二日而尙自若也。更欲作大劑與之。又竊思疲勞未復。非激劑過用所宜也。遂將八珍湯加營實桃仁丹皮。兼以龍飛丸臨臥與五十粒。二日而得燥屎一升許。塊如失。更以當歸建中湯調養二旬。而寢食俱安矣。余初見兒之露半身不出。即以爲此必下身肥大。產論所謂壯兒胎也。然行導水術而見子生地。則尋常胎也。便知此畜水塡滿膀胱。壓胎而然者也。此產論所未言及者也。

子宮之所位。在尿胞後廣腸前。有臨產兒頭向陰門久不娩。則爲之尿道閉塞。且多服催生藥。使尿胞塡滿而產道愈窄狹害乎達生者。其二日已上者。須施導水術。以洩畜水。使子宮得寬鬆而易免焉。若死胎候具。則以回生術救之。又有產訖胞衣不下者。間由尿胞畜水怒脹壓胞衣不下者。治之之法。在心融手巧。須口授面命。非筆下之可形容。有志君子。來而詢之則可矣。我豈敢秘惜者也哉。五

伊勢坊道成橋頭。熊野屋重兵衛妻。逆產子露頸以下。頭獨不出。穩婆數人交施展手法。不能令娩。諸醫亦湯劑亂投。全然不應。後延專科二人。相與商確。作劑進之。以蜂蜜塗產戶。極力引之。則頭不動而却援移母體三尺。更腰胯重墜。橫骨髖骨幾摧。逼宵叫痛不輟聲。於是子店友朋所荐來醫輿出入。若織機然。診視畢悉駭辭不治。專科二人尙在後堂。對坐藥箱傍。擧觴以竢其達矣。舅姑親戚。郡然張惶。禱禳百般無所不

至矣。偶藥鋪佐平以予療奇疾推奬。懇之紹介。速予治診。時日在辰巳間。適門頭請劑者數十人。不暇舍去。使報曰。發劑畢卽往焉。使歸未一飯頃。復促診。診者再四。徧巳晌午。乃率弟子策往。則男女蟻集。慌忙紛擾。不遑辨何爲其主。直延予於房內。婦側臥床褥。緊握坐婆手。尙呻呼不輟口。環坐相扶者七八人。予脈之緩而有神。私喜以爲可治也。迺視小兒時肌冷如冰。氣脈絕無。呼主人謂曰。兒業已殤。然產婦精神未疲憊。卽今施治卽今可達也。滿坐羅拜於地曰。多方治之無一效。產母艱苦不忍見。迺速予治劑。予消十全湯。背加人參二錢與之。專科二人遙望之。目諾微笑。蓋似謂予劑之平平者矣。予留看視者二人。以圍屛遮房門。坐產婦傍。喫茶吹烟。命策使婦仰臥。卷小褥入臀下。令舉之矣。此時家族及醫者。自屛外隙處伺視者數人。予乃以手巾縛兒頭二匝。以覆蓋不令見人。使策持手巾。予以綿衣裹兒捉持之。一齊併力。向下邊緩緩拽之。放右手進兒頷邊。則得兒口。急緊搦之。又一齊強引一回。忽然產下。此時滿堂稠人感歎讚美之聲。猶風吹松樹爲老龍吟。老嫗輩則以予爲藥師如來現世矣。而專科聆之赧然稱奇而去。予就視兒子。其頭額歷醜惡殊甚。宜哉其不出矣。而予歸舍。則病家持棘鬣魚二頭。來而謝再造之恩。後以行瘀煎。桂枝調血飲。調養二旬而復舊。此等治法。予術不足以爲奇。而人皆嘖嘖遞稱譽以爲神矣。噫近世有不學徒。以此類售虛名者。君子所深耻也。六神門外松下街。米客某妻。年二十歲。懷孕以來壯健勝于平日。而踰臨月之四日。俄然發戰慄。直視口噤。喉間喘鳴。鼻流清涕。兩手搐搦如拽鋸。背脊反張類痙病。氣上衝心下不省人事。命如風前燈。已延醫氏二人治之。以其口噤不開。不能灌藥。因灸隱白湧泉等並不效。各束手辭謝。遂迓余乞治。余到則先福井主一在坐。乃曰。我在京日。聞足下之精於醫術尚矣。今孕婦疾勢危急甚。請爲治療。余便行至後堂。則婦跪坐于褥上。衆人抱持之。舉大聲呼其名。父母在屏外痛怛號泣。余先命坐婆令緊按其心下扶容穴。乃診脈緩而有神氣。竊以爲可治。卽以畢兵散延命散各一錢許。白湯攪勻。自含之以曲頭管自齒齦極處入管頭吹送藥。乃以左手捻其鼻。則嘓然有聲藥落咽。而忽諸症頗穩。乃作大黃黃連瀉心湯加鐵鏽交用之。過二三時而始醒索食。其夜人定。力息頻來。娩死胎而母無恙。但血枕痛頗來。與山查子丹皮二味。六七日。惡露快下。而康安如常日。七

余之同街。采緞舖勘介妻。年十七。懷孕數月。無有他故。其父母以爲夫婦靑年家無嚴君。婢妾亦不有慣產者。已至九月。招膝下保護矣。其家在本所東江精舍北里許。距本銀街六里有奇。而彌月初二日。辰巳間。澡浴後忽然暈厥。目作上視。裸裎不暇羞恥。痰涎湧盛。角弓反張。煩擾悶躁。手足瘛瘲。昏憒不知人事。看守者抱持。則或挺或咋。急走使迓余。余會應鯖江侯招往三田邸。是以延醫氏三四輩。累經治療不見減瘥。更嘔血盈盆。至此病勢轉凶。衆工

無藥術。頻令人急𠬞病家甘分必死。唯延頸待余到。余黃昏歸家。其家所來轎夫數人俟者多時。余便往診視。前證依然。喜脈緩而有神。余謂其親曰。凡子癎症。以子死於腹中。與癥瘕攣摶而發焉。長女疾患稍醒則必當子向產門。若向門則我術以令娩。娩必性命無恙矣。一醫在傍曰。子在高而腰腹不痛。今夜安能向產門。余爲不聞。命弟子旁策將膽星一二錢。白湯化開。以曲頭管灌之。仍捻其鼻使落喉。須臾反張稍定。繼以三黃熟艾湯。加硃砂二錢。自亥至丑服五貼盡。煩躁有間。迺大聲呼其名纔答。試不用管飲藥。則自能飲。便探其產戶。兒頭既已向門。乃用雲母散三錢。續與稀粥助母氣以催生。巳至黎明猶未分娩。時時目瞪切齒。煩躁悶亂。於是以回生術得娩死胎。卽以加味芎歸湯兼用震靈散二日。尚神氣未醒。三日而稍辨親疎。四日而忽開兩目。問其母曰。我緣何至此。母曰。你發子癎幾死。數日不省。得鶴陵先生治之乃活。婦聞之始知已產矣。唯惡露不下。小腹硬滿。用行瘀煎三日。血蟣快下。而小腹軟。與加味八珍湯調燮數日而平復。嗟呼余狐疑不決而不施術。失時姑息。恐不分娩而斃也。故醫之臨疾患在權時宜而已。八

小田原街賣魚客甚八妻。產前患脚腫。產後三日身面四肢皆浮。眼胞腫而無縫。小水短少。一臑之後氣喘欬嗽。不能貼席而睡。飲食減三之二。更腰脚愈腫。按之窅然不起。懇𠬞請劑。診視之。皮膚無光澤。腫勢不可言。惟精神存。用禹翼湯十劑而全瘳。九

花坊販綰客妻產後左脚獨腫大如漆桶小溲不利以再翼湯加桃仁紫葳小溲日解約三升許五日而平復十

一貴家乳母方夏月忽患惡寒戰慄發熱頭痛煩渴引飲腹裏拘急譫醫爲溫病治之已三日戰慄拘急纔止而熱勢益猛汗漐然出飲食不進呻吟在牀枕偶有誤信余之能治傷寒之虛名以勸余者遂延求治診其脉洪數按其腹輭弱如綿絮拊之而手漸及臍下則忽鼻嗅血腥余以爲是必竊行墮胎坐藥而然者迺欲詢其實以旁有人不肯出言出房呼老婢私謂曰乳母候證非溫病必由小產者爾乃與行瘀煎兼用失笑散惡露漸漸下熱解渴止飲食日進十有餘日而諸症平初老婢聞余言大愕乃與其家臣長相商入房內遠人便以余言詰問之始吐其實矣乃及其疾患差卽追之此症孀婦室女或貧而子多者往往有匿其實請治者須以其腹軟弱按之如綿絮者與鼻聞血臭者斷爲小產也若夫尋常經水來者其腹必不如綿絮又其血腥頗殊焉然其血腥之異同非毛頴所能盡也有志士其能用意則自判然十一

予同坊第二街舂米客某妻產後口中糜爛飲食用糒音門粥凝也猶觸口裏痛不可忍因僅啜淡粥之爛者而充飢治療三月略不見功遂來予廬商治診視得濕毒候乃以喉癬湯對薔薇遺糧湯煎飲之外以白梅昆布各三錢巴豆一錢五分俱燒存性爲細末敷於患處日三二十餘日而能食如常十二

嗚戸驛淀橋頭。太和屋傳四郎妻。年二十五歲。天受瘦瘖。甲寅五月經止後。氣宇不和。飲餌不美。時臥時起。酷似阻病候矣。逮逾兩月。小腹微滿。重按有塊大如鴨卵。或以爲妊。或以爲非妊。而忽患下利頻併。裏急後重證。歷十餘日而平復。後形容更臞。腹滿漸減。於是舉家甘分非娠。醫亦爲畜血瘀之數十日。後偶罹陰陽之患。發熱惡寒。頭痛汗出。面如渥丹。醫氏曰。此尋常感傷。談笑可以已矣。乃發劑調治七八日。病轉劇烈。譫語煩躁。昏困不省。心下痞悶。大過下利。小溲赤澁。一醫用復元湯投之漠如也。又延一醫曰。此小柴胡湯適證也。乃服之。下利煩躁將至巔巇。於是不厭距余廬十有餘里之遠。以禮來迓余。余往診。其脈沉微數。舌胎沈香色。虛里劇動。臍下有一塊。（予按捫數回欲判胎與塊不能辨認）乃出房問侍病者曰。大便色不漆黑乎。曰黑。又問時無笑乎。曰有。余曰。婦人稟賦薄弱。且曩患下利而正氣未復。更用破血之劑。今又患傷寒。已有所問二候。則實不可救療也。余連辭將去。則房内喧鬧。忽報云婦危急甚。促余進看。行至後堂。看視者云。病婦今跨淨器大過訖。而產門下一物見之則胎也。由此昏冒困憊爲劇。請速賜治劑。火急之際。余不可辭。先以人參五錢。緊火煎與之。繼以還元煎。而後視其所墮胎。其頭未生毛髮而色紅赤。手足細小如厚紙作爲者。兩手則冒心。兩脚則屈曲不伸。其色皆水葒色。唯四末之爪處白肉也。又胸背脇臀。則其色深赤。腹部則紫黑色帶青色。肋骨高起膈皮可數。九竅蓋白膜而稍高。特鼻隼則隆起而大。臍帶甚細色皎白。胞衣留母腹不下。是故未能審也。兒頭較身體甚大。余以曲尺度之。自巓至脚底二寸六分。展其脚而度之。則三寸六分。其形如泥塑人可以安掌中也。圖見卷六 余按此婦天賦怯弱。又且多病。其懷孕雖五越月。血氣不能將養胎而不長者爾。今視此等胎容。則賀川先生所謂展手膊而依臍膀之說。益難取信也。而此婦疲極羸憊益劇。歷三日而卒斃。十三

予之同坊。一木工妻。前年春舉一子。後未數月經水來如常。而翌年三月。忽經水不來。至五月初。自知爲懷孕。遂與其夫相商。就市中墮胎媼用坐藥。既而汚水漏下。寒慄戰齒。烘烘蒸熱。腹疼腰痛。苦楚不可言。而胎尙不下。於是怖而求治於余。乃合大劑脫花煎服之。迺得分娩。調理七日而全可矣。余看其所墮者。已成形而與前案所論其大小正同。但胞帶絆頸一匝。此爲異而已。此受孕僅三箇月。計日數六十餘日。不但胎成形。又臍帶自絆頸。於是使知成胎之始。偶有臍帶自絆頸者。前哲曰。姙娠至五月始成形。又以臍帶絆肩者。此名礙產。卽爲轉身之時所致者。臆度亦甚。今圖記其形狀以告同志者。使知常套不可信據也。圖式見末卷十四

高崎侯臣朝岡角左衞門妻。月信不爽期。但其來少而腹漸漸大。或以爲娠。或以爲瘕。既歷數月。猶不能決焉。其歸之於娠。亦未能定受胎月。求治於余。余診按其脈腹曰。蓋此八月之胎也。朝岡曰。孕而經水來。世有

此證歟。余曰。古人謂之漏胎。又名胎漏。及胞阻。或又稱狗兒胎。武州川肥方言曰看花胎
余適記得虞摶屬氣虛有熱之說。乃將四物湯加阿膠白朮條芩縮砂香附炒黑艾葉糯米。用之數十日。經水不復來。既而彌月。腰腹不疼痛。而血復漏下。余竊以爲此漸迫產氣者。乃與補血煖宮之劑。尋四五日。血仍漸漸漏下。腹亦漸漸縮小。後下血塊大如鴨卵者兩枚。而腹益緊小。且小溲閟絕。初爲瘀血者。揚揚得志大言自矜曰。吾儕業醫皆三代。診視必不謬矣。而誚余之診訣浮焉。迺命使速余至。而扣予曰。雖證候如此。足下尚以爲姙娠乎。余診其脈緩弱。候其腹縮小。而小腹結硬如斗。按之如石。詢其所下血有臭氣乎否。則婦曰。始則血腥耳。今日稍有穢氣。余謂朝岡曰。今詳內人脈狀證候。實非尋常臨產候。蓋衆醫所見。或當弗差。雖然余獨以難斷然爲畜血。何則血塊既下。而又豈有忽小便閟絕之理哉。此必兒頭下墜。而塞人門者也。又腹緊小而不疼痛。脈亦不進。且所下稍有穢氣者。是恐子死腹中者也。若夫有力息陣痛等證。則余當一搜宮而卽決焉。然其候未有。而豈妄搜陰僻地哉。請竢一宿。則必判然也。如內人命必勿慮。余實有所察焉。遂與盤珠煎而歸。其夕力息不來。而果子自臨產戶。復忙走人迓余。便往命坐婆強努力。遂娩死胎。而婦無恙。嗟乎吾爲衆醫說所惑。以爲瘀血。則不能免雪上加霜之謬診也。醫之臨疾病。其不可不愼也。十五

高砂坊釀家某妻。年向三十。天稟壯實。形體充肥。寬政癸丑四月。經止後

孕狀既已具。至甲寅二月未產。人或曰。初孕則往往踰期月者耳。便晏然竢焉。又踰月而尚未生。腹漸漸大而猶抱甕狀。親知見駭。必非駢胎則品胎也。遂延余請藥。余乃據羅謙甫姙娠月足而不產者。當補血行滯之說措劑。即四物湯加香附縮砂紫蘇枳殼桃仁婦俟分娩日又一日。猶饑人思食渴者欲水。既而又過一月。婦慮產期之不來。屢責余促免身。余曰。雖積累月於期月。精神氣宇。略無小異。何慮之有。古人已有瓜熟自落之譬。則宜任其自然也。余又戲謂曰。昔帝堯十四月生。老聃十八年生。則必當賢才子生。而慰其情矣。而至五月五日夜。遽腰腹稍拘急。產門水少下。於是喜其當產。深夜走使邀余。時余適有微恙。是以餽藥不到。明旦不竢日出而往。則醫者二人在堂上。余問曰。何以延醫之多也。主曰。昨夜君不到。因招鄰坊一醫。乃診視曰。此難產也。非我一人可能收。遂延其族醫。將與俱併力以強令分娩焉。予就詳其證候。非臨產候。所謂弄痛耳。迺曰。何可以此爲難產哉。二醫在傍互目諾。咋舌掩口。余曰。若夫欲早免身。而按腹揉腰。服催生藥。則後必噬臍也。乃用十全散五貼。腰腹拘痛頓止而如故。婦厭雖服藥其久不產。遂不復服。自是又歷一月。而始努力陣痛頻來。下血七八升。疼痛止而腹滿減其半。尚未達。穩婆或以爲非孕。余往與藥。至黎明娩一女。而產母平安如常日。但惜生子不出三朝而殤。此婦懷孕既十有五月。而纔生產。其子不育者。誠可悼哉。嗚呼懷孕變化。無有一定。庸醫慌忙。每惑人意。業此技者。不可不詳練也。

小網街。一鎔匠妻。臨產五日不娩。延予求治。診察其證候。子既死腹中。與盤珠煎。兼用雲母散。自辰至下午。服各三帖盡。殤兒生地。而產後小水不禁。用鹿蠣飲十有餘日。而漸漸復故。十七

天野君夫人。年二十三。初受娠孕。稟賦怯弱。原有肝鬱症。辛亥九月十五日。生一男子。產後三四日。惡露下少。一醫作劑進之。洩瀉日二三行。至一臈忽精神昏迷。不省人事。小腹有一氣起。時時升心下。胸中衝跳不止。煩擾悶躁。痛劇欲死。呻唫撼擲。其父鶏殿君。常在傍。卽按撫胸腹。久之漸定。如眠如醒。津津汗出。過半時許。則惕然驚醒。開眼而發前候。如此者已三日夜。大便微利。小便遺矢。常置敗絮於臀下。濕則換易之。故小便清濁難辨。與之粥飯。則纔食一二口。而後噤口不納。湯劑丸散種種施之。全然不應。二十九日。延予爲治。按其脈沈弦無力。腹濡近虛。據見證則似畜血。視脈與腹。則爲心虛肝亢矣。予苦措劑。姑以淡竹茹湯加酸棗仁飲之。外將鈎藤鈎三錢。甘草一錢。水煎。送下震靈散二三錢。二日而略無影響。十月二日。改用七寶散。兼以舉卿故拜散。下利始止。譫言妄語轉加。以手撾人。乃三黃瀉心湯加柴胡鈎藤牡蠣。病勢愈增劇。至此危急甚。舉族嘆爲物故矣。予亦以屢改方。漠如無效。恐診之未準。明早往而細察之。腹總虛軟。手至臍下橫骨邊。重按則磊塊纍纍在腹底觸指下。更重手按之。則患者皺眉。於是方悟病根全在茲。與滯患相搏。諸症叢集者也。便放膽合大劑桃核承氣湯。加鐵砂二錢。鈎藤一

錢。自日至夜半。服三劑盡。則至黎明大下三四行。自此病祟十減其六。予以爲雖藥中肯綮。其人素虛弱。鬪藥爭方不宜久服。改以淡竹茹湯爲主。副以三黃加鐵砂湯。間服之。三日而諸症大平。小腹塊如失。乃改副煎換抑肝散。至十月十日。神思始清。與傍人說話。至十一日始得起床。而又跨淨器自更衣矣。乃以十全湯調養旬餘而康安如常日矣。患者起床之日。其大孺人喜曰。便溺遺失已半月。幸依君之力得救一女於死地矣。自此每歲冬夏贈時服白鏹。謝活命之恩者六年于今云。十八

豐島街。賣故衣某妻。臨盆子露手膊。生婆不能收。迎專科求治。師與門生俱來。殫力罄技。反予益橫。其手及肘。竟日不産。遂截斷其肘。而猶不能。渠以技窮。稱病先歸矣。門生亦欲辭去。則病家不可。迺揚言曰。諸君已切去兒手。而今棄去則小人無所依倚。惟得分娩。雖死無憾。請爲度之矣。門生益騂羞。無能爲計。與鄰翁相商。夜四鼓。邀予乞診。門生謁予曰。幸先生來。我將歸去。予留之曰。諸君畢力不產。予亦恐不能爲也。予姑試之。足下必莫歸矣。以其家臨門生待于鄰翁。予乃診視。子仆於腹中如橫梁狀。探之得脊骨。此亦艱產中所罕有。而實不易治也焉。雖形體已瘁。眼精脈神。俱尚五分存。庶徼倖於萬一。亟以芎歸理中湯倍用人參煎服。尋以回生術得令免矣。門生聞之。不謁于予去矣。而當坐婆收拾之。主人取隻手於庖廚來。而合藏之。嗚呼。稱今之產科者。僅傳賀川先生說。急於鬻己術。往往致有斯過失。反使先生方術人多詈議也。先

生嘗以有初學術未精欲早施之於事者。引莊子之見卵求時夜之譬以警之。其可不謹哉。十九

住吉街賣油商某妻。年十九。孕踰五月患痢。所下皆白膿。腹痛裏急後重。日夜三十餘度。時醫治與丹水逆挽湯。踰候反嘔吐頭痛。發熱口渴。赤白俱下。腰重墜難當。更衣五十餘次。腹疼來則喊叫之聲。四舍悚駭。至此疾勢危急。家人畏怖胎隕。夜過半亟叩予門。起而問之。曰爲產者急矣。即往而診之。其脈三部弦數。指下纍纍如薏苡子狀。予曰此有餘症也。急治胎當保持。乃合黃芩加半夏生薑湯。伏龍肝澄清汁煎煮與之。二貼而嘔逆頓止。乃改以八味蕩滯飲進之。兼服四寶丹十二粒。兩日而腹痛纏墜如失。痢減十之六。五日而穢積已盡。糟粕未實。晚間糞如兔屎狀者一二枚雜下。改以十全大補湯加酒炒大黃一小匕。駸駸平復。及彌月而生好男子。若拘常禁。不用半夏大黃巴豆等。專用補脾滋血之藥。豈不誤哉。二十

男谷鳩齋妾。娠九月忽腰腹痛而產門下血。求治於予。診之外無寒熱。飲食如故。大小便自可。乃將芎歸膠艾湯加西洋參一錢。黑炒乾薑三分。兼以雙烏散一二錢。三日而腹痛止。下血亦漸漸減。守用前方。八日而全愈。歷十有餘日。足月而產一男矣。凡孕而七八月以後。腹痛有所見久不止。則致半產者常多矣。又聞有延期月猶不止者。雖飲食健啖。逮臨產多生變症難救焉。故娠中下血。不可不懼也。二十一

傳馬街。一商賈某妻。期月臨盆。子露手膊不收。呻吟無賴。其鄰有所立庵者。雖與予交未深。傳聞予之屢救難產。便致書以求治。時余不在。黄昏歸家。則塾生謂曰。傳馬街產者告急者已三。小子等詢之。則使者曰。橫生也。予終日省衆患疲倦太甚。雖稍生厭心。亦重人命所係。乃往至所醫家。則見一醫氏坐堂上披藥箱措劑。予問所醫曰。鄰婦已免乎。曰未也。予曰。良醫來製藥。我當辭去。所醫留予曰。累書延先生俱不在。是以招弘前候醫官樋口道泉亦以當直。令其弟子代之。今請藥者卽是也。請先生一診視之。予迺通名刺於醫氏畢。問曰。產婦可達歟。曰甚難。因修書呼同學。其來則須相與商矣。予與所醫俱至鄰家看脈辨證。兒露左手已至肘。予曰。此難產中之尤至難者也。樋口自來施治則可也。今醫生曰。宜召同學併力救之。則以手術未精練爾。我與藥而用手法。則目下可產也。我非與渠爭技。非利貨財。又非顯我功以求名。今產婦頗疲困。若延引時刻。則精神瘁憊。假令產母命殆矣。便主人與所醫商確。遂乃託予。作救生湯加人參一錢。以回生術得娩焉。迺與還元煎。相囑曰。此症不可遽用破血之劑。但宜用補脾暖宮之藥。正氣旺後隨症治之。次晨使奴曰。昨夜忽惡寒戰慄。因延他醫。醫謂前劑欠當。便與折衝飲。差。是以姑辭先生治劑。而服前方六日。忽然脫血而斃。二十二

福井街。古董客藤八妻。臨產五日不娩。服藥無數。毫末不效。小便閟絕者三日夜。腹滿益甚。却腰腹不痛。唯糞門重墜甚。而喊叫聲震中外。坐婆

二人。或隔腹推胎。或抱腰提舉。或令浴腰以下。交施手法不產。面色青慘。微喘鳴呼。脈沈細而數。衆醫危之。皆辭去。病家亦甘于死。鄰坊有豐倉氏者曰。片倉深甫有奇見。試問之。遂走使求治。予適不在。弟子伊達生即往與救生加附子湯。探宮視之。得兒臂尻便。初更致書告急。予外歸方食。迺吐餔肩輿至。則藤八再拜曰。荊婦命有燒眉之急。疊卵之危。冀以先生靈得分娩。則假令死亦幸耳。予診視曰。汝所言實然。雖吾術可以令娩。婦命幾危。然見有娩而生者。未聞不娩而活者。乃倣張子和一婦難產取秤鉤救之之法。一下手忽然達生。如風滅燈之速矣。此時穢氣熏一室。衆人一時兀兀欲吐。蓋子死于腹中三日以上也。使伊達生下胞衣留門邊。迺作還元煎頻與之。過一炷香便取下之。直以敗絮塞育門防脫血。次日喘鳴止。而手足清冷。脈沉微而結代。予慮正氣不能接續。心甚危之。尚依前方倍人參。午後手足溫。而好食粥飯。自此日日精神旺。而惡露冉冉下。守用前方八日。駸駸有生意。唯左脚攣痛。雙和湯加丹皮澤蘭。調理數旬而全安。如此之症。若始用破血之劑。決不能得生也。初學者勿拘拘產後三日必下瘀血之說也。二十三

林重藏妻。懷孕八月。患小便滴瀝澁痛十餘日。求治於余。乃以石葦散加木通甘草。數日而瘥。而彌月分娩後。惡露不下。飲食無味。熟寐汗出。寸口虛數。余曰。不亟調治。恐成蓐勞。迺用內補建中湯加黃芪浮麥。惡露自下。二十餘日而脈和。諸證始安矣。此等證。若局局然逐瘀血則去生

遠矣。

二十四

遠山君夫人。年幾三十。懷孕彌月方臨產。多進催生藥及粥飯。纔產下而緣其子已殤。悲傷大過。忽發暈眩。惡露下頗多。吐飲食藥汁而胞衣不下。穩婆按腹強令努力引胞莖而不出。渠術極巧言曰。強下之必有不測之變。不如俟其自然下也。自此昏暈往來。脈沈細數。或時沈伏。乃延衆醫診視。或曰。脈沈細爲虛寒。若胞衣下必脫血。迺以四味回陽飲參附湯交用之。至次日前症不愈。或曰。夫人平素多鬱結。用開鬱之劑。則必可暈止而胞衣亦下也。便用沈香香附枳實人參甘草之類。猶不驗。於是黃昏走使邀予。迺診視曰。予見與諸醫不侔。今屢暈眩。或脈沈伏者。此以胞衣粘着於子宮底。血氣不順流故也。胞衣得下則必痊矣。其下之。予在生產日行手術。談笑可奏功。今已失之遲。則假令施術。不得爲必可以下也。然爲予聽。則當萬全者十之九矣。親串議者。嘵嘵曰。何敢輕試手術乎。寧耐靜俟。毋涉險爲也。予極言排之曰。胞衣者。乃血肉之渣滓。子生地後。以取下爲佳。何得與生產之譬諸瓜熟自辭蒂者同日而論哉。用藥俟自下者。是舍紀律而務野戰也。若胞更不下二日。則夫人之命必至顛蠟。舉族聞予言大悚駭。欲求予治。則又有畏前醫與坐婆之言。躊躇不決。漏已近鷄鳴。傍有夫人親家長臣某者。聽予之論。而憣然有悟。乃勸主人。遂亟索予劑。又請手術。便先與含陽散。繼以盤珠煎。而後按腹數回。令離胞之粘着於子宮底者。乃欲下而視肚帶。則三裂如絲。蓋坐婆強引而傷者爾。予百計殫力。胎裂四而悉取下。此時予周身汗津津下。衣裏盡如灌水。主人大喜曰。微足下荆妻已爲黃泉物必矣。便與還元煎。自此諸患脫然如失。飲食日進。數日而康寧如常。二十五

新輿坊木商婦。患產前兩脚浮腫。產後三日。面手大腫。小便短少。大便下利日三四行。時時嘔嘔欲吐。如此者已三日。延余治療。診之脈沈緊。余以爲臨產飲食過飽。因留停而胃中不和也。乃用胃苓湯加神麴山查子。小便大利。下利止。惡露自下。七八日而平復。二十六

陶器街一驛戶某妻。年三十許。稟厚豐肥。有身其腹甚大。方期月臨盆。力息重沓。腰腹烈疼。晝夜不休。坐婆二人。按腹揉腰。揮汗竭力。徒增痛苦。而不能達。已歷四日。求治於予。診之腹堅硬如石。脈不甚數。小便不通一晝夜。予雖知子死腹中。然以形體未甚衰。幸加陣痛一等。或當娩也。乃將大劑脫花煎。水酒各二大碗濃煎與之而還矣。服一劑盡猶不娩。於是黃昏復走使邀予。予便率弟子二人往。則婦呻唫不絕口。予就診之。則纔舉聲曰。腹痛不可忍。願剖腹出子。則縱死無恨耳。予憐其苦楚之切。先煎人參三錢服之。然後施回生術。則漸而兒頭出人門。便命弟子出體。予則出房措劑。久之房內低語嘖嘖。予伺之謂弟子曰。曷出體之遲緩也。對曰。小子等相與湊周身力於雙手而曳之。然確然不移也。於是予復用手法出兒右手。然後令一人踞小几伸兩脚入婦股間抵

承臀尻。而以綿衣包兒頭。兩手緊握之。别以綿布三四尺者纏縛兒頸二三匝。而令門人及其夫緊捉其餘端。予則坐婦左傍隔腹推下胎。便一齊併力引之。纔得娩矣。予卽以冷水一呷。送下桃花散一錢。尋與參耆芎歸大劑及糜粥。俟喘息虛里稍定。命門人取下胞衣。婦困憊太甚。仰臥裀褥。不能反側浹旬。穢物漸漸下。小水遺失不固。守用前方。精神清健。飲餌日加。頗能起牀。小水稍固。惟腹滿不減。惡露下少。不大便十餘日。臍下有一塊。大如拳。硬如石。改用桃核承氣湯。則日下結糞一二枚。經五六日而惡露微微下。凡用承氣湯十有三日。塊散腹滿減。而起居如常日。唯小水時遺。因與鹿蠣湯十餘日而全愈。此等證若泥產後必逐瘀之說。早與破血之劑。禍不旋踵也。初兒生地時。見之形體肥大。骨肉堅剛。如生後百日已上兒。宜乎其不能自娩矣。嗟微此術不死何待。二十七

兒玉君夫人。小產後。經血不止五十日。服芎歸膠艾湯。溫經湯。並不效。請予治之。先灸關元三十壯。將黃連解毒湯加艾葉蒲黃八貼。而經血始止。二十八

新堀街和泉屋平吉妻。娠而五月。產戶瘙痒。自將乾萊菔葉食鹽熏洗之而差。至七月腰以下有微腫。而小便不利。自此水氣漸漸充滿於周身。兩足大瘇。一脛之大幾如腰。一指之大幾如股。育門起脹幾如臂。跋盤而不能立牀。仰臥於褥上。而手足不得屈信。諸友交治。旣三閱月不效。

迫彌月蓐母視之。大駭曰。若其如此而就臨盆。必不能免難產也。病家惶懼。急會親串評工於治水病者。偶聞予治晴陰街中島屋某脚氣腫滿。乞予求治。診之脈沈弦渴而飲湯水。予乃以龍膽瀉肝湯加滑石猪苓。外以管針刺陰門兩邊起水疱者各一痏。清水出一掬許。間一日復刺之。而陰腫始消。渴止小便頗多。仍用前方去滑石猪苓。加冬瓜子二錢。六七日而小便大利。水氣悉消。起居如尋常孕婦。唯心中懊儂。二陳湯加薄荷枝子旋覆花用之。三日而全瘥。經二日分娩如達。子母無恙。一醫謂予曰。曩我用眞武湯數日。毫末無效。君有何所見用瀉肝湯而成功易故哉。予曰。陰門瘙痒者。此肝經濕熱也。予治其本故取效而已。

二十九

小松侯臣寺尾堅次內人年三十餘。稟賦怯弱而多產。懷孕八月患腰脚微腫。累日漸加。期月易產後。小便一日夜而一行。不過三合許。如此者十餘日。腫脹日甚一日。兩脚腫大不能屈。腹滿如鼓。呼吸促迫不能臥。唯倚蓐坐者若干日。諸導水消瘀之劑。莫不概嘗。罔有一應。飲餌漸減。小溲益短少。渠自覺危急。迺喚夫囑後事。同僚海津元長見而憐之。迺宣言曰。片倉深甫者名士也。能細心察人病。盍召彼令展盡底蘊。遂延予爲治。診之脈沈細而數。顏色青慘。腫氣充滿全軀。光澤如瑩。足心平。氣息奄奄。一語而三換氣矣。予曰。法在不治。然書曰。醫而不起者有矣。未有不藥而起者也。我有一奇方。所自製也。其相應則效出人意表。服之五六日內得見少效。則必可圖生。便用禹續湯二日而無應效。因思雖大便自可。腹滿尤甚。此肝氣有餘。而脾氣失化。胃中生濁。以不能滲入津液於膀胱。故不驗也。次日空心與犀角丸二錢同前藥吞之。其夜大便三兩行。色暗黑。小便多前日二合半。尚以前方加紫菀再送下丸藥。則又下黑便三行。小便利一升餘。大有生意也。乃止丸藥自此小便利日一二升。十有七日。而浮腫盡消散而周身有皺紋。乃以十全湯加人參數錢。首尾一月半。而健步如常矣。十三

丙辰杪冬初四黃昏。予從外歸。則塾生遽出門迎接曰。小傳馬街。佛具匠妻。疾危急甚。因速先生診看者二。予直往其家。則婦坐褥上。牀前積褥。褥上安枕。額伏枕上。動搖腰臀。汗出飛飛。叫喚動鄰。此以小腹玉戶俱脹裂痛劇難忍故也。予詢其病由。則其諸父在旁。口將言而囁嚅。面渥赭而忸怩。予詰之曰。今當令姪艱苦之甚。不詳說病由何也。夫雖聖智以望聞問切四者施治法焉。予素非有聖智。惡得不問而盡病情哉。請審具述焉。諸父赧俛首徐應而將發言。則病婦舉頭面色騂羞曰。請勿高聲言矣。便耳語曰。先生諒無哂。姪女生來子戶中有一物塞之。其初以不害於小水。父母不爲深慮矣。齡及至十七八。月汎未行。雖自憂之。以隱疾羞澁于言。特爲經閉求醫治。服破血之劑者。積月累歲。絕無應效。後來延數醫竊語之。藥餌鍼灸無有虛日。然又無小驗。今年春秋已二十。無緣於許嫁。舉家憂之。今之爲夫者原近鄰一工匠。渠不知其所

以偶以艷書挑之。遂互通情。近以媒請娶。因試送之。今幾三越月。往而未半月。小腹漸漸脹起。子戶一物亦脹益加。十日而來。小腹子戶俱疼痛。劇則不可支。或欲飛去壁上。或欲求自盡。飲食俱減。不交睫者五日夜。女科及外科見之不識爲何疾。各縛手辭謝。聞先生能療怪疾救艱產尙矣。特相迎以祈治劑。予竊以爲是必陰挺疾。可與蝟皮散瀉肝湯之類。然不見其形狀則不可决矣。便謂諸父曰。雖隱處不忍視。一七落咽人命所係。不可不細察也。遂諸父舉燈相與視之。則如鵞卵者塡滿於陰中。其色淺紅。按之劇痛。迺以指頭入陰中四邊試淺深。入僅六七分而指頭不進。此症目之所稀覯。而亦非陰挺疾。予俛思久之。以爲此生來子宮有一膜絕汎期道者。偶得男子慾情數萌而不得遂。經血動而不能漏。充滿子宮而所致也。今以陰之四邊指頭不進者考之。則爲皮膜無疑也。卽放膽以鈹針刺陰中塡滿上八九分。乘勢向下邊劃之一寸許。忽黑血如墨者。漉漉爲聲。湧出三四升。痛楚頓止而精神清快。二十年來不具。脫然復常。後用理血之劑。六日而全瘳。次年正月汎行。戊午三月生男。三十一

陶器街島屋作兵衞妻。姙娠五月。爾來大便泄瀉日兩三次。延及臨月不止。忽暈厥不省人事。其夫灸內庭。吐清水一盂許卽醒。繼腰腹疼痛。於是惶急求治。適予以微恙辭謝。又懇請云。先生不能來。使門弟子代焉。因命診於一門人。臨其往囑之曰。凡胎婦方臨產暈厥者。非其子死腹

中則産後其婦必斃。鮮有子母俱全者。汝當須細察。必莫倉皇診視以隕師名矣。門人往診視。顔色青慘。飲食減半。脈左右細弱。以治中湯加當歸桂枝與之。次早遽陣痛來。擧男子訖。而産婦忽暈倒昏憒。煩躁呻唫。不遑進藥而斃。門人服予之預察精確矣。三十二

一染匠之婦。産後五日。精神昏昧。時又譫語。飲食却如無事人。大便泄利。醫爲血迷治之。延予求治。探其脈細數無根。予曰。此正氣大虚。心神放散。而爲錯語者。於法爲不治。雖其善食不足喜也。辭去不藥。明日下午遽煩躁呻唫而死。三十三

久保喜三郎君夫人。姙已八月。遍身浮腫。至九月欬嗽氣湧。心中懊憹。粥藥入口卽吐。醫治浹旬。纖毫罔效。於是求療於余。乃診視曰。浮腫非産後不消。須先治嘔也。用清膈飲。加知母山梔子。七日而嘔止能食。而期月分免。後小水短少。欬嗽益加。余以爲内經曰。水病其本在腎。其末在肺。又曰。急則治其標。今欬嗽殊甚。當舍其本而治其標也。便與瓜蔞湯。三劑而小水大利。五劑而欬嗽如失。十劑而腫滿悉消。自能轉側。惟兩脚拘急不能立。八珍湯加牛膝杜仲。調理二旬而全愈。三十四

產科發蒙卷六

相州片倉元周深甫著

門人紀州谷井敬英世昌
上毛今村長順子正
相州伊達周禎子裕　仝校

懷孕圖式。及易產難產。雙生逆生等諸圖。產論翼中所載。總三十有二。非不詳悉矣。而唯其間被膜胎圖。尤欠妥當。因舉予之所親見者。以釋醫家疑團。其他圖記一二所發明者及胞衣形狀。聊以補遺漏焉。又併附明錢雷胎元圖說。英機黎國救難產圖二道。及喎蘭醫牒分的兒之臨產難易諸圖二十有七。以備參考云。

妊娠二三月未成形而墮胎者剖之見裏面圖

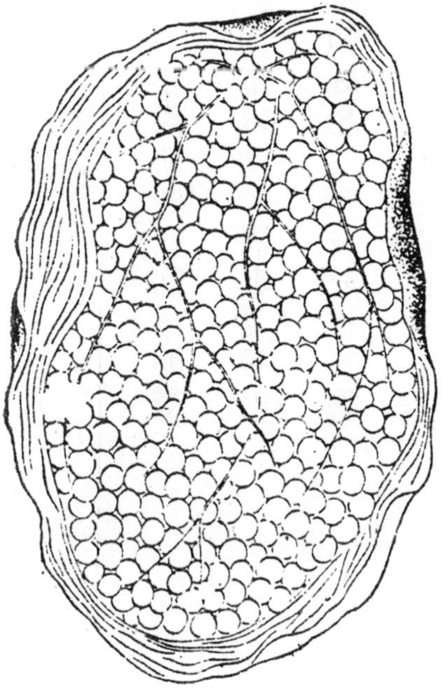

大如瓜灰色而稍帶淡紫。剖之見其裏面。則恰如過臘魚子。其色鮮黃而有青赤筋絡。

懷孕六月墮胎圖

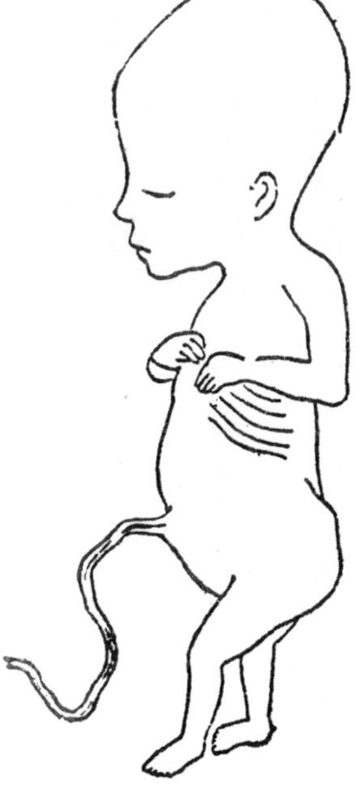

毛髮未生。九竅未開。頭獨大而手足甚小。自巔至脚底長三寸六分。狀如泥塑人。非尋常六月胎矣。蓋孕婦抱病胎不長者歟。抑病中而受胎者歟。未可知也。

懷孕三月墮胎圖

胎之形狀大小。與前圖同。而唯臍帶纏頸一匝。世俗以爲失踞則臍帶必纏兒頸。誰知豚胎之始。有肚帶自纏者。孫真人云。三月有血脈。四月形體成。然有未滿九十日已如此者。則難一定也。

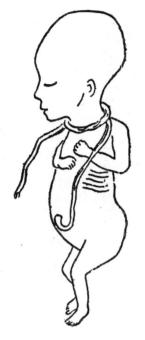

囊兒生下膈膜覩全形圖

胞衣在腹前其形橢。上至頷下。下連臍下。其四邊薄皮引出。以包裹胎。猶雲母屛中物。

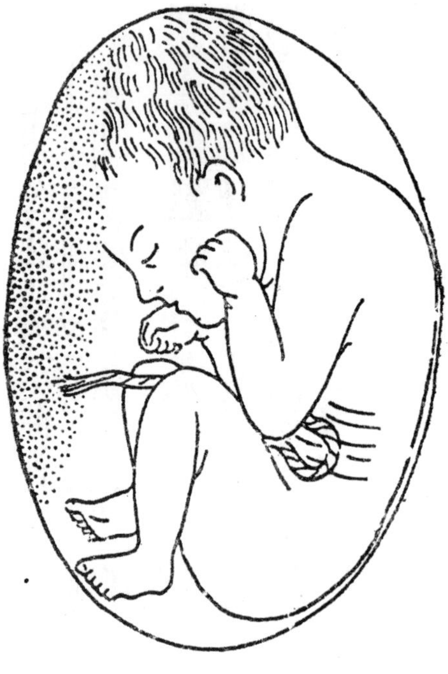

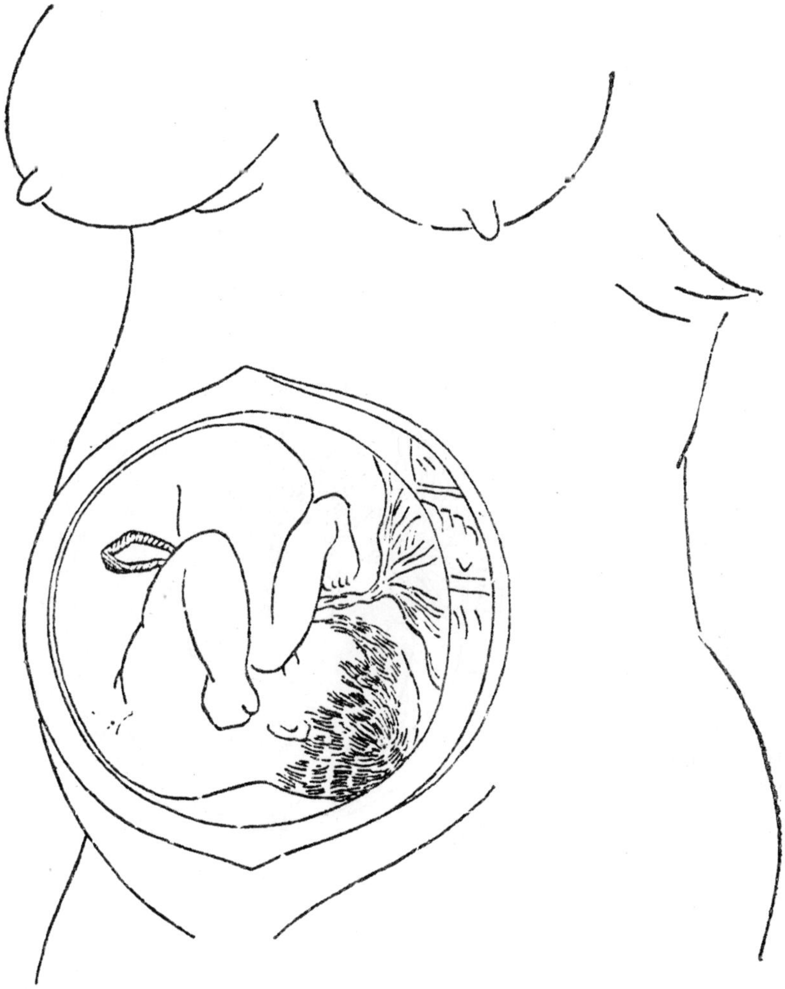

正孕圖

兒倒首向脊裏。屈曲手足。着頷於缺盆骨上。而面與膝頭相聚。其形如俛頭窺臍者。

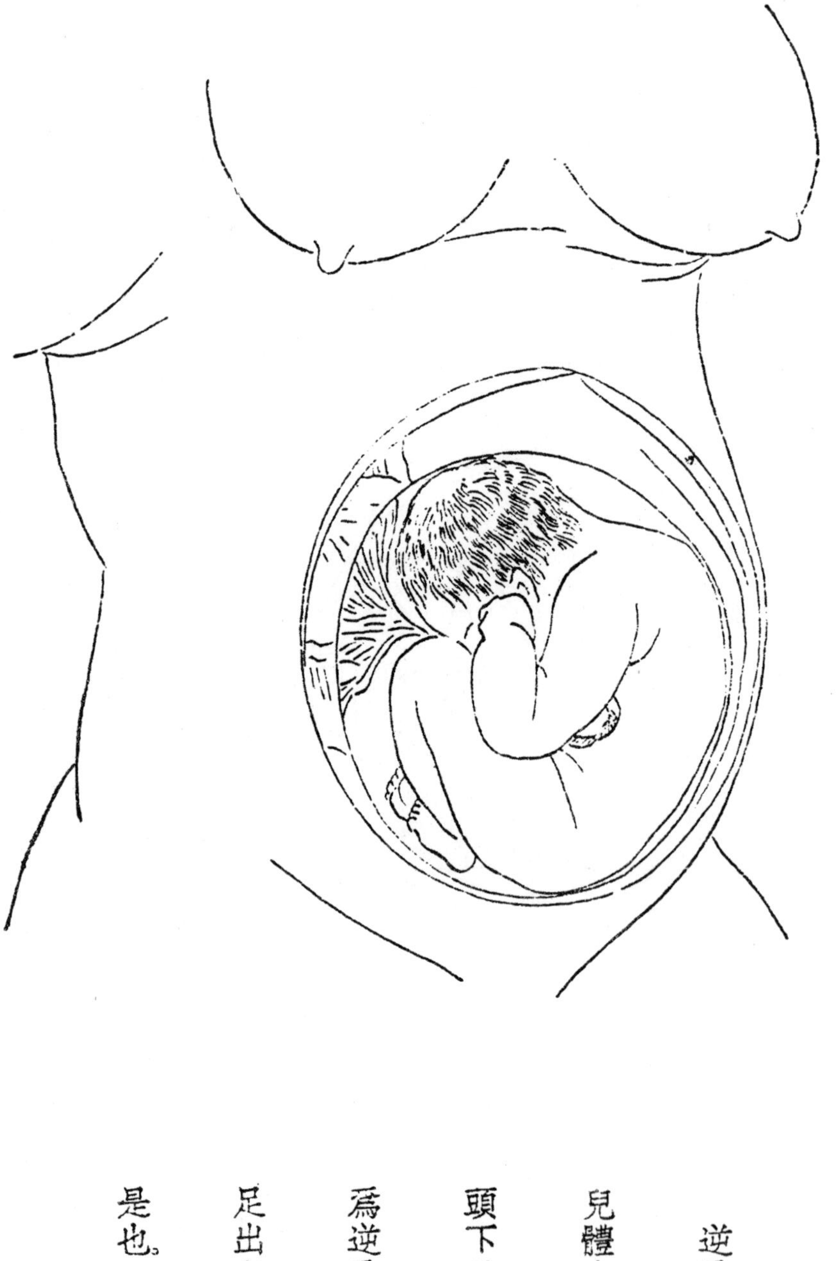

逆孕圖

兒體素上頭下足。此爲逆孕。自足出者皆是也。

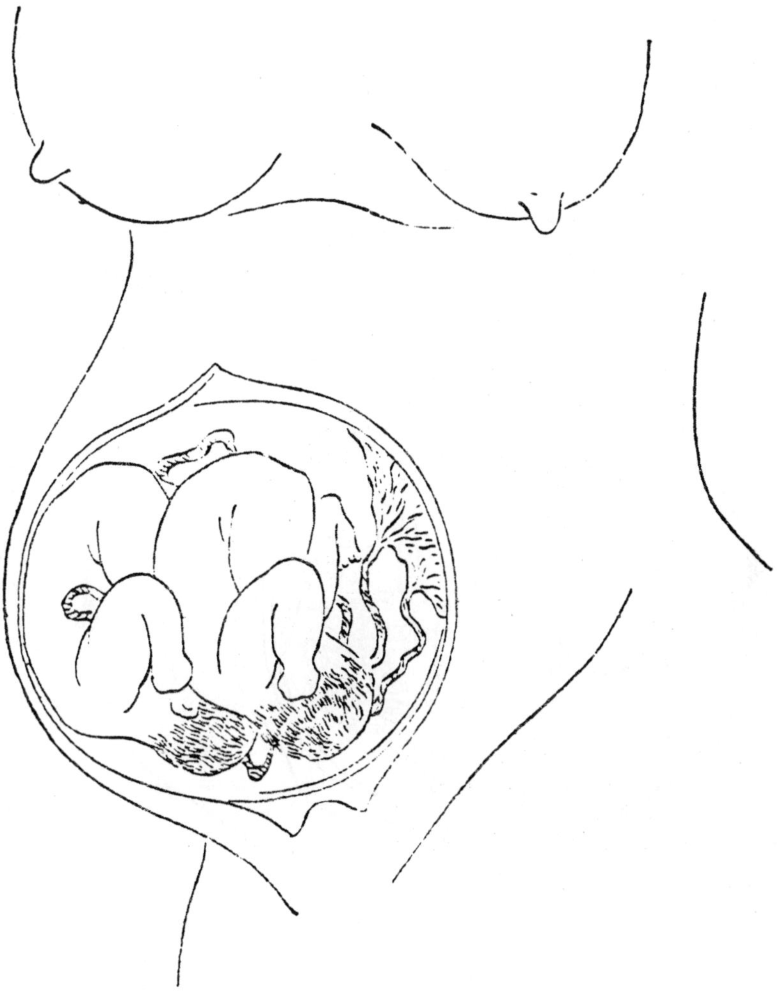

兩胎一胞雙首向下圖

騈胎在子宮中。累重於前後。其分娩則後者先出。而前者後生也。

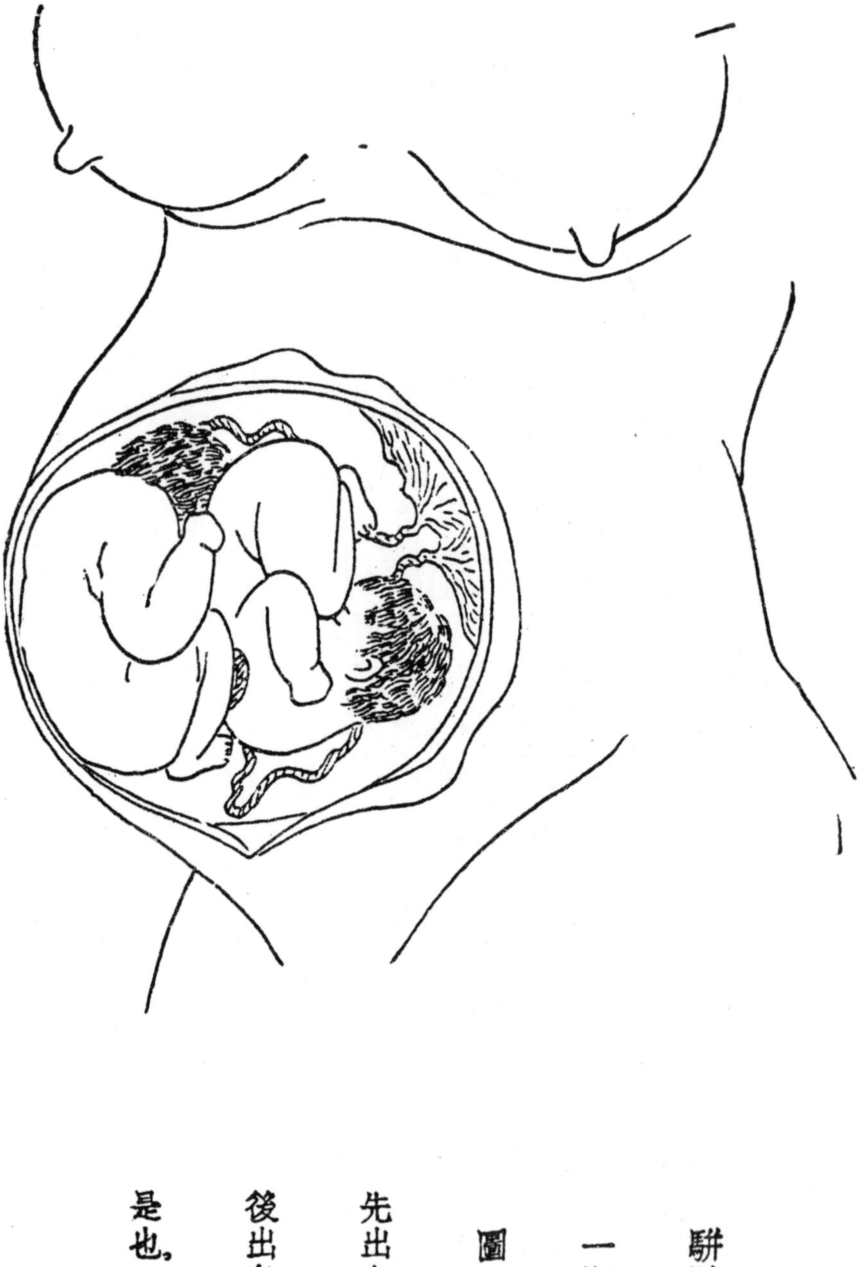

駢胎一胞一順一逆圖

先出者正產。後出者逆生是也。

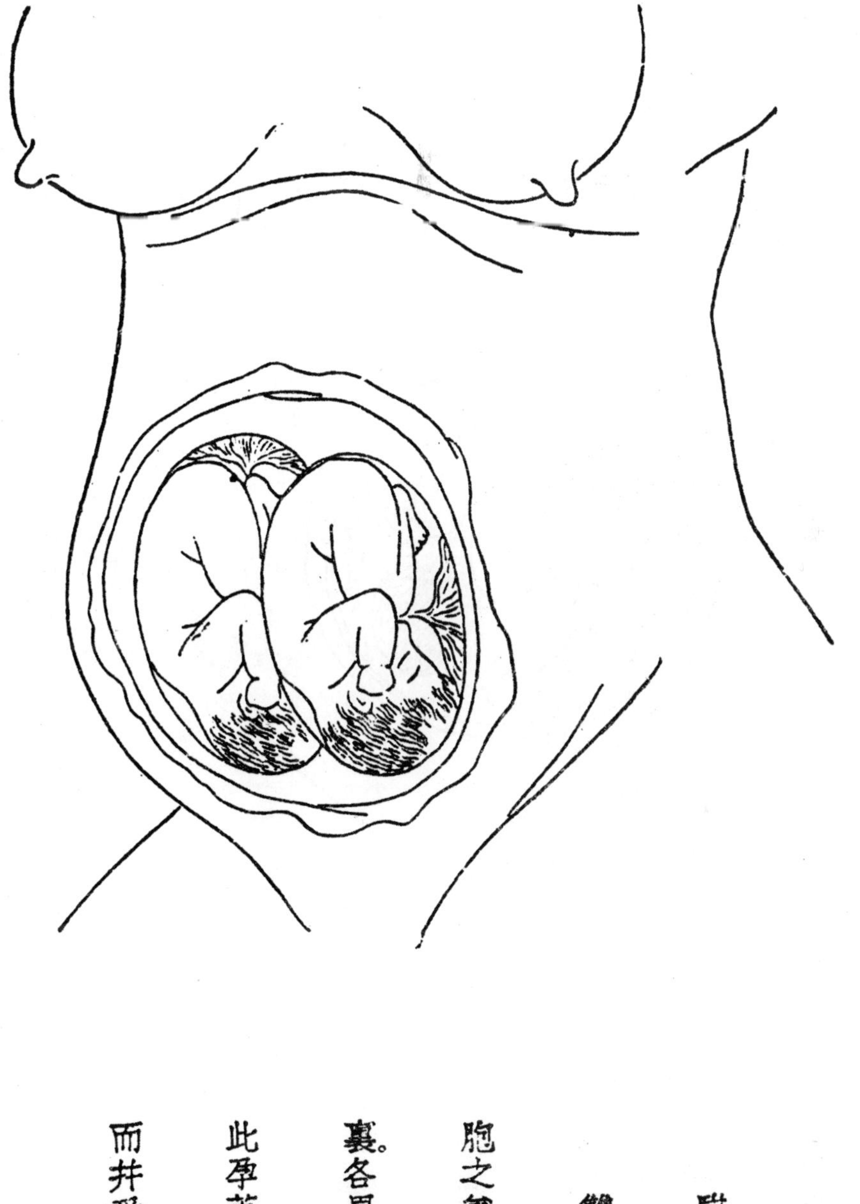

駢胎各胞雙順圖

胞之着於子宮裏。各異其所矣。此孕蓋交接二。而并受胎者也。

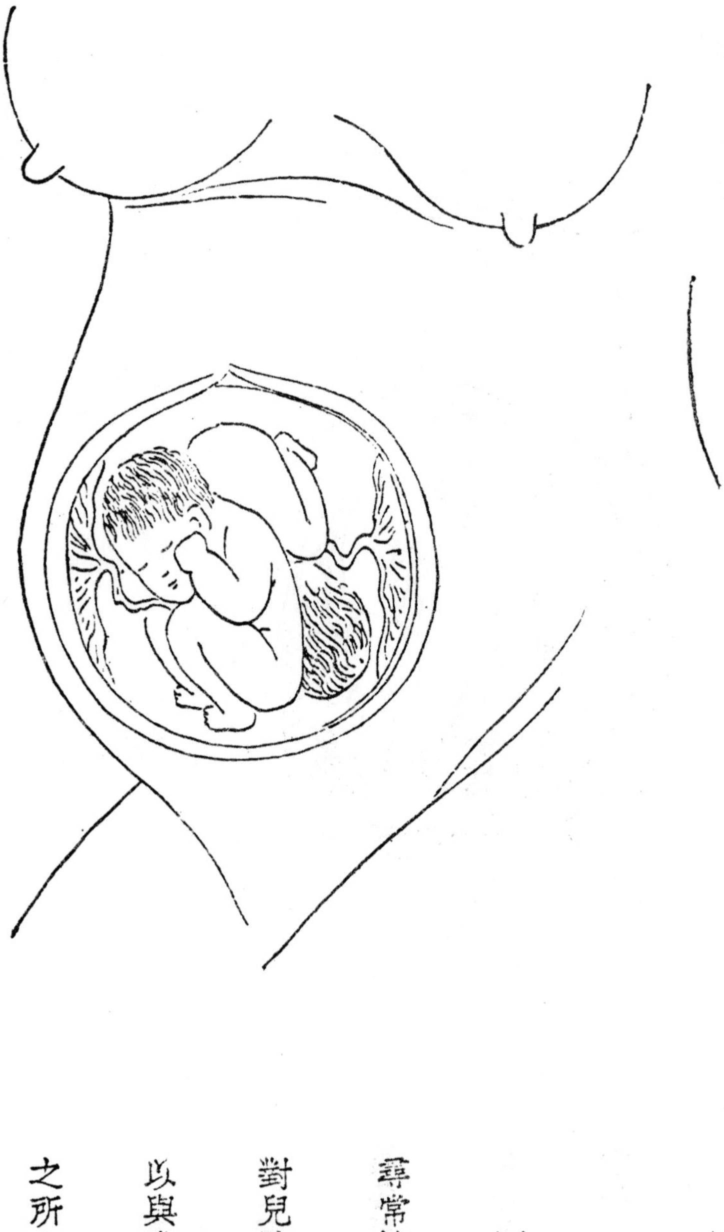

駢胎各胞一順一逆圖

尋常懷孕胞必對兒腹。駢胎則以與常異。故胞之所在。亦不一定也。

逆產兒頭額腫露全體而頭獨不出圖

以兒子逆出既至頸。胞亦隨兒自下而蓋頭上也。非素在頭上矣。

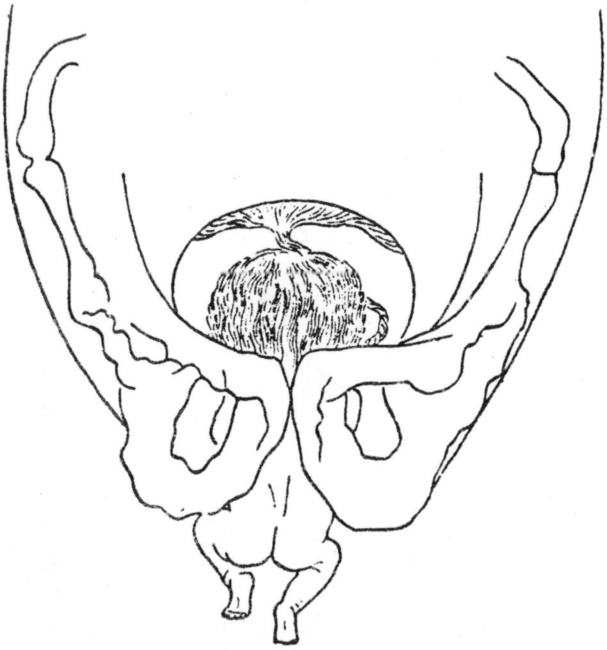

子露半身已上因尿脬填滿下身不能出圖

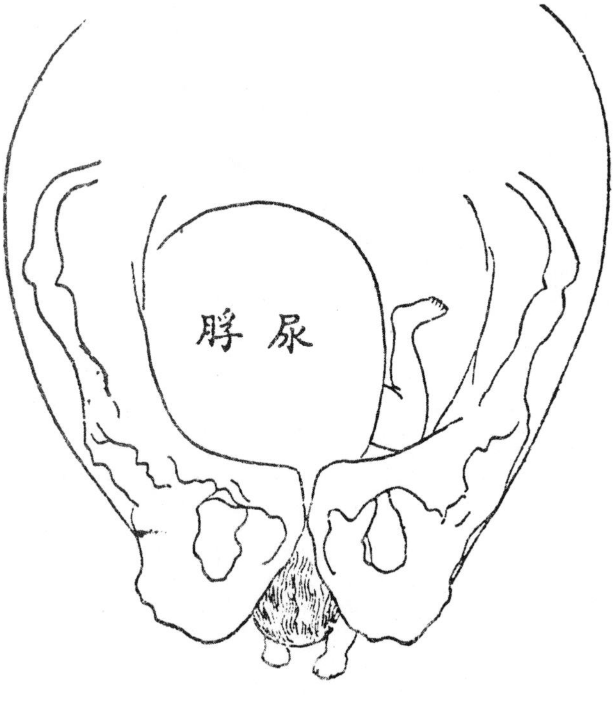

因產後尿脬填滿胞衣不能下圖

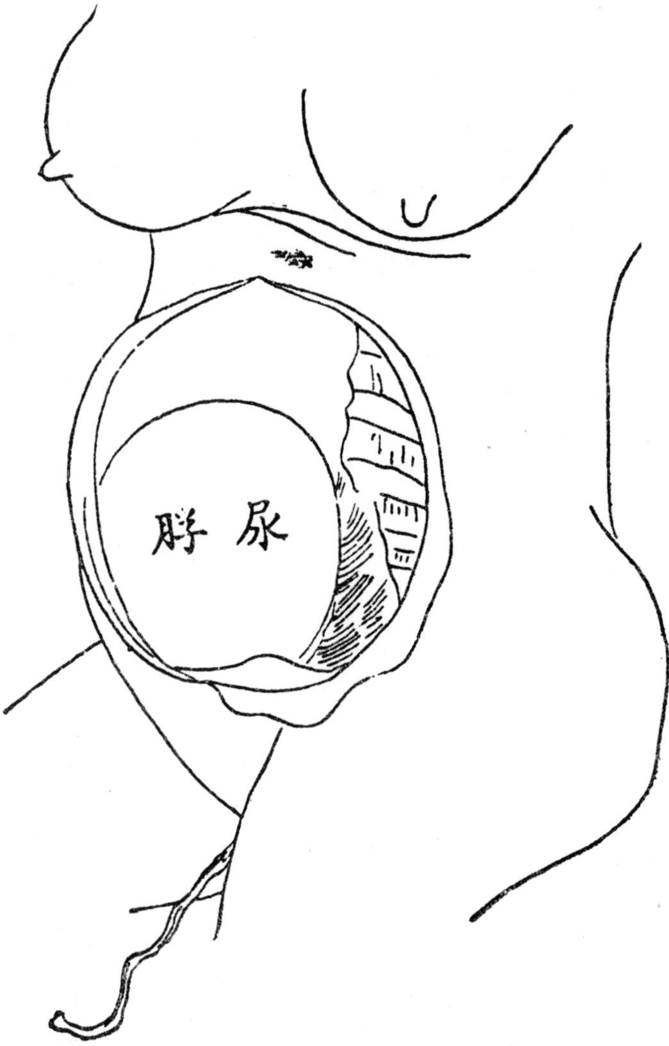

胚胎之始臍帶不絆頸當欲分娩之際適兒頭貫帶之曲彎中纏頸產下圖

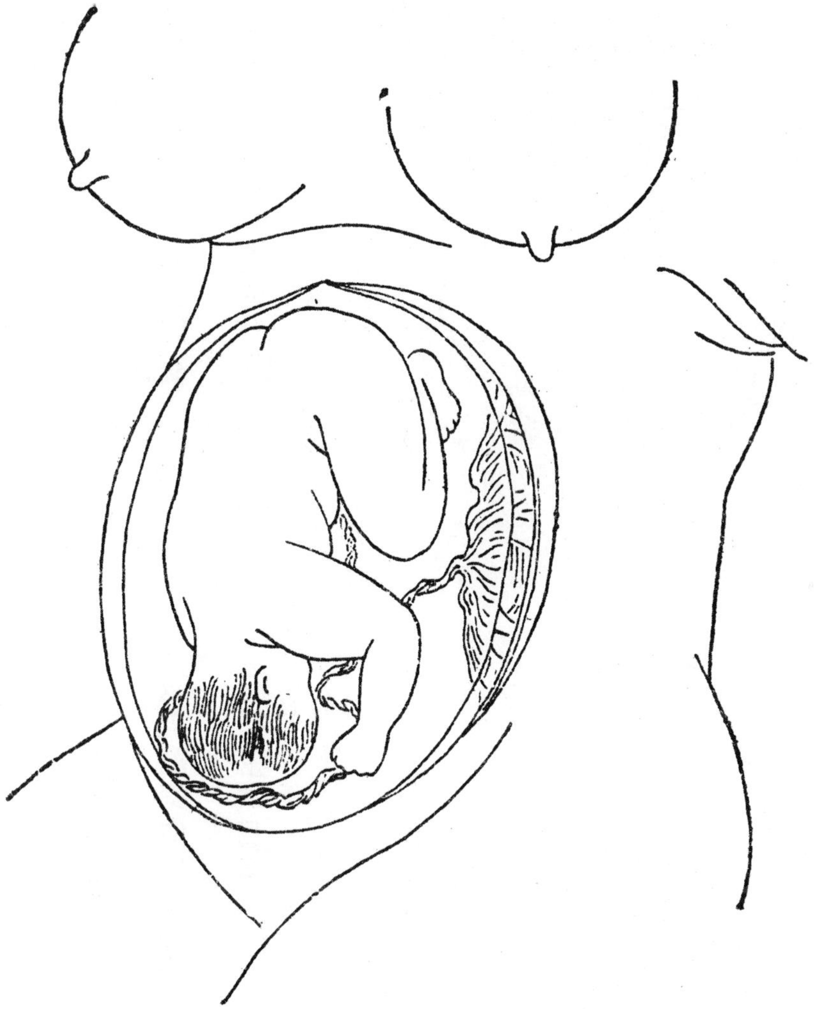

胞衣表面圖

中央最厚。至邊而漸薄。高低出沒。皺文錯交。其色紫紅綠黑相雜。而又有紫黑濃斑點。

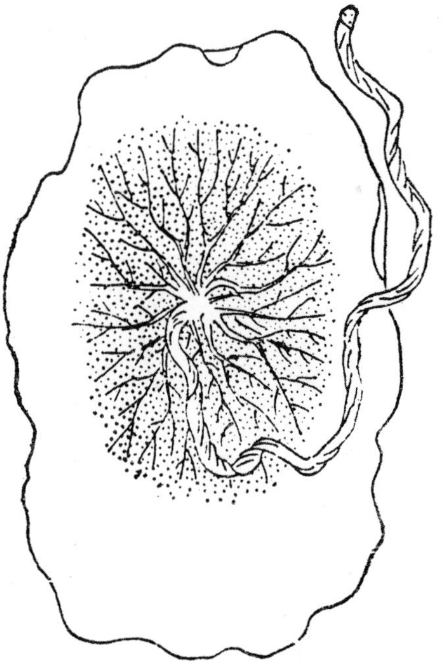

胞衣裏面圖

紋理筋絡。似荷葉裏面。而其色淡紫碧、筋絡有粗密之異不一樣。

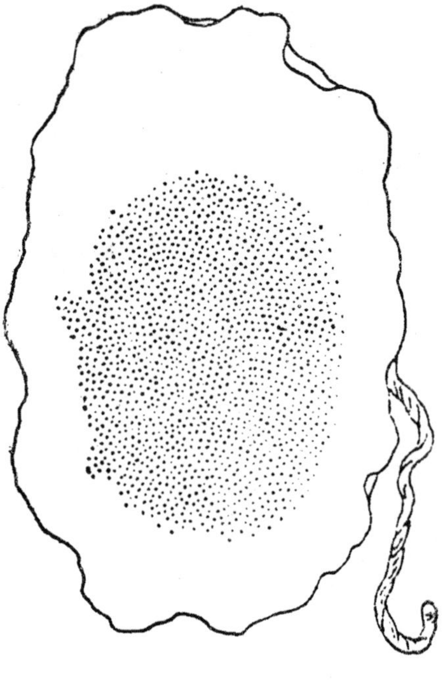

子宮形如倒壺盧。其左右上側。各數丸子附着焉。解體新書所謂卵巢者是也。口形則作十字樣。此山脇東洋解刑婦體而所親見者也。

子宮前面圖

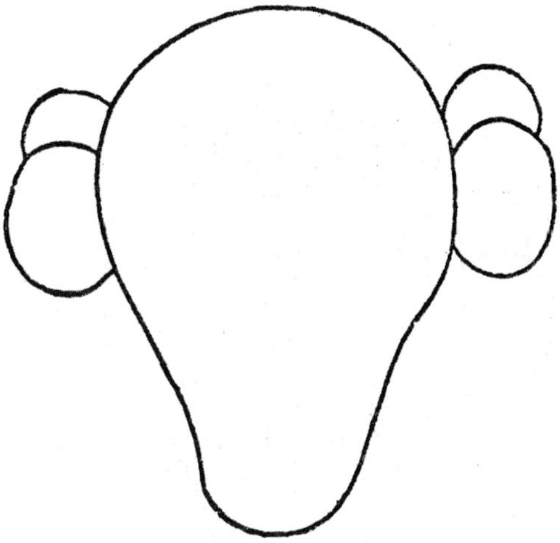

子宮後面圖

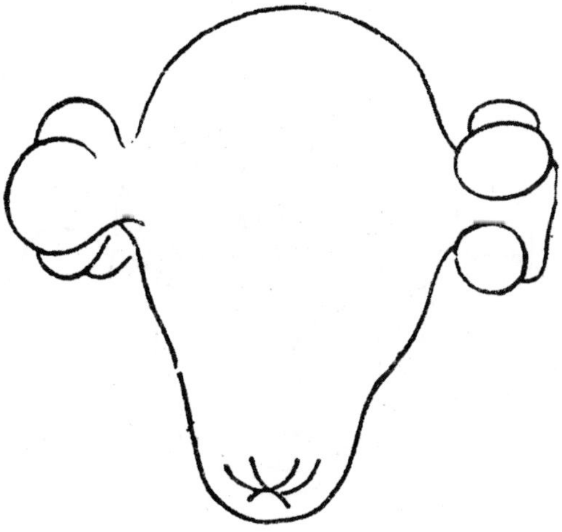

胞作車蓋狀不下圖

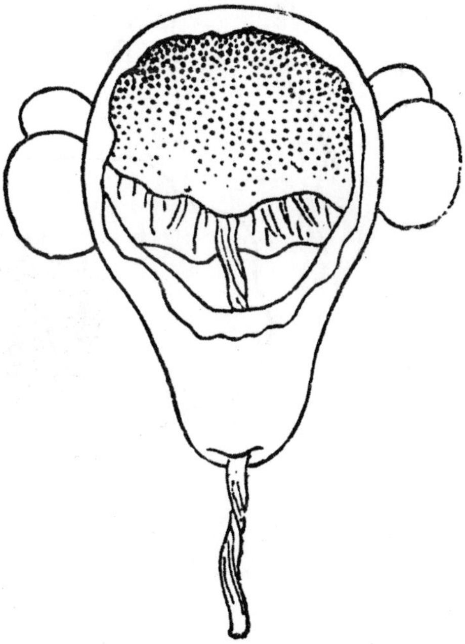

胞莖在邊偶作襞積不出圖

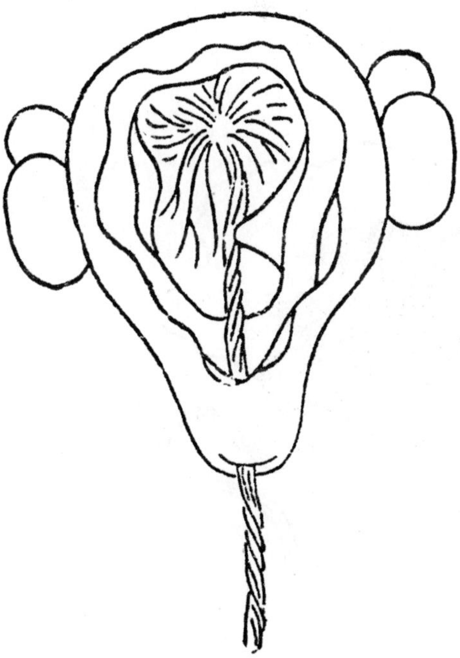

胞衣離子宮底衣蒂向下圖尋常胞衣易下者皆爲此狀

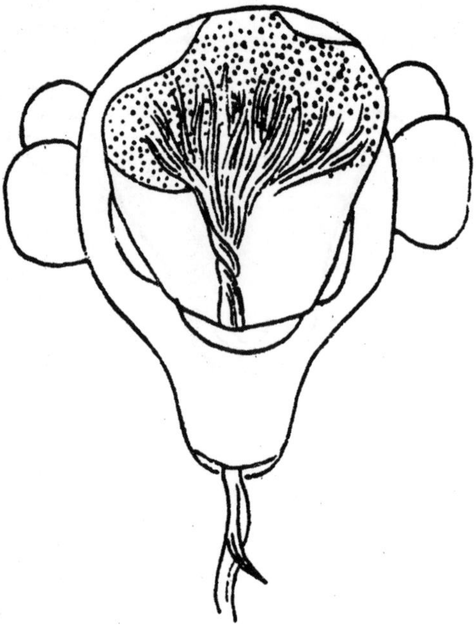

胞衣粘着子宮底圖此症產訖即不施治術則竟不下而死

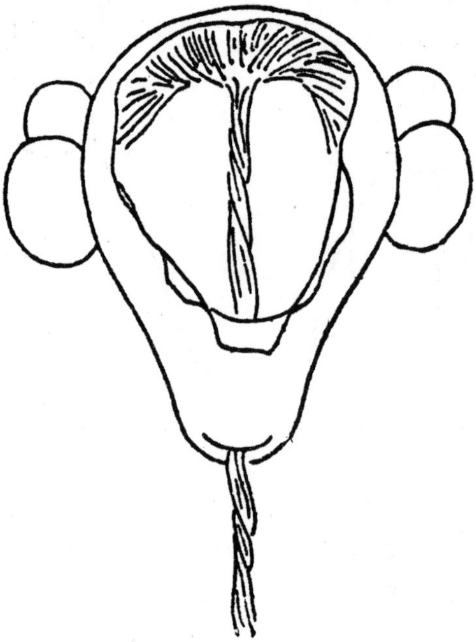

胞莖生邊圖

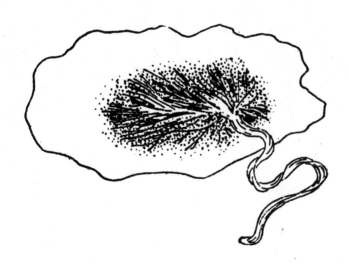

兩胎胞衣異形圖胞莖抽一二寸而作兩股此奇中之最奇者也

兩胎胞衣圖肚帶一生中央一生一邊如此者常多

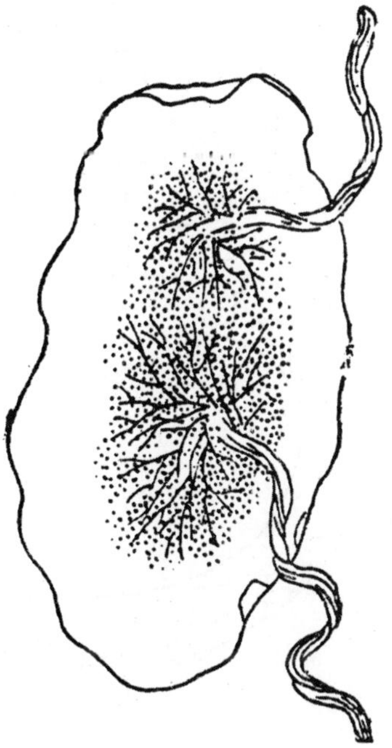

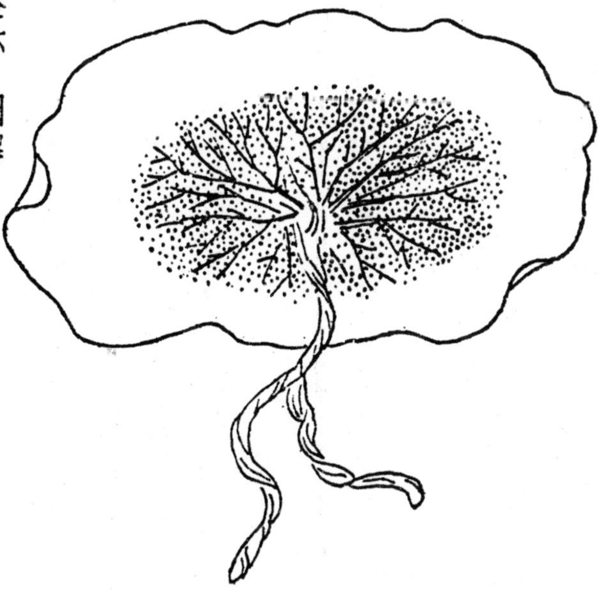

品胎胞衣圖

兩胎胞莖生正中圖

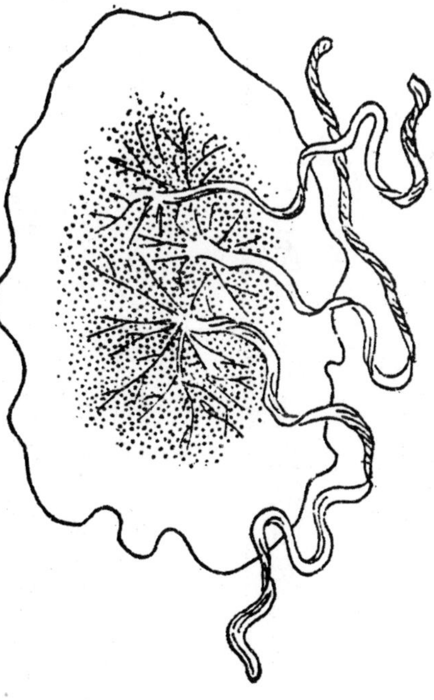

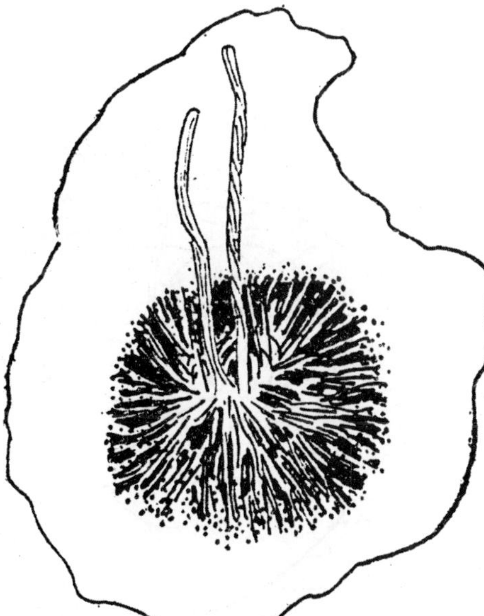

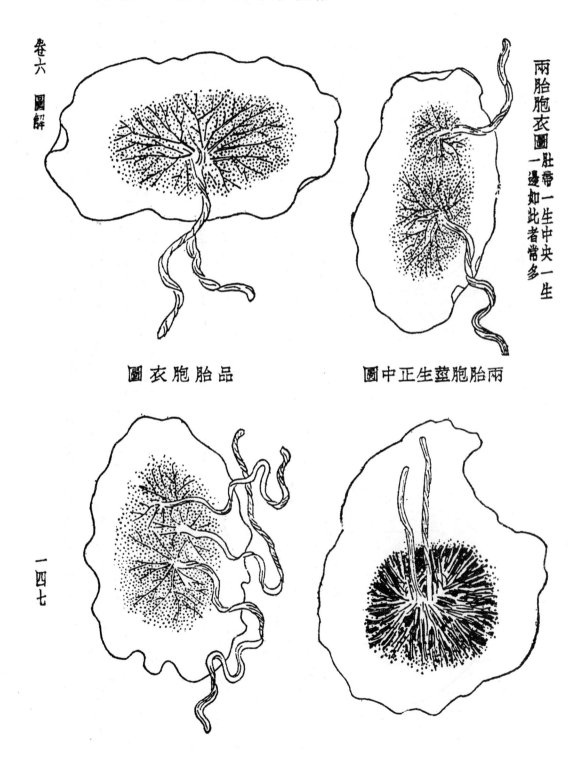

以上二十七圖。並周之所錄也。今亦舉華鑾之圖式於後。以備于參考。

明錢雷人鏡經。胎元圖說云。精氣盛則成二男。血氣盛則成二女。精血皆盛則成一男一女。或精血散分則成品胎。或精血混雜。則成非男非女。男不可爲父。女不可爲母。皆非純氣。或感邪祟鬼怪之沴氣。則成異類矣。

人鏡經胎元圖

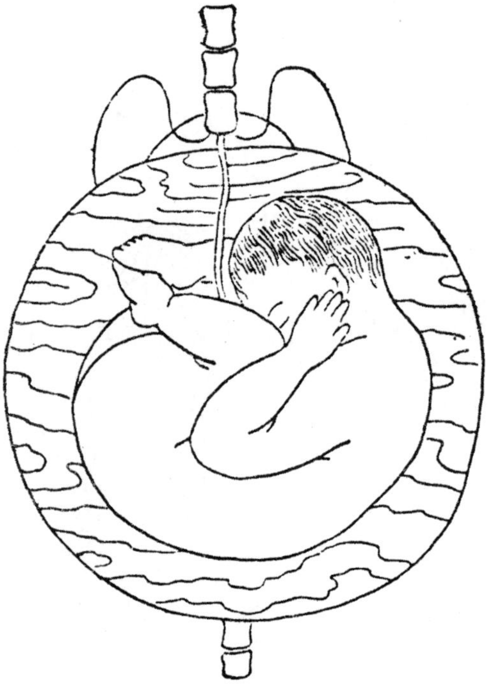

精勝其血自左子宮受氣而男形成

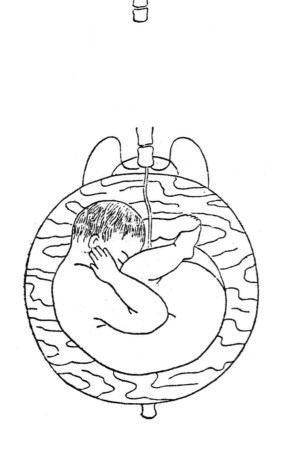

精不勝血自右子宮受氣而女形成

周向得英機黎國醫所編產科書。然以其文字絕異。固不可讀。特其所載易難諸產圖。總十有五。而畫極精妙最足觀矣。蓋其遇難產子難達。則必以器出之。雖其器製不能詳。此死中求活之一奇器也。因撮出圖式二道。以錄于此。智巧之士。倣此製造。臨事施之。則可謂回生之一助也。

英機黎國救難產圖

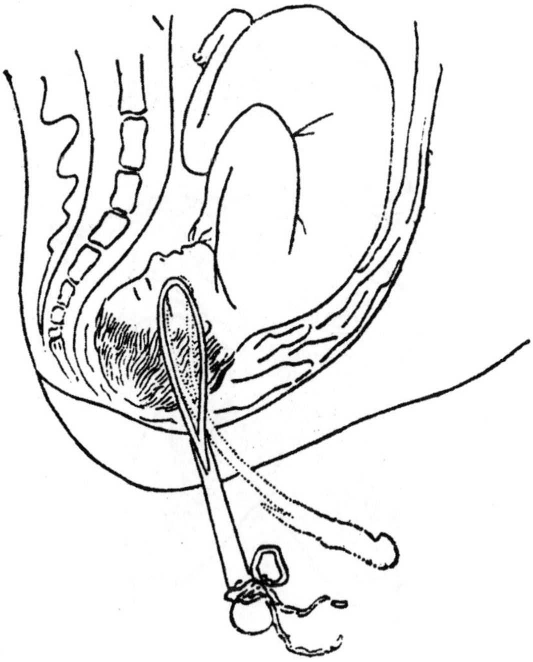

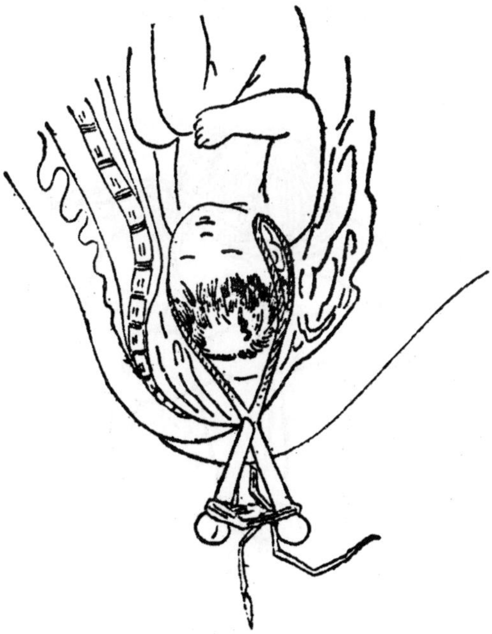

一闌書所載剝胞衣裏面皮而見筋絡圖

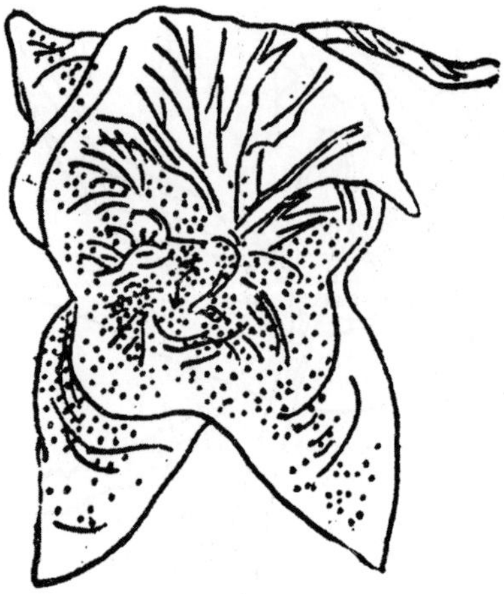

又臍帶絆頭項圖

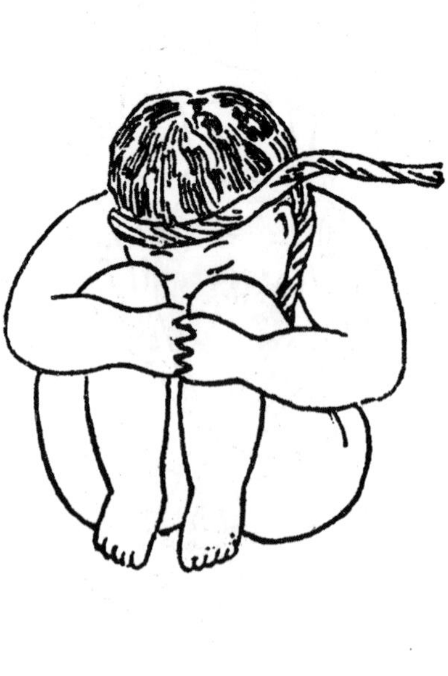

巳下二十有七圖。喎蘭醫牒分的兒產科書中所載也。凡從胎之位置正變。以至難易諸產。盡寫其形狀。究其變態。而其治術論說。亦復詳審。雖然以其文異其辭殊。不遽易解。今姑譯其圖說。請寒巖馬文奎縮其圖而摸之。舉其梗概。以示同志云。

第一圖

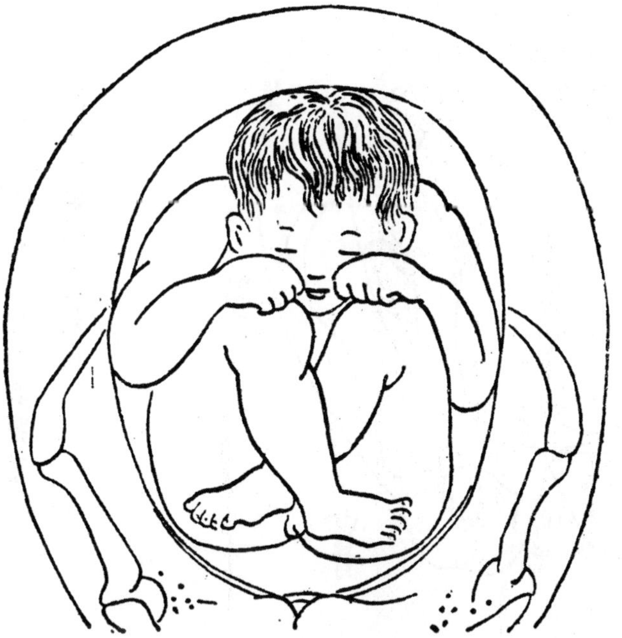

兒面於腹前。在子宮圖。此爲正孕。大抵轉身而自頭出者是也。

第二圖

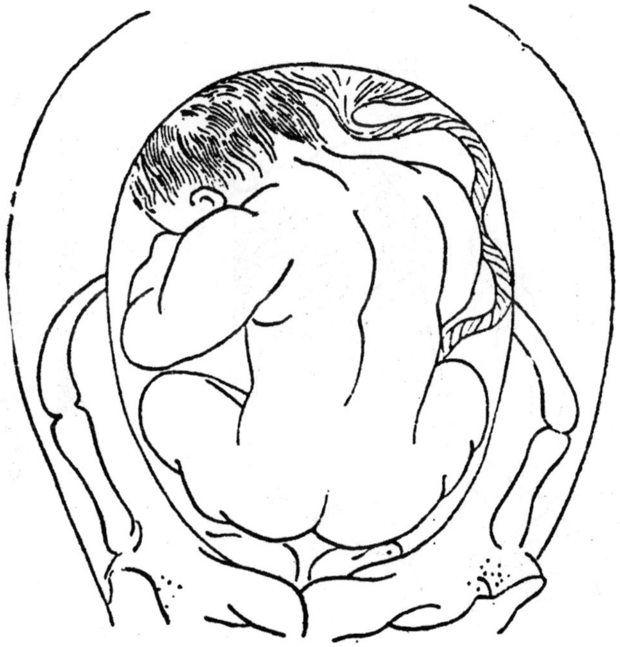

兒面於脊骨。在子宮圖。此爲變孕。以其非正孕。多艱于產。然其將分娩也。或有轉身而出者。或有不迴身。自足露出者。雖然孕狀如此者。每多逆生。

正孕者。兒已轉身。而其頭直向產門圖。此爲順產。

第三圖

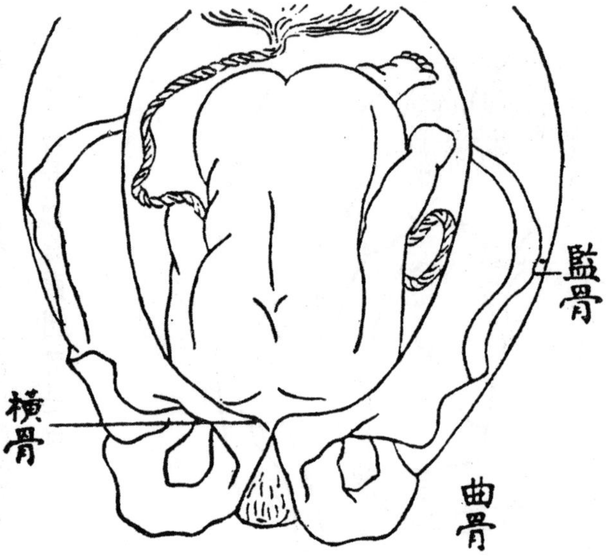

同上子宮口正。而不歪斜。胎之位置亦正。而易產圖。

第四圖

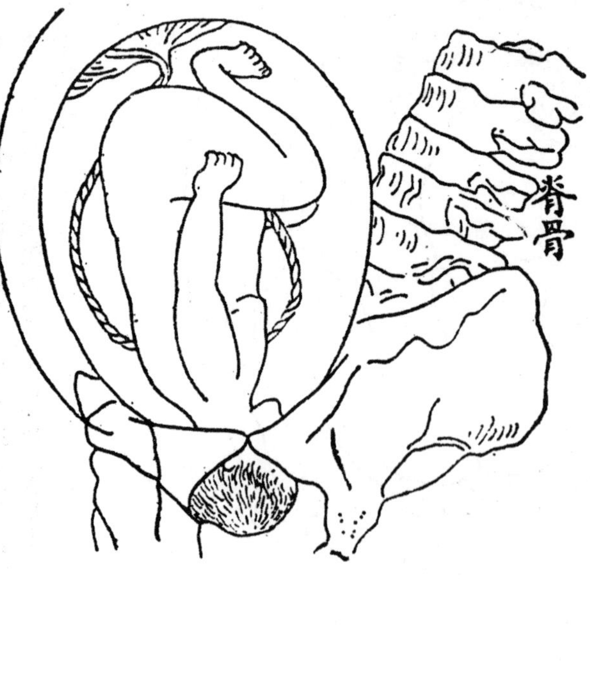

第五圖

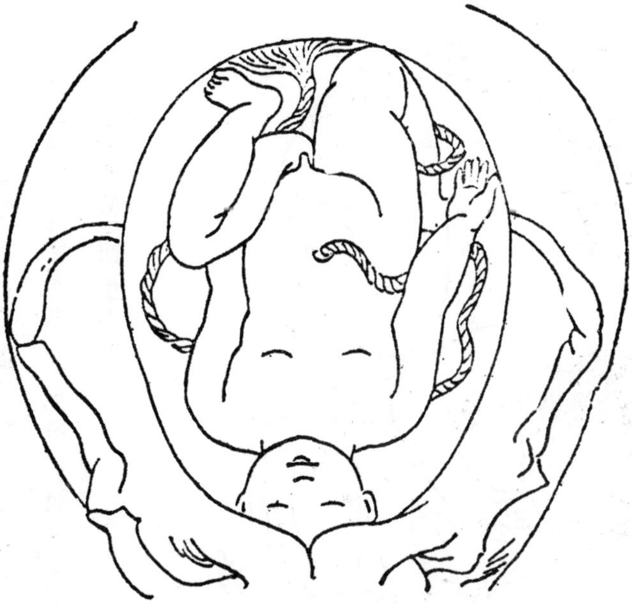

面于背者。已轉身將出。而以子宮差寬闊。故兒頭未望於其口圖。

第六圖

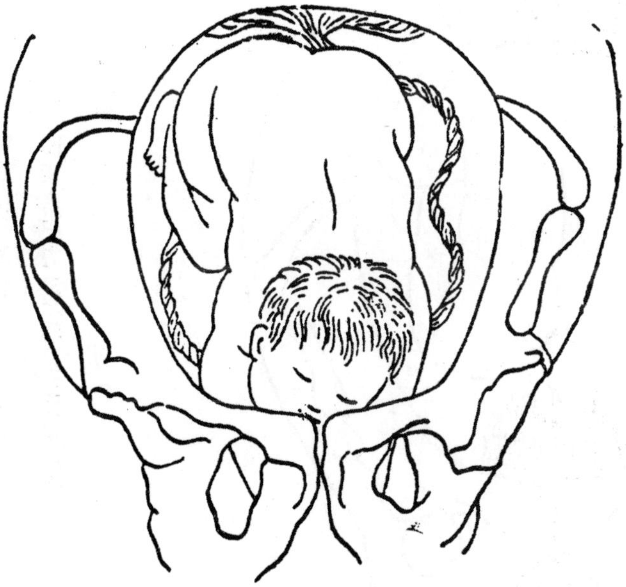

正孕者。轉身欲出。而其頭撐橫骨。而不能出。先露雙手圖。

子宮素傾側。其底偏于右。而其口向左之監骨揵骨際。是故兒雖已轉身。但向其口。而不能出子門圖。

第七圖

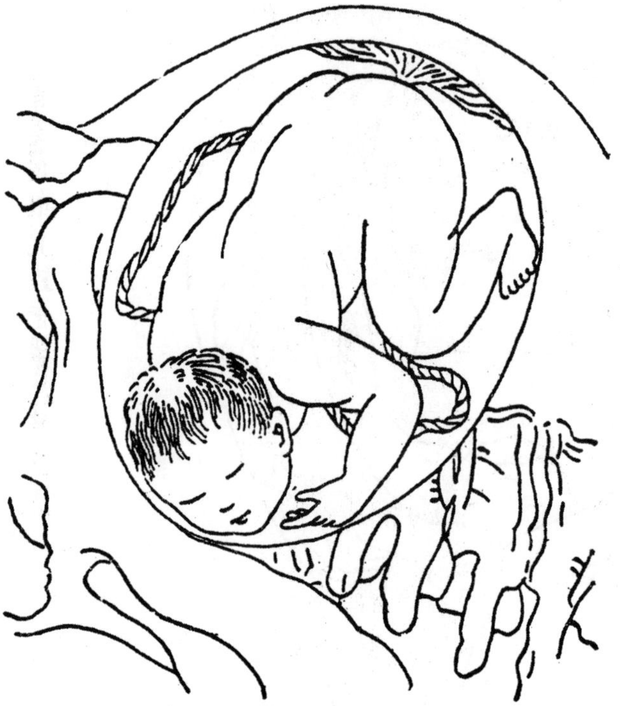

兒已轉身。而其頭抵母之橫骨。欲出而不出。力息頻到。先出臍帶圖。

第八圖

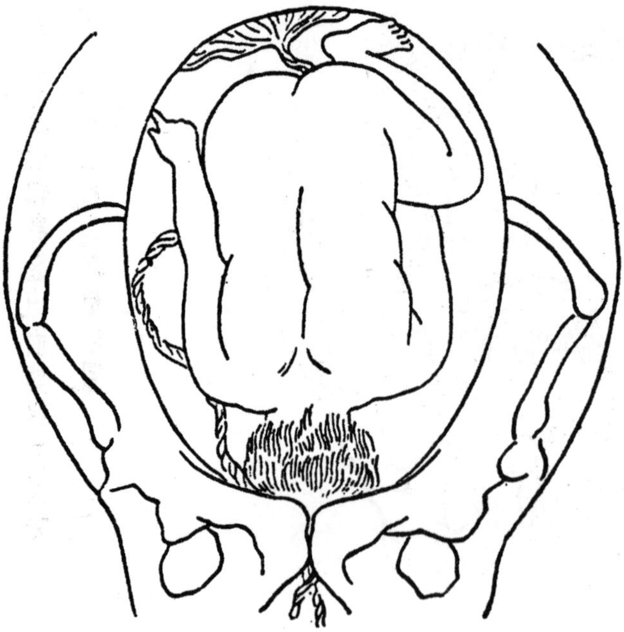

第九圖

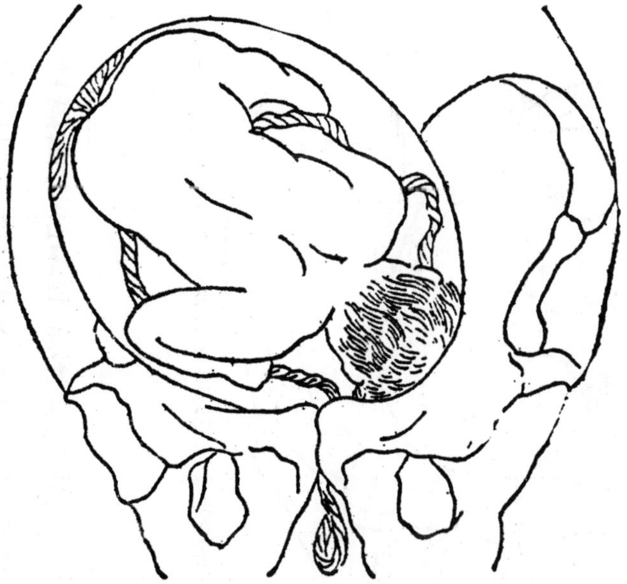

子宮欹斜。而偏于右。其口向左邊。因此兒頭抵母之左監骨。而不能出。遂肚帶先露圖。

第十圖

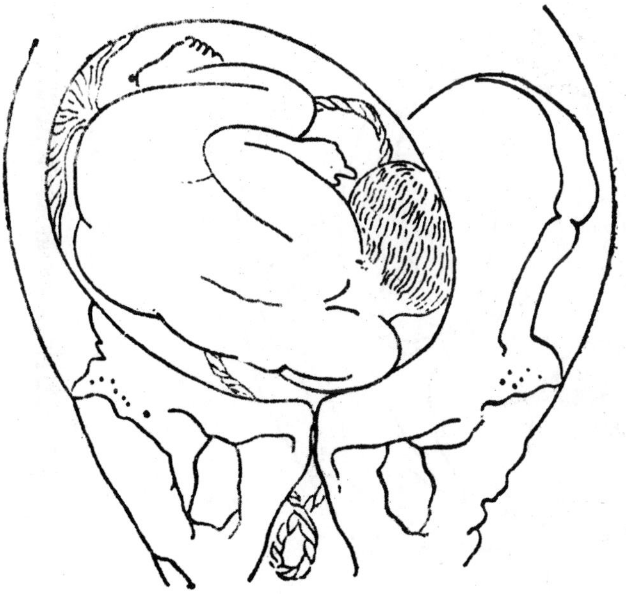

子宮欹側。其底偏于右。其口向左捷骨。因之兒頭拒左監骨不能出。而肘臂及臍帶出圖。

子宮口向左監骨與橫骨之間。而兒頭旋橫骨右邊。將先出其肩圖。

第十一圖

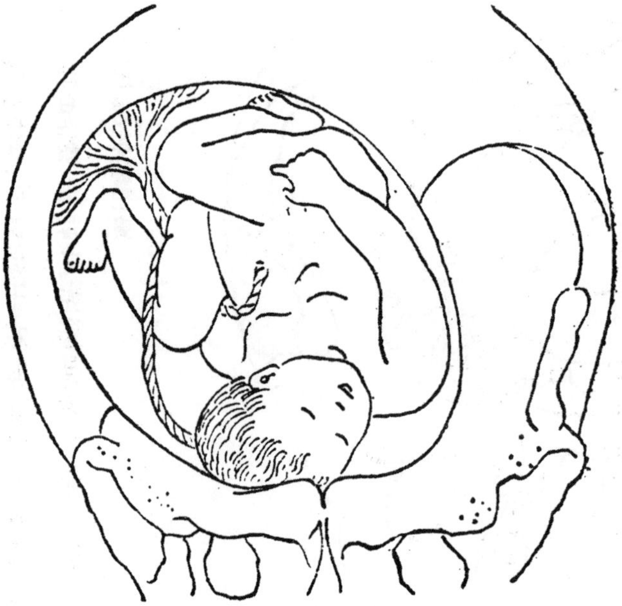

兒頭拒橫骨與監骨。而先出手圖。

第十二圖

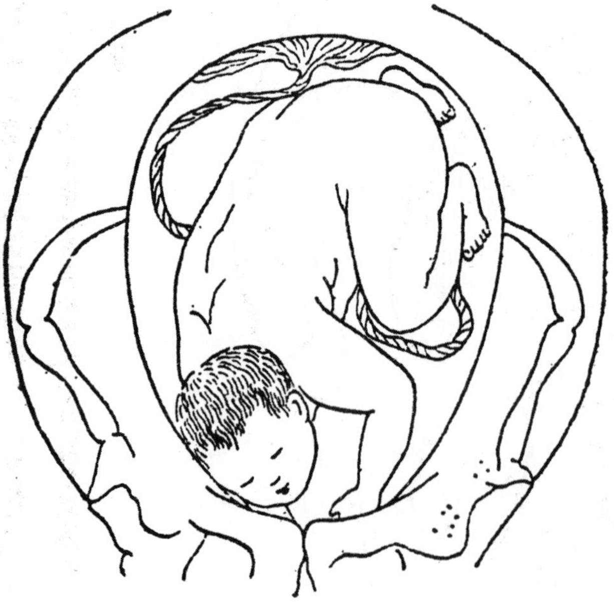

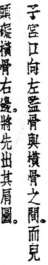

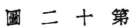

第十三圖

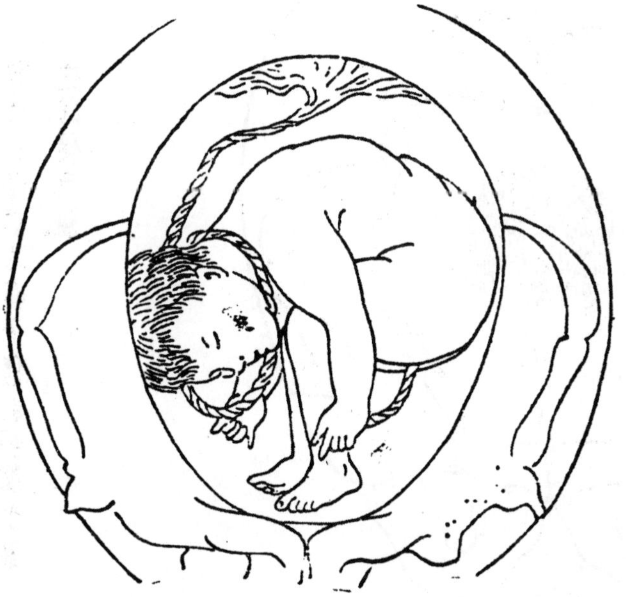

兒側面低頭。絆臍帶於頸。體屈曲而將先露兩脚圖。

第十四圖

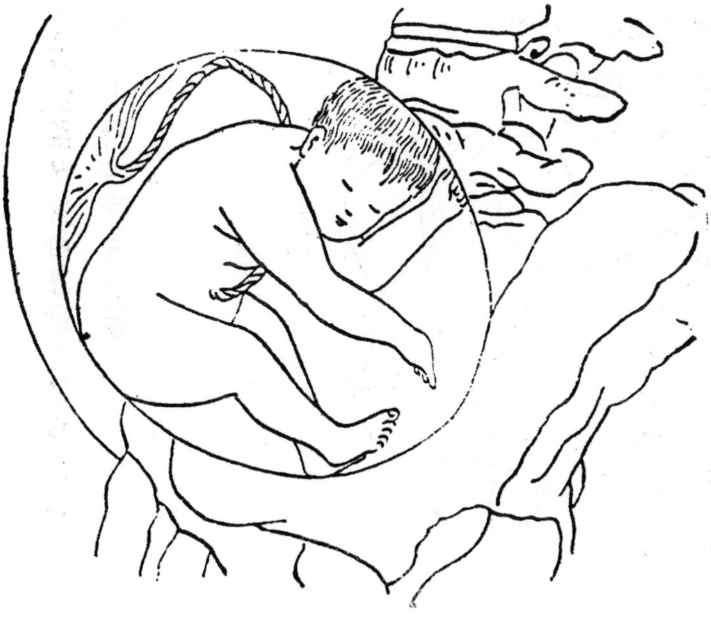

子宮不正。其底偏於右。其口向左髂骨及捷骨際。而兒體亦傾側圖。

面於背者必不轉身。偶屈折舉手脚先露臀尻圖。

第十五圖

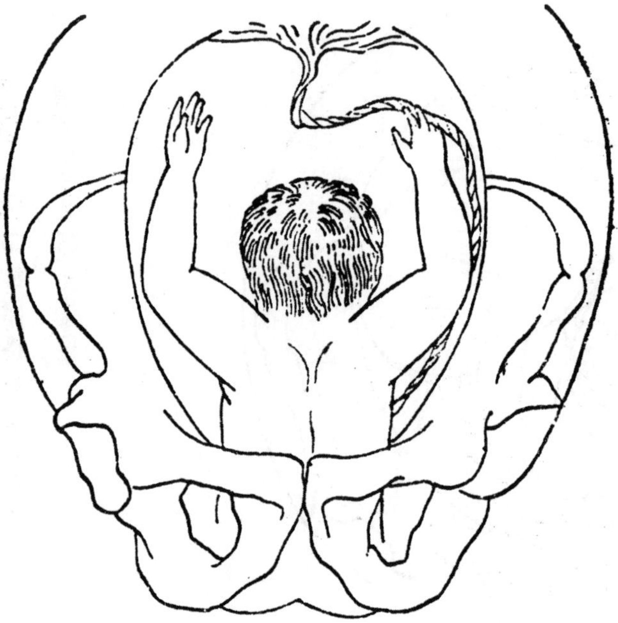

兒側面。體彎屈而舉兩足。聚於面。其臀向人門。右手先出圖。

第十六圖

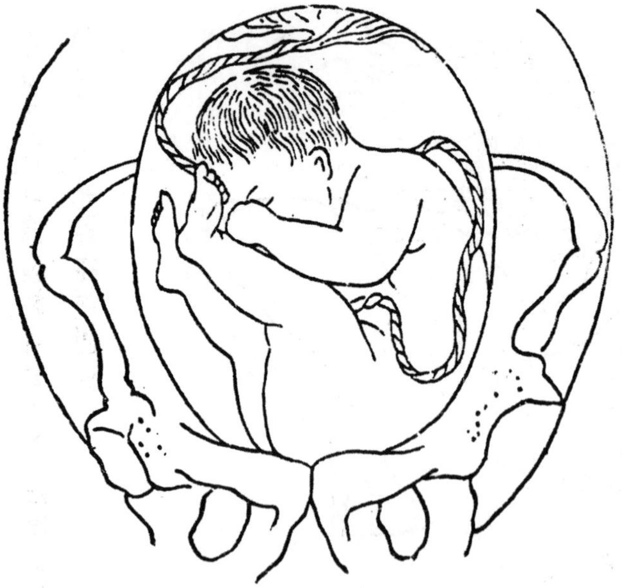

第十七圖

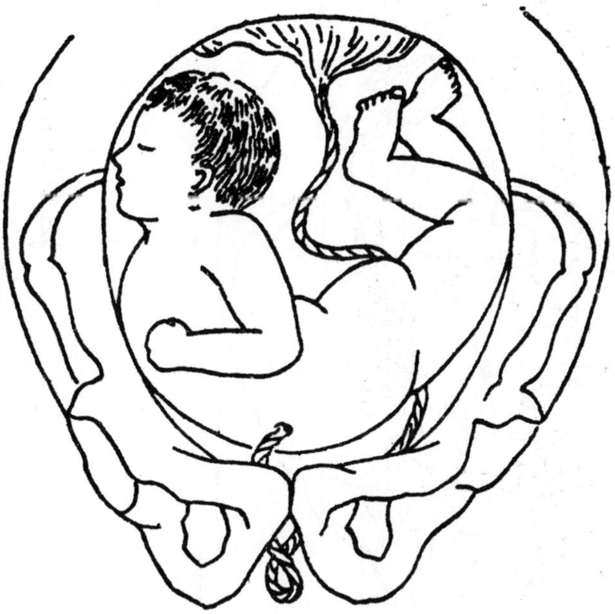

兒體頤側。反折而其腹向子門。乃露臍帶圖。

第十八圖

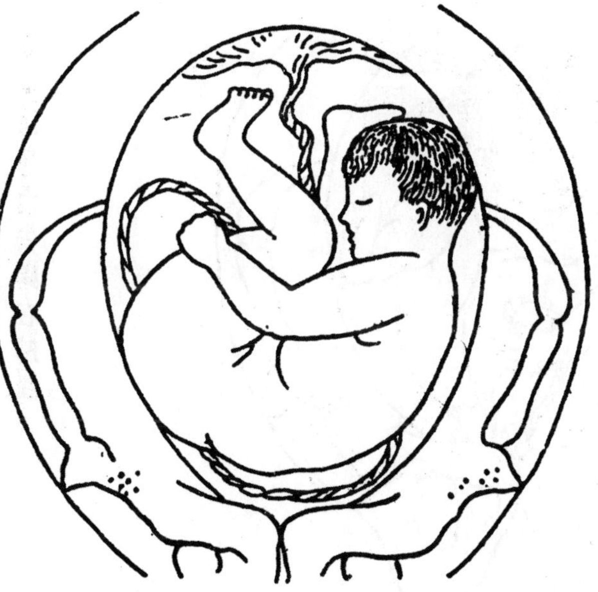

兒體欹側。仰而屈身。舉兩腳據于上背脊向產門。而臍帶將出圖。

第十九圖

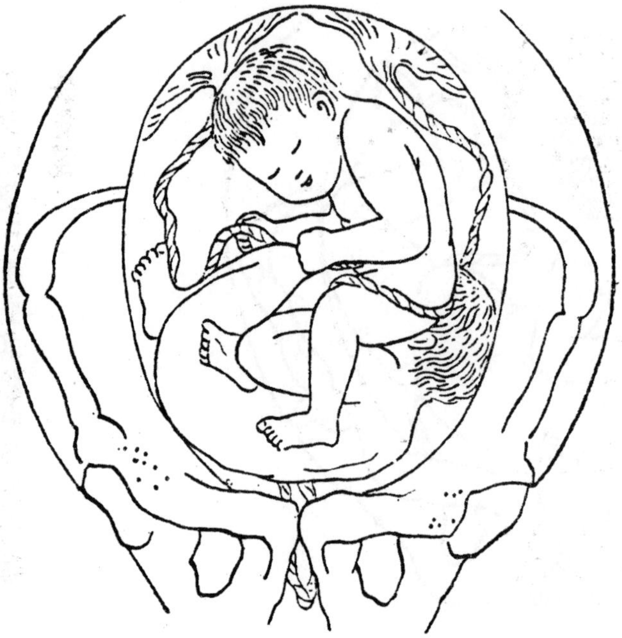

雙胎元顏側。俱失轉身。而不能分娩。先露臍帶圖。

第二十圖

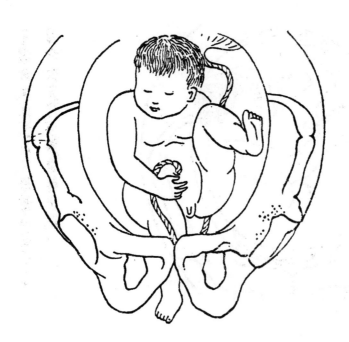

兒失轉身。而先露右脚圖。

第廿一圖

兒失轉身而露兩脚圖。

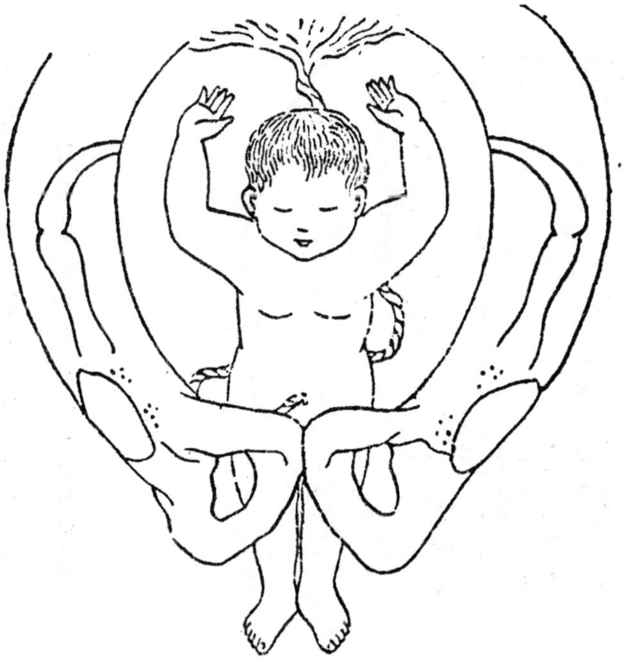

第廿二圖

子宮歪斜。其口向腰椎。是以兒轉身將出而頭向其口圖。

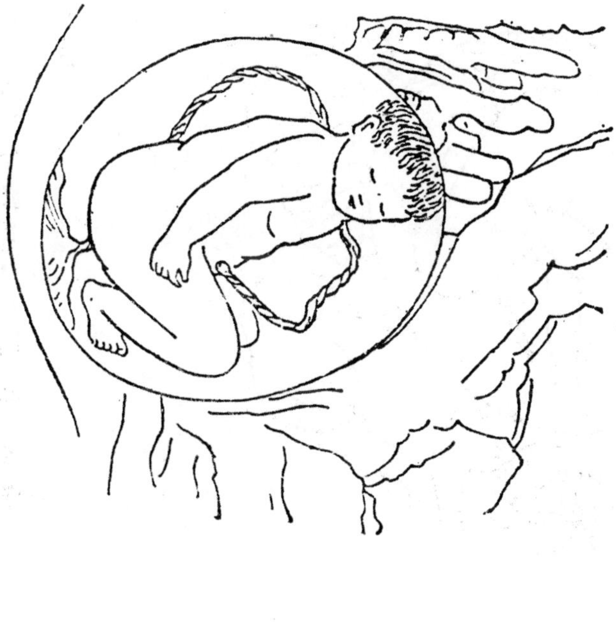

第廿三圖

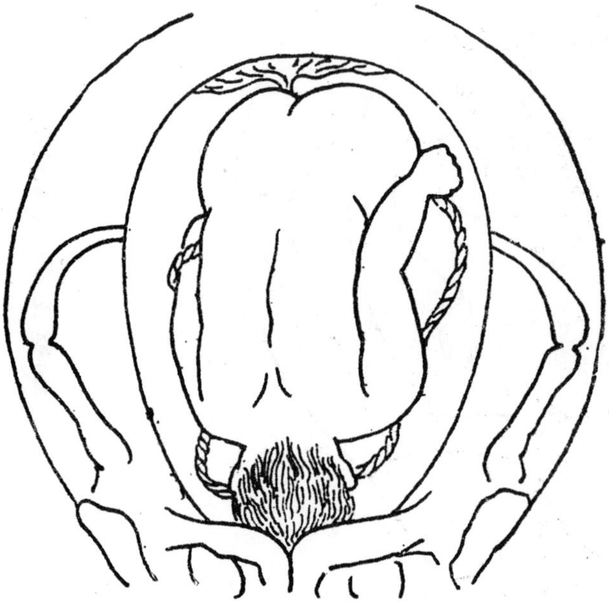

子宮不正。其底當脊椎。其口向腹前。兒已轉身將出而頭拄橫骨難出圖。

第廿四圖

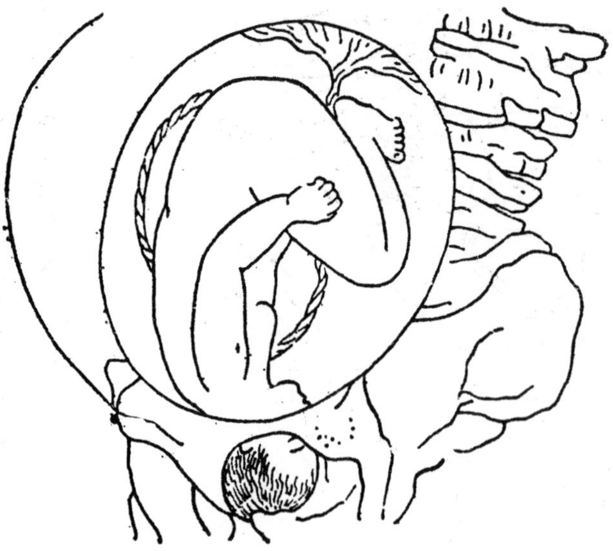

子宮不正。兒轉身將出而左肩拒橫骨圖。

第廿五圖

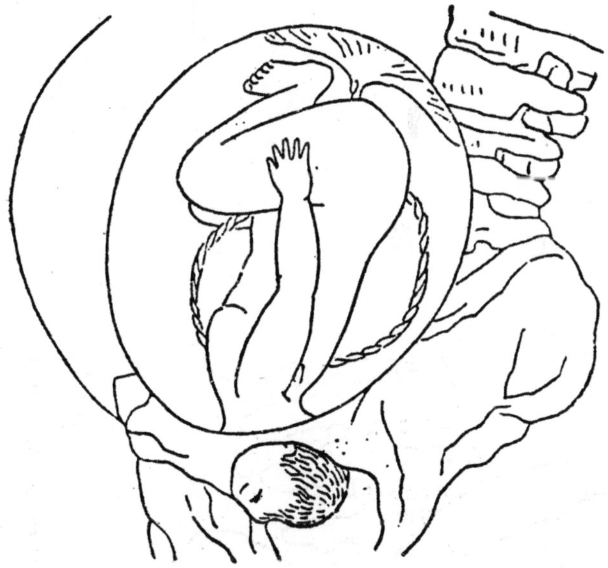

與前圖同。而右肩旋橫骨圖。

第廿六圖

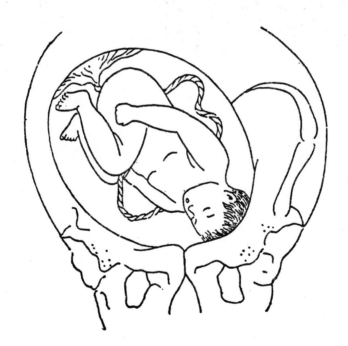

子宮不正。其底偏于右。其口向髂骨及橫骨左邊。而兒體亦欹側而頭向其口圖。

子宮不正。其底偏于右。其口向左監骨及腰椎之間。而兒面於背。而向其口圖。

第廿七圖

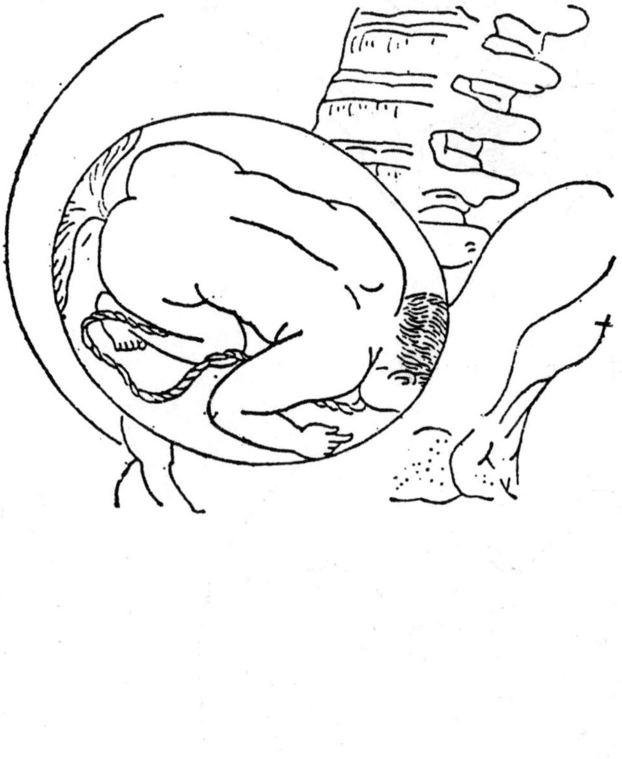

附錄

產前後經驗方

長德散　產訖服此藥。必無諸疾。

麻葉陰乾。收磁器內埋燒麥糠火中。　血竭　虎骨　烏犀角各二錢

右爲細末。每服一錢二分。好酒送下。以微醺爲妙。產後七日止服。凡服此藥產訖不須依椅。惟宜平臥。若產後數十日。舊瘀不盡發諸疾者。宜用後方。

麻葉製同上十錢　血竭　虎骨　烏犀角各三錢

右細末。服法如前。忌青菜川魚等。　此方武州足立郡浦和領。芝村長德寺祕方。里人稱枕下藥。

菩榮湯一名長榮湯又稱山田擺藥　治產前產後諸病。及金創之妙劑。

當歸　川芎　芍藥　人參　白朮

黃芩　黃連　丁子　沈香　木香

肉桂　苹蓬根各等分　甘草減半

右剉。除丁沈木桂。餘藥炒黃色。每服三錢。水煎服。〇一方加鬱金。熟地黃。此方修合家有種種傳法。或酒侵。日乾。或炒用。

赤井龍王湯　治產前後諸疾。及打撲折傷金瘡。腹痛食傷。淋疾癲狂。黃胖病。又癰疔諸惡瘡類中風。痘瘡後諸症。又能解酒毒。開鬱。目效驗難

悉述。

當歸　川芎　芍藥　黃耆各上　艮薑中

萍蓬根上　木香　黃芩　黃連各中　人參

大黃　肉桂　桂心　甘草各下

右剉。土器中炒。每服二錢。沸湯漬絞用。滓再煎服。○有熱加柴胡。○金創筋斷加栟櫚。中　丁子。下　○打撲倍萍蓬根。

救急飲　治婦人臨產血暈悶絕垂死。或呵欠。或嘔逆。或狂躁。或譫語失笑。及一切危症見者。

炮薑　炮黑豆　當歸身　川芎　益母葉各一錢

玄胡索　牛膝各二錢

右水二大碗。煎七分。和新鮮童便一盞服。如血崩不止。本方加炒荊芥。人參各二錢。

赤白帶下

白物神散　治婦人帶下。因氣滯欝血欝者。

土茯苓炒十五錢　當歸　川芎　薏苡仁　牡丹皮各五錢炒

人參　甘草各二錢

右爲細末。每服一錢。白湯送下。

束帶飲　治赤白帶下。及產後惡露盡後。淸血不止者。

續斷　炙艾　紅花各上　地榆　川芎各中

地黃　芍藥各中　當歸上

右每服四錢。以水一盞半。煎取八分服。

八僊飲　治赤白帶下不止。陰門瘙痒。

土茯苓　陳皮　茯苓　木通　當歸

金銀花　大黃　川芎各等分

右八味。每服四錢。水二盞。煎一盞溫服。

玄胡索湯　治臍下撮刺痛。陰冷大寒。白帶下。

黃柏　苦楝子各一分　附子　肉桂各三分　玄胡索二分

熟地黃一錢　炙甘草二分

右剉一劑。水煎服。

木香順氣湯　治因七情內傷。下白帶。

良薑　乾薑炮　茴香　陳皮　縮砂

厚朴薑汁炙　桔梗　蒼朮　甘草　丁香皮

肉桂各等分

右剉每服二錢。水一盞。生薑三片。棗一枚。煎八分服。

治梅毒及產後帶下久不止方。

十全大補湯去人參用地黃一錢。加牡丹皮紅花各五分。土茯苓一二三錢。水煎服。後宜與妙應散。

妙應散

白朮　茯苓　陳皮　香附子　川芎

沈香各六錢　血竭七錢　人參三錢　甘草二錢

右爲細末。每服一錢。白湯送下。○如腰脚冷者。加熟附子一二錢。

治帶下前陰糜爛痒痛者。用此甚神效。

鰒魚去殼用身腸　菖蒲根各等分

入土器中燒存性。細末。白麻油和調敷患處。痒痛立愈。

如聖丹　治婦人赤白帶下。月經不來。

白礬　蛇牀子各等分

爲末。醋打麵糊丸。如彈子大。以胭脂爲衣。綿子裹納於陰戶。如熱極再換。儒門事親

坐藥方　治婦人久不產。陰中隱隱如蟲嚙。冷冷如風吹。或轉胞不通。或姙子不成。慣墮者。

硫黃　桂皮　川芎　丁香各等分

右爲細末。以絹袋盛。大如指。束內陰中。坐臥任意。勿走行。小便時取出。更安新者。

又方　治婦人經閉。瘀滯下不斷。或濃淋下疳。腐臭不可近。陰中突出。如菌子。如鷄冠。不堪焮痛者。

桃仁　大黃各一錢　礬石　龍腦各五分

右如前法納陰中。若夫前方惟宜溫下體之氣。而後方則下瘀血。及青

黃濁汁以其諸症漸退爲度。

經閉血瘕

溫經湯　治經道不通。繞臍寒疝痛徹。其脉沉緊。此由寒氣客血室。血凝不行。

當歸　川芎　芍藥　桂枝　牡丹皮

莪朮各半兩　人參　牛膝　甘草各一兩

右㕮咀。每服五錢。水一盞半煎至八分。去滓溫服。

澤蘭湯　調經通血脉。治經閉。

澤蘭二錢　柏子仁　當歸　白芍　熟地黃

牛膝　茺蔚子各一錢五分

右七味。水煎服。

通經散　治婦人經水不來者。

紫檀　紅花　牛膝各二錢　肉桂　白礬

代赭石各一錢

右爲細末。分作五貼。三日服盡。尙經水不來者。更加枯礬一分。

本事通經丸　治婦人室女。月水不通疼痛。或成血瘕。

桂心　青皮去白　大黃炒　乾薑　川烏頭

當歸　桃仁　莪朮　乾漆各等分

爲末。先將四錢用米醋熬成膏。和餘末調勻。搗千杵。丸如梧子大。曬乾。

每服二十丸。淡醋湯下。加至三十丸。溫酒亦得。

鱉甲乾漆散　治血瘕癥癖。

鱉甲　琥珀　大黃　乾漆各等分

右作散。酒服一錢許。少時惡血卽下。若婦人小腸中血下盡。卽休服也。

本條甄權方。予常加乾漆。用之尤效。

魁蛤丸　治瘀血作痛。經閉不行。

香附醋煮四兩　桃仁　瓦楞子卽魁蛤煆醋煮一晝夜各二兩　大黃蒸

牡丹皮　當歸各一兩　川芎　紅花各半兩

爲末。飷餅丸。梧子大。空心溫酒下三五十丸。生生子方

乾漆丸　治瘀血在膀胱者。

歸尾　紅花各三錢　乾漆五錢　大黃　桃仁各二錢

右五味。細末。醋糊丸。梧桐子大。每服一二三十丸。白湯下。

潰堅丸　治經閉血痼腹痛者。

生漆　大黃　麵粉各等分

右三味。煉蜜和調丸。梧桐子大。每服五分。白湯送下。日一夜一。發赤疹爲知。

崩漏

補氣退血湯　治婦人血崩。氣血兩虛而兼熱者。

當歸酒洗　阿膠　人參　黃芪　白朮

梔子炒黑　荆芥　黄芩　地榆　艾葉醋炒各一錢

川芎七分　芍藥八分　防風八分　地黄一錢半　黄連

蒲黄各一錢半　甘草三分

右十七味。水煎。或薑棗湯煎服。

大全黄芩湯　治經血不止。

黄芩　當歸　蒲黄　側柏葉各四分　艾葉一分

生地黄二錢半　伏龍肝二錢

右七味。生薑三片。水煎服。

十全大補湯加香附子棕櫚灰　治崩中去血過多。

木耳散百一　治血山崩。

陳粽　木耳　蓮房　槐木各研存性

右等分爲細末。每服三錢。温酒或米湯調下。

五靈散　治婦人血崩。或作肚腹刺痛者。

五靈脂　蒲黄炒　官桂　雄黄　甘草各等分

右爲細末。每服一錢。薑湯調下。

黄連解毒湯加艾葉　治血崩不止。方見傷寒啓微頭痛壯熱

柏葉散證治大還　治元氣虚弱。崩中漏下。久而不止。又治白帶。

柏葉炒　續斷炒　川芎　當歸　生地

鱉甲　龜甲　禹餘糧各一兩半　阿膠　地榆

牡蠣煅　艾葉　鹿茸　赤石脂各五錢

右爲細末。米飲下二錢。

益胃升陽湯　治血脫益氣。古人之法也。先補胃氣以助生長。故曰。陽生陰長。諸甘藥爲之先務。舉世皆以爲補氣。殊不知甘能生血。此陽生陰長之理也。故先理胃氣。人之身內穀氣爲寶。

黄芪二錢　人參　神麴炒各一錢半　白朮三錢　生黄芩一錢

升麻　柴胡各五分　歸身酒洗　甘草炙　陳皮各一錢

右水煎溫服。一方用地黃。

乳癰　乳結

括蔞牛蒡湯　治乳癰初起。寒熱往來。乳房紅腫熱痛者。

括蔞仁　牛蒡子研炒　花粉　黄芩　皂刺

連翹　金銀花　生梔子　陳皮　甘草各一錢

青皮　柴胡各五分

水二鍾煎八分。入煮酒一杯和勻。食遠服。

橘葉散　治婦人有孕。胎熱爲內吹。有兒吃乳。名外吹。致乳結成腫痛。寒熱交作。甚者惡心嘔吐。並服之。

柴胡　陳皮　川芎　山梔　青皮

石膏　黄芩　連翹各一錢　橘葉二十個　甘草五分

水二鍾煎八分。食遠服。渣再煎服。

清肝解鬱湯　治一切憂鬱氣滯。乳結腫硬。不疼不痒。久漸作疼。或胸膈不利。肢體倦怠。面色痿黃。飲食減少。

陳皮　白芍　川芎　當歸　生地

半夏各八分　青皮　遠志　茯神　貝母

蘇葉　桔梗各六分　香附八分　山梔　木通

甘草各四分

水二鍾。薑三片。煎八分。食遠服。

鯪甲散　治乳癰。

穿山甲　皂刺　橘葉　當歸　括蔞仁

木通各等分

右六味。水煎溫服。

神效瓜蔞散　治乳癰乳癌神效。丹溪亦云妙捷。

大括蔞一個去皮焙爲末　甘草生　當歸酒浸焙各半兩　乳香另研

沒藥另研各二錢半

右爲末。每用五錢。醇酒三鍾。慢火熬至一鍾。去渣。食後服。如有嬭癌便服此藥。可杜絕病根。如毒氣已成。能化膿爲黃水。毒未成。即於大小便中通利。

回乳四物湯　治產婦無兒吃乳。致乳汁腫脹。堅硬疼痛難忍。

當歸　川芎　白芍　熟地各二兩　麥芽二兩炒爲麤末

水二鍾。煎八分。食遠服。

蔞貝散　治乳中結核。漸漸大。堅硬疼痛。根形散漫者。

括蔞　貝母　天南星　甘草生　連翹各一錢

水二鍾。煎八分。澄渣加酒二分。食遠服。一加青皮升麻。

治乳結硬妙方

天南星　百草霜各等分

爲末。茶湯調。以鷄翎塗之。予將此方每得奇效

皂角散　治吹乳。

皂角燒灰　蛤粉各等分

爲末。每服二錢。溫酒調下。

乳巖

集驗良方云。乳巖先因乳中一粒。大如豆。漸漸大如鷄蛋。七八年後方破。破則不可治矣。宜急服此藥。生蟹殼砂鍋內焙焦爲末。每服二錢。酒調下。日日服之。不可間斷。

治乳巖奇方

露蜂房　苦楝子　雄鼠屎各燒存性三錢○鼠屎入水沈者雄浮者雌也

右爲細末。每服一錢。溫酒送下。日三。

又方

大瓜蔞一個半生半炒

酒二鍾。煎一鍾。食後服。

又方

夏枯草花葉。俱搗。入食鹽少許。再和勻敷患處。其效如神。鹽分兩以適人口爲佳。

乳癌神方

守宮燒存性

爲末。醋和。敷患處。

化癌煎大西洋方　治一切癌瘡。

奇艮上　鹿角生屑上　桂枝中　甘草下

每服三錢。水二盞煎一盞。日服三貼。

十六味流氣飲　治乳癌。

當歸　川芎　白芍　黃芪　人參

官桂　厚朴　桔梗　枳殼　烏藥

木香　檳榔　白芷　防風　紫蘇

甘草等分

右剉一劑。水煎服。

治乳頭裂破方

以蛤粉胭脂等分。水調傅。

治乳頭爲兒所嚙裂破不瘥

粳米飯燒存性

爲末。傅患處。

又方

鼷鼠燒存性。細末。津液調傅。

療乳癰初得令消方

赤小豆　茜草等分

右爲細末。苦酒和傅之愈。

療乳癰或瘡久不差膿汁出疼痛欲死不可忍

鹿角二兩　甘草半兩

右爲細末。用鷄子白和於銅器中煖溫傅患處。日五七易卽愈。

東宿治程玉吾内人。姙已七月。乳忽紅腫而痛。灑淅惡寒。發熱而成内吹。以大瓜蔞四錢爲君。當歸尾二錢爲臣。甘草節蒲公英貝母連翹各一錢二分爲佐。柴胡青皮各八分橘葉五片爲使。水煎飲之。兩劑而瘳。此方治驗不可勝數。若將成膿。可加白芷。〇周依此方。每奏奇效。因舉於此。

陰瘡　陰腫

苦參煎周新定方　治婦人陰中生瘡。膿汁淋瀝疼痛者。神效。

苦參五錢　防風　鼠麯草　荆芥　野菊花

蛇牀子各二錢半

以水二升。煮取一升六合。熏洗卽愈。

菖蒲散赤水 治月水澁滯。陰戶腫痛。

菖蒲 當歸炒各一兩 秦艽二兩

右每服五錢。入葱白水煎服。

白礬散同 治陰腫堅痛。

白礬五錢 甘草五分 大黃一兩

右爲末。水調如棗大。綿裹內陰中。一日兩換。以愈爲度。

治婦人陰中突出如菌。四圍腫痛。內用補中益氣加山枝茯苓車前子。或加味歸脾湯。外以生猪脂和藜蘆末塗之而收。同上

余治一婦人。姙娠六月。陰中突出如菌。其色灰白有皺紋。以龍膽瀉肝湯。加白芷金銀花。六七日而全愈。頃閱香奩潤色。治女人陰門忽生鷄冠或瘰者。用瀉肝湯加大黃一錢卽消。與余治驗正同。

小網街賣油商。作兵衛妻。產後陰門傷破。數日不差。後潰爛膿水常出。而痛楚亦甚。已踰一月尚不愈。予用柞皮湯及薰洗方。十餘日而全安。二方並見黴瘡新書。宜以參看。

本船街。肉糕舖。平三郎妻。娠孕患子腫。數月不消。漸小便短少。至臨月腰脚腫尤甚。忽陰門大腫。如股間挾毬。陰肉垂下。殆似牛舌。其色晄白如水晶。開股屈脚。倚褥仰坐。兩膝以枕承之。兀然不能轉側。衆醫用利水及熏洗之劑。毫末無效。執增劇矣。乃迎予求治。予曰。此症甚易易。卽以三稜針刺陰門腫上。左右各三痏。垂肉上一痏。清水滴出。便以故絮裹

之。通宵水出盡。而陰門復常。次日亍往。則婦離牀跪坐。若未始有病者。後踰六日分娩如達。後橐吾飲禹翼湯交用。而腰脚腫悉消。未三候而動履如初。

曲頭管圖式

曲頭管長六寸。大如小筆管。曲頭七分。於頭端上際穿一小孔。爲出藥處。當以銅或銀製之。此管不獨可用子癇。又產後痙病。其他卒中風。小兒驚癇等之症。牙關緊閉者。宜以此管灌藥矣。而其灌藥法。須以管頭入口內。隨齒進之。至牙齒不生處。以曲頭入上下齦間。乃醫自啣藥。自管下口向喉裏吹灌之。是不須開牙關。落藥於咽中之良法也。此管眞救卒病之神器。醫家不可一日無也。

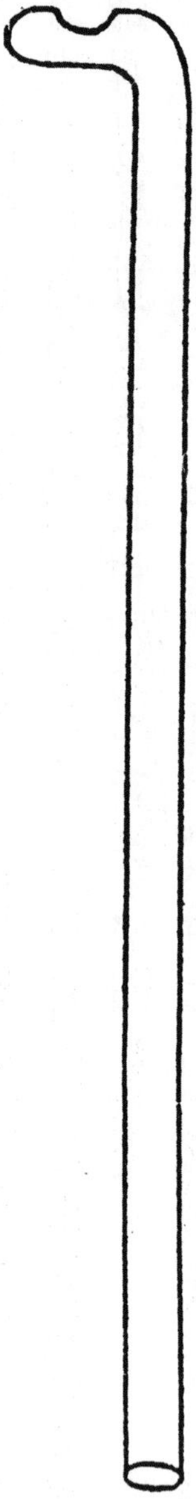

陳存仁編校

皇漢醫學叢書

產論

賀川子玄著

產論提要

本書爲賀川子玄所著。書凡四卷。一爲孕育。二爲占房。三爲巳娩。四爲痛斥產椅與鎮帶之害弊。末附以治驗四十八條。每卷之首。先列論文。次列治法。經則治術。例如孕育論中。備述受孕經候孕後病態脈診腹診之辨孕。說明胎兒之位置。產有順逆。吔有孿胎。以及孕後應守禁忌。莫不詳盡。其次治法。則取巢氏病源候論之關於產者。一一分立原因、證狀、治療、亦頗明晰。至於治術。卽是手術。彼所謂臨產救護手術居其八。湯藥居其二也。雖可補方劑之不逮。惟施用時之種種姿勢。頗有輕重緩急之分。故非熟練於此者。不能用也。

產論序

古醫之道失傳。庸陋之學日興，濫毒流染。而無復異論矣。伏惟本邦昇平醇化之所嚮。上自王公大人，下迨士庶人，厚生壽安之欲膠固於心。乃僥倖之徒。務昧世路，故作老態。呴愉補益。以鉤人意。而意相投黨。遞驛以掩跡。分毀是己之欲。蓋爲重糈也。是故生無韡外之聞。外無一書之遺。徒與蚑蚋同域。而浮過日月。已然而時乘順運。身援機路。豐衣螘食。晏然而甘瞑於一世也。此風一興。後游蕩亡賴之徒。逐臭慕羶。髡形儒服。妄馳逐聲利司命之大任。卒以爲棄物之苑囿。不亦哀哉。有志之士。所以長大息也。我先君東洋先生。痛吾技之頽壞。排闢世醫。以立古醫道矣。余也少小與聞之尚矣。既而聞城南一貫街，賀川子玄翁者。善鄭產之術。然其事奇險幾乎詖離焉。亡幾先君逝矣。余小子嬛嬛在疚。益恐斯道之荒廢。因偏交有聞之士。尋繹撮要。以欲建纂修集成之業也。及此時。翁之名益顯。遂介以得見。翁爲人忠實。任氣。初以鍼術爲業。大見推用。會其鄰家有橫產者。衆醫束手。主人謀之翁。翁有奇構救之。於焉慨然謂大凡橫逆產者。究非藥石之所治矣。乃淵慮沈思。益推明其術。而其業大成矣。槩其術從古所無。而其所識發。亦拓開由來之陋習。傲然睥睨古今。自以一家樹立也。實可謂曠古一人哉。而有貧窶孤寡之疾病。卽必匍匐就事。向且爲之施與。必救其急患。卽雖貴富輿載之招。有毫髮不容於其心。則亢眉不肯顧焉。

又見華言巧飾之徒。則君燎以弄之。亦詬厲以鋤其趣操焉。以故人或稱之爲狂爲癡。而能知之者。如子之慕慈母也。此蓋與世醫之攘攘務味世路。衒售虛技者異。而名聲所以藉甚也。近者著其所持論及治法藥方四卷。名曰子玄子產論。請序於余。余時應若狹侯之求。赴小濱診理。旁午不遑筆研。雖然以余與友盟。加有啓沃之誼。不可以辭焉。因姑記其梗槩。表白其操行。與世醫決絕而鴻業所以大成者。見此書者。攘棄自來之陋弊。蕩滌流俗之垢穢。取之左右。以期要於功實之上。則古醫道之崇。蓋亦可以裨益云。

旹明和乙酉秋八月東都醫官平安橋陶書于若狹之客館。

產論目錄

產論

皇和近江州彥根賀川玄悅子玄著　男　玄迪子啓
門人　山脇格叔光　仝校

卷一　孕育

一　緒論

論曰。婦人受孕。經畢後十日之間。爲其候矣。過此已往。後經復動不能作孕也。其免之期。初孕者。滿三百日則免。如經產者。二百七十五日。折衷其旬而計之。可以不失其大要焉矣。

始孕三旬則病阻。蓋以後經不能行而及期病也。或頭微痛。或心中憒焉。或解惰不欲執作。至四十五日若五十日益熾。其大凡其人。脈數。惡寒發熱。頭痛口渴。嘔吐咳逆。上氣不食。腹痛下利。耳鳴煩悶。或欲啖鹹酸果實。多臥少起。其疑似疫者。當按三部而後決焉。

經畢後七十五日。候孕與否可決。凡孕者。其指頭之脈。或倍於寸口。氣衝之脈。或倍於寸口。是謂三部之脈。

按三部而不得決者。候之腹。右手循鳩尾而揩而下之。至于天樞。左手起自橫骨之際。微推而上之。則臍下任脈之經。脉脉然有物起其指下。按之隱然有氣力焉者。乃娠也。凡按腹者。候之肌膚之間。故其手宜輕。否則胎氣逃散。不得見矣。輕而揩下之。而臍下之肌膚礙指焉者。乃娠也。凡孕皆在横骨之際。大抵始身過七十五日。則見其大僅如獨栗子。但又須兼按氣衝乃決之矣。

左腹下爲血室。右腹下爲委食之府。故如血塊腹脹者。率居于左邊。而按之或有數塊累累焉。偶當任脈者。亦切按之其物凝然膠結。愈深愈固。可以一按而決矣。凡此所云左右分屬之說。雖出於古人。亦躬所實驗。數治產婦事有艮然。故按腹右得者。定爲燥屎。左得者。定爲瘀血。必無不中者。

世常以乳頭紫黑卜之娠否。然而殊有不然者。嘗見一婦類孕乳頭黯色。又能出汁。而其實血癥者。故不可一例也。

姙娠之形類血塊腹脹者。不可不審別也。假如四五月不見其經者。當問其經嘗多少也。即曰常多者姙娠也。即曰常少者。又當依法按其腹。按後腹形頓小者。是血塊病也。假如六七月不見其經者。當按其腹。當神闕有物應其手。而横骨之際。任脈之經。其膚圓轉而渾渾然。切之則動氣應其指者姙娠也。或雖於横骨際已毋有而按其腹。又弗覺氣力者。然而氣衝之脈甚數。及臍下之膚礙指焉者姙娠也。假如八九月不見其經者。當試令其人仰臥。仍不轉側。而直起座。若能之者。是非姙娠也。

凡婦人之腰形必拗曲而其內宏。蓋是天設受胎之地。故與男子之腰形附直。内無容受者不同。

古來論胎孕之狀。皆以爲。姙娠十月子頭向上。及將生則轉身而下。頃余又閲紅夷所傳内景圖。亦畫胎孕之形。一同其說。乃知傳謬誣眞。非特漢土也。夫彌月之胎。其大幾何。子宮之中。其寬幾何。信使迴轉。理當破裂。豈非大謬惑者與。今唯據實如法按之。當自知彼非是。大抵五月之後。腹中胎大如瓜。必背面而倒首。其項當橫骨上際而居焉。其胞衣則蓋于胎之尻上。而當母鳩尾之下。至臨月按之。可得別其體貌而盡矣。古人又謂其縮手足而居者。亦非是也。自其背而探之。其左右足膝。皆張而旁出。則應是其面作箕股或結趺也。如其手膊。則並展其臂而常自依脇旁。則未嘗縮手足也。故生子頭上耳後橫斷紋。乃橫骨當䆫之痕也。如逆生者。其孕本亦背面而上首。胞衣蓋乎兒膏肓之上。故其生遂自足踵而出也。蓋古時未知其眎胎之初所已倒錯也。而以臨產遽變者。妄論耳。

凡姙娠之形。尖上者必逆產。尖下者必順產。凡所謂順逆者。並皆以世所常有者謂之順。反此者謂之逆也。下皆傚此。

凡孿胎一側於左。而倒首向下。一側於右。而豎頭向上。其生也。左先右後。故後者必逆生。其胞衣各一。是爲孿胎正法。其奇者。或駢首向下。共一胞。或雙皆上首。共一胞。胞皆大如盤。是爲孿孕奇法。獨其雙逆胎者難達。而死而罕生者。

凡任脈窪成一道者。孿胎之候。

孿生或男女同孕。或純男或純女。余所識家每歲孕而孿生。又必一男一女。凡五產皆然。又嘗見一婦坐草。視其所下。乃流產之胎。如孕未足七月者。而舉體尙冒膜未脫。後三日還產滿月之胎。而其子今尙無恙。蓋天下無所不有矣。

凡妊娠百二十日。而四肢之形具。未滿者但有胞而形圓。譬如獨栗子。而白膜包之甚厚。蓋嘗遇傷產婦墮是物者三。視之其內但有五朶。蓋三剖皆同云。由是觀之。謂人非五行之秀氣者。吾不信矣。

有品胎者。余嘗見之者二人而已。故其法未詳。但其大略。猶如孿胎之法。而其所生之兒。率不可育已。

或問男女之辨。余答曰。不知也。問左男右女之說。曰。非是也。凡孕皆當任而居中。爲物所壓則左右側。其右者。兒之頭居焉。左者兒之下身居焉。

妊娠禁伸脚而寢者。其意蓋恐其臥肆體。則產致橫難也。然檢漢人古醫籍。並亡是說。而雖本邦古名醫。亦未聞有此議。則知此言。徒出近時兒女之臆見者。而偶然傳承。遂成是陋習者耳。不然其言之害事理者。亦莫甚焉。何者凡孕胎必當任而居中。而今屈脚而寢則肚體必曲撓內縮。此爲其胎難居中矣。且如本邦婦人。又加之以鎮帶束其上。是制其上而戾其下也。胎欲不欹斜。豈可得乎哉。故今孕婦之動致橫產者。率皆夫二者之貽禍。識者不可不力救辨正也。

妊娠禁食川鱗。亦是近來始有此陋習。竊繹其意。蓋惡流產而忌之也。夫傷產自由母氣不足與物傷其胎而有之。豈川鱗之所能爲乎。蓋余壯及今年。六十有七歲。其間日治妊娠遇有此輩。必強食之。力爲一世除之謬惑。而未嘗遇所害也。大抵一切禁忌。未嘗非庸惑之流也。

凡產前多房。必產後病蓐勞。是爲妊娠之大戒矣。

凡妊娠當忌屢浴。則腠理開而風冷襲焉。凡妊婦之受冷者浴也。其他無所受邪。胎氣實於中也。

二　治法

病候曰。經水時下。或不絕。或胎動而水下。或欲墜者。胎失其處。而動經若膀胱也。至甚動經脈。則寒戰發熱而胎墜。

測法曰。病得之交接。而壓其胎。

治法曰。整胎之術主之。宜第一和劑之類。

病候曰。吐血衄血。或卒然胸痛者。

測法曰。病得之盛怒。而其氣暴逆也。

治法曰。洞當飲主之。兼用韋騰飲。吐血甚者。別與藕汁。

洞當飲方

柴胡　黃芩　黃連　茯苓

半夏　生姜　青皮各五分　甘草一分

芍藥一錢

右九味。以水二合半。煮取一合半服。

韋騰飲方

芎窮　黃芩　黃連各一錢　大黃五分

右以麻沸湯一合漬之。須臾絞去滓頓服。

病候曰。孕婦左腿痛。

測法曰。有瘀血也。數產而後。或病於左。初則不病。

治法曰。產後療之可也。折衝飲主之。

病候曰。溲黑血。

測法曰。溲黑者腎傷也。溲血者内熱也。凡諸血不由戶者。不害於孕甚則危。

治法曰。大補湯主之。

大補湯方

黃蓍　人參　白朮　茯苓
當歸　芎窮　芍藥　桂枝各五分
乾地黃一錢　甘草一分

右十味。以水二合半。煮取一合半服。

病候曰。藏躁悲傷者。或善怒者。產後不眩冒則病狂。

治法曰。甘麥大棗湯主之。方見要略

病候曰。苦心下逼者。

測法曰。世醫率謂是胎也。余屢驗非胎而唯血氣上逼者甚多矣。如胎絕橫骨而上。則往往難救。其得整胎而復者。十僅二三而已。

治法曰。第一和劑湯主之。兼用救癇術按之而止。術見後

第一和劑湯方

附子　白朮　黃蓍　芍藥各一錢
當歸　乾薑　芎窮　茯苓各五分
桂枝一錢　甘草一分

右十味。以水二合半。煮取一合半服。

病候曰。妊娠下黃汁或如赤豆汁。

測法曰。產門下之者胎死也。

治法曰。第一和劑湯主之。方見前

病候曰。妊娠二三月下血塊。

治法曰。當剖視之。恐是傷產也。已知傷產。當與折衝飲可也。但下血塊者乃知非是傷產也。

折衝飲方

芍藥　桃仁　桂枝各一錢　紅花半錢
當歸　芎窮　牛膝各八分　牡丹皮
延胡索各五分　甘草一分

右十味。以水二合半。煮取一合半服。

病候曰。婦人每孕。三四月必墮胎。

治法曰。膠艾四物湯主之。

膠艾四物湯方

當歸　生地黃各三錢　芍藥二錢　芎窮一錢五分
艾葉三分　阿膠二錢
右六味。以水二合半。煮取一合半服。

病候曰。子癇。
測法曰。其人七情鬱結過度。則內火煽盛。熱薰大腸。怒揮憤起。上動委食之府。是爲子癇。故其病必右。
治法曰。救癇術主之。術見下

病候曰。過期不產者。
測法曰。經行不來者久之。而忽又受孕也。

病候曰。心下逼而嘔吐者。
治法曰。虎翼飲以伏龍肝汁煎服。

虎翼飲方
半夏八錢　茯苓四錢　青皮一錢　生姜一錢半
右四味。以汁二合半。煮取一合半服。

病候曰。妊娠胎動。則足痛而痿。
測法曰。妊娠過食。若物壓其胎。則動甚者痛痿。但動未至甚者。至八九月。旋自止矣。
治法曰。整胎術主之。術見下

病候曰。飲食停滯。或吐或下。

治法曰。吐則虎翼飲。瀉則第三和劑湯主之。虎翼飲方見前

第三和劑湯方

白术　黃蓍各一錢　乾薑五分　芍藥一錢

桂枝一錢　半夏一錢　甘草一分　茯苓五分

右以八味。水二合半。煮取一合半。去滓溫服。

病候曰。煩燥口渴浮腫有熱而大便秘或麻痺者。

治法曰。龍翔飲主之

龍翔飲方

麻黃一錢　大棗一錢　蒼朮一錢　石膏二錢半

甘草一分　生姜一錢

右六味。以水二合半。煮取一合半服。

病候曰。孕而遺精。

測法曰。得之子宮受寒冷也。

治法曰。牡蠣湯主之。

牡蠣湯方

桂枝　澤瀉　龍骨　牡蠣各二錢

甘草一分

右五味㕮咀。以水二合半。煮取一合半服。

病候曰。轉胞。

治法曰。玄英湯主之。

玄英湯方丸則亦名玄英丸

乾地黃一錢　薯蕷五分　茯苓一錢　山茱萸三分

牡丹皮三分　澤瀉一錢　牛膝八分　車前子五分

桂枝一錢　附子八分

右十味。以水二合半。煮取一合半服。

病候曰。大便下利。

治法曰。第四和劑湯主之。兼用青陽丸。

第四和劑湯方

附子　白朮　黃蓍　芍藥各一錢

桂枝一錢　乾薑　茯苓　半夏各五分

甘草一分

右九味。以水二合半。煮取一合半服。

青陽丸方

黃栢熬二兩燒二兩生二兩

右一味。糊丸。每服一錢匕。一晝夜數服。以大便利黑爲度而止。

病候曰。鬼胎血塊病。

測法曰。或在臍下之左。或章門邊。形類娠六七月者。按之其物似有尖稜矣。

治法曰。折衝飲主之。方見前

病候曰。渴病難治。

治法曰。專以天花粉與之。不與他食而愈。

病候曰。妊娠腹滿。

測法曰。大便燥結也。

治法曰。朱明丸主之。

朱明丸方

蕎麥一兩　大黃三兩

右二味。爲末糊丸。每服一錢。

病候曰。妊娠腹內覺如鐘鳴。

測法曰。大便燥結而氣逆也。世蓋謂兒哭於腹中者妄矣。夫兒在胎者。其頭與手足皆包白膜。安得作聲。故其臨生也。其膜內破而裹漿外迸。乃亦有生尙舉體被覆者。而人爪其頷下之膜。而發露其唇。然後兒得一啼。而舉體之膜。自破裂而脫。故兒未嘗哭於腹內也。

病候曰。右腿痛不可忍。而不能行步者。

測法曰。胎之處偏也。

治法曰。整胎之術主之。但痛者朱明丸主之。術見後方見前

病候曰。孕而顚仆者。

治法曰。整胎之術主之。

病候曰。小便難滯者腫滿。
　測法曰。得之數浴下身。而浴後溫巳則寒也。
治法曰。玄英湯主之。方見前凡孕婦忌數浴。浴者無久處之。孕至九月。法當斷浴。但以熱湯濡巾拭之可也。
病候曰。孕而淋。
　測法曰。以浴下身得之。
治法曰。治淋醴主之。兼與玄英丸。方見前
作醴方
　麴四合　白砂糖一合
右二味。以水八合。煎如飴狀。一晝夜溫服。
病候曰。孕婦頭暈甚者不治。
病候曰。妊娠五六月傷產者。其痛必自腰間八髎發。而陣疼。而肚下痛甚者是也。
病候曰。熱利或水腫病。其胎多墮。
病候曰。熱病胎死于腹中者。必下血。
病候曰。妊婦遽苦腰間重。若負任者。胎死也。
病候曰。時行病及其佗雜病。
治法曰。皆隨症治之。用藥勿拘俗戒。凡有其症者。雖毒藥無傷。若遲緩不治者。產後三四日必復大發。而不可救矣。產前十日而病愈者。則不再發矣。

三　治術

治術曰。凡子在胎。其頂當横骨上際。而倒豎而居焉。而及九月也。漸陷而其頭入於横骨之中。故腹横骨之間按之。而不可容指。則不踰十日而免。故子胎者。日動月下。然後就免矣。若或妊婦爲物所觸壓。或遇他事故。内受驚恐。或飲食過度自動其腸胃。則胎常欹側悶動。而不横産則子死於腹中矣。故不可不時時按腹。正其所位。位常不失其正。則雖至分娩之時。萬無一害矣。其整胎之法。先使産母解帶仰臥。消息半時許。醫徐用兩手就之。初自胸腹按摩起。以次下及右邊小腹。凡妊娠已五六月者。其胎大已如瓜。當任脈之經横骨之際而居焉。而左爲血室。常蓄氣血。右爲委食之府。爲空虚。故胎動輒易偏右側。而欹斜甚者。或當得之小腹横骨之際。醫既審按。以揣其胎畢。膝頭據産母之左脇下。以此爲用力之地。雙手略提其胎。輕輕用力。推送於任脈下之本位。但孕婦有燥屎者。亦須分理排定。屎者當右傍背小腹之間。重按之。有磊塊應手者即是也。須用左手。沿其内邊。而指頭撥之。以使不蔽其胎。而却從其中間拘其胎。以令内移。不然則幷推屎腸。不成其功也。推送之時。用力不可粗暴作之。當須臂頭重而指頭輕。其右手當亦略帶按撫意。務致中正爲要矣。已整胎畢。却自小腹揣摩廻轉向腹前。其中間留瓜跡大而安頓之數十回。迺使産母起坐。醫以右肩緊依其胸。而令産母兩手緊抱醫者之頸。而醫以兩膝内。挾持其膝。以令產母體無欹側搖動。而後却用兩手指頭微用力。挾脊骨循之。自第七八推。而按抑而下。就其按下之勢。使指骨節間有聲。務以使產母轉其志意。向背後爲之者一再次。却下用其掌側骨。緊切相依。仍用力拘勒。自背後腰眼。向小腹之前使相聚。而迴轉爲之者。五六十次。却又用其掌側骨附產母臀尻。圓轉撫摩者數回。至左右兩髀而止。凡產母用此法按之者。腹內鬱氣大開。絡脈自理。而所孕之胎。亦自安其位矣。苟能使子母任督常不相離。則胞胎寧固。而臨產可以保免於橫礙之難矣。大抵子胎。常自有包膜護之。而橫骨常亦津液濡潤。雖乃用力推送。決無所害傷。請勿以此類而生顧忌之心也。妊娠五六月。每日作之不懈者。母子肥健。長無殤折之憂。家世弈續。永膺無疆之福矣。

凡救子癇。須急如奉漏沃燋。不則死矣。其狀大類癲而發狂瘈瘲者是也。其救法。先使其婦仰臥。而醫以右膝臏抵於婦人左腹季肋。以此爲其用力之地。却以右手。上推右不容穴。左手下按右章門穴。乃其手下必應有物如巨柱。憤動撇起。用力按之則止矣。

卷二　占房

一　緒論

論曰。臨月先須事審診。預辨順逆。凡姙娠之狀。以手按之。腹中若有界埒。其上張大而下狹小者爲順孕。即以手按橫骨上。其子頭陷在橫骨中矣。其下張大而上狹小者爲逆孕。即以手按橫骨上。其上際虛疏。可容兩指。

則知難產也。如其胎偏側而頭入右股者，不治則知橫產也。

凡出生之兒，自頂至尾骶長不盈一尺者，必死，縱無災害，復不能育也。如工匠尺準之者八寸。

凡臨產之脉，宜浮數弦大。產難脉，亦貴按之而有力者。

世傳，欲產之婦脉離經，然此與難經所云一呼一至曰離經者，義又似各別。余數驗諸臨產之婦，其脉形，眞可以當離經之目者，數千人中偶得一二人。凡產事極易者，其破漿之後，脉或左右，或左或右，必沈細而滑。其子方免，寸口皆離絕而入於指端。既則復於本位矣。疑乃謂此也。

有痛五七日而免者，其痛日下至腰，或有痛乍起乍止而免者，其疼俄止者，慮子死腹中可也。

臨產宜顏色青白，其赤者危。

其生也，彼之時也。其豈草根木皮之所能催哉。故世言催生藥者妄矣。但臨產之婦服藥助其血氣，則或有是理。

子戶既開，漿破血下。漿者，包膜中水。其色淸冷而粘，類雞子白。蓋內氣剛逼而繞壓其胎。故包膜中水先所束迫，而幷聚於子頭頂上，而內氣益搏子及產門，則頭膜不復堪停積，而自迸裂也。其水或五六度下者，乃膀胱之餘泄，而非膜中之水也。

凡破漿不來而產者，被幪胎也。破漿來不迸者，倒產也。

如臨產而小便利者，子頭不在於橫骨中也。非橫逆產，則是其子已死於腹中矣。故小便不通者。爲子易免產矣。然而死胎亦時有小便不通者。醫宜臨時審候之也。

凡臨產下水不止者。爲胎死之候。然醫探之。其子頭上微有動氣。瞤瞤應於其指者。猶爲生胎。如死胎則無動氣應於指者。

凡痛在腰甚者爲正產。如初產婦。痛只在腹。而不下於腰及肛門者。非橫逆產。則是其子死於腹中矣。

凡臨產子將免。卽腰痛已止。而肛門大痛或有挺出者。坐草術許之。產婦力息及子將免。則重沓而倍至。其聲息後倍振大。而產母每俯者爲生胎矣。聲息後却細微。而產母每仰者爲死胎。凡胎死者按腹無氣力。而指若將陷矣。診脈無力而形若將結矣。

腰骨之橫而當臍下者。謂之橫骨。橫骨之餘曲而下趨迤會於股中者。謂之交骨。其交衡中間相距者。男子三分。婦人五分餘。經產者一寸餘。是謂會陰。交骨之前爲陰。交骨之後爲肛門。入陰四寸。當肛門之上子宮位焉。子宮長八寸。其口常向背後。而橫骨之下邊正當其口。故及子將免也。子宮轉其口而反向。交骨全闢而陰肉皆沒。會陰近於上。而穀道後張。故子已出子宮。則其頭頂直下。倒豎于會陰而及激轉跳脫出產戶卽免矣。子宮之形大類曲腰匏。而子已落地。則其口卷縮。却退入者四寸餘。而復于本位矣。

子頭頂未出于子宮者。雖經一二日而未死。已出一二寸餘。難免者必死。爲其卷口閉塞其口鼻故也。臨產子未免。而胞衣先下者定爲其胎巳死矣。凡將分娩之時。兒欲生而不生。產母亦力息數至而不可下者。有燥屎塞之也。探之其陰中近肛門。有物堅實如石。而礙其指背。卽燥屎也。蓋以子頭壓之燥屎向前故。其產門脹痛益甚。當急用蜜塗指。入肛門導之。大便得通則輙免矣。平日苦祕結之人。必多有此事。不可不知也。

世之論產。率以謂子轉身乃生。而終不知其未嘗轉身也。是以一切橫礙偏倒之產。皆不知求其過於妊娠之初。而一歸其罪於產婆之巧拙與用藥之遲速。豈非可歎息之甚乎。故如逆產或露一足者。尙或可得救之。而至如橫產露手者。乃以元束鎮帶制之令偏。故其歪斜巳甚者。醫雖急按之而或不遽順直。則兒胎必不得不死。兒胎巳死。則母亦不可獨得活。但當不得巳而剁去之。則或可得救之耳。此吾之所以極歎息也。

產母坐草不可太早。必待其力息重沓。而倍至一兩次。而後坐之也。不然則恐令產母體氣先倦。而免後失力也。又切不可令產婦努力也。

產母力息既亟。陽氣全結幷聚於上。然後子乃乘其勢下挺而生。故初生落地其肌極冷。其色甚白。撫之如水。纔皐一聲。則四體卽溫。肌色成赤。其愈冷愈健。若未啼其肌巳溫者。率不踰三日而死。

兒在腹中。肌骨極柔輭。蓋分娩之際。雖頭顱亦壓扁而出。及落地則忽然復形。但如世所傳落地見風。則暴長者非是也。

兒在腹中順逆皆背面。及出產戶。男子必俯。女子臨出必側戾而轉。既落地則仰。
肚帶短者一尺。長者三四匝者。然未知其何以也。但世世謂妊娠嘗顛躓者。而後有此者妄耳。蓋數見免產。其繞頸十七八。豈天下妊婦皆嘗顛躓乎。卽如楊子建所言礙產者。以今推之。乃亦燥屎塞之爾耳。不然余未見天下有以臍帶絆其肩。而爲之礙產者也。
盤腸產者。穩婆不知其宜。強令努力。故脫其腸也。其產後腸脫亦強努力。出胞衣故也。其產前腸脫者。以指推之。收諸產門上邊令免產焉。

二　治法

病候曰。產婦嘔吐不止。氣上衝心者不治。
　測法曰。子死也。
病候曰。露手而及臂若膊者不治。
　測法曰。子必不能免而死。
病候曰。腸脫。若肛脫。若子宮脫。
　治法曰。見後。
病候曰。臨產不堪腰痛者。
　治法見於後坐草術。
病候曰。交骨不開者。
　測法曰。子宮能轉口。則交骨必無不開之理。其有不開者。以子未臨而強令努力。故子橫冒子宮而出。令其口反益深也。

病候曰。分娩陰裂者。

測法曰。產婆之誤也。凡佐產者。當取諸上邊。而不可取諸下邊。下邊肉脆。子頭骨觸之。必無不破。生肌完膚散主之。

生肌完膚散方

大蒜百錢燒存其性　輕粉十一錢　莽草五錢陰乾燒之爲灰

右三味。以胡麻油調之。塗其瘡上。甚有神効。

病候曰。臨產燥屎害於產道者。

治法曰。見于論條。蜜若膠飴輩治之。無則諸膏油皆可也。

病候曰。產不能自免者。

治法曰。先與參附之類。凡產難延日。若胎死見背。若見臂膊之類。必致令產母斃。不可不早時決意而救之也。其法醫踞小几。令產母安意解帶。倚蓐高枕。開股豎膝。脚底撐几而仰臥。醫亦展兩脚。脚尖承產母之兩臀。以其股間。倚產母之兩膝。令不外倒。而後施其事焉可也。

病候曰。子已露半身。尚不能出者。

測法曰。子腰已下甚大也。又有脚股已下甚大如巨柱者。凡此類多死胎。死則不復能自免。醫必當有術救之也。余治產婦。罕見此二種。然數萬人僅一二。其產母皆因余救之而得不死。特識于此。以備後案云。

病候曰。臨產破漿後。猶下水不止者。

測法曰。子死腹中也。如子雖已死。而不見下水者。子頭塞橫骨之中也。

其母必腹若股髀腫滿。凡子已死三日。則其頭腦率多自三裂焉。

治法曰回生術主之。

三　治術

治術曰。夫妊娠之治莫要於臨產。而其間救護居十八。而湯藥居其二焉。故救護失術則湯藥無効矣。然乃今之醫徒論湯藥之性而不知講救護之術。至其產母坐草起居之宜。與生子臨盆死生之候。一任之產婆。漫然不加省。卽遇其稍危難者。瞠然疑阻。坐視其子母兩斃。此豈救患濟生者之所爲乎。且夫世所有產婆者。並皆孤嫠寡嫗之不得已爲業者。乃無知之一女子。而徒知滌浴拂拭之事而已。豈足與謀死生決成否哉。故救護之術之於妊娠之治也。不可不講者明矣。其術五。一曰坐草。二曰抒倒。三曰整横。四曰舉轡。五曰回生。

坐草曰。將分娩疼痛者。當使人以手常上下抑按其腰八髎穴以下而爲之不休。既而其痛稍下。頻欲大便。則令之解衣坐草。其坐法亦宜分開足踵。全出尻外而坐。是時醫先坐產婦之前。令其兩手憑肩嬰項以舉體倚任之。而醫於是當以右手裹綿衣進自婦股間。以其腕骨抵承婦之尾骶骨。而使坐之。而其左手抱持婦。每陣疼至卽以右手昂按迎起。而左手緊抱舉上之。已得陣疼一再至。後則當先去其綿衣。以食中兩指入陰。探之以候其胎横逆與否。其法當先向肛門而入指頭。却轉向上探之。是時子宮口尚內斂。兒在其中。而頭尚冒膜探之。若濡帛者卽膜也。如出宮者。則口已張開。而子亦出頂。雖向冒膜。指頭易探。卽未出子宮者。其膜中水漿飽滿。欲迸未迸。使產婦腰股痛殆如裂。醫當待其張時。爪破之。水洩氣達則其痛減半。母氣已旺。則出娩益易也。胞水已洩。乃爲免產之候。醫當自踞小几。以左右膝頭。緊挾婦之小腹。使子胎無地欹側。仍又右手昂按。左手舉上。如前法。蓋子出子宮。輙已直下。其頭頂倒撐產母會陰。而穀道挻出。眼中火出。痛極脈移。則激轉跳脫而得出於產戶。故世間產婦有因分娩致陰門下裂者。亦以其激轉脫出之時。產婆不加意按其肛門之過也。是故右手之昂按之者。尤爲坐草之緊要矣。不可不審愼用其意也。其左手舉上之法。亦當要每舉上。必使產母下肚與醫人之肩膊相摩切。微帶壓推之意。

前法或又用。使產婆在產母背後。按拒其穀道無挻出。醫在前兩膝挾小腹。用兩手撐側骨。自小腹逼勒起。頻頻爲之。而相湊于神闕上。而候子已及肛門。急使產婆疾以兩手指互編相連。自背後承產婦之下肛。以腹抵當而微舉提之。則殊易達生也。但疼痛甚者。唯當用昂按。

其二抒倒曰。探之子宮中。得子足踵者。醫先以手推入之。仍使婦倚蓐高枕開股仰臥。而後重搦其足大指。審知是左是右。得左足者。却更索其右足。得右足者。却索其左足。既齊得之。則以其手中指兩股間。而各挾捉其左右足令無所滑脫。而後醫自聳其腰。據膝頭用力。急引提而拔之。卽陰戶不傷而得免產矣。如或醫未至前子已露足。產婆亦已不能推入之。而至使露膝若股髀者。則不得復索其左右而齊之。蓋緩之則產母不勝痛苦。尋必致斃。且其子亦難活者必矣。唯當急以綿衣裹之。而聳腰引提。各從其方拔之如前法。則其一邊之脚自隨之奮挺而出。急用此法者。子母或俱全。若遲緩不決。或又不知其倒產初不可使轉生者也。則必因此事致子母兩斃。懊悔無及矣。如又如前法引拔之。而子已係死胎。項骨更拒留于横骨間者。當令婦俯首就地。開股蒲伏。而綿衣裹兒。左手緊捉牽持。而以右手大拇指。不拘是頸是喉。疾撲而下之。左手就勢齊時聳腰引拔。即得免產。凡此類並不可使其子沿陰門下邊而拔之。必令陰門下裂。當向陰門上邊而引拔之。則無所傷裂。所以必用聳腰也。又有探之得子臀尻者。名曰坐產。當推入之。後按腹使其展脚而後捉拔之。如已死胎。則依回生術救之。

其三整横曰。探子宮中。得手指若子元曲肱。而肘見者。醫先以手推入之。仍令婦高枕。而開股仰臥。而後左手入子宮。按拒其所露手指若臂頭。而右手就其婦之左邊小腹。押得其胎。用力推上之。務令順正。則子即正生焉。

其四舉轡曰。除雙逆外。轡胎皆可得令免產。唯駢首向下者。探之令其頭少退者。却在後。而其頭少進者。先出焉。其法兩手各就婦之小腹。而其應使在後者。自横骨際推而上之。應使先出者。自小腹上推而下之。則易免矣。但其婦亦須高枕仰臥如前法。而其應使後出者之所位就令婦身差帶微側而臥。尤爲易得施功也。其彎胎一順一逆者。亦各照前手法。用之而免焉。如駢首向下者。而胎已死於腹中。分行而並下。其頭各入兩股。急難相湊至者。其法與生胎駢首同。

其五回生曰。凡横産露手。已及臂肘若膊者。不唯其子不可得免。而母亦必因之致斃。如子未出而死于腹中者亦然。於是有茲一術。有微意難以筆授。雖然余常驟用此。救人之横災。挽回周全。殆以千數。唯弟子輩亦有一二繼之者焉云。

卷三　巳娩

一　緒論

論曰。俗斷臍帶。必先急繫之以物墜住。蓋恐其或上沖也。殊不知胞衣本自無上沖之理也。莫爲是拘拘者而可也。又屬臍僅留三四寸。斷之可也。

胞衣小者五寸。大者八寸。彎胎者一尺。又余嘗見其堅如石者焉。

胞衣夏月經一日輙糜爛。如冬月者耐二日。但二三日不得下者。雖稍糜爛。尚無甚害。過此則必須用手法下之。不然貽禍不小也矣。

凡胞衣不下。而醫爲下之者。其按腹之法。但當自其小腹按摩之。而切勿按其前腹。如誤按前腹者。則愈按愈縮。而肚帶之斷餘。恐復盡入腹中矣。

子既下。而胞衣尚在腹内者。其衣附蒂之處。猶反向上。胞衣依附子宮裏。最高處。下之自有法。不知者妄摩其腹。則愈摩愈入。終不能下。此不可不知也。

凡産後三日。必用折衝飲。而無拘諸外症與虚實焉。悪露未盡者。百患立生。危幾可待也。愼之愼之。

腸脱已收後。欲小便者。必須用綿衣抵承而使簿其上也。又宜分開兩踵出尻外而坐。不然恐復出也。用第一和劑調理之可也。

産後發血暈者。率以分娩後輒起步。自動其委食之府。而瘀血之氣挾之。上逼心下爾。不爲輒起行者。血暈莫發矣。不可不知也。

俗習産後。防風冷甚嚴。其愚謹者。至有塞隙墐牖者。往往見人家産後。戸牖密閉。中多設火爐以烈焰逼蒸。遂使産婦血氣逆傷而致弗救者。不可不以爲戒也。産婦唯不可令其下身當風耳。其佗居處飲食。一從其平日而可也。

産後當禁白梅黒豆。蓋白梅酸收。恐使悪露難下也。黒豆之性能消藥氣。恐服湯無効也。

凡産婦分娩後。切無使起步。又切無用産椅。當倚蓐高枕。而右側臥則新産後。可以保無不虞之憂矣。

難産而醫爲救免之者。蓐臥半時許。率多振身發熱而氣急。無懼也。不血暈故振身而氣急也。多與蔘附故發熱也。

凡産後用藥勿用香竄之劑。以其血弱易奪也。難産而醫爲救免之者。子已出後。當須候産母氣息已定。然後更下其胞衣。恐使母氣暴索也。

産後乳汁不出者。必待三十日。而乳出焉。蓋舊瘀已盡而新血行也。

產後十四五日。當忌浴。蓋新產惡露未盡。血氣又虛。而浴則腠理大開。虛邪必襲。至與瘀血熱氣相搏。則其生禍害決非淺淺也矣。多見人家守俗習陋規。產後六日鹽湯浴之。浴後冒衣。令汗大出。由是平穩之產婦。忽變成發狂讝語。若大熱發斑等惡症。或遂致虛羸不起之病者。生平所見者。不可勝舉矣。故余當治產婦。他一切禁忌。皆無所拘。而獨於沐浴。嚴加禁防者爲之也。產後八日當厚被覆下身。以熱湯濡巾。盡拭去其汚痕。畢後又脫上體。別拭之。則身得清潔。功與浴同。而賊風無所乘襲矣。

蓐勞有二種。一屬虛證。一屬瘀血。必十日後發其病。頭痛發熱而咳。身體無所不惡。其善食而乳出濃汁者爲血虛。如瘀血則血氣上逆。其人不食少乳。

產後十七八月。法當無經行。而其經將先期者。其乳汁必濃。其七八月偶見者。多房而動其血也。

世醫或論血入衣中。張大不能下者妄矣。胞衣雖在腹中。亦必自縮小。不能張大矣。其不能下者。常束縛帶制之令然焉。產後亦當必禁帶。而使勿用也。

二　治法

病候曰。胞衣未下而血暈者。

測法曰。難治者十居五六。

治法曰。先治血暈。後下其胞衣。但暈發已過一二時者死。禁暈之術見後病候曰。產婦不起。則不血暈。而今雖不起。而發血暈者。
測法曰。血熱盛而搏也。
治法曰。禁暈之術主之。與以折衝飲。方見前
病候曰。產後顛狂。
測法曰。敗血上衝也。
治法曰。鎮亢丸主之。
鎮亢丸方
水銀　黑錫　辰砂各十錢
右三味。以柳木片攪之。於鐵盆中。而以不見星爲度。糊丸。先以夜寅刻。分服其半。不已則次日寅刻與之。
病候曰。產後譫語發斑。
測法曰。得之新產未踰七日而浴。浴後大取其汗也。
治法曰。噀冷水於其面。與以洞當飲。渴者加麥門冬、栝蔞根。當自清解。
如虛者必死。洞當飲方見前
病候曰。產後寒戰咬牙者。
測法曰。瘀血也。
治法曰。折衝飲主之。方見前
病候曰。產後血暈。
測法曰。其面俯如欲眠。而不覺者。元氣虛乏之也。其仰者血熱氣與食穀

相搏也。

治法曰。禁暈之術主之。虛乏之者速禁之則生。如禁遲而數發者難治。禁暈之術見後

病候曰。產後崩漏。

測法曰。其人營氣不能養血者。而產後起坐故崩下也。

治法曰。遏崩之術主之。術見後

病候曰。產後胞衣雖下。而瘀血不下者。

測法曰。血氣熱而結也。

治法曰。折衝飲主之。方見前

病候曰。產後兒枕痛。

測法曰。痛在右腹者。爲兒枕痛。

治法曰。產後輙痛者爲瘀血。其痛有時起止。若作陣疼者。折衝飲主之。產後二三日而其痛發者。爲大便燥結。問之果信與朱明丸。當令病人右臥。

病候曰。產後胞衣不下。二三日者。

測法曰。婦本虛乏。因產益甚者。則不能下也。

治法曰。誤急下之則死。治法先使婦高枕安臥。按臍下。動脈應微弱。且先安其胞。無欲下之。當先頻與牛膝附子類一時許。脈覺有力。乃下其胞可也。

病候曰。產後發熱煩渴。
測法曰。得之產後數浴下身。浴後受寒冷也。
治法曰。洞當飲主之。方見前
病候曰。虛汗不止。若自汗盜汗者。
治法曰。順血則愈。第三和劑湯類主之。
病候曰。產後遍身痛。有熱痛疼痛痒痛者。
測法曰。熱者屬血。疼者屬寒。痒者屬氣。
治法曰。熱者下之。折衝飲主之。疼者溫之。第四和劑湯主之。痒者行之。
第三和劑湯主之。各方見前
病候曰。產後兩脇痛。或腹痛作陣疼者。
測法曰。或大便燥結也。如產後二三日後。大便快通。瘀血亦下而腹痛者。陽脱而虛矣。難治。
病候曰。產後臍下急痛者。
測法曰。氣血並虛。難治。又有因惡露凝結者。
病候曰。產後痿躄。
測法曰。得之產後血氣未調。強令跪坐產椅也。
治法曰。第七和劑湯主之
第七和劑湯方。
當歸　乾地黃各一錢　芍藥一錢　芎藭五分

牛膝　杜仲各一錢

右六味。以水二合半。煎取一合半。

病候曰。產後小便不通。

測法曰。其子宫腫因致此者。其子宫腫者以其艱產受傷故也

治法曰。洩閉之術主之。玄英折衝之類選用。

病候曰。產後乳少或止。

測法曰。其人本有蓄血也。

治法曰。先用折衝飲下蓄血。後與乳生湯。折衝飲方見前

乳生湯方

白术　芍藥　當歸　芎藭

茯苓　桂枝　杜仲　乳香各一錢

甘草一分

右九味。以水二合半。煎取一合半。

病候曰。產門不閉。

測法曰。難產氣虛。下部失守也。

治法曰。當令斂足仰臥。四五日自復。

病候曰。產後肛門脫而不收者。

治法曰。收肛之術主之。術見後

病候曰。產後泄瀉者必腫滿。

治法曰。第三和劑加猪澤與之。别以青陽丸三兩一晝夜服之。各方見前
病候曰。產後便閉。
治法曰。朱明丸主之。方見前
病候曰。姙婦病水腫者。產後必無血暈。其胸已上有腫者爲逆水。腹已下有腫者爲下水。逆水分娩必輙死。下水產後發喘急者難治。
病候曰。產後頭痛。
測法曰。或脾胃虛。或大便燥結。隨症治之。
病候曰。產後怔忡。
測法曰。血氣方虛有觸驚恐。故病怔忡。
治法曰。八物湯主之。
八物湯方
人蔘　白朮　當歸　茯苓
乾地黄　芎藭　芍藥各一錢　甘草五分
右八味以水二合半煎取一合半。
病候曰。產後遇經行發狂者。
測法曰。產後十七八月。法當無經行。而今有之者。是汚熱煽動而血妄行。故又發狂也。
治法曰。鎮亢若三黄加辰砂。有瘀血者折衝飲。
病候曰。產後瘛瘲者。必經七八日而發。

測法曰。病得之強令坐產椅也。
病候曰。產後喘急。
測法曰。或大便結故也。不大便結者死。
治法曰。大便結者。朱明丸主之。方見前
病候曰。產後搐搦上竄。
測法曰。血氣上逆也。
治法曰。龍翔飲抽刀散類選用。
病候曰。產後中風若傷寒。
測法曰。營衞失調也。又有因瘀血與燥屎者。
治法曰。第四和劑湯或折衝飲朱明丸選用。
病候曰。產後腹滿。
測法曰。大便祕結者。其腫先發於腹部也。
治法曰。先用朱明丸。下燥屎後第四和劑加湯猪澤湯主之。各方見前
病候曰。產後不語者。經日自復。

三　治術

治術曰。產後之治。不愼擇其宜。則亦百患之所由生也。其術云。一曰鈎胞。二曰禁暈。三曰遏崩。四曰納腸。五曰收宮。六曰復肛。
其一鈎胞曰。凡胞衣難下者有二。其一由產婦元氣血虛弱。既免子胎。則眞氣衰憊。不復鼓作。故不能下胞衣也。其一產婦雖本壯實。不幸遇

產難。努力極苦。命垂將斃。醫爲救之。纔脱死塗。則神氣昏困。體皆委頓。不足復振。而不能下胞衣也。凡遇此類。當先審診其脈。脈微細者。次未得下之。手足厥冷者亦然。當與之以蔓附之類。脈已復。手足溫。則下之。若誤急下之。則必死。但其下之之術。頗極神奥。而非筆墨之所能盡。故此不能錄也。雖然世間產婦。以胞衣不下。遂致危斃者。十常居四五。苟非識此術。豈足專治產婦。而回之末路哉。於戲余欲傳之。而如此非筆墨之所能盡者。何幸有神解者。請留意是言。而無使湮微焉。是吾所望後來之君子者爾。

其二禁暈曰。產婦發昏暈者。亦有三。其一 其人氣血俱虛。產後大氣已轉。成亢炎之勢。因挾腸胃汚穢而上升。胃脘爲之塞閉不通。因昏沈不省人事者。是大危之證。其頭必俯。如是者術能止暈。而不能禁死矣。其一血室素蓄鬱熱。其爲氣甚剽疾。而遇新產腹內大空。邪因乘其虛。而與食穀幷搏。上逼心胸。故發運眩。如是者過二時而不治。則大勢已成。不得復救矣。其三產婦素壯實。善食而分娩之後。誤信庸醫謬守陋故。欲其跪坐於產椅之中。而強令之與身就其處。因此起步。腸胃動搖。筋脈相牽。因致血氣擾起。與食穀相搏。堅結如石。遂作跳動上下。近胃口則發悶眩也。如是暈則可手到卽止焉。當先爲設之臥蓐。多卷衣被而作之。令上高而下漸低。置枕焉。醫揹循產婦。其腹心下必有物如覆杯。甚堅如石。跳動以應其手。此時有鎮帶則宜先解去之。迺以右手外廉骨。用力按住其物。以左手據其婦右脇下。爲抵當之地。而右手仍逐漸用力推迫使之歸復右邊小腹委食之本位。其暈必立止。止當抽去其產椅前板。令產婦不動其上。而引出產椅底板。然後人徐與披其坐而遷之臥蓐上。令產婦仍豎右膝而傾頹。仍右側而就枕臥。則血暈之症必不再發矣。

其三遏崩曰。產後暴崩。其發無時。或胞衣下後輙暴下。或產後四五十日乃至一年後忽崩漏。其狀皆裹血暴泄如瀉。不急遏其路。則必皆立死。其遏路之法。凡遇暴下。當投著而起。急趨坐其右側傍住之。急使其伸脚而以右足股間。束勒其婦之腰已下。使其產戶緊閉不通。而無少放鬆。仍急澆獨蔘湯。因令高枕而右側臥。尚可得救之。若小遲緩。則不可復救矣。故人家有產婦者。切勿用產椅。偶有此症。以其四週有墻板。難急施此法也。又新產後必當卽倚蓐而側臥。可以無此暴崩之患也。

其四納腸曰。凡盤腸而後娩。若產後則腸脫之類。並皆無不由產婆誤之强令努力也。其納之之法。醫先坐其婦右邊。仍令婦舉兩臂。擧醫者之項後展開兩股。以身擁懸而坐。醫左手抱持其背。右手推產門。聚束其腸。置之掬上。仍自振體以起作其身。候其婦之因此俱起而頭仰腰伸。背反腹張之時。以右手一送。卽時得斂去。如其積年不能收。已槁黑乾涸者。以麻糸繫托之。卽經日自落下。亦無所傷。此亦不可不知也。

其五斂宫曰。產後子宫突出不斂者。其斂之之法。或用納腸之法。亦得斂去。如未得斂去者。醫却豎左膝而坐。左膝髀抵之腰後。左手臂承婦之背。使其去嬰項之手。作伸足而仰臥。亦候其背反腹張之時。右手推産門推之一送。卽時得斂去。子宮突出。世或曰陰門突出者非也。

其六復肛曰。婦人素患脫肛。産後大出。疼痛不斂者。令婦人面壁柱。其鼻尖與胸前骨。脚指頭之所當。上下均齊。以抵切其壁柱而直立。如産婦不能直立。則使人推扶其背。醫自背後雙手按臀肉。包所脫之肛肉。以此徐徐採收之。一盞頃乃斂。此法甚妙。

卷四　産椅論

我邦近世婦人大産之後必用産椅。椅制不一。而大抵皆後面有倚。左右有墻。而前小横板及底面皆可抽換。産婦已下胞衣。則椅中周圍先置疊被。板墻上亦皆覆以綿被。而後使婦人自起步就椅中。而其坐必令端然跪坐。始産七晝夜。又不許睡而俯首。於是代設看視相守達旦。少有偏側。叱令改之。一七日而始纔免此苦楚矣。而今俗上自天子后妃。下達士庶妻妾。皆莫不甘受是嚴責。而幸免乎斯苦者。山野海濱樵婦漁姑之屬耳。然余考漢人醫治産後者。其將調法。或止言須臾上牀。宜仰臥不宜側臥。宜豎膝未可伸足。高倚牀頭之類。而未嘗聞其有産椅之制也。又嘗求之本邦舊俗。雖書傳散佚不可詳考。而嘗閱空穗語。載某姬産後三日輙起。而人勸使之臥寢之事。則其書雖寓言。當時無産椅者可徵焉。意其蓋起於晚近苟且之制。久之漸漬。人不覺其害也。椅之害産後者大抵有八。産後腹内大空、惡露淤蓄。熱氣尤盛。一有起身必動胃府之積聚。與熱氣相搏因以跳動、移觸任脈、則雖健婦必發血暈。今將起就產椅因必成此症。其害一也、新產所恐者、崩漏脫血。卒由跪坐不臥。而急發此症。而產椅必當跪坐、其害二也。脫血急救或可挽回。而坐產椅者。則四面墻板爲之扞格。難得施展。往往稽遲致不可救。其害三也、虛羸尫弱之婦。產後營血大虛。強使跪坐、氣血留滯。筋脈不仁。其因爲痿躄者往往有之。其害四也。新產防其睡俯首甚嚴。是勞力後尚不使安神就寢也。欲血氣不耗消豈可得乎。此必是他日血癆不起之基矣、其害五也。不得安神就寢。則血氣數躁。必因致經脈留熱惡露難下。其害六也、產婦必轂道挺出。今跪坐則難得斂去。瘀熱因流淫。決成脫肛痔漏。其害七也。一用產椅則必用看守之人。令終夜忍睡而相視。則食藥之類必易致不謹。其害八也。有此八害而世不知議其可廢者何乎。曰、因循而已。苟且而已。往往因以致人家婦女無病而斃、豈不可哀之甚邪。蓋余少時在田間見產婦。皆能娩後二日輙能起行。與平日無異也。及來京師則見貴賤產婦。皆非經七八日。則不能行步矣。因知並皆產椅之所害也。爾後每治產婦。必力絀其產椅。唯高枕蓐臥而已。故雖閨閤嬌養之質。次日則已可行數里。而横難困極之餘。必亦莫致疲弊而易起矣。人往往謂我奇術。而非術之奇也。實不用產椅故耳。故今特著此論敢告一世。幸有能者爲審利害。益爲明論。他日或見人家有產椅者、請皆毀拆燔滅之而無使貽是禍于横目之間。是予所望後來濟世者。

鎭帶論

本邦婦人姙娠五月。必以絹線作帶束于胸下。曰以鎭胎氣使不上衝也。蓋方今此風乃已遍于四方遐陬。相傳昔神功皇后征三韓時。方有身而被鎧。鎧不能合。因作此帶束之。既凱旋而誕應神天皇。竟無菑害。昇平富樂。鎭帶之制創起于此。而後世婦人欽慕而倣云。然余自少壯學醫。多治姙婦。見其受鎭帶之害者尤甚也。因竊疑以爲神聖所傳之道豈固若斯乎。考之國史帝記莫言此帶者。而獨於元永寵姬懷孕之事。始見著帶之文。及閱東鑑載源大將軍夫人姙娠五月其諸臣進帶。其儀節甚詳。卽知鎭帶之說雖本附會亦自中古矣。後又閱明醫陳朝階奚囊便方。其中有用軟絹帛纏腹之法。則知彼亦有與我鎭帶意相類者矣。然余以所見。彼並皆庸俗之論耳。夫天地以至仁爲其德。以生生爲其化矣。試觀竹之生於宇下者。拔地數寸。必自屈曲生節。預避其宇以達焉。是可以觀天地好生之德焉矣。又試觀盤石之底土蓄草根者。其石不移則雖萬年不發動。及一轉石也勃焉萌動焉。是又可以察天地發生之機焉矣。是故天地發生之機。未嘗動於其不可之地矣。天地至仁之德。未嘗有不擇其地而行之以反害其生矣。產育之事乃發生之大端。其理亦何異之有。母氣既可任產育。故已自能孕其生。則雖微護防而無異故者決矣。是故禽獸草木胎孕含苞。未嘗假夫鎭帶之施設也。今謂人不與此同者惑之甚也。是故鎮帶之設亦所謂混沌之鑿也耳。且兒胎既倒首居中。又決無其氣上逆之理。而今循庸俗之陋習不察其非。強用鎮帶則彼包膜惡血蓋于兒胎臀尻。而正當母胸前者常爲此帶所緊縛。積久底著滯結成癥。乃臨産不患胞帶難下。即産後或發崩漏。若血瘀之危症矣。且雖在其懷孕之時。帶常緊縛其肚。則母身每動胎不能副其運轉之變。是乃制其上而戾其下也。欲子胎之不歪側豈可得乎。子胎一側則百禍之大本起於此矣。然則鎮帶不唯無其益。而反有其害。豈可不深懼哉。是故余常見用此帶者。必諭以其故務去其帶。而以免踏危機者居十之九矣。但以其習俗已久而雖可嚀告戒聞者率信疑相半。及見其功效者。乃始豁然矣。嗟乎天下殷乎盛矣。我軀眇乎小矣。一生之所能救者幾何人哉。誰能繼予論。以徧告之天下之民百世之後者。則請以予之緒言更助其理之暢茂也。蓋曰譬如樹藝者已植已培已澆已安之後。人須棄之如忘者。則其木之茁長者挺然而直且美矣。若或日從而撼其樹。叩其根。矯其枝。摘其葉。則其不厄然而瘦僵然而枯者幾希矣。夫産育之理亦何異於此矣。是故凡物類夫矯摘之意者。皆奪其肥腴而速其僵枯之爲也耳。則不啻一鎮帶云。

附錄子玄子治驗四十八則

子玄先生以方術特善治產婦。擅名於京師者。已三十年。都人士庶迎請懇治歲以萬數。其間神効奇勳。豈可勝記哉。茲請諸門人所嘗劄記。僅抄其一二頗存概略者。庶論言實行足以相徵發焉云爾。門人山脇格識。

一婦初產甚難。尋孕七月。時下血。恐復不育也。乃請子診。子問其所以朝夕。曰。未嘗弛鎮帶。寢則繩約頸膝。子曰。是所以動其血也。欲得我治則皆反乎是。其姑同坐而色疑阻。子因謝去。既已其血下日多。其鄰有知子曰夜更勸令殷請。於是子復往。則刀斷其繩帶棄之。其明日而血止。遂育。

一婦產後暈。招子至則旁坐一醫。子心欲去其鎮帶。因問之帶何出。曰。某書。曰。可去乎。曰。不可。子因謂曰。請居亦知去之可矣。暈既止。醫遂逃。

一婦產後右脚縮者八寸。三年復孕。懼而迎子。子謂曰。欲我治則無帶與椅矣。且免後忍大痛則令足復長。子去。其族甚勸之曰。必不妄也。遂治。其免也已下胞。而子到令去其帶。左側臥而爲按蹻。及八日脚伸者六寸有半矣。

一富室妻產後暈不止。子聞急趨之。醫與先至者三人。既見子色皆倨。坐列火爐十枚。以醋澆炭呼大噪。子曰。暈曙達子夜不可。粥者危矣。公等何坐視之無計乎。且何徒用是臭爲。皆應曰。即止之君功也。子諾而入。去鎮而按則止矣。去椅而蓐則食矣。出欲語則已逃矣。

一婦産後。子宮脫長尺許大如杵。有一坐婆以爲雙胎。引而出之者又五寸許。三日不入。予往輙爲入之。以其無所痛也。次日能起步矣。

一婦産後血迷。皆忘其昆弟。獨識其母。與以折衝飲十日而復。

有人迎予治其婦。予至其門聞其呻吟聲曰。是必横産也。手足見乎。夫答曰手已及膊者三日。予曰。然則兒已死矣。爲出之。其婦得全。

一婦産後發狂。予診之。臍下左方有塊大如瓜。與以折衝飲又作鎮亢丸服之。七日而愈。

一婦每小解。物大如臂而色槁黑出於陰下。予曰。是産後腸脫不復耳。用麻線繫托而墮。

一婦産後胞衣已下。有物如指長可一尺。家人怪問之於予。予云。必是子膜遺也。試開之當展而大乃是也。及引出之果如其言。凡子膜廣率一尺。

一婦臨月嘔吐不止。請予爲之且託以坐草。予先與以伏龍肝汁而不復嘔。因論曰。治已晚矣。臨月之病。産後四五日。必劇發難以救矣。使吾治其産也。請不知其他也。及八日而娩。其後四日果發嘔不止而死。

一婦人産後陰脫。醫以礬石湯洗之而墜。予曰。是不可救。縱能復之凝固已甚。必大痛而死。而以其家人強請強爲收之。然終不得融解而次日死。

格所素識。一婦産後十五日。晡食罷起更衣。還入室而卒昏倒。右痺左癱而搐掉不止。醫與以人蔘湯益甚。余與予往。予爲按蹻。俄靜而鼾寐。作虎翼飲與之。則醒而起坐。予因又命余作正方第一劑。臨歸囑之其家人曰。

湧痰尙盛。夜半應吐。吐則與虎翼飲。已則復與此湯。已歸。夜半果吐。家人如其言。後十四五日而愈。

一婦孕八月。指頭腫大出血不絕。子曰。便結而熱。因動絡脈。絡脈大傷則出血不絕。與以折衝飲而愈。

一婦子癎愈後五日。因卒倒折前齒。遂成不語。既娩猶不能言。引子治之。先與以折衝飲盡其惡露三日。更與正方第三之劑。出入二旬而能言語。

一婦產後十五日。陰中忽生一小肉柱。左右相連。小便分飛。不可坐桶。以指撼之。唯覺兩邊之攣急耳。子誨以麻線繫托其中。三日而斷。五日而愈。

一貴人寵姬。產後病腹中大急數十年。已又小便閉。諸藥無効。因延子治之。子云。是血瘕梗于便道也。其根既結未可遽治。今且治其便閉而可也。因請姬前坐溺器。教諸侍從其背後兩手捧其腴而舉起。便卽時大通如瀉。於是以佗不急患也。謝子罷。

一婦臨產。兒露臂不縮八日。而安見譫語。四肢厥冷。脈細微。子往。爲出其兒。且度遽下其胞則死矣。徐徐下之。乃得不死矣。

一婦臨產甚艱。兒遂死。子往爲出之。其兒右足偏大如柱。

一婦艱產。探之得兒頭。斜冒子宮而出於橫骨下。子謝是不可救。遂死。

一婦艱產。探之得兒之背。子云兒已死。爲出之。其母因得不死。

一婦艱產。兒腰已下不能出也。子曰。兒死矣。且其腰偏大。故不出耳。爲出之。亦得不死。

一婦艱產三日。子曰。胎臭甚。子巳死於腹中矣。其頭顱必巳三折。骨理然也。及出之。果如其言。

一婦年四十有二。產後百日餘。通身腫滿。二便俱塞。醫不能料。子作龍翔加芩連飲服之。數劑而愈。後復孕。及五月。復病腫。其姑耄而嚚。日罵之曰。孕而病。不如無孕而死。子咲解之曰。姬休怒。五日之後勿藥矣。乃與前方兼朱明丸。五日而症全退。姑驩謝曰。苟如此。雖歲育可也。

一婦年三十有二。始孕。患大便燥結。產後三日。適聞主母喪。痛哭巳經宿。眼眶突腫者寸許。脈浮而數。子曰。此火症也。乃用熊膽黃蘗辰砂水浸洗其眼數次。眶始斂。後尚出膿。二年而瘥。

一婦因倒產。兒頭拒于交骨。免甚艱。產後便道不通者三十日。子曰。此胞宮遏腸也。不治自安。後果自復。

一婦三孕。皆不能育。尋孕七月。迎子診之。子診其腹曰。是胭在左腹下。故常害其胎。使不育也。雖然。使余治。可無傷。乃日往其家。爲之按蹻。既免。子因又謂其婦曰。夫胭者每孕而肥。今而不治。恐後有孕至於命也。然而欲治之則痛且甚。恐中而廢如何。其姑與婦皆聞其言。始大懼。誓忍痛而治。乃與折衝飲。其夕果大痛不可忍。比明下一物。視之大二寸許。剖之理如鰍肉。其外白膜包之。然以其自分裂而下。而其餘尚在腹中。因又勸之益服前湯。及其日晡。乃下其半。次後竟舉二子矣。

一婦孕七月。清穀下利。煩渴又甚。飲水日二三升。子診之。脈沈細。與以加澤瀉第三和劑兼用靑陽丸曰。大便色黑則下利自止。旣如其言。

一婦臨產。兒手足交見。子曰。是雙胎皆已死也。爲出之。果如其言。

一婦產後八日。大便燥結。竟成半身不遂。子與加味活當歸正方第三之劑。十四五日全愈。

一富商妻年三十。懷孕九月。患裏急後重。旣免嘔大發。瘀滯不下四日。迎子。子至則衆醫在產室。子獨在後堂未入。聞其嘔聲。謂人曰。此敗血攻肝之聲也。不急止之則難活矣。少頃主人見謝曰。產婦羞不欲見生面人。強之恐血氣逆上。請先生莫怪。子因問衆醫用參邪。答曰。用已四兩。子大息曰。噫汝婦死醫手矣。尙羞人邪。因謝去。其明日而婦死。

一婦已娩四日。浴後忽發熱。遍身生紫斑。其家急遣人迎子。子因問曰。無斑成赤而脈已細邪。其人無作讝與。答曰。皆未也。然則尙可救矣。因急爲趨其家。以口含冷水數噀其體。婦發寒戰甚。熱退斑沒。次日全瘥。

一婦年十七。已嫁始孕。因歸產于父母家。家農而富居在田間。婦已產一日發熱時作讝語。因急迓子。子已往。則其產室頗深。而遊障之間對設曲屛風。凡三折而後入其室。室中晝張鐙。會天寒置火爐五枚。婦坐產椅被覆周圍。裁見其頭。子已診畢。因咲謂其人曰。婦本不病。父母愛護太過。而因致此症耳。且女幼而慣田野。今雖新產豈可鬱屈如此乎。於是盡命開室戶而火爐及鐙屛皆徹焉。扶婦去椅而寢之蓐上。與以正方第八劑。盡三貼而全愈。

一婦臨產九日不能免。已而鼻尖與手足指二節皆黑。醫多與人蔘無效。於是喘絕二日而迎予。診曰。願令分娩後葬焉。予曰。脈雖微尚存矣。此陽氣不運死血聚耳。實未死矣。因爲出其胎更作正方第一劑。藥粥兼進。一時許脈復。乃復爲下胞衣。次後十二日尚時發血暈。予旦夕視之遂愈。但痊後其黑處皆墜去。

一婦子癇日發三五次。劇則二十次。至爲右癒。予診之曰。病得之交接壓其胎。卽爲按蹻而止。不復發。

一婦產後一歲許。卒然崩漏昏倒。其家迎予。未至。有一醫與以三黃湯。而兩脈竟絕。後至。則其家人皆已環之泣哭。而予視其承泣色尚赤。予意其尚可救也。試以指推之。承泣血色尚動。因又循其腹臍下獨熱大如椀。卽徐爲之易其席而改寢焉。急作正方第六劑飲之。少之大吐。因復與以獨蔘湯。而尚欲吐。乃更作虎翼飲與之。於是始靜稍能語。後十四五日調理之而全愈。

一婦初產腸脫。尋而孕。其腸數出。已而及產後遂大脫。其物大如盤而灰黑色。水漿實中而甚堅。予爲納之。三日而能起步矣。

一婦臨產。燥屎梗于產道不得出。予命坐婆急以膏塗手。探肛門捫而出之。已娩。後以緜蘸膏納之肛門。三日其痛全已。

一婦孕。予爲治其產。已娩而蓐。予欲使臥。而其家不肯。因姑令蹺坐。而血山卒崩。予急救之。已不及矣。予每悔之曰。時不強使臥也。

一婦懷孕九月。患右足攣急。有一外科傳以膏益甚。子爲按蹻立愈。

一婦產後六日。子固戒其浴。而其家不肯。至晡竊浴之。夜半發熱。紫斑遍體。且譫語。始大驚。迎子。子至見之。怒曰。自招其斃。非吾所知也。且此必不可救。至明則必死。因謝去。其明日死。

一婦產後腹滿如水腫狀。臍下時痛。醫皆以爲瘀血。頻與以破血之劑。益甚。子曰。是腸癰也。鍼之則膿血激射出三升餘。因作第三和劑加土茯苓飲之。且鍼且藥。十五日而愈。

一富商婦年四十三。始孕已八月。患水腫。子治之。與以正方第三劑加豬苓澤瀉而愈。其彌月有一坐婆診婦而語家人曰。夫人年長。往病水腫時。醫又治用峻劑。故今其胎已死。吾恐分娩之失夫人也。家人聞之驚惕。相哭泣。適子往到其家。按蹻其婦。衆因相訴以其故。子聞之。因召其家人之嘗乳者。爲引其手捫婦之孕。且問曰。汝嘗知孕矣。是兒臂也。死胎亦動若是耶。於是家人疑者皆釋。後四日而娩。母子畢皆無恙矣。

一醫家女娠身七月。夫家來在其家。一日朝梳髮後。卒然悶倒。其家急迎子。而子至。爲之按蹻則醒。因設臥蓐使女寢。既且歸。戒其家曰。必無使之起坐。則必復發。而其家人心疑子之言。且恐有瘀血也。歸後使起坐。則果復悶倒。然初以其所背而不敢迎。頻灌以蔆連。晡至夜半殊無効應。卒不得已。復遣人迎子。子聞料其背言也。惡之不肯往。其家人惶急往來。且謝且求。子遂不得已而詣其家。復爲按蹻則亦醒。因復更命就蓐而臥焉。子因問其女曰。腹無氣痛否。女曰。有之矣。子曰。然吾知之矣。明日夜半必當半產。乃復戒其家曰。必無使之起坐。如猶有背產後復發。則雖扁倉難以救矣。其家始懼不敢復爲。於是暈遂止。而明日夜半果半產矣。

一婦產後二十日。患肩脇掣痛。爲之不能食。子診之。脈數甚。因問曰。左右痛孰甚。婦答曰。右甚於左。子曰。然則腰亦痛乎。婦曰。腰痛則自產後有之。每臥起甚艱。子乃按蹻。腹痛頓止。因與朱明丸百粒。以龍騰飲夜半下之。且曰。明日巳刻大便得通矣。婦從其言服之。明巳刻果下燥屎。而掣痛頓除。子曰。左甚者難治。

一倡未亂。有一惡少。強與交。其女未感而孕。子聞曰。女氣不感。男精獨結。其或男。既產。果如其言。

一婦產後胞衣不下。有一婦人科。十日治之。而其術方窮。適其族勸迎子。子往則其醫在焉。子因與論曰。胞久不出。恐其已爛。不急下之。害必致死。醫素忌其能。抗言曰。三世之醫亦有所傳已。君不必獨善也。子因謝去。其明日婦果死。

一女已約嫁數日。忽腹脹乳出。夫家疑其奸。責其父母。其女亦日夜憂欲自死。子爲診而決之曰。是處子也。因與以折衝飲三日。經行。而腹脹頓已。

先生近江彥根三浦氏之族也。父諱長富。家世祿仕于侯藩。長富娶妾而生先生。年七歲。以其庶子出之。養于外家。既孤。其家遂請爲己子。而教以稼穡之事。先生則少而厭農。遂去客京師。而其幼時本嘗學鍼砭按蹻。頗

有鄰居其適。年數居。苦勵甚學。方之劑湯治益復因。師京客其及。微其通

其。術之治其思構爲歸乃。之閲而視因生先。死將而膊手露兒產臨。婦一

。人百數日婦產治大。術其爲益是於。死不得婦。之救以往遂日明。之得夕

。論產述茲。師京名顯此以竟而。矣全不無皆治。治不無生先。難所醫世凡

。云七有十六年時

陳存仁編校

皇漢醫學叢書

產論翼

賀川玄迪子啓著

產論翼

提要

本書爲賀川玄迪子啓氏所著。以補產論之未備。而擴充其遺蘊。故名曰翼。書分上下兩卷。以廣胎產精義。上卷首列腹診以探孕。較諸脈診爲準確。辨胎有特徵可稽。整胎有手術可恃。臨蓐用探宮之法。癃閉用導水之術。至若坐草、斷臍、禁暈、抒倒諸類。或外施以手術。或內服以湯藥。其次辨胎之生死。與保護嬰兒之要訣。瞭若指掌。足補其闕。下卷羅列胎形三十二圖。以示順逆。復附驗案二十八條。以資參考。精詳無遺。頗堪適從也。惟產論已詳之胎術與湯藥。則不復贅於此矣。

產論翼序

事有創於聖沒千歲之後。起於絕海萬里之隅。而出于尋常度量之外。別設尺寸。奇偉譎怪。先王不道。古籍無載。而不可非者焉。蓋事物之變。日新無窮。而所以待之者。亦何有定方。夫如是。而後天地之理無闕也。然是其人必其生禀陰陽之異氣。倜儻誠慤。又必多歷事變。致思專一。竭終身之知巧。而後可與於此也。而又輔翼而贊述之者得其人。而後可有立後世而不墜也。非淺俴輕儇斬名疚利之徒。所能庶幾於朝夕也。苟能有於斯。則雖飲食器械之微。其於生養之方。豈曰小補而止哉。況醫藥生靈夭壽所關。誠能有所發於古。而可傳於後。則一砭半匕之術。生民之受貺。蓋有不可量者焉。夫醫。意也。人身其大許幾。四肢百骸。彼之所有。卽此之所具。執柯以伐柯。其則不遠。苟能用意精切。驗己而推人。其有不得其道者哉。故夷蠻之人。目未嘗知中國之書。而能自別設術立方。而多簡徑可喜。取效奇中者。豈非以精意專一而然乎。謂漢唐諸家之外。別無他道。則隘矣。賀川翁子玄。其人忠信專慤。其少倜儻好奇節而任俠。既治方伎。窮精砭針按摩之術。一日以意救脫鄰人婦之蓐厄。忽然有所悟。因推而試之數人。皆如其意。積以歲月。益精確自信。乃立一家之言。著產論一篇。學無所師承。又不本古人。故其所持論。初聞若可驚。然皆其所親歷而獨得。故簡徑奇中。凡產蓐之病。其變無方。而皆不能逃其尺寸。豈所謂禀異氣而歷事變。能用其意者耶。子啓。本岡本氏之子也。翁見其脩業精苦。舉其術與產。不授其子而授子啓。令以疇其學。而子啓乃取翁之書所未備與己之新得者。作論弁圖翼之。而後翁之學無復餘蘊。而可不墜於後云。余於方伎之書。一無所解。故二子之書得失合否。固不得而知也。但以翁之爲人。而信其言之不欺。以其術之有驗。而知其方之不戾矣。而以子啓能當翁之選。又能羽翼其書。而無惑於其爲人與學矣。抑余又有所懼焉。諺曰。烏學鸕鷀。必死於水。懼輕儇之徒。視翁之舉。悅其名而効之。一廢古人成說。妄意肆臆。以禍生靈也。又懼其徒鹵莽滅裂。不盡翁之學。而禍翁之道也。夫必忠信專愨。不勸沮於毀譽。不就避於利害。如翁而後翁可能也。必篤信勤苦。如子啓。而後翁之道可學也。其精微之術。書所不能盡者。學者何不及翁與子啓之在。來而面受之哉。

安永乙未孟夏

柴邦彥撰

凡例

一吾門之治姙娠也。救護之術、什居八九。此編亦惟專以明治術。爲要其術不一。一病一術者有之。或二術三術者有之。法隨症以施其揆一也。以備胎前產後之急患下。此則雖有諸症。亦易與耳。

一產論方術。時有略舉而未備者。蓋識者聞一知什。而昧者瞠若焉。先生此舉。本不過欲以擴充遺蘊。所以名編曰翼也。然而僕輩竊謂比之延律劍合江浦珠雙矣。故此編治術湯藥。凡在彼者。此不復贅。

一回生鉤胞之二術。術意神奧。非其人不能用。又非筆墨所能盡。以故產論只舉其目而已。雖然未識此術。何以得使當生者起焉。初先生之爲此編也。本欲亦列二術之槩略。既又以雖得其門而入者。猶且難入室。何况私淑紙上之言。非唯無益。恐却害人遂止。有志之士。盍歸來親受面誨。以造其微焉。

一產椅鎮帶之害孕。滔滔者天下皆是。吾門日夜所務辭闢也。而產論有說、殆韶美不復添蛇足。

一胎之死生。攻補攸分。治產之一大準的。不可不講。此編詳明其候法。及嬰兒保護試乳浴法。和盤托出。無有靳秘。亦誨人不倦之一端也。

一順逆懷孕。攣生橫礙之諸狀。產論及此編反覆已盡之。然尚恐昧者難達也。別圖於編末。以備參攷。

門人　泉界茂庵佐佐井玄敬謹記

產論翼目錄

產論翼

阿州醫官賀川玄迪子啓甫著　門人　羽州　佐藤冲茂德
土州　戸梶升吉夫同校
常州　長中行伯正

按腹

此婦人孕三四月際善用此。乃必得其腹内鬱氣大散。脈絡調理。而惡阻之患。亦得速除矣。其餘不問老幼男女諸病。兼用之。其益不少。且此爲產科所用諸手法之本源。諸手法皆由此而生。故凡欲通產科之諸術者。此不可不最先練習熟慣也。其用手之法。凡七。凡欲施此術者。先令其婦人仰臥。醫須就其左邊。以左膝頭抵承其髀樞。少帶推壓之意。以令不得移動。然後先用兩手。於婦胸腹。左手覆安心下。右手掌當婦胸間。以候其虛里之動消息。須臾始入按腹之術。其初第一手法。先以左手掌安心下。右手分排指頭。從膺上至心下左右。拊循其肋骨之間。漸下至心下。左手視右手之拊循下。亦逐勢漸次下迄臍下。而安住焉。次第二手法。左手仍安臍下。而用右手食中無名指頭。從鳩尾沿季肋。向右脇下章門強按下之。又用右手大指頭。從鳩尾向左章門強按下之。左右各三遍。作之次第三手法。左手仍安前處。而用右手大次指。從鳩尾分夾任脈。迄臍下強按下之。三遍。次第四手法。醫先聳腰將左手以其指頭用力覆掏婦人右章門邊。右手食中無名三指頭。用力沿右季肋推進。向其右不容穴而強按之。左手却逐其勢拘勒腹皮。而舉提之。又將左手仰拘其左章門邊。右手大指頭。用力沿左季肋推進。向其左不容穴而強按之。左手如前。逐其勢拘勒腹皮。向外而舉提之。各三遍。次第五手法。兩手中食指頭。斜相向婦人右小腹上。而其八指頭。皆用力按住而拘拽向內。復用兩大指。相向從左小腹上起。指頭用力按住推送向外。作之三遍。勢若搖櫓之狀。次第六手法。醫臨豎左膝。聳身將兩手從婦人兩脇。向其背後。以其兩指頭分夾其脊骨第十二三椎。按抑之。使指骨節間有聲。而下至十六七椎邊。兩手如擁抱狀。而舉提之至章門邊。兩手用力束勒向腹前相聚。作之三遍。是時醫宜面婦人。下部而坐。而當其舉提之時。振腰以頭反顧。却面婦人上部。次第七手法。用兩手食中無名指頭。用力當任脈左右幽門穴。迭換徐徐按之。沿季肋而下至不容至章門。漸漸按下。已上凡七法。其用手。須着實為之。不可倉卒為之。倉卒則無功矣。凡第四第五等用手法。切不可倉卒。使腹皮牽急。先須每於指下。微蹙其腹皮。以使有餘裕。然後復徐取引之前。乃得其無牽急之患。

辨胎

方書中診婦人姙否。多載脈例。然其言率茫洋。如捕風捉影。夫古人非鬼非神。鑒幽洞微。惡能至斯。要不過妄誕附會。以奇其事耳。候胎之法。產論已詳之。而近新有得一二。舉之以便蒙生。令婦人仰臥。先用產論按腹法。

更撫摩其兩脚上。從股際下向脚尖。熟撫數遍。而後候之。乃得其胎浮出全應焉。

又視其眼中。眼中多白多姙。

又姙娠四五月。任脈上。多露紫筋。

又捫其乳房底。有若覆小盞者多姙。

產論謂任脈窪成一道者。爲孿胎之候。然此惟五六月間見之。至八九月一道者。卽隱不見。但腹容左右大張。狀有稜角。而腹面却平。是爲孿候。

又有兒胎。天然兩折如弓。横在母腹中者。診其腹左右有物。各自運動。其候大類孿胎。切勿誤認。

有未產而乳汁出者。婦人血氣盛者。多有此症。方書或名之乳泣。而云生子不育者。大不然。吾數見有此症者。分娩後。其子皆安健無事。方書之不可信。此類甚多矣。

整胎

此術蓋理兒胎居偏。或胎將墜經。若水下。或婦人不時顚仆。或致胎動。或右足攣急難步行者。凡此類。皆用整胎術。而凡姙娠五六月後。時時用此整理其胎。乃得兒胎常正。而分娩亦容易。產論所舉術甚詳矣。而今又新有所得。法已簡易。而得効亦速。故重此舉示。須兼施之而可也。其法令婦人仰卧。醫坐其左邊。先爲按腹第六手法。數遍。使胎上浮。當得兒頭偏于右邊小腹者。則疊聚兩手指頭以壓之。而此時。若見有燥屎者。須如產論所言撥之。而徐與其婦呼吸相適。徇拽至任脈位。用左手按住。却用右手掌。按兒臀尻。在婦左章門邊者而上之。務令其欹斜胎得中正。胎既正。至任脈位時。又須側兩手掏其兒頭上之。是時醫坐法。亦須斜面婦脚而坐。其上之亦須注一體之力。於其指頭振腰以爲之。然後更爲按腹第六手法數遍。如是則橫骨際得疏通。無小便不利之患矣。

救癇

治術病候。俱詳于產論。但此症。多有燥屎者。而姙娠七八月已後多發之。間亦有五六月發者。然甚罕。而其救之不早。則難得功。其症皆按其胸下有物奔上。醫須及其未衝心前救之。若其已衝心口。鼻出物如糞汁。藥不得下咽。皆自鼻流出者。十八九爲難治。若口噤難得用藥者。須用拳頭強按右不容穴。如產論法。當得其口自開。又有一種吐舌者必死。不可救。又有平日多妬。夫妻反目。怒火熾盛。因發此病者。凡此症十八九。其胎墮。又有發癇中子宮自開。兒頭已臨。探之應手者。須用回生術。及早出之。不則。其癇症收復。亦必遲矣。又有癇後繼成狂症者。又有癇後鬱冐四五日不醒省者。治方蔆連湯。第二和劑湯。第五和劑湯。一味熊膽。巳上諸方。俱有經驗。須選用之。如其因致小產者。若用回生術後。皆宜折衝飲。後用第三和劑類。調理之。

蔆連湯方

人參一錢用本邦所產稱直根者　黃連五分

右二味水一合半煮取一合頓服

第二和劑湯方

黃連四分　黃芩　大黃各五分

右以水一合煎之二三沸去滓加辰砂五分攪用

第五和劑湯方

茯苓　半夏各一錢五分　白朮一錢　青皮

直根人參各五分　枳實四分　生姜五分

右七味水二合煎取一合二匀分服

折衝飲方見產論

第三和劑湯方同上

探宮

此爲臨產候胎之法。凡產之難易。胎之死生順逆橫偏。及娩時之遲速等專藉有此術。以得預審吉凶者也。產論此術。附見坐草條下。今爲初學別作一術。以詳辨之。醫先以頭入婦左腋下。令婦以左手靠其肩上。醫右手裹綿衣入婦股間。其腕骨承婦肛門坐之。而左手向婦腰腹抱持之。每陣疼至。以右手承肛門者。昂按迎起之。陣疼一二至後。去所裹綿衣。逐掣開手勢。以其中指從陰門下邊入探之。必從下邊者。蓋其上邊因其力息。陰肉脹出。不容入指也。如其水漿尚在膜中飽滿者。待其張時爪破之。具見產論。其辨是膜是兒頭之法。摸之其物柔輭若絹包水。按之成凹者是膜也。如兒頭硬且有髮。須兩指頭撮以驗之。凡子宮開口。周寸許。而得兒頭應指頭者。此爲娩期未至之候。及徑二寸許。乃是將娩之候。醫須以其指頭圜轉其兒頭項上。兒頭乃得作勢。其生必速矣。大抵探宮。陰中多濕潤者。而極乾燥者。亦有之。勿妄謂死胎。此是陽氣至盛者耳。又有子宮口尙向後。肛門探之不得者。此産論所謂横冒子宮者。此産往屬難理。近得一法。須令側臥。從陰戸下邊深入指拽正其口。使向前而可也。又有口向上者。須如前法。拽正其口。使向下。切莫妄謂子宮無口也。

導水

臨産之婦。有小便不通者。是以兒頭閉塞於陰戸而然也。若不通經時。則因以致成腹滿危急之症。須令婦人仰臥。醫以右手大指。入陰中。推兒頭。使下向。肛門陰中。因此得稍鬆。蓄水。隨卽得溢出。腹滿立減。氣息頓平矣。又一法。須令婦人少開股而立。醫以右手食中二指。入陰中。強勾兒頭。引之使下向肛門。此用前術。兒頭不移者。乃可施此以救之術。意雖同。得功尤速。雖然若難産疲勞。艱于起居者。後術所難施。宜專意依前術。必得其効。又有兒頭偏傾右邊不通者。須令婦人左側臥。醫以食中二指。推兒頭下向左方。得頭稍向中。蓄水必隨泄下。又此不通症有力息俄止不來者。不可謂胎死也。以小便閉。腹中滿致氣逆不升降。故譬猶飽食飽飲後。則氣難下張者爾。得小水通泄。力息必復再來也。又其小便通。有繼見血下者。此蓄汚不足懼也。若有如赤豆汁黄汁者下。而臭氣甚。乃是死胎。須用心察之。有胎已死。夾于戸陰。經日不免。腹因脹如鼓。逆上發嘔吐者。此爲甚危急之症。須先用前術。取小便通。然後依回生術救之。救後或有水飲大通。若暴瀉者。如虚乏之婦。脈成微細。不能飲食者。須用綿衣罨住陰門。以令徐徐通之。胞衣亦不可急取。若使胞尿瘀血一時俱下。恐致陽脱而死。須暫時消息藥食兼進。候脈息稍復。然後下其胞衣焉。

坐草

產論所載。有術二條。今新又有得三法。書以示初學。新術三法。第一娩候已至。醫豎左膝坐于婦前。以頭入婦左腋下。而左肩承婦之胸脘。令婦兩手緊持醫帶。而醫覆左手。抵婦右小腹。右手從其股間入尻。按肛門。其次第二。別令人就婦背後。以兩手從婦兩腋下。入向腹前擁之。而其指頭向下。其掌貼撫其任脈之左右。微帶下推之意。而每陣疼至。輒上提之。次第三。懸繩於屋梁。令婦人兩手攀之。及兒頭既出產戸。醫以兩手承持之。向陰門上邊拔取之。置於傍。而後使婦安坐以息之。置兒於傍之時。須加意防之。莫使飲惡露。又兒落地後。發聲不速者。或有臍帶左繞其頸一二匝者。故切又不可向前引之。恐以絞其咽。忽致危殞。宜急爲弛去其臍帶也。又初產之婦。分娩之時。有或兒頭蒙物如薄絹者而出。此是陰戸内皮。蓋初產之婦。内戸肉輭皮脆。兒頭逼蹙冒之。以出者耳。若不知者。欲弁拔去之。產後必致大痛。醫宜以兩手大指。與次指。托兒頭之上下推之。向陰中。使其自脱。然後令分娩。已上三法。並皆佐尋常壯實產婦坐草之術。如臨產經時。體已疲者。若體患水腫。不能坐草者。又須捲蓐。其頭漸高。而令側臥。醫坐婦前。從股間入手。以昂按其肛門。而左手扶婦肩。或使人扶之。亦可也。或令婦高枕側臥。醫坐其背後。以昂按其肛門。亦可也。

又一法。娩期已至。漿已破迸。胎猶在上。不得娩。經時者。救之之術。醫踞尺餘小几。與婦相面。兩手指頭向上。以其掌按不容穴左右。令婦兩手緊持醫頸。舉體懸任。醫左右膝頭。肴婦小腹。醫仍生腰反背。每陣疼至作之。其胎乃自然得下向人門。又有死胎處深探之不得者。先用此術。後依回生術救其他。臨產經日。嘔逆。胎因致上逼心下者。亦同前。

如產前患水腫。陰門腫滿。跪坐不能。兩股相湊。衣被觸之。亦作痛苦者。其分娩時。兒頭臨出。必不堪大痛。若不早理。致鄭害。而此症。非藥物之所能理。須三稜針。用麻絲扎露鋒可一分。刺陰門分肉處。四周無算。仍以綿衣罨覆其上。輕手拖去其畜水。刺口水出。其腫立消。其產甚易。

又有非水腫。而產前後陰門大腫痛。其色赤者。切不可針。若誤針。則血出大痛。但須用龍翔飲。如上云。水腫者。其色白。針之不覺其痛。

龍翔飲方見產論

近閱清人所著達生編。其理孕護胎。用布約纏兩道。橫束腰間。此推其旨。正與本邦用鎮帶者同。則其害孕。非淺鮮也。至云臨產。但上床安睡。切忌用力。因取譬哺雞自能啄殼自出。是爲時候未到。妄用力者言之。其理則稍似可聞。但其已失之於平時者。豈唯時候未到。妄用力者而已哉。恨無人航海。爲彼民一告此者耳。

斷臍

凡斷臍帶。有二要。附臍者宜短。且去血。附胞者宜長。且不去血。附臍者。長宜四五寸。須用手指扼之。使其帶中黑血。不得滯着而留。四五寸用麻線紮之。距紮寸許。復一紮。紮訖後。竹刀截去。其兩紮中間。所以必短者。俗多以中人之臂腕至肘相距間爲度截之者。誤也。蓋帶長則其乾必遲。以此蟠屈着兒腹上。兒往往因致感寒腹痛。當深戒。所以去血者。以血去則易早乾故也。附胞帶。所以必紮之者。以備若胞衣難下之時。攀曳易爲力。若不預紮。帶中血盡。則忽皺縮成細小。不便把持也。故如健婦。雖不用紮而可也。又遇胞衣難下者。亟須先斷臍帶。使其兒先就浴爲良。

禁暈

病候詳見産論。而其治術。余別又有所得。就婦人左邊而立。右手搭其背。左手按住其腹。上衝之物。推送之於委食本位。暈止甚速。然其手稍緩。輙復發矣。故若任産婦在椅中。迺永無平定之期。須不放左手。仍扶出椅。就蓐右側臥。過一二時。則得平定。平定後。左右臥從其便而可也。上所言。乃治産論所云。血氣上起。與食穀相搏。其頭必仰者之暈之術也。又因瘀血衝心而暈者。術須先禁暈。醫以左手大次指。緊按左右不容穴。則知。知則如法右側臥。濯折衝飲。抽刀散類。又因脫血而暈者。或卽死。或二三暈卽死。尤爲難治。先須遏血術。詳遏崩條。然後依左手按不容之術。而後右側

臥治方第一和劑湯或第四和劑湯

折衝飲方見產論

抽刀散方

用五靈脂一味爲末每服一錢白湯調下日二三服

第一和劑湯方見產論

第四和劑湯方同上

抒倒

產論說此三術甚詳。今新有三術。爲初學記之。凡用抒倒之術。手須輕捷。稍遲兒則死。若兒死。足腹皆出。而兩臂礙住不得出者。須令婦人左側臥。從陰門下邊。入左中指。當探得兒左肩髆。是時。須以其指頭循其髆而漸移索其臂彎。臂彎既得。則以指頭拘而引之。其臂乃得屈折而出。又令右側臥。以右手探兒右臂。出之如前。兩臂已出後。若兒頭仍拒橫骨不出者。醫當須以綿衣裹兒體兩手捉持之。向裏面一送。就勢即拔乃出。若猶不得出者。令婦以尻端踞尺餘小几上。醫坐其前。綿衣裹兒兩手緊捉。聳腰兩肘後。專用力以引拔之。猶不出者。令婦頭漸高仰臥。醫左手緊曳兒體。而右手中指。從陰門下邊。入以探應得其兒口頷。指頭就以入口中稍緩左手。而右手引一引。得兒頭下俯。迺出。其左手始緊曳者。以兒稍高則不可得其口頷故也。用此術者。靡不得免者矣。又有頭礙橫骨難出。產婆誤強引。致首體分裂。而拒留腹中。指探之搖滑難取者。須令產婦匍匐。別使一人手押其腹。緊緊按住。推下。向小腹。不容放手。爾後依回生術出之。凡逆生者。其胞衣多連兒併出。以胞元蓋在兒膏肓上故也。

整橫

兒手指若肘先露者。名曰橫產。術見產論。然露已及膊者。不可復順正。宜依回生術以救之。又橫產有探得其背者。須令婦高枕開股仰臥。醫用左手指頭推轉上送之。得其腰曲彎之處。即用左指頭從兒股間。入鉤其髀曳之。其腳乃出。若不出者。依回生術救之。閱達生編。有治倒生橫生法曰。急令安睡。托入手足。再睡一夜。自然生。其言果是耶。今夫平人。一有動心。不能着睡。矧產難之露手足者。雖以千萬慰諭。無安睡之理。何況再睡且如倒生。非卒然之變動。自胚胎而然。以此吾門得妊娠八九月。一按腹便知之也。彼乃又言是時候未至。妄自用力之故。大可笑。雖然醫書多妄誕不止一達生編也。噫。

拔坐

救坐產術。產論附抒倒條下。而其說。名狀未詳。亦不言用手之法。故此明之。凡探宮得子臀尻。若後陰。若前陰者。名坐產。而此產。余嘗救數十人。未見兒盤膝坐者。獨其體成兩折。頭腳相會。腳尖倒朝母乳前者甚多。因思古人有坐產之名。唯以得其臀尻命之者耳。救之之術。須醫坐婦前。而令婦左側臥。伸其腳。翹其右腳於醫肩上。使一人扶持其腳。醫豎左膝而坐。進身入婦股間。而以右手中指。入陰中。漸擠其胎之臀尻。使轉向上。以索其脚。是時當使婦勿力息。力息則使其兒背愈下。脚愈上故也。既胎稍得偏移左。兒左脚可探陰中。亦乃得寬鬆有餘地。便可手法施展。是時須用心。候其胎之死活。活胎先須以中指探之。挑出兒左脚。後令婦右側臥。探出兒右脚。如前法。兩脚出後。高枕仰臥。開股豎兩膝。兒脚裹綿衣引拔之。如扞倒術。然坐產見活胎者。千百中僅一二耳。若死胎。依回生術救之。

舉孿

治術詳見產論。而今有緒言一二。附列于左。凡遇孿胎分娩之時。須視其胎。差有競意者。先出之。若夫順產駢首向下者。不必令婦仰臥。惟用坐草術扶之而可也。一胎已娩後。推其後胎。向腹中央。用按腹第六術數遍後。待婦力息復至。然後使娩之力息未至。切莫強欲出之。若死胎須用回生術。若雙逆產。見兩兒臀尻者。產論不言其術。此尤爲至難之產。若依疑不决。必致子母雙斃。須令婦仰臥。視其胎差有競意者。隨其方上之斜側臥。醫從其小腹。推其胎。使向下。然後依回生術救之。一胎已出後。推其後胎向腹中央。待力息至。然後使娩。雖纔得一足。須急以綿衣裹引拔之。又有一兒手一兒足齊露者。須托其手使入內。而持其足。急引拔之。又順產有一時探之得兒頭與肩併出者。狀大與雙胎相類。宜審辨別。切勿誤認。有圖見下。凡雙胎一順一逆者。其先娩者。其兒體必小。以其受胎在後。故其所處亦近。所以先娩。如後娩者。必大。以其受胎在前。故其所處亦遠。故後娩多滿月之胎。先娩多未滿之胎。凡孿胎胞衣。其大倍尋常。須要及子宮未斂口前。早出之。稍遲取之甚難。不可不知也。但其出之。須候血氣稍定後出之。不則恐因致脫血之患。

易蓐

難產已救後。產母甚疲。其衣衾穢汚。而難換易者。今爲之設易蓐之法。其法令婦人仰臥。醫跨婦腹上。而背立。令婦兩手攀援醫背後帶上。以身附之。醫俯以兩手左右抱持婦兩股舉之。使一人佐舉其頭而舉之。用此法。搬行婦。乃不致搖動。可以左右隨便移易其蓐。極妙。其設蓐高枕等法。產論已詳之。

遏崩

凡卒暴大血脫下。名之曰崩。崩之因有數種。有分娩後。產婆欲下胞。強按腹動血。因致之者。有分身後。即緊束鎮帶。仍起步就椅。因致之者。又有發嘔吐。輒血大出者。又胞未至。而崩仍發暈者。尤爲極惡候。又有因產後房勞而崩者。又有平日經行不順。二三月閉後忽崩且發暈者。而前數症。又有兼寒慄者。寒慄是爲屬血熱。又有五十上下婦人。經水欲斷。忽致崩者。凡救崩須急赴之。如產論所述。而產論言其術。唯舉梗槩。不致詳細。今因詳明之左方。醫急右足跨其臥婦腳上。而屈左膝斜抱婦右腰。着左膝上。使伸兩腳。其左腿彎自着其右膝臏前。抱之之法。亦須以其左手從婦右肩上進向左脇下抱持之。以右手提婦左腿。仍張小腹仍戾身微左顧。乃得婦陰戶緊閉。暴下即止。又是時。宜婦頭低。若暈者。醫右手按其不容而可也。有鎮帶者。急解去。灌藥。脈微細者。宜第四和劑湯類。輕症者。宜四物膠艾湯。按腹則㾓腹中有塊。有力息。血熱甚者。宜折衝飲。大便秘。脈數。心下痞鞕。面赤逆上者。第六和劑湯。龍騰飲。調理大補湯。

又遏崩一法。

令婦人側臥。醫就背後而坐。以一手按婦臀肉。一手持婦側臥在下之足。提上之。亦可經閉。俄崩下者。往往後多繼致懷孕。此是以瘀血盡。中氣清和故也。又有脫下後血虛者。手足覺湯水滲入者。尤須加調養。

第六和劑湯方

黃連　黃芩　山梔子　大黃　黃檗各五分　甘草一分

右六味以水二合煮取一合三勺溫服

折衝飲方見產論

龍騰飲方同上

大補湯方同上

第四和劑湯方同上

四物膠艾湯方同上

洩閉

此救世呼轉胞者之術。而是症難產婦尤多。患此者。余嘗數救此症。診其腹。率皆其左小腹水道穴邊脹起。甚則通腹脹悶如鼓。因知此本非眞胞系了戾者。特以其小便不利。強起其名者也。凡患此者。有二種。其一臨產兒未出。產婆強按其腹。腹內子宮。與兒胎相摩軋。子宮因致傷腫起。脹墜以閉塞尿道而然。其一。子宮追下。梗于便道。此二症。其因雖異。其候則同。救之之術。凡有四。其一按腹。第六術爲之數遍。若不通者。令婦仰臥。醫就其右脇邊坐。疊聚兩手指頭。而按其左水道穴上。拘拽向前。子宮因此拘拽起。畜水乃出。若猶不通者。醫就婦前跪坐尺許小几。先伸進兩臂。指頭下向。以掌按婦左右水道穴邊脹起之處。此兩手用力意各不同。右以推托爲主。左以抵拒爲主。而用其力。又須更以其右膝頭。當右肘後骨佐以撐之。左膝頭。當左肘後骨佐以支拒之。是時。又須令婦以兩手掛醫頸。以其身懸任之。醫仍微反已身。而以左顧。亦其子宮得拘起。而畜水乃出。若猶不治者。令婦仰臥。醫跨其婦。當其膝上。面婦立。仍俯以兩手掌側骨。承其水道穴脹起處。用力推托上。其左右手意略與前同。而此法尤妙。畜水隨手而出。又有腹滿。每搖動聞水聲狀。若欲暴瀉。而水却不通者。若不導之水。而腹卒暴覺痛必死。此蓋分娩後。子宮未收。塞在陰中。以閉尿道。故致然也。此時醫須以右手。分大指次指。當橫骨上際。承其腹。而以其掌側骨隔腹皮。按其子宮。徐徐推之。令上收。乃得畜水。隨手通泄。可以免危斃矣。治方玄英湯。危急者。錫圭丸。

玄英湯方見產論

錫圭丸方

大戟　甘遂　蕎麥各一錢　大黃八分　巴豆七分

右五味爲末粳米糊丸粟子大每服五六十丸白湯送下

納腸

凡腸出者。臨產時候未到。強令努力。因致腸脫出者也。若不早收。乃乾澁難入。以成終年之患甚多。納之之法。綿衣漬溫湯。若煎葱汁頻頻換之。以蒸溫其腸。又以海羅汁。若燈油之類。塗潤之。然後令婦豎兩膝蹲坐。醫就其右邊。徐取其腸所脫出者。先自上邊肉際者起。以指襞疊以漸托入之。其餘在外者。束之作一處。仰右手捱傍陰門以載之。五指皆內向以束持之。令婦右手搭醫左肩。別使人捲蓐以帶紮之。以此蓐承婦腰眼邊。而又手托承婦頭。醫以左手抵承婦背後。令婦身委任而臥。則當背反腹脹。是時以右手所載腸齊時托送。即得斂去。斂後。欲小便須以綿衣罨陰門上。徐徐使通。不然。恐復脫出。治方。第一和劑湯類可也。此本產論斂宮之術。而彼以左膝髀抵腰後。以承婦身臥。其術非有臂力者。頗難施用。今因以捲蓐代之。

第一和劑湯方。見產論

斂宮

一名收宮。此亦產時強努力。致子宮出。娩後未能斂者。斂之之術。與上納腸之術同。但腸與子宮。恐難辨認。今因詳之。腸大而無口。其色灰白。如子宮。乃其形圓。如曲腰匏。有口向下。其色赤而有灰白色橫文。以此辨之可也。又娩後有胞衣下後。被膜尚遺陰戶夾之外見其端者。須試展之。得展開乃是被膜之餘遺也。當引拔之。

又難產後。有遂患小便自利者。凡難產婦人。後必多患此症。蓋以其分娩時。兒頭久夾不出。其子宮後遂習大開。而不能斂口。因致尿道不爽利。其小便不覺自出而然。若遇患此者。當教之令其夜臥。常自伸其兩脚。三四十日後。其子宮自得斂口。而此患乃除。若在產椅。臥不伸脚者。必成終身之患矣。不可不以丁寧告戒也。此症若因又致腹脹者。依洩閉術救之。術見前

復肛

令婦人側臥。着枕于耳垂下。溫湯葱汁之類。蒸溫其脫肛。海羅燈油之類。塗潤之。襞疊聚束。右手載之。令婦身極反就勢推送。意一如納腸法。即得收口。復後須要令大便不結。大便結。必復脫出。治方龍騰飲朱明丸類。二方見產論

救痙

此小產後。角弓反脹者。救之之術。凡遇此症。須急走就其右邊而立。以左膝抵婦背後。右足之趾。當婦右膝前。俯身左手托婦左肩。以右手大次二指強按婦不容穴。醫仍自退其右脚。以其脚指與膝頭着地。後踵承右臀下。而屈折坐。是時就其坐勢齊時。兩手仍前勢以引婦身。使與己身相貼依。而欹臥之。急別使人引伸其兩脚。以此術折其反張之勢。再不復發。但醫抵其背後之脚。要猶着其背後。不相離暫時焉。

通計二十術

死胎候法

凡胎死生之候。是產科施術。緩急險易之所由分者。不明之。其誤人必多矣。不可不預知也。故今緝錄產論中所有候法散出諸處者。尚附所新得一二。以爲初學開列于左。

孕婦患水腫。或有不能。及臨月。八九月。俄免者。多死胎。其能至彌月者。此禀賦堅強。幸免其死者。然千百中有一二而已。

凡姙娠八九月。因食傷而娩者。多死胎。凡因食傷而娩者。雖臨月之胎。其所出娩兒。能育者。甚少。

凡臨產不娩。經四五日。忽乳汁出。必是死胎。

凡產婦嘔吐不止。氣上衝心者。死胎。

凡陰中出黃汁。如赤豆汁者。爲死胎。

凡發子癇者多死胎。少活胎。

凡姙中顛仆而娩者。多死胎。亦多橫生。

凡腰間忽覺若負任者。死胎。

凡五六月。腰入髎穴邊。作陣疼。臍下又痛者。必小產。

凡七八月。患熱痢因努力而免者多死胎。如滿月者不必然。

凡患疫兒死腹中者。必陰戶下血。

凡臨產其痛俄止。力息不來者。多死胎。

凡患淋疾。若瘧疾者。多胎墜。

凡臨產下水不止。探之兒頭不瞤動者。死胎。

凡臨產小便利者。是子頭不在橫骨中。故非橫逆生。則其子既死腹中也。雖然死胎。又有不必小便利者。須臨時審候。以決知之。

凡初產。其痛止在腹。而不下腰及肛門者。非橫逆生。則其子已死腹中也。

凡臨產努力。產母聲息細微。每仰者。死胎。

凡破漿後。兒已出子宮二寸許。而不免。經時者。其胎必死。若尚冒膜水漿未迸者。不必然。

凡子未娩。其胞衣先下者。必死胎。且多橫逆生。

凡兒腰已下甚大者。死胎。其大有至如巨柱者。名曰壯尻胎。

凡兒斜冒子宮。出於橫骨下者。死胎。

凡破漿後。猶下水不止者。多死胎。

凡雙胎。先出而胎小者。不育。後出而胎大者育。

凡有腫氣者。自臨產前二三日。水下不絕。而不覺胎撐腹。腹又不痛者。多死胎。

凡坐產露臀尻者。多死胎。其活胎者。千百中一二而已。

嬰兒保護

凡赤子已生。斷臍帶後。須用五倍子粉糝之。以紙全裹之。屈曲安臍上。別用絹帶。自其背纏束之。兒體上附臍處。切莫令牽急。恐致兒臍因之突出。

終身不復。兒若頻啼。須視臍帶。大抵六七日乃褪落。有經二七朝不褪者。又褪後俗多灸其臍者。大不可也。恐小兒不堪火攻之。若因發天吊撮口等病。世亦初生多飲朱砂蜜。若甘連湯。吾門所用甘連。加紅花大黃。或鷓鴣菜湯。若發鵝口瘡。紫圓一粒間日用之。不知者。用二三粒。以知爲度。始乳以母乳出。爲候始。乳之可也。是其稟生本資之自然。禽獸皆然。人何以異。世乃有不待母乳出。便雇乳婦者。殊不知乳早。則胎毒致難下也。雖然。如其未滿月而娩。若稟賦薄弱者。早乳調養亦可也。其浴初生。手須輕捷。切不可久浴。世多有因發臍風等病。宜深戒之。又用其所褪落臍帶燒之存性。與兒飲之。以下胎毒。其兒發痘疹甚少。驗之屢効。又已娩。未發聲前肌溫者。不逾三日而死。又肌黃色者死。又生兒七朝內。有頭肉腫起如瘤。其色與平肌肉不異者。此蓋娩時。頭爲陰戶所夾。瘀血聚結所致。須用三稜針略破。其出血色如煤。其腫立消。以上嬰兒保護之術。所當預諳者矣。

試乳

凡試乳之法。先須注之於黑漆器上。以視其色。淡者爲上。濃者爲下。淡蓋血液所化居多。濃乃穀味所化居多。濃者其來不久而易止。且以飲初生小兒。性重滯。必傷其胃。不可不察。其乳房捫之堅實。若覆椀者。爲上。垂下者爲下。凡乳來之長短。常與經水相爲表裏。其兒已死者。其乳易止。而經來必早。乳出久者。其經或三四年不來。古人云在上爲乳。在下爲經者。其言似不誣。凡產後初出乳汁者。勿與飲此。蓋數日房中畜積之汁飲之。必有害。須要數回絞去之後。始飲之爲可。凡乳婦其氣血不和順。則其乳不出。若其忿怒、若勞心傷氣者。必忽止。又富貴之家買乳婦入門一二月往往忽止者、人多謂之詐騙。殊有不然者。蓋其乳婦多卑賤。平日家居時放縱恣性。驟入貴第。法度森嚴。身不得自由。氣因致鬱滯。是以其乳頓歇不出耳。此等事。醫亦不可不略通其故者。故此并論之。

浴法

浴產前後皆吾門所大禁。無輕視。姙娠中屢浴者。必多患水腫。或病淋疾。故姙婦九月已後。宜禁浴。嘗見因浴致胎動。上逼心下。卒就危殆者、往往有之。是故雖乃暑天。亦切不可每日浴。但午前後輕輕浴之爲妙。如產後無他症者。經二三日後。欲浴者。須以巾漬熱湯絞拭去其汚痕。如稍重者。若難產後者。此拭亦禁。如平穩之婦。過二七朝後。看其脈症平和。始許輕浴爲可。而其浴又切不可用浴盆。而須用浴桶。多設其湯。輕浴之。余數見平穩產婦。早浴忽發熱。氣息短促。遂致危殆者甚多。不可不懼也。

懷孕圖

明和壬辰之春。子啓先生再蒙藩召來在江戶邸。滿城士庶家迎敦如織。門下諸子無間。受誨而請益不已。先生誨僕等作諸產形狀圖。畀之諸子以補其提耳所闕。其圖凡三十一。其中蓋亦有產論終未及言其治術者。雖然識者。若據斯圖。而以復求論之微旨。則思過半矣。

正產懷孕圖

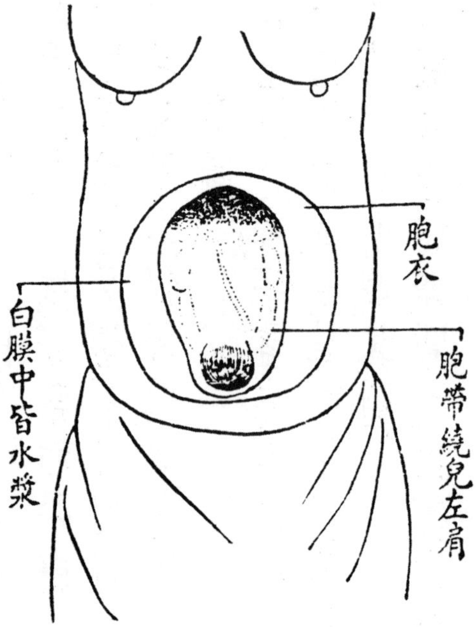

正產破漿未迸圖

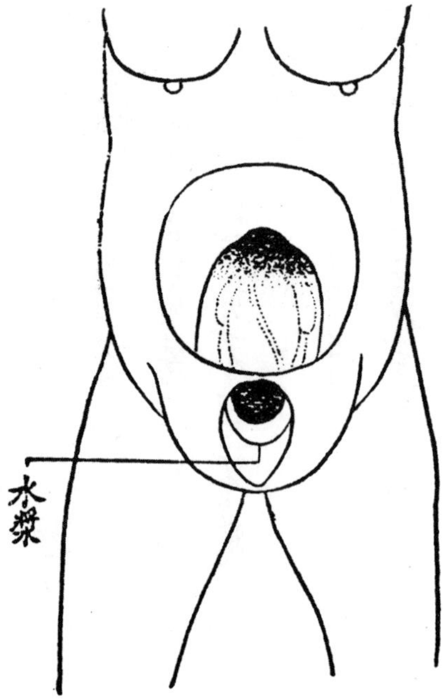

正產冒子宮圖

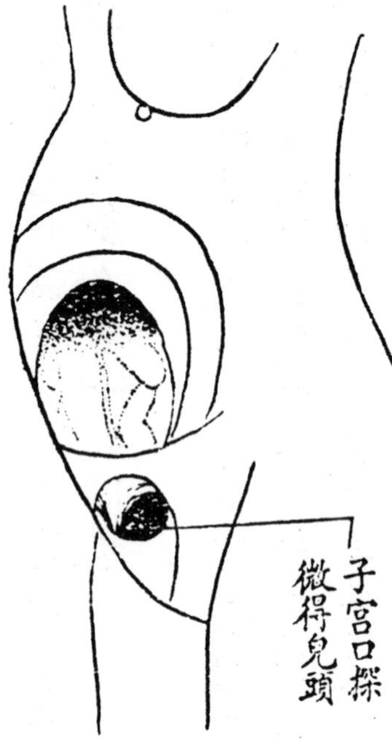

正產探之得半頭并肩圖

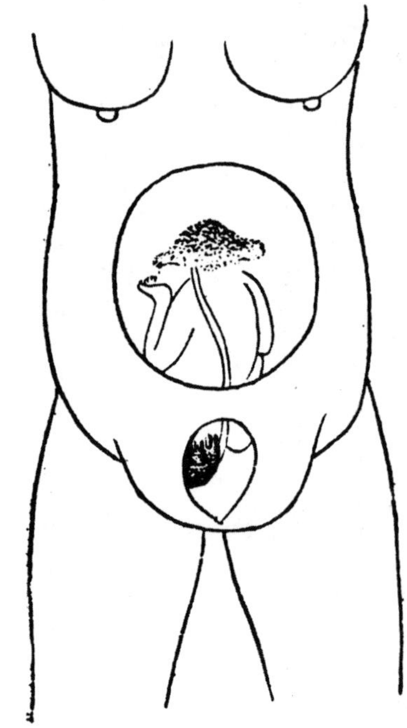

正產探之得頭圖

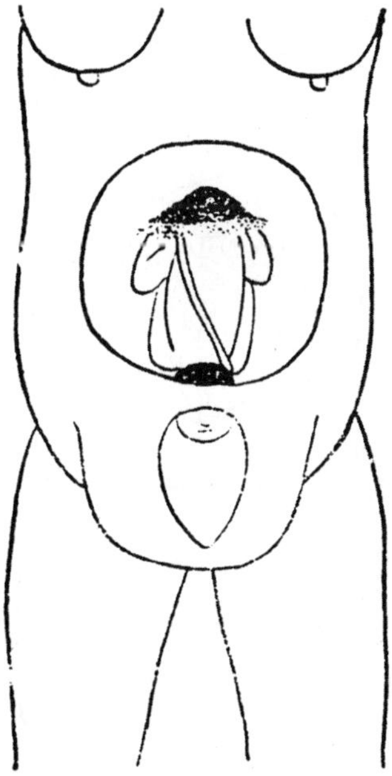

壯尻胎圖

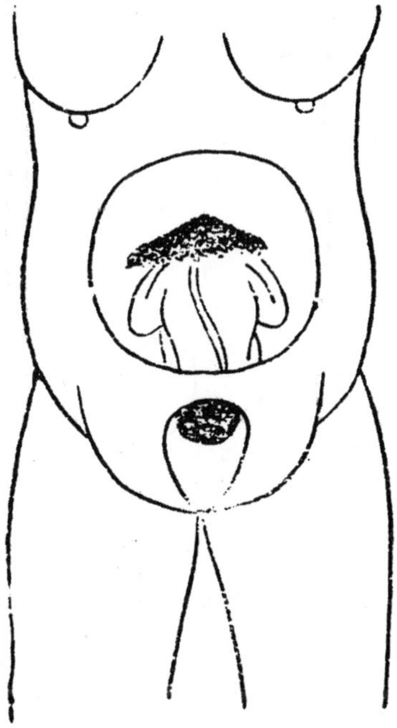

壯尻胎露半身圖

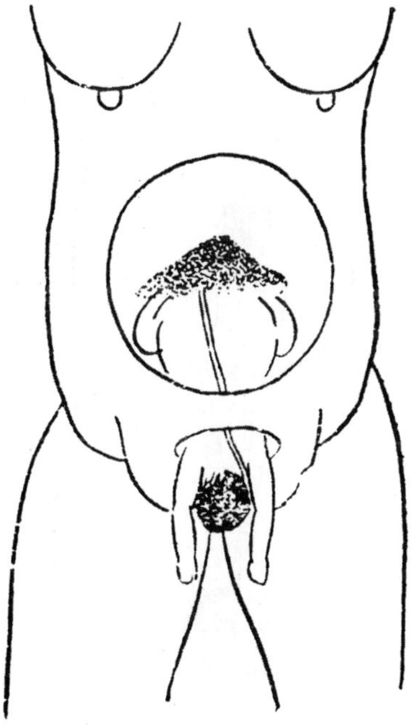

正產七八月破膜胎圖

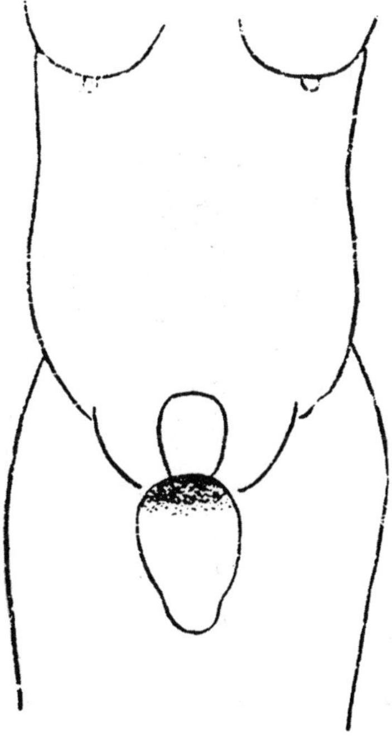

剖膜見胎圖

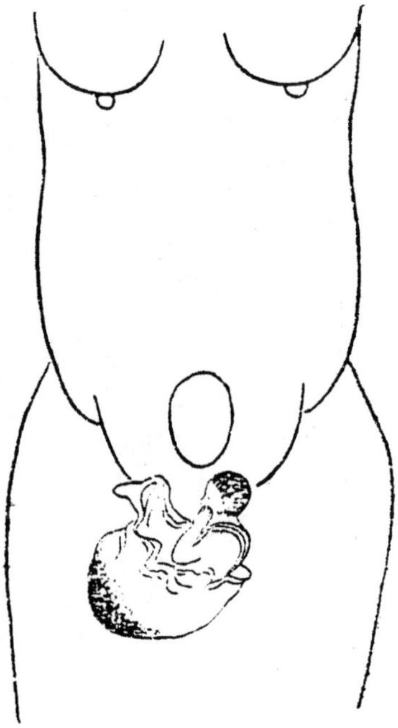

倒產懷孕圖

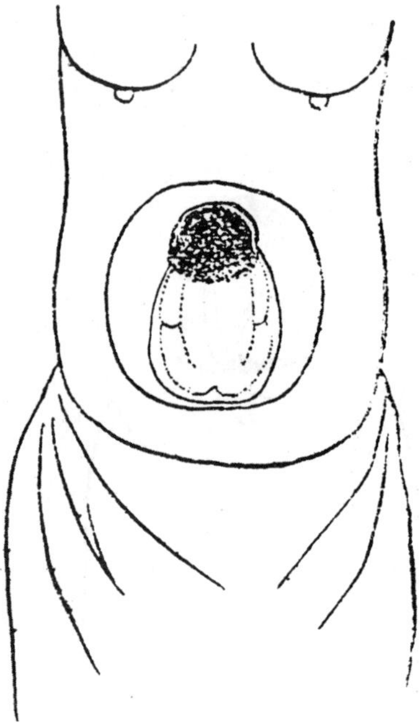

倒產先露胞帶圖

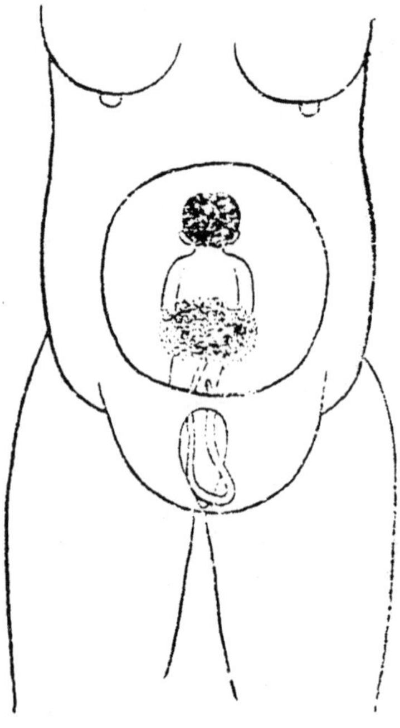

倒產胞衣先下圖

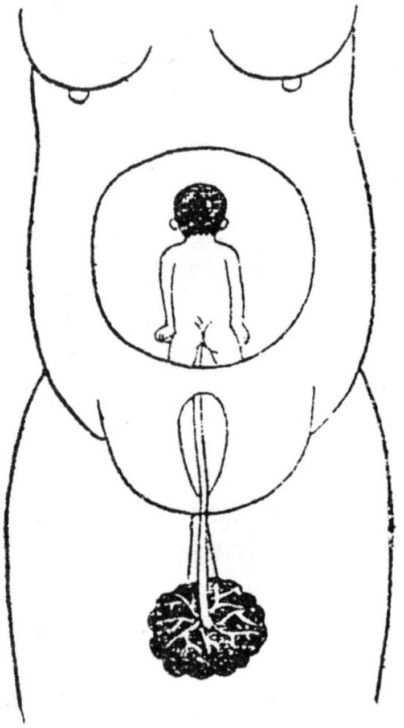

倒產露兩足圖

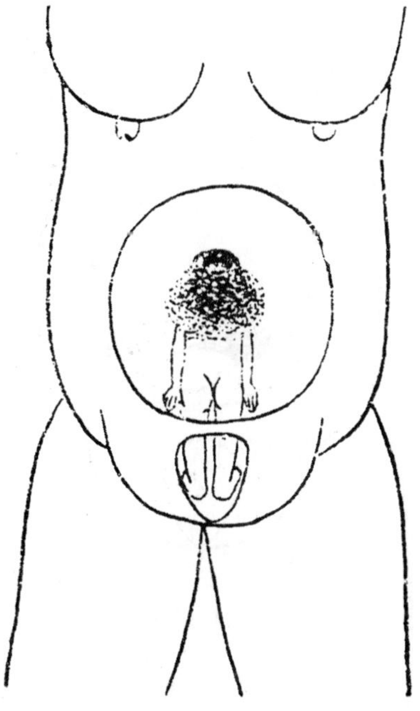

倒產兩足交义露一足圖

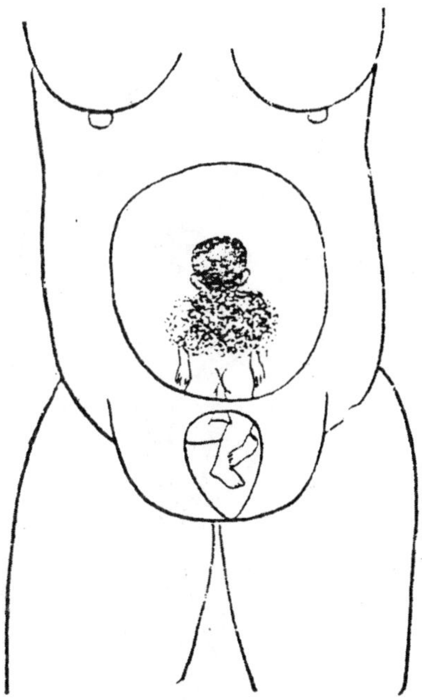

倒產露下身肩以上未出圖

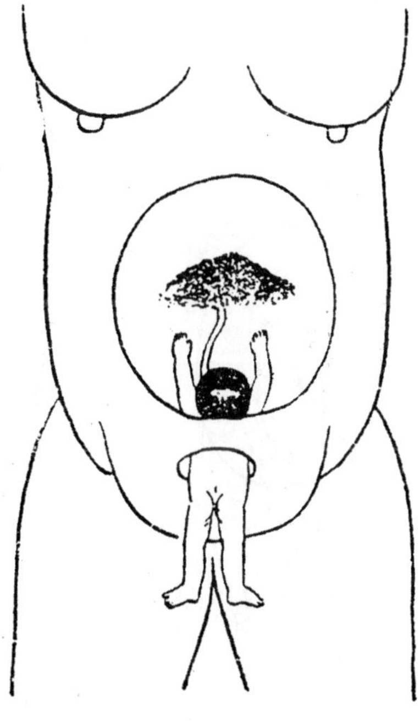

倒產頭項礙横骨圖

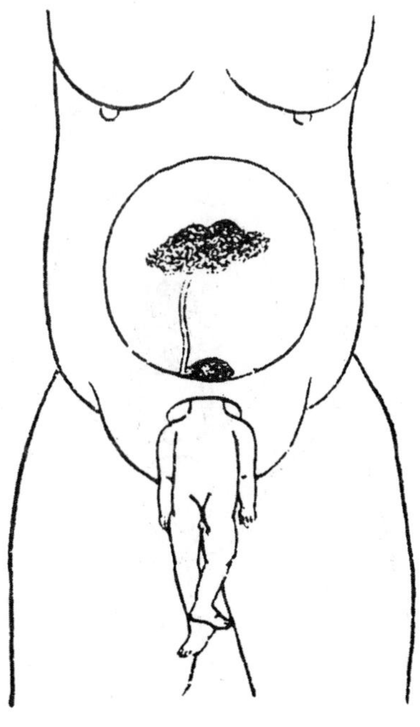

倒產露左足胞衣先出圖

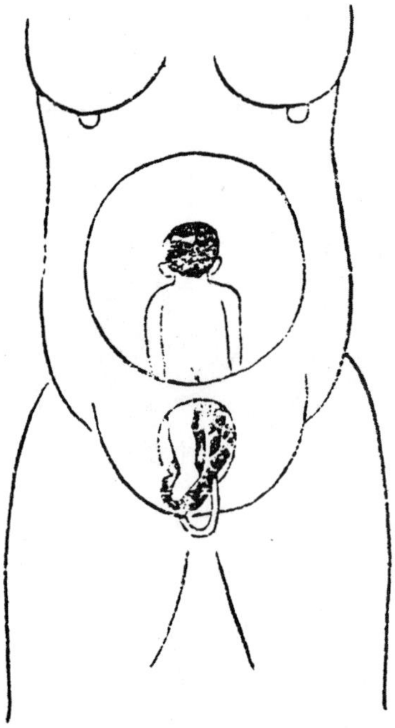

倒產露一手一足圖

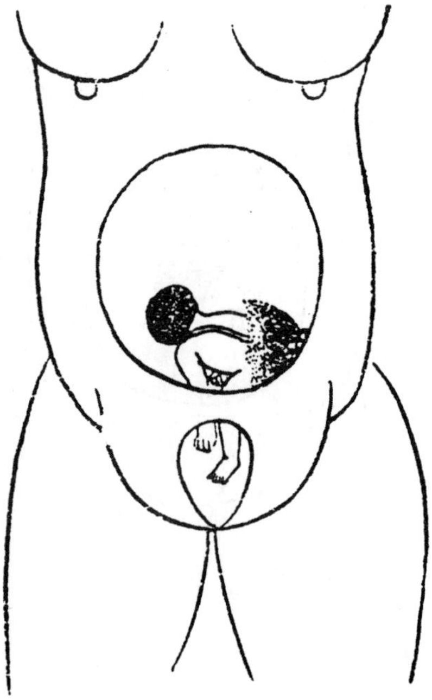

倒產露左足圖

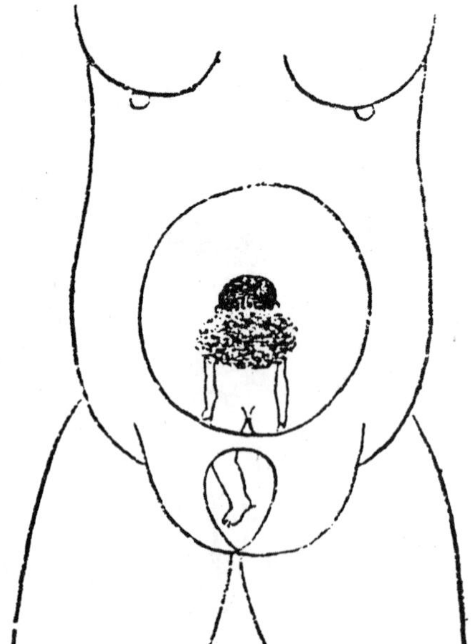

坐產探之得臀肛圖

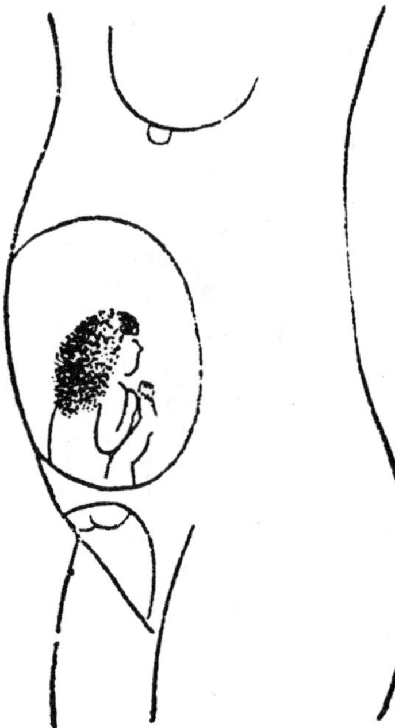

正產歪斜圖

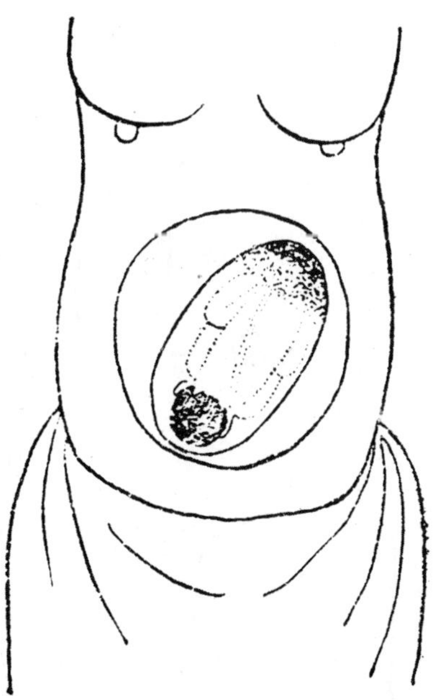

橫產探之得背圖

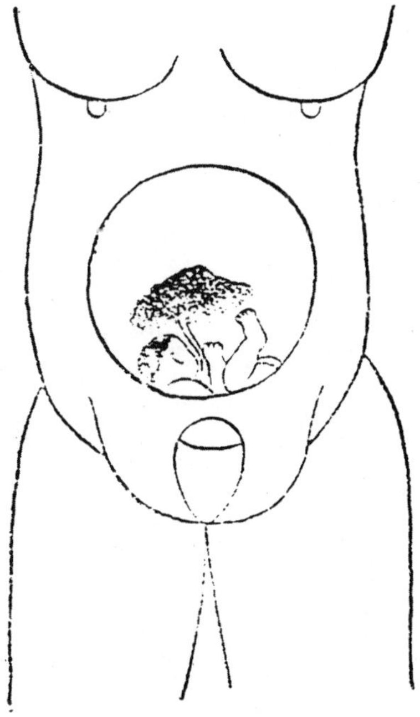

橫產露臂膊圖

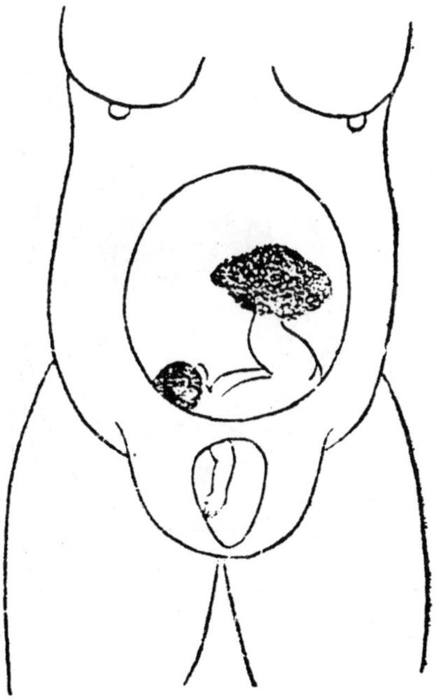

橫產露手胞衣先出圖

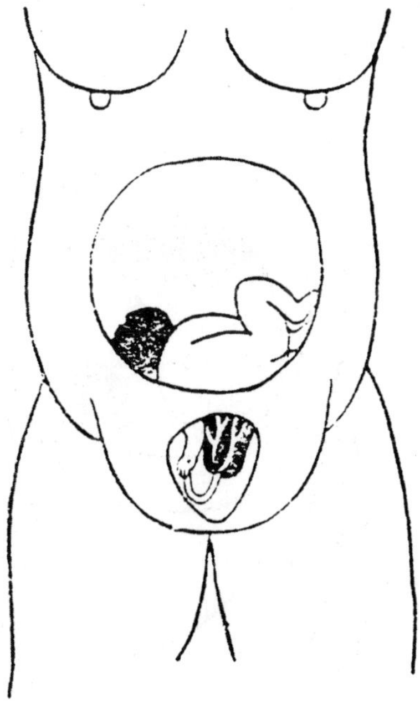

橫產頭手足及胞帶出圖

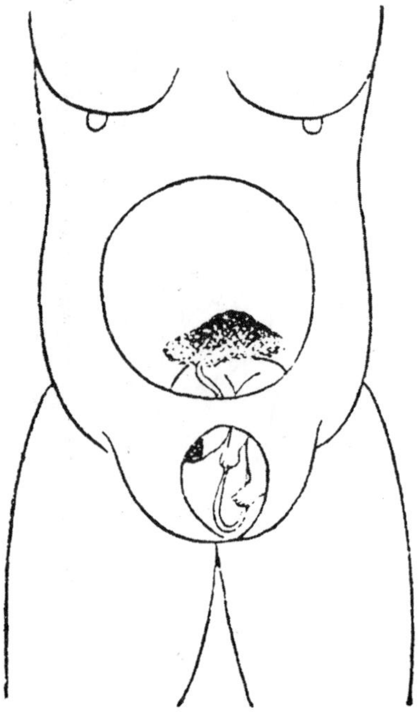

橫產露手指圖

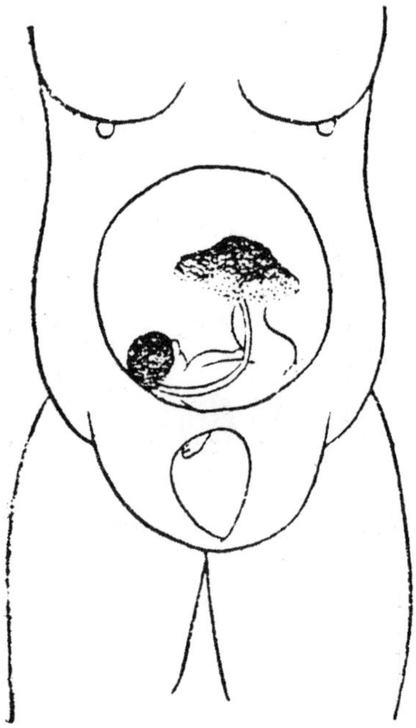

孿胎正法圖

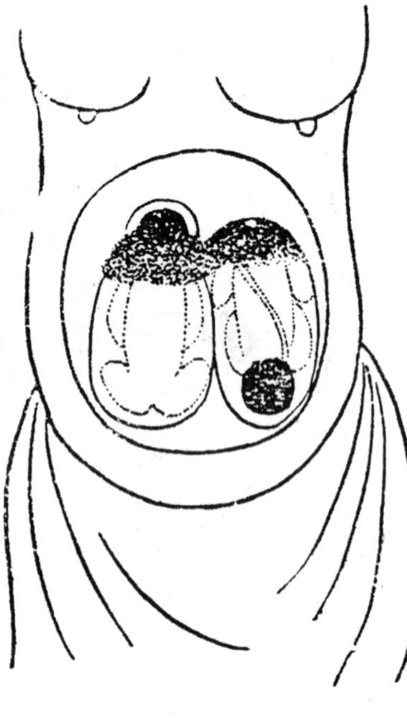

孿胎雙逆圖

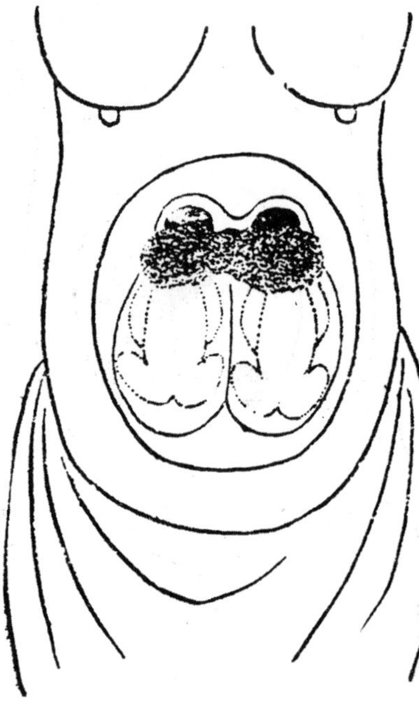

孿胎駢首向下圖

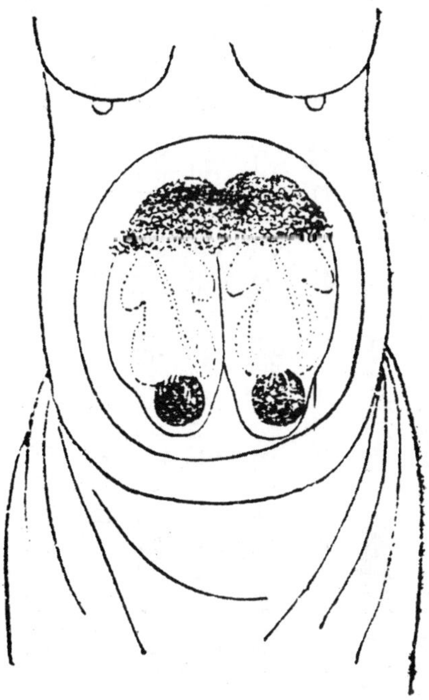

孿胎雙逆各露兩足圖

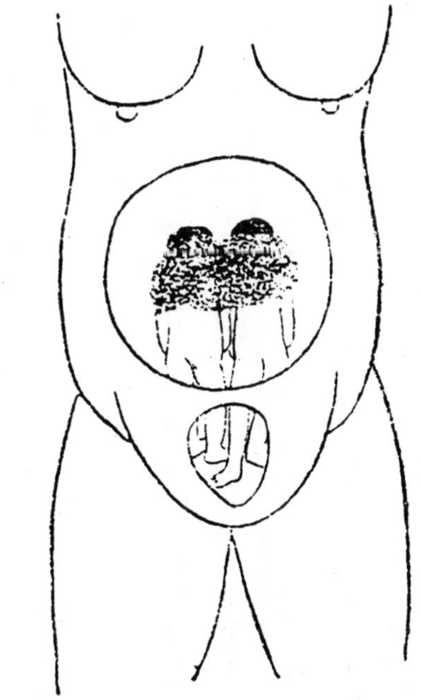

孿胎一逆一橫一露一手一足圖

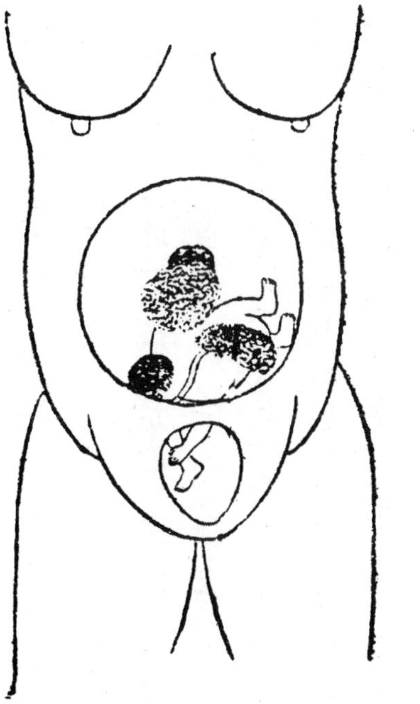

孿胎雙坐探之得臀尻圖

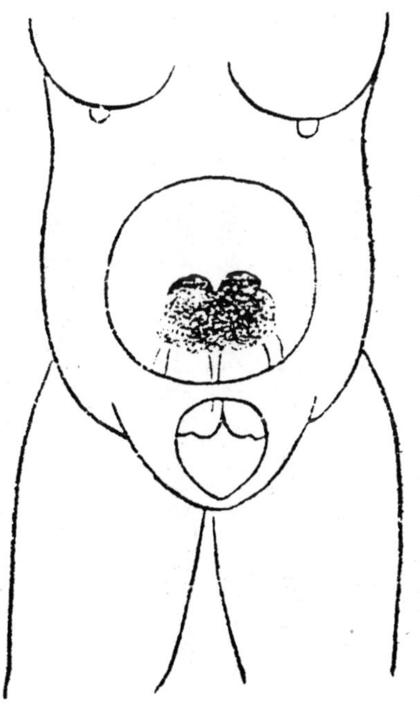

孕胎奇者。孿胎之外。又有品胎。品胎等。蓋造化偶感出奇無窮。僕輩方集此圖。請問品胎。師云、品胎甚罕。家君平生治孕婦數萬。僅見一二而已。故其法未詳。君子於所不知則闕之可也。是以此等數種。例不具圖。

附錄治驗二十八條

甲午之歲。克乞暇西遊。受業東門橘先生。同盟近藤生者。曾受產術於子啓先生。因又得介從事子啓先生。乃今產論翼成矣。二三子商克以記其治驗附之。然而子啓先生之門。迎請如市。而無產不艱。無艱不起。不可勝書。雖然此其於事也。偶令外人窺之。率又有猶甚於蜀犬吠日者焉。克以忝從門牆。未乃不自揆。乃與二三子相議。抄出其最異常。可以備後案者。以錄卷尾云。水藩玄亭原昌克謹識。

〔孿胎〕一條坊賣油家婦新姙。至五月墮胎。後二月而腹仍便便。延師診曰。是孕也。婦曰自胎墮夫出賈于外矣。師曰勿疑予言。胎已七八月。但善自防護之可也。既滿期。而果產。母子皆無恙矣。此蓋孿孕而奇之又奇者。

〔品胎〕四條織羅匠之女。因失足顚躓。右脚腫大。遂成痛楚。醫之來者。不曰痛風。則曰脚氣。延師診之曰是孕也。且爲品胎。皆已死矣。用藥者誤焉。母亦不可救矣。舉家以其處子不信。及爲出之。衆皆吐舌。其明日而死。

〔乳後發狂〕明和戊子。師應召在藩。一村婦有乳後發狂。已經八年者。此年復產。幸師適在。其夫來請之理。師爲作折衝飲二劑。且囑曰煎成加朱砂各四分。後朝其夫來謝曰。未盡劑。狂狀頓退。今日則無所病。師乃更爲作劑。復囑加朱砂四分。如前煎。夫驚曰。噫僕昨誤聞教命加至四錢耳。此可謂郢書燕說矣。師每語人曰。積年之病。非小劑之所能理也。後以爲談資。

〔死胎〕師在藩時。一武弁某氏內人。經閉六月。以爲瘀血療之。一朝腰腹弔痛。更發嘔噦。藥食不下者五晝夜。勢已危極。衆醫束手。因迎師診視曰。是孕也。而兒既死矣。不速出。則母亦斃。家人疑阻將議諸姻族。叱曰。生死之分界。豈緩議之時。急與第四和劑爲出之。果死胎也。時坂東生亦在坐。後語人曰。師之用術。速於牙醫拔齒。

〔誤孕變癰〕隣里有一尼。經閉者累月。自以爲娠。以墮藥塗一草根。插入牝戶。竟不出。後二年。而發臀癰。不堪痛苦。因延師。乃與楸葉湯。其莖自潰口出。癰亦尋愈。

〔癃秘不產〕明和辛卯。師從公在武城之邸。一梨園者之姊。數日不產。小便閟澀。腹脹如鼓。道中一望而去者不一矣。乃介邀師診。則兒項拒留于橫骨間者也。曰當先導水。令患者左側臥。行導術。拊其腹一按。快利。始能飲食。因爲出之。遂得不死。

〔死胎〕一國侯侍醫。在武城邸。某姓女。坐草不免者十日。神脫脈絕頻死矣。會師自京來。因求療。師曰。是死胎也。爲出之。頭顱三折而出。於是乎父子執弟子之禮。

〔陰挺一名癩疝〕堀川一鍛家。妻三十五歲。有物槁黑出於陰門一二寸許。

大如筒。不得前溲者四日。立起解之。則不能涓點。臥則得微通。衆醫不知爲何物。延師診視。問有痛痒乎。曰無。乃指頭摸出之後。稍白色者可三寸。割之理如纏筋。爾後順利復故。

〔血塊〕大宮街煙草行妻三十三歲。經閉十一箇月。妄認爲妊。一日腹內大痛。蹩躠勉強坐草。愁楚之聲不絕。師診曰。是血塊也。乃今將潰。所以有痛也。與折衝飲。下黑血塊大如拳者十八枚。調理旬餘而收功。

〔室女懷孕〕一村庄室女。經閉五月。衆醫誤認。投破血劑無驗。招師診曰。是妊也。父母不信。從迄九月。請診老夫子。老夫子因問師曰。汝嘗視此女邪。曰然。曰夫腹大九月。而無應者。吾恐未爲娠也。師曰。前診得孕候。請待十日而更診之。乃旬餘。而老夫子與師復診。仍無應者。父母又相語曰。阿子性格謹厚。安得有奸。將復用破血劑。師堅爭以不晚過二十日外。胎始應手。乃引其母之手以示之曰。是兒頭也。是兒手也。父母愕然。遽具襁褓以待。後半歲而娩。前後計十五月。而母子皆全。

〔子宮下脫〕郡村一農婦。產後子宮脫不收者五年。色黎黑甚堅。而其口反向於下。月信至。則自其口出。師爲行斂術。霍然復故。

〔血暈〕隣里一婦。駢胎舉一男一女。胎衣不出。嘔吐昏煩。仍發血暈。爲行禁術。次日胞下。河島村一農婦。既產。胞未下。亦發暈。師爲禁之。更與折衝飲。越三日而下。皆得輕快。師每語人曰。胞滯發暈者。雖得一救。全功難收。如是二婦。實千百中之一二。幸免鬼籙者耳。

〔死孿〕千本坊一婦。逆產已露全身不出者。累日。因請師至其家。夜已半矣。診之。其胎孿也。皆已死。蓋先是坐婆強引其所露之兒項頸挺長。但有皮連如線。已當師探之時。如線之皮已自絕去。乃先爲出其全胎者。既欲取其所遺之頭。其頭在內。轉滑不可捉定。探索久之。而始得其口。乃拘曳出之。以產難移日。故脈息俱虛。無力開聲。先是其婦母病臥其後室。其夜丑牌。勢極既屬纊。家族悲泣。聲聞于產室。婦聞其聲。詰問不已。纔覺其死。乃又悲傷。氣勢更疲。急與第四和劑。且慰且叱。因曰。死者有命。悼之何及。胡不自重。汝今臨危。不如生者之不殞其身。撫喻數次。婦心稍若回者。俄又鐘聲連響。殷殷徹耳。報言失火。師復慮其驚悸生變。守不離側。百端安貼。心力俱費。竟得無事。後語門人曰。若使世之產就椅者。則其豈得救乎。

〔腸覃〕六條土手坊。一商婦。歲三十八。秋間患痢。醫與澀劑。變成腸覃。肚腹如箕。坐則不見膝頭。衆以爲必死。置之若棄。有人偶延師診之。肋骨歷歷如蜘蛛。以腹皮脹極。連引面皮。口眼歪斜。悉向下。先與鎮砂丸十錢。且日唯食以赤小豆及麥。遍利漸順。出入歲餘。而竟得存生矣。量小水凡五斛八斗有餘。除飲食所日用者。則一斛六斗。

〔蠱脹〕住吉巷餅匠之女。乳後在草蓐。手足腫裂。狀如大風。師乃與鷓鴣菜湯。下蟲及穢物。更與四物湯。加芩連而康復。

〔子宮割脫〕朱雀邑。一農婦。娩後產門下垂一物如囊。躬自欲出之。持刀子忍痛貰之。意欲以爲奉出之。已而誤割。不堪痛楚。因迎師診曰。是子宮脫也。則行斂術。傷口亦遂不覺有痛。嗣歲復生育。

〔死胎〕一内人初娠當坐月。一日覺腹内微痛。坐婆以爲臨盆。醫者雷同。投用催生劑。或稱易產奇方珍藥。紛紛亂投。擠蔟房中。須臾霍然。既問二日。復痛漸緊。坐婆曰。莫慮是試疼也。又邀前醫看之。醫曰。定痞痛也。唯忍痛爲可耳。乃處理痞之劑。去已。而腹痛至不可堪。家人以信醫及坐婆之言。不復顧後。迨七朝面上發黑斑。於是家人輩始覺其有異。同族適有知師者。迎而視之。婦聲音舉止尙如平日。唯六脈數急。師出則告家人曰。是猶死屍也。胎柱横骨。而母羸甚。回生有術。亦難以施。胎若一出。其斃乃不待瞬。是取胎失其期之過。雖扁倉亦不能救耳。婦果不及娩而死。

〔產兒不啼〕一婦欲娩不娩者累日。招師至。則既產兒不發聲。全面皺縮。目鼻無別。婦與穩婆相議曰。兒生若此。縱令得長醜怪驚人。爲衆目所笑。噬臍其及乎。師曰。叱去。無他。此特產難壓横骨而然耳。已而不經二時。形已復。

〔寡婦懷孕〕一寡婦三十五歲。經行不來者五月。衆醫以爲經閉。理之遂下紫黑衃血者。累旬而不已。家人皆以爲所下未盡故也。乃來託之師。診曰。是孕也。因與膠艾湯十日。而血遂止。及滿月而果娩。母子俱全。師命門人記之。

〔死胎〕烏丸坊。一米戶。妻初娠。年甫四十。產難旬餘。綿綿漸就沈滯。衆醫技窮。延師診視。四體疲極。六脈細伏。而惡臭滿室。告曰。胎死既久矣。不亟療。母亦斃。療亦危。家人泣曰、病固危急。君爺幸盡意救之、則死而無恨也。因爲出之。娩後劇大熱。一身如火。昏悶煩燥。口渴引飲。極喜熱粥。六七碗時或吐沫咬牙。日發五六。甚則將死。用鷓鴣菜湯五劑。下死蛔前後十六條。貼然得痊可。

〔滑胎〕棚橋氏内人。每孕必墮。藥餌針灸。竟不見寸効。兄弟相議。託師。婦泣曰、妾重身者嘗七。不得一正產。父母以責妾。生兒育三日。則死而不恨。告曰、有一法。唯恐不從也。曰唯命是從。師因爲之。棄去鎮帶。與以膠艾湯且戒之。夫妻別寢。又禁浴。時會盛夏。連月天旱。彼以信師言。堅守其戒。終無點滴濡身者。師又爲之日以整理其胎。遂得及期而舉一女子。次年復孕。亦如前法。復舉一女子。

〔產椅之害〕五條街。一釀家妻。年過三旬。經產者凡十一。最後已乳。腰中強硬。不能行履。越三年。百藥無驗。師先用洞當飲。加地黃、蘼蕪、歸、杜仲、牛膝、其次日刺左右委中各一針。隨手而忽起步矣。退嘆曰、甚哉產椅之害人也。

〔產後發癇〕六角坊。絹商婦。娩後入朝。倏忽暈厥。藥汁不下。衆醫不知所理。以危急延師。至則見家人哭泣者。且辭曰、婦不幸不能及君之一診。既逝矣。師曰、病發日。且而今尚未移晷。余且爲視之。直入出告傍人曰、婦未死。此曰癇。一身溫和。尚可救也。皆曰、君其毋欺乎。曰救之而不理則命。是何忍以不救而死。乃行救術。氣息少通。脈亦微應。乃急濃煎參連。頻頻灌之夜半稍省人事。次日能言。迨五朝而痊。

（陰門潰爛）師在出羽時。一婦乳後患人門潰爛。起步則如刺。時時尿淋。爲診。且探宮陰中有物。大如桃核。頗類浮石。應指而出。爾後若一掃頓快。

（鎮帶壓胎）一門徒僧內室。胞漿既下。不產者七朝。穩婆勉強努力。身體困倦。腹內猶疼。不能側臥。一老醫投用附子理中湯。益甚。先是嘗新產患脚弱。受診老夫子。以故招師。師至未診。問曰。有鎮帶邪。曰然。曰是病之原。當去之。鎮帶壓胎。先所下之水。卽脬中餘瀝也。於是爲以整胎術。未半痛頓除。更與洞當飲二三劑。巾櫛如常。越四十日。胎被膜而娩。母子幷全。

（死候）堀川烟草戶妻。坐月患咳嗽。動作無衰。師診曰。死期在近。娩後不越二三日果然。二三子問其所以。曰。測法云。虛里動劇者。乃氣急之兆也。以故知之。

（子宮下墜）室坊染匠婦。經閉三月。偶出行遊。歸後小便不通者十五朝。涓滴亦無矣。幾至於危。延師診曰。是子宮下墜。梗便道也。用玄英湯。加竹葉。投二劑。師因創意。以蓐墊起其腰後。候背反腹脹。使一人就其右。兩手隔腹拽上子宮。師以右手食中二指。自陰中捺下。其子宮口反向上者。小水卽潰決如泉。肚腹頓宛而安。溲閉用是術。自此始。

（僞孕詐身）田中生妾新產。延師至。其家則曲屛周圍。衣被粘着。婦交睫。而倚椅。診之其腹豐充。其乳寬皺。而婦出聲曰。妾素多病。產前用藥不少。乳汁恐不給育兒。師笑曰。如是。乳房原無汁之理。乃使一婢。取其赤子。其兒頭圓圓。蓋經乳已再三。尤易產者之兒也。乃出語曰診之無產後之證。彼將紿余。是必有故。既詢之妾者。故祇園一娼妓也。生未弱冠時。買爲妾。爲作一室。外居之後。數年無子。因更聚他。已而其妾與其父母恐被廢棄。乃密相謀。託一蓐母。買貧家之初生之子。以詐身也。其事果覺於家。婢妾遂放逐。

陳存仁編校

皇漢醫學叢書

中國兒科醫鑑

湯本求眞閱
大塚敬節著

中國兒科醫鑑

提要

本書爲實驗漢方醫學叢書中之一種。日本湯本求真氏晚年之論述。爲大塚敬節氏所編著。首述麻疹。次猩紅熱。次百日咳。次窒夫的里。次流行性耳下腺炎。次哈伊藉梅琴氏病。次小兒赤痢。次佝僂病。次夜驚病。次腦膜炎。次夜尿病。次腺病。全書分列十二章。每章更分原因、證候、治療、備考等目。分門別類。學說新穎。洵爲研究兒科家之名著也。其病因病理病狀等皆以現代學說解釋。用藥均以中藥爲本。語語適合科學之原理。並於備考之中。彙集先賢遺訓。援古證今。以彰其義。辨證精晰。詳述無遺。世之研究兒科者。誠可借鏡以改進。庶不背現代潮流之趨勢耳。

中國兒科醫鑑目錄

中國兒科醫鑑

日本 湯本求眞閱
大塚敬節著

第一章 麻疹

【症候】本病之潛伏期。通常十日至十一日。少則九日或七日。潛伏期短。則前驅期長。從傳染至發現通常爲期十四日。在此時期中雖不呈何種症象。亦有輕度之障礙。如游戲心減。感覺疲勞。食慾不振。輕者呈加答兒症狀。晚來體溫上升。是等症候。尤在前驅期爲顯著。

前驅期通例三日。或五日。始現加答兒與熱候。亦有不顯著者。眼瞼結膜強而發赤。分泌多量膿性粘液。而起羞明。鼻粘膜亦同樣腫脹。有嚏噫間有衄血者。同時或兼發遲緩之乾性咳嗽。發聲嘶嗄。而呈假性格魯布狀。此期之體溫。第一日。三十八度五分。乃至三十九度五分。經過前驅期。則溫度高升。自覺頭痛。食慾不振。嘔吐。下痢。咳嗽。往往妨及睡眠。在此時期以口腔粘膜咽頭及扁桃腺之加答兒外。在診斷上尤所緊要者。即是克蒲利子枯氏斑。其先皮膚發疹。在一二日或三日之中。口頰粘膜及下列臼齒之對部分。發現小斑。呈針帽頭大之鮮紅色。其中央有眞珠樣白色之圓點。觸之覺平面稍稍隆起。此即克蒲利子枯氏斑。決不現於他種疾病。故在診斷上甚有價值。在發疹之前一二日。屢在克蒲利子枯氏斑上。現固有之粘膜色鮮紅而軟。或者硬口蓋粘膜上。呈小星狀之紅色斑。發疹如無減輕之傾向。則症狀更增凶惡。體溫上升。眼瞼結膜發赤極強。畏明。鼻加答兒及咳嗽均烈。全體亦現強烈之症狀。

麻疹發斑。初現小紅色。其斑恒在耳殼之前後。及顏面。頭部。極易擴大於軀幹。上膊。大腿。前膊等處。約二日而遍及全身矣。最初斑形甚小。漸次大如帽針頭。繼達豌豆之大。其扁平者稍隆起。其色初鮮紅。漸次而成火焰色。其形之大小。如不規則之星狀。皮疹發生繁多。以致互相融合。呈現種種不整齊之形狀。但決無廣汎性。在各不整形之斑間。常有正規色之健康皮膚存在。神經質之小兒。故有痒感。發疹達於全盛時代。一二日後。始漸次褪色。從發生之順序。平均二日為發疹之始。三日至四日。漸次消失。留褐色之痕跡。褐色斑則經十日乃至二十日。尚能認出也。以後為落屑期。卽發疹消去時期。此期中皮膚之狀況。與猩紅熱無異。顏面有糠粃狀之小鱗屑。其他部位通常甚弱。漸次於一週內剝落。

其體溫熱度。如無合併症。常與發疹出現。共同上升。至第三日發疹時。仍保持稍同之程度。此為達點時期。以後則溫度下降。其最高溫度三十九度至四十度。或四十度與四十一度。

本病之經過中。屢起中耳炎。此炎症由歐氏管蔓延而來。舌乾燥而被白苔。口唇乾如裂創。開口則感疼痛。並有難堪之乾性咳嗽。至發痛時期。則往往輕快。聽診時。肺臟不異於尋常。其屢屢有濕性之水泡音者。乃挾腸加答兒。腎臟炎。肺炎。腦膜炎等症之併發症矣。

【療法】前驅期卽粘膜之加答兒症狀時期。應用葛根湯。發疹期尙可用之。此時屢現小柴胡湯證。又見高熱煩渴舌白苔而乾燥。口脣乾如欲裂者。則當用石膏之配劑。可選用大青龍湯。小青龍湯加石膏湯。越婢湯。越婢加半夏湯。白虎加人參湯。竹葉石膏湯等。又可用葛根湯加石膏。小柴胡湯加石膏。

中耳炎初期。亦多用葛根湯。迨化膿時。則頓服排膿湯或排膿散。病勢進行。則服小柴胡湯或小柴胡加石膏。或用大柴胡湯。排膿不止時。兼用伯州散。

腸加答兒。可用葛根湯。葛根黃芩黃連湯。小柴胡湯。黃芩湯。甘草瀉心湯之類。其兼肺炎者。亦當從證選用麻症之治方。若頻發咳嗽不止。則用橘皮竹茹湯。半夏厚朴湯。麥門冬湯之類。

其起腦膜炎者。可服調胃承氣湯。桃核承氣湯。大小柴胡湯。葛根湯。白虎加人參湯。有時四逆湯眞武湯之類。亦可用之。

備攷

〔保嬰撮要〕

葛根黃連湯。(葛根黃連黃芩湯亦同)麻疹之後。治身熱極效。

〔張氏醫通〕

乾姜黃芩人參湯。主治麻痺。兼治痢病。

罹麻疹。脈浮數。發熱。身痛。腰痛。喘咳諸症。表實而疹發不齊者。用麻黃湯。

大青龍湯。主治麻疹脈浮數。寒熱頭眩。身體疼痛。喘咳及汗出而煩燥者。

麻疹初期。惡寒發熱。脈浮數。或乾咳下痢。用葛根湯。若寒熱甚熾。咽頭有刺戟症狀。心胸煩悶者。兼用黃連解毒湯。

麻疹。胸脇苦滿。心下鞕塞。嘔吐腹滿痛。脈沈者。用大柴胡湯。

麻疹大熱讝語。煩渴唇舌燥裂。脈洪大者。用白虎湯。

〔類聚方廣義〕

麻疹兼喘惡候也。諺云喘而咳嗽者。可療。喘而不咳嗽者。難治。

麻疹爲熱毒。故舌多胎。白苔者輕。黃苔者重。

麻疹之色鮮明如錦者吉。黑晦如煤者凶。不出於頭面者重。紅紫黯者。亦爲重症。

〔栗園雜纂〕

凡出麻疹者。貴透徹。故先用發表劑。使毒盡達肌表。若誤投寒涼之藥。毒必內伏。不能透出。故多毒氣內攻。甚或喘悶而斃。

麻疹現形三日之後。漸次沒落。不早不遲。佳候也。一二日後疹卽收沒者。常有變證。宜謹愼調攝。切勿大意。須防風寒之侵襲。及避穢氣之觸受。否則其毒往往內攻。輕者煩渴譫狂。重則神昏悶亂。疹毒上冲。以致血液妄行。溢出鼻孔。宜用解毒之劑。毒解則血溢亦止。

麻疹之餘毒未盡。則發生種種變端。或於膚表結成瘡毒。治之不易。若在耳眼筋骨者。亦難於醫治。其或精氣不振。形體羸瘦。精神倦怠。飲食減少。咳嗽不止。便泄不實。餘熱不除等證。往往變爲勞瘵。

〔橘窗書影〕

麻疹最初用葛根加桔梗湯使發汗。往來寒熱似瘧者。用小柴胡湯。疹已出而燥煩口渴者。用白虎湯。煩渴而瀉下者。用豬苓湯。便泄不止者。用柴胡湯。小承氣湯。吐血衄血者。用瀉心湯。輕者用黃芩湯。餘熱未退者。用竹葉石膏湯。微熱咳嗽不止者。用小柴胡加葛根草果天花粉。

第二章　猩紅熱

【原因】猩紅熱亦屬麻疹等之傳染性小兒病。且較麻疹爲多。大人亦有患之者。

猩紅熱有先天的。永久免疫性。故人有終生不罹此疾者。其有仍罹猩紅熱者。大抵未得後天之免疫性耳。

【症候】猩紅熱之潛伏期不足二十四小時。平均持續四日乃至七日。前兆期亦往往不過數時間。多則一日至二日。其起時。反覆惡寒。或始於一回之戰慄。小兒則發全身痙攣。次則體溫上升。達三十九度。乃至四十度。惡心嘔吐。心悸亢進。全身倦怠。頭痛。咽喉疼痛。咽下困難。咽頭粘膜及扁桃腺發赤且腫脹。

舌之邊緣強度發赤。中央及底基部帶青灰白色灰白黃色之苔。脈搏與體溫升騰時。增加五百二十至五百五十之間。

發疹期之體溫更上升一層。脈搏亦增多。發疹先發現於頸部。及鎖骨部。此後於二十四至四十八小時之內。蔓延於軀幹及四肢。惟顏面較少。而頤部及鼻部局所的血管痙攣。而呈蒼白色。此爲鑑別徵候之要點。猩紅熱之發疹。呈鮮活之赤色。粗看之。有平等蔓延之狀。熟視之。發現集簇無數之深紅色細點。壓之則褪色。皮膚之潮紅漸次增加。患者往往感覺焮灼辛辣。或感皮膚瘙痒。末梢部之淋巴腺往往腫脹。最甚者感壓痛。此期軟口蓋及懸壅垂並扁桃腺更增腫大。其他頸下腺亦增腫大。頸腺。耳後腺。腋窩腺。肘腺。鼠蹊腺等亦腫大。此期舌面深紅色。菌狀乳嘴腫脹。此所謂覆盆子舌或貓舌也。舌面凸凹相交。其狀如覆盆與貓舌。皮膚發現疹點後三日或四日始達極度。三日至四日間。持續不變。漸次褪色。其後一週之後。漸次褪盡。皮膚外觀恢復。

發疹期後卽落屑期。亦有發疹期未終了卽開始落屑期者。通常發疹後最早發現落屑之部位。爲頸部。落屑稀如糠粃狀。多連續片。及膜狀卽層片狀之落屑。爲猩紅熱之特徵。

落屑期中。體溫無變化。故患者頗覺爽快。喜靜臥。此期持續平均十四日。患者於感染後第四週之終。乃全愈。

【療法】初起時患寒。用葛根湯。大青龍湯。發熱。惡心。嘔吐者。用小柴胡湯。

以上凡口渴。燥煩。頭痛者。用小柴胡湯加石膏。或白虎加人參湯。咽頭腫痛與咽下困難者。用桔梗湯。排膿湯。排膿散之類。淋巴腺顯著腫大。用小柴胡湯加石膏。大柴胡湯。四逆散。小陷胸湯等。嘔吐者。不能不藥。用甘草湯。小半夏加茯苓湯。併發病之治方。可參照各疾病條下。

第三章　百日咳

本病是一種特有之發作性咳嗽。爲接觸傳染病之一。古之「疫咳」「頓嗽」「痙咳」即此病也。

【原因】由於咳嗽之際。唾液涎沫飛散。成爲間接傳染。凡人多有感染素質。故屢屢流行。一歲至三歲者最易感染。一經遭罹後。能得後天之免疫性。故罕有再犯者。

【症候】潛伏期之持續不一。平均一週。短者三四日。長則二週。前驅期與病發期。有種種之程度。大體區別爲三期。

（一）加答兒期　其始爲鼻加答兒。咳嗽。結膜潮紅。嘶嗄等之症狀。與單純之加答兒甚難區別。此症候經過一週或二週。或半週。或四週。咳嗽漸次猛烈。頻發於夜間。而有一定時間之發作性。

（二）痙攣期　強迫的咳嗽。夜間尤多。痙咳發作。屢有前兆。如不安。不快。頸部或痒。或胸部感覺壓迫。趨於母懷。或憑於椅桌器物之上。更有咳而嘔吐者。

發作時先見延長深呼吸。次卽連發盛烈之短咳。其間吸氣不利。顏面潮紅。結膜發赤。開口則舌出於外。此發作未終。又復加頻咳。如此返復數回。途呈窒息狀態。最後排出粘稠如玻璃狀之粘液。而爲一發作之終。此發作一晝夜通例五回或十回。有時達三十回以上。痙攣期普通三週至六週。

（三）輕快期　入此期發作性之次數與強度均減。嘔吐亦除。特種之性狀亦失。但加答兒性狀之咳嗽。則永永存留。

經過三期如無合併症。則四週至十週可愈。此時之小兒顯然衰弱。爲結核發生之好機會。如在輕快期中復罹氣管枝加答兒。則必更起痙咳。

以上所述爲中等症候。輕者。經過二三週。往往不呈顯著之發作。反之重篤之症狀。則高熱。不安。障礙睡眠。脈搏速。發作劇。呼吸困難。嘔吐劇烈。此時雖無併合症。亦能致死。

【療法】加答兒期中有一般風邪時。用麻黃湯。葛根湯。小青龍湯。小柴胡湯。加減之。

入痙攣期。呈痙攣性之咳嗽者。用甘草乾姜湯。苓桂甘草湯。苓桂五味甘草湯。柏葉湯之類。而半夏厚朴湯。橘皮竹茹湯。桔梗湯。小柴胡湯。麥門冬湯等。亦可從證運用之。

余對於百日咳。內服以上方劑。更須限制肉食。其體質衰弱者。嚴避風寒。

因肉食，則必發作猛烈，而回數增加。禁肉食，能使發作頓減，屢試不爽，故也。

今日西醫所使用之藥，治百日咳者，如康德皃、基夫亞皃、屋伊希寧，可衣希富斯登等之中，亦稍有效果。但因注射時之哭泣，往往引起病之發作，而基夫亞皃之注腸，尤足致身體於衰弱。既苦幼皃，而復奪其生命，豈西醫家之所能顧到哉。

知友松村又一君，其長男畝夫君，於昭和七年春，罹百日咳，近隣之醫家加以療治，病勢益劇，身體衰弱，求治於余。乃與小柴胡湯合甘草乾姜湯，內服一月，即漸痊愈。

又八年六月，長女畝美君，罹百日咳，與小柴胡湯合半夏厚朴湯，分十日投之，亦見全愈云。

〔蕉窗雜話〕

頓嗽（百日咳）之治方，明清方書，有麥門清肺飲數種，但冗雜而少效。余近用橘皮竹茹湯加半夏蘇子，羸瘦咳逆甚者，兼用麥門冬湯加五味子桑白皮。其勢劇者，用勝聖散。（鼴鼠霜一味）日久咳不止者，用參花煉。（人參天花粉煉蜜）大抵收效。

第四章　窒扶的里

窒扶的里者，因窒扶的里菌惹起之一種接觸性傳染病也。患咽喉或其他之粘膜。尤在上氣道粘膜上。附生義膜。又因菌體上發生之毒素。起中毒症狀。引起麻痺。

【原因】窒扶的里菌爲病原。二歲至五歲之兒。最多罹患之。

【症候】窒扶的里之症候頗多。因其病機之位置。傳染之強度。及各人之素質而異。而以現於扁桃腺者爲最多。

潛伏期無一定。大抵二日至四日。當發病之時。多現一般症狀。即顏貌蒼白。倦憊。食慾減退。有時嘔吐。頭痛。年長之小兒感嚥下困難。其次體溫升至三十八度。或三十九度。脈搏頻數。顎下腺稍稍腫大。有壓痛。舌生白苔。從咽頭可以望見兩側扁桃腺。亦現中等度之腫大。或潮紅。其一側或兩側之表面約占三分之一。或占半面積之白色義膜。其初期不過見其中等度之扁桃腺炎。或腺上生輕度之粘液異物。此義膜隨扁桃腺腫大。炎症遂增加而速擴。甚至有將扁桃腺全蔽之狀。在此程度中。病機屢進行而屢停止。同時側方及咽頭後壁擴大。四五日之後。義膜亘兩扁桃腺。軟口蓋。懸雍垂及咽頭壁之一部。扁桃腺炎亦漸擴大。兩側相接。分泌多量之粘液膿性物。致起呼吸困難。而發鼾聲。口腔生惡臭。顎上淋巴腺亦強烈腫大而壓痛。

全身症狀日日增加。熱候上下於三十八度乃至三十九度五分之間。脈搏頻數微小。顏貌蒼白。呈苦悶之狀。食思缺乏。咽下感疼痛。睡眠妨礙。此際內臟諸器官大概無變。肺臟依然常態。心臟往往有僧帽瓣及肺動脈收縮期的雜音。脾臟。肝臟。稍稍腫大。尿中多見蛋白及圓壔。
以上為中等疫病症狀。輕者無全身症狀。重者發高熱。嘔吐。頭痛。年長之小兒感嚥下困難。扁桃線於發病第一日已稍被帶汚穢色之義膜。此時懸雍垂。軟口蓋及咽頭後壁迅速擴大。扁桃線強度腫大。與懸雍垂同遮咽頭內之視界。嚥下顯著障礙。鼻孔不能呼吸。口內放出惡臭。屢屢分泌多量之水樣或血性。顎下淋巴線強度腫脹。其周圍組織生侵潤。強壓痛。持續至五日乃至七日。往往起氣管枝肺炎。全身症狀早犯者。顏面顯著蒼白。呈無慾狀態。口渴。食思全無。體溫升至三十九度乃至四十度五分。入高熱情形。脈搏小而頻數。緊強而弱。二日之後脈搏幾無。不能按尋。心弦微弱。心尖有雜音。肝臟腫大。又恒起腎臟炎。此名為腐敗性窒扶的里。或惡性窒扶的里。
喉頭上占居窒扶的里者。其症甚為危險。但屢有遭遇之者。尤以幼稚之小兒童為甚。
症候來時。聲音嘶嗄。經日竟致全無聲息。咳嗽乾性。所謂格魯布咳也。此症呈特有之犬吠聲。或鼾鳴聲之性質。同時又現前後喉頭狹窄之症狀。即吸氣曳長。有雜音。呼氣亦生障礙。呼吸困難。則血液之炭酸增積。以致口唇。口圍。指爪。發現青紫色。身體不安。不能靜臥。感激烈之呼吸困難。空氣有稍稍從聲門通過之模樣。顏面四肢蒼白色。汗冷。意識溷濁。此外有來自鼻腔。口腔。結膜。皮膚等之窒扶的里者。患屢起氣管加答兒及氣管

枝胇炎或併發心臟炎而起心臟麻痺咽頭窒扶的里之後亦有起口蓋筋麻痺

【療法】窒扶的里血清有效果吾人於內服藥之外必注射窒扶的里血清扁桃腺腫大附着義膜或粘液膿性之分泌物凝着之際宜與排膿湯排膿散桔梗湯半夏苦酒湯或頓服桔梗白散本病之中等程度以上屢有口渴煩燥高熱舌見白苔亦見乾燥者宜從證選用白虎湯類之方劑如小柴胡湯加石膏大青龍湯越婢加半夏湯

喉頭窒扶的里狹窄症狀必施用手術在用手術以前頓服桔梗白散使義膜大半吐出便見輕快

重症如半毒狀者屢見脚氣衝心而訴苦悶者最爲危候其症情爲大小便閉塞胸腹膨滿抵抗強大胸內甚苦悶全身呈急性鬱血之症狀肝脾腫大脈微而細數

如此之際即打窒扶的里血清亦無效宜速服走馬湯使之吐下冀其萬一之生

第五章　流行性耳下腺炎

本病爲耳下腺急起腫脹所謂觸接性傳染病也人呼爲之「蝦蟇瘟」或呼「時毒」或稱「痄腮」「發頤」

【原因】本病之原因未明五歲至十五歲之兒童尤易罹之

【症候】潛伏期二週半至三週。前驅期半日或一日以上覺不快。不安。食慾不振。或惡寒。或輕熱。衄血。耳內騷鳴。或感疼痛。

病之發生。始於耳下腺腫脹。初在側面。耳殼下先見腫大。此際無壓痛。皮膚多變化。僅覺光澤。紅潮。感微熱者甚稀。腫大二日至三日。漸次大增。從乳嘴突起。占有下顎角之間。壓上耳殼。頤部一體腫大。呈異樣容顏。腫脹漸大。附近亦生浮腫。感不快之緊張。口之開閉困難。咀嚼疼痛。耳重聽。感疼痛。如此極度腫大。經過二日。即急速減退。

同時其他唾液腺。即顎下腺。舌下腺亦腫大。

熱候不定。多與腫脹同現。或有稍前發熱。持續三日至五日。通常三十八度乃至三十九度之間。重則三十九度以上至四十度者。腫脹減退熱先下降。又熱候不明。

其經過一側耳下腺之終止期乃五日至七日。其兩側者。乃十日至十二日。惡液汁化膿者極稀。

本病屢與睾丸炎併發。成人者多。未成年者少。通常耳下腺漸有腫大。疼痛。乃併發睾丸炎也。其後睾丸必致瘦削。故若兩側均犯者。每不能生殖。婦女卵巢及乳腺起同樣之炎症。與男子同。至於引起腦膜炎而致死亡者甚稀。

【療法】初期在表證者。用葛根湯。或麻黃杏仁薏苡甘草湯。表證去而僅耳下腺腫脹者。小柴胡湯。小柴胡湯加石膏。鮮有用大柴胡湯者。起睾丸炎。起卵巢乳腺炎症者。宜用小柴胡湯加石膏。白虎湯。有意想不到之顯著效力。

第六章　哈伊耨梅琴氏病

哈伊耨梅琴氏病者。乃流行性或散存性之中樞神經系統之一種病型。卽脊髓前角灰白色之炎症。惟不限於脊髓之前角。大腦。延髓等亦有惹起病變者。故其病型頗不一律。

【症候】潛伏期五日至十日。大多平均九日。其次繼以發熱之前驅症狀。續現初期麻痺。因麻痺而往往波及其他障礙。據烏伊芝枯孟氏之分類。爲左列之八種。

（一）脊髓前角炎（脊髓性小兒麻痺）

前驅期之主要徵候爲發熱。突然升至三十九度以上。或至四十度。脈搏頻數。同時症狀。意識明瞭。但有時則稍溷濁。嗜眠。此時期局所的變化爲安魏那。氣管枝炎。消化障礙。嘔吐。下痢。或便秘。或全身痙攣。熱在第一日。溫度升降不一。其延一週至二週者爲例外。初期之診斷極爲困難。可以留意其重要症狀。爲皮膚之知覺過敏。四肢。背部疼痛。（自發痛與運動時之疼痛。）及顯著發汗。

前驅期二日至三日。初發麻痺繼及廣泛部分。此際以痙攣搐搦等爲前行。麻痺多弛緩性。能犯下肢及軀幹。而至上與腦神經之分布區域。

麻痺之擴布。能在二三日中達其最大範圍。其後漸次縮小。最初麻痺。難以認識。不過膝蓋腱反射缺損。筋肉緊張度減少。正坐困難而已。犯及腹筋之腹部。爲鼓腸性之膨滿。此亦屢見於初期。此時膀胱及直腸。亦起一時性之障礙。

初發麻痺。若不漸次消退。遂入某筋簇而成持久性之麻痺。此麻痺爲弛緩性之末梢性萎縮性麻痺。對於電氣呈變性反應。故初期對於機械的。作電氣刺戟。有興奮性。呈完全性反應之筋肉。不能冀其筋肉運動之恢復。經過時日。筋起萎縮。漸見羸瘦。遂及於骨骼與皮膚。

持久性麻痺。往往爲一下肢。未有一上肢者。有時起上下肢交叉性或偏側性。且其麻痺全肢不平等發現而犯某部筋簇。下肢腓骨筋或四肢股筋。前筋。骨筋。同時犯者最多。上肢之三角筋犯者亦最多。初期屢見軀幹及頸部諸筋之麻痺。腹筋麻痺。腹壁貽限局性之萎縮部。

麻痺之恢復。早者一週。遲者半年。或半年以上。持久性麻痺之結果。肢之發育。顯然因障礙而短小。其皮膚屢現作蒼白色。或現靑紫色。腱側比較冷感。又或筋簇麻痺。其正反對筋之收縮。攣縮變形。漸次因腱之萎縮。筋肉之纖維變性。而堅固其病的位置。

（二）朗礙里氏麻痺型。乃上行性脊髓麻痺。初現下肢麻痺。急速及於軀幹。上肢。犯及呼吸中樞。以致死亡。

(三)延髓及腦橋性麻痺。其重篤之經過。則腦橋及延髓起腦神經麻痺。卽視神經顏面神經眼球筋懸雍垂舌下神經等之麻痺能速迷走神經而犯呼吸中樞。

(四)大腦性麻痺。腦實質炎之際。見痙攣性麻痺。卽腦性小兒麻痺之象。

(五)小腦性麻痺。卽失眠症。

(六)多發神經炎症。卽諸處神經炎之症狀。

(七)腦膜炎症。意識溷濁。頸部強直。呈皮膚知覺過敏等恰如腦膜炎之狀。

(八)不全症或頓挫症。流行時屢見不鮮。若見于不流行之時者。而有顯著之前驅症。則完全可以治愈。

【療法】前驅期用葛根湯。小柴胡湯之類。倘其麻痺不去。則從證可用桂子加附子湯。桂枝去芍藥加附子湯。桂枝加苓朮附子湯。當歸芍藥散。八味丸。黃耆建中湯之類。

第七章　小兒赤痢(附疫痢)

【原因】赤痢者。由細菌或一種之阿米巴惹起之傳染性大腸疾患也。

【症候】潛伏期二日或三日。或至八日。發病之時。屢有發熱。其幼少者。或於發熱之前後起痙攣重要之症候。其糞便之性狀。初則日下數回之逼常痢、便後下粘液便與似血液之膿汁。頻催便意。裏急後重。排便一日達十數回至數十回。排泄量微。下腹部多刺痛。食慾減。口渴。舌被白苔。惡心嘔吐。其初腹部多膨滿。由於左側腹骨窩通腹壁。腹壁腫厚如索體狀。受壓而覺疼痛。後期則腹部陷凹。

病勢因糞便之性質而有種種。有時軟便中和粘液。此中散見線狀或點狀之血液。或混多量之血液。有時多膿汁之含量。或如肉汁者。鮮有凝固之粘液。呈腐敗色而放惡臭。肛門因頻次排便而發赤。起括約筋麻痺或脫肛。

體溫從種種之病勢而異。並無一定。一二日至五日最高。漸次渙散。脈搏亦隨熱而同其增減。一般經過一週或二週。排便之度數漸減。血液粘液之含量亦減退。混和之糞塊漸多。遂如普通糞便。但繼起衰弱者。往往發生不幸。

小腸同時亦病。突然發高熱。嘔吐。痙攣頻發。有嗜眠狀。脈搏微弱頻數。便不通。或出數回之粘液便。或血樣粘液便。漸次陷於昏睡。則發病後十二時至四十八小時內多至於死。

疫痢爲赤痢之重症。夏秋之候甚多。前驅症爲頭痛。腹痛。嘔吐等。漸次發熱。解出軟便。或下痢便。經數時間突然出四十度以上之高熱。漏粘液便。眼球上轉。四肢搐搦。或全身發痙攣。陷於昏睡。便通而不秘結。大多一日一回至五回。粘液混雜血液。此病之患者腹部極柔軟。

【療法】發病之初期（表證時間）與葛根湯。與大人之赤痢無異。若嘔吐者用葛根加半夏湯。小腹赤痢或疫痢。初期不得用葛根黃連黃芩湯。若腹部膨滿。大便不通。或裏急後重。便不快通者。用大承氣湯。或調胃承氣湯。

口渴煩燥。舌乾燥。見白苔。白虎加人參湯。嘔吐不止者。頓服半夏乾姜人參湯。熊膽末。口渴。小便不利。咳而吐出水樣物者。五苓散主之。吐蛔蟲手足厥冷形勢危篤者。速投與烏梅圓。

肛門熱。裏急後重強者可用白頭翁湯。白頭翁加甘草阿膠湯。病勢稍緩。症狀輕快而有回復傾向者。用小柴胡湯。大柴胡湯。黃芩湯。甘草瀉心湯之類。脈微細如絕。吐利。手足厥逆者。用四逆湯。眞武湯等類。

疫痢之用希麻西油。爲今日之一般常識。余亦於八年前深知漢方。甚愛用之。腸洗滌則濫用林檎兒油等之注射。但患疫痢者。大半爲陽實症。而非陽虛證。投以下劑。幸病勢不見惡化者倖也。現有一部分之學者。主疫痢嚴禁用希麻西油。蓋洞悉其弊害矣。然疫痢不絕對禁忌下劑。陽實證可下。陽虛證則不可下也。換言之。下劑之標準。當視患者之體質與病勢爲斷。希麻西油亦不能認爲純無效果。

備攷

〔本間棗軒之談〕

小兒疲勞。身體羸瘦。不能用大黃者。可用四逆散。或錢氏白朮散。或柴芩湯等。疲勞極點。脈沉微四肢厥冷。或撥開衣被輾轉反側。作搖頭弄舌之煩燥。或上竄。或乾嘔。或出冷汗。或乳飲口渴者。無眞氣也。肛門洞開不閉。呼吸短促。時出太息者。皆疲極必死之候。用黃芩四逆湯。或四逆加人參湯。或附子理中湯。小兒在前述情形。而在治療中不能服藥。或脫陽者。必死。嘔吐甚而藥不能入。飲食絕粒者。此名噤口痢疾。熱而胃口鬱滯者。半夏瀉心湯主之。亦可用黃芩加半夏湯。或黃連湯。或參連湯之類。

錢氏白朮散。卽人參湯中去乾姜加茯苓葛根藿香也。柴苓湯。卽小柴胡湯合五苓散也。

(赤水玄珠)

理中湯(人參湯)者。小兒嘔吐後脾胃虛弱。四肢漸次厥冷。或顏面現浮腫。四肢虛腫。眼閉不開者用之。

(類方廣義)

疫痢初起。發熱惡寒。脈數者。先用葛根湯溫覆發汗。若嘔者。葛根加半夏湯。發汗後用大柴胡湯厚朴七物湯。大小承氣湯。調胃承氣湯。桃核承氣湯。大黃牡丹皮湯。大黃附子湯之類。各視症別而與之。以蕩滌裏熱宿毒。

(橘窗書影)

此症俄然而來。遂發大熱。或惡寒。手足冷。或發驚搐搦天吊直視咬牙噤急。或腹痛嘔吐呵欠困悶。或泄瀉。或洞泄。下痢帶惡臭。發時驚搐。吐瀉齊來。此爲不治之症。若二症俱來。而勢尚緩者可治。大熱下痢挾驚者。用葛根黃連黃芩湯。昏睡不醒者。重症也。劇烈下痢。亦用葛根黃連黃芩湯。綏者用葛根湯加黃連。大下痢脈沉微昏睡下痢多者。用桂枝人參湯加黃連。或黃連理中湯。手足厥冷者。用附子理中湯或四逆加人參湯。

第八章　佝僂病

佝僂一名英吉利病。即小兒哺乳期或二年之幼兒發現之。本病之原因不明。

【症候】

（一）全身症狀　佝僂病之小兒神思不安。多啼哭。睡眠亦不良。頭輾轉向背。如埋頭於枕中之動作。後頭部之毛髮薄頭部時。發汗。全身之血管運動。神經障礙。見蕁麻疹紅斑。

（二）骨格系統之症狀　骨格軟化且變形。當母親抱兒放尿時。兒忽開始爲疼痛狀之啼哭。至使母親注意。

特異之變化。能見骨端軟骨腫脹。長管骨與筋骨顯然腫脹。同時骨幹變形。彎曲。遇輕度之外傷。容易致起不全之折骨。

全身之發育亦變化。身殊不長。甚短小。運動起居之動作亦異常。小兒已能起立步行者。罹此病致不能起立。

頭蓋骨顏面骨之發育。顯然不完全。頭蓋與顏面大不調和。顎骨亦異常變形。齒牙之發生延遲。

頭蓋各骨之縫合致不合而開大。其縫合邊緣肥厚如近狀。且前頭結節亦肥厚。或顱頂結節肥厚。頭蓋如鐵形。

大顖門亦不閉鎖而開。且較之普通爲廣大。第二年之終。漸漸閉鎖。後頭部小顖門及拉麻達縫合之附近。柔軟壓之生陷凹。多繼以顳顬靜脈之擴張。

佝僂病性脊髓彎曲。不現于一二之脊椎骨。從其度合銳角爲稍和緩的。就中以後曲屈最多。致現腰椎側彎亦多。而少向前彎曲者。

胸廓與佝僂病頗爲關係。蓋肋骨之軟骨部。與骨部之接合部肥厚。外方可見外下方一列之結節。各小結節之中央具是一溝從骨部而出於軟骨部。

胸廓變形。尤在側壁。更形顯然。側壁偏平。乳房腺與後腋窩腺之間隔短縮。甚至側壁陷凹。向外方凹面。描成弓形。又胸骨向前方突起。成爲鳩胸。

鎖骨彎曲。多陷於不全骨。上腕骨爲極重症之彎曲。骨端軟骨之腫脹。不甚顯著。反之前腕骨。其指端之軟骨腫脹。爲必然之症候。一方尺骨之軟骨肥厚。一方橈骨軟骨肥厚。骨盤腸骨櫛亦見肥厚。

大腿骨與趾端之骨端軟骨腫脹。多前方。或向外方曲。久曲。下腿骨兩端之骨端軟骨腫脹。不全骨折及彎曲亦多。故脚形呈X脚或O脚。

病勢重篤者起貧血。因之皮膚色蒼白。精神發育亦遲延。病勢更進呈痙攣質之症狀。呼吸頻數。脈搏亦多。食慾異常亢進。腹部膨隆。通便無一定。

肝臟膈下緣。但不肥大。多下垂。脾腫亦見。

【療法】右記之症狀。可用小柴胡湯。小陷胸湯。瀉心湯。桂枝加龍骨牡蠣湯。柴胡加龍骨牡蠣湯。伯州散之類。和田子眞翁佝僂病之治驗。引用如左。

日本橋區箱崎町某子年七歲。其年初胸背突出。漸次彎曲。父母憂之。乞診於某醫。謂是脊柱病。無法藥治。去而受診於某醫院長。院長亦如是言之。其親戚雪中庵宇貫宗匠者。余舊知也。聞之不安。介紹於余。診時。脈稍弦大。腹壁攣急。胸脊均突出。其横經頗大。蒙以衣被。背部尙覺突出。時漏呻聲。胸背之邊苦楚。余斷曰。佝僂病。佝僂者脊椎之病也。因脊椎兩側筋之攣縮。使脊骨不得自由伸展。急治不能。緩治之亦能收效。乃仿東洞翁治凋之法。始用茯苓飲加半夏丸爲主方。取南呂紫圓等互通利。二週後轉用柴胡丸。服藥凡三週日。漸次脊柱伸展。通計二月半許。全復如常。因云。佝僂病一名英吉利病。爲難治之症。然非不治之症。但治此病之機會少。治驗僅得二例。余嘗以此治驗。以語同業某氏。某後語其學生等曰。彼乃一無學庸醫。安有不治之病而能爲彼所治者乎。誇大之言。何堪聽聞。此語余聞之於某學生處。

第九章　夜驚症（附夜啼症）

【原因】夜驚症者。睡眠中突然驚起。呈恐怖狀態也。患者以一二歲至八歲者爲多。

【症候】概於就寢後經過一時間，或二三時間，小兒突然發驚怖之顏貌，身坐起，發叫聲，如遇物襲擊狀。抱擁母親，不能暫安，須待室内光明，撫而慰之，始可漸漸蘇醒。復其常態，此間須三十餘分鐘。迨完全醒覺與奮去，則安靜，更睡眠。翌朝與尋常無異，前夜事件，不復記憶。

〔夜啼症〕哺乳之小兒患之，有疼痛等之原因，夜間發作啼哭，妨害家人安眠。夜間發作或一次，亦有數次者。

【療法】夜驚症用甘麥大棗湯，小建中湯等爲多。有時用甘草瀉心湯，小柴胡湯。夜啼症又多用甘草大棗湯爲有效，比之鼻素劑，效速而易飲。雖過量亦不生何等障礙。

備考

〔本間棗軒之説〕

小兒十二四歲之間，睡中卒然驚起，或走，或如見邪祟。俗名恍惚，甚有每夜發者。柴胡加龍骨牡蠣湯有奇驗。

〔類聚方廣義〕

夜啼不止，診小兒之腹，直腹筋強攣急時，芍藥甘草湯服之，有奇效。

第十章　腦膜炎

腦膜炎與往昔之驚風相似，考徵先人諸説，驚風非單爲腦膜炎，現以類似之症候。總稱爲驚風。茲揭載關於先輩諸師之治才。庶對於腦膜炎方之選擇較便利云。

【原因】腦膜炎中之最普遍者。爲結核性腦膜炎。化膿性腦膜炎。流漿性腦膜炎。至於梅寗吉斯麻斯。慢性腦水腫亦類似腦膜炎之症候也。所謂驚風之治方適用之。

【症候】結核性腦膜炎者。卽慢驚風或慢脾風也。大多現於續發性。發病緩慢。始而食思缺乏。倦怠發熱。多眠症等症狀。繼而頭痛嘔吐。與腦性刺戟及胃腸疾患者相異。

腦刺戟症狀者。皮膚及五官器之知覺過敏。輕微接觸卽覺疼痛。其他對於視覺及聽覺之感受性。亦爲異常。

運動性刺戟症狀。亦多現出切齒咀嚼。吸啜運動。掾頭髮。摘口唇。攪臥牀及陰部。時發歎息伸欠。

神識類多溷濁。應答差誤。項部強直。反射機能亢進。

腦水腫之症狀。則發現麻痺症狀。此時神識矇矓。目光昏糊。呼之不答。亦不知。茫然自失。往往發生突然之叫喚。

脈不正。徐脈或結代。陷於麻痺。脈搏頻數。

末期發現間代性癲癇樣痙攣。

化膿性腦膜炎者。發病之始。卽升高熱。數日中而死。神識矇矓。痙攣。項部強直。知覺過敏。發現克兒尼芝氏之病狀。與前者相同。

液漿性腦膜炎。比之化膿性腦膜炎。症狀較輕。但發急劇之高熱。而速者亦致死。

【療法】頭痛發熱。頸項強直。或發痙攣脈浮者。用葛根湯。若兼嘔吐。則加半夏湯。躁煩口渴頭痛身痛無汗脈浮緊者。用大青龍湯。煩躁頭痛痙攣口渴吞水即吐出。脈浮小便不利者。用五苓散。顏面紅如醉。有表證者。用葛根黃連黃芩湯。表證去而煩驚大小便不利者。用柴胡加龍骨牡蠣湯。大柴胡湯等。熱熾煩躁口渴刺戟症狀強者。用白虎湯瀉心湯承氣湯之類。或兼用亦可。

已現麻痺症狀。脈微細。起間代性癲癇樣痙攣者。用四逆加人參湯。通脈四逆加猪膽汁湯。白通加豬膽汁湯等。

所謂梅寧吉斯麻斯者。屢見於疫痢之際、西醫束手無策。不知如何治之、投熊膽汁一味、痙攣可止、眠可醒。在鄉里之開業者。每年與患疫痢者接觸甚多。術拙者致人於死。殊爲遺憾。

嘗和權藤成卿翁於幼時患疫痢。父松門翁飲以熊膽。味苦。覺頭項有如拔之痛苦。就此不省人事。旋即蘇醒。味苦仍不脫。翁曰。藥之味苦苦而後甘。方爲有效。

備攷

有持桂里急慢驚風之說

小兒之驚、後代之兒科總名爲驚風、獨明之喻嘉言博學雄辯。痛斥驚風之名義。指爲痙病。清之陳復正亦著數十萬言之書。闡明喻氏之所未盡。遂屛除驚風二字。新立非搐類搐誤搐三種。其說詳而且備。余臨症二十餘年。療此病每年不下十數十人。熟視其所由來。皆冒邪熱而起。間挾宿食。或因毒癖激發者。其初非來自邪熱者。實難名曰驚。痙亦未妥。然就余之觀察。驚者不必爲驚嚇之義。目反手搐。形狀如驚。故稱以斯名。（考仲景煩驚之語） 又風字連屬於諸病名者。其類甚多。况此來自邪熱。以此爲名。雖不中要亦不遠矣。千金中稱此病爲中風。吾人不妨存其舊名。祗要審其脈證。不誤陰陽。庶乎可矣。

驚風之急者配於肝。慢者配於脾。更立慢脾之一名。是爲三種。此爲後代幼科諸師之通說。吾門則不必專論肝脾。惟審其脈證而辨其陰陽治之。發熱手足抽搐。握拳口噤。上竄直視。脈浮數者。發於陽實熱也。此名急驚。神色昏慢。微微抽掣。昏睡露睛。脈沈細者。仲景所謂欲寐之狀態。即陰症也。寒且虛者。呼慢驚慢脾風者。不過慢驚之敗症。最久吾曰。慢脾風。即以慢驚治之者。其失遠甚。蓋二者有分別焉。

熊膽汁　　急驚直視煩悶者。先以此灌入。又可治慢驚。加入理中湯四逆湯爲佳。

參連湯　　急驚直視煩悶者。先與此湯。然後下對症之藥。

還魂湯　　此方有起死回生之神效。還魂之名。實爲不愧。小兒抽搐陷於人事不省。二三日不醒者用之。余通家之一幼兒。曾罹此病。醫師羣集。投驚藥數方。且鍼且灸。治法殆盡。一無見效。病勢已極。皆言不治。余較諸醫後至。初診其脈沈絕。但細視之。髣髴有生機。乃向病家謂此病形勢已瀕危境。就余觀之。全係熱邪鬱閉已極。如有幸而熱邪發洩。（發表之意）方有指望。卽與還魂湯。由其母抱而覆之以被。須臾汗出。忽然覺醒。還魂湯無發汗之說。今爲余試以覆被之法。無人先知。余常值小兒之發熱昏沈者。務使其發汗。十無一失。如此症遽用金石龍腦麝香。則必不醒。且邪熱深入。禍起於反掌之間也。（大塚曰吾師湯本求眞翁陷于危篤之肺炎。西醫宣告不治。乃下幼兒之湯以投之一二回卽痊）

葛根湯　小兒發熱。手足抽搐。上竄直視者。急與葛根湯便止。是係做仲景救痙方法。

風引湯　癇瘲日日數十次之發作。平常之藥不能療治。故須治之以奇藥。逸品也。

柴胡加龍骨牡蠣湯　治胸滿煩驚。

大柴胡湯　小兒驚風吐乳之類。多爲此方之症。玩味「心下急鬱鬱微煩」七字而運用之。至由驚而變癎者。此尤爲最良之方劑。

眞武湯　陰症用眞武湯。人皆知之。而太陽病發汗汗出而不解。其人仍發熱心悸等病。猶屬陽者。亟投此劑。是仲景之隨機妙用也。驚風亦間有此症。

理中加附子湯　吐瀉之慢脾虛弱者。亟與理中加附子湯。此症爲外表猶熱而裏已成寒者。臨診時尤須留心審視。

通脈四逆加豬膽汁湯　兒科稱慢脾風。多爲此症。吐止無癒兆者。脾胃亡絕之候。加之出冷汗厥冷。四肢拘急不解。脈微弱欲絕。命迫旦夕者。此時若與微飲微湯。直等於兒戲。用通脈四逆加豬膽汁湯投之。或有萬一之倖焉。

白通豬膽汁湯　下痢不止。厥逆無脈。危殆達於極點。但乾嘔煩者。胃氣尙未全竭也。服此方倘微微現脈者。或得有生望。

紫圓　急驚便閉者。用此下一服可蘇醒。

〔類聚方廣義〕

急驚風痰涎由口涌出。眼閉口合者。先用熊膽紫圓走馬湯等。吐下後大熱煩躁。喘鳴搐搦不止者。與大青龍湯發汗可愈。

慢驚風用甘草瀉心湯可愈。

第十一章　夜尿症

【症候】本病並無尿意。又膀胱並不積尿。而在不知不識之間排出多量之尿也。多起于夜中睡眠時。亦有見於晝間者。

【療法】患夜尿症者。大別爲陽證與陰證。陽症用白虎湯。桂枝加龍骨牡蠣湯。陰證用苓薑朮甘湯。八味丸。屬血證者。用當歸芍藥散。桃核承氣湯。抵當湯。

備考

原南陽之説

尿以灸爲第一有效。其不止者。用香龍散。身體虛弱者。平日煎服弄玉湯。加附子或八味丸。

香龍散者。即反鼻與丁香研細之末也。余嘗用伯州散屢有效。弄玉湯者。苓桂朮甘湯加橘皮木香黃連也。

有持桂里之説

縮泉散（治尿淋之方）雞屎二錢。桂枝五分。以上二味。研末和酒每次服一錢。（每日三服）

第十二章　腺病（附腺病質　肺門淋巴腺結核）

【原因】腺病蔓延世上而成疾患。其主要徵候爲慢性淋巴腺結核。其他器官之骨質及關節間屢生結核性變化。且本病之患者。易罹諸種之慢性病。

本病之素因。有先天性與後天性。總之年高夫婦間所生之小兒。侵入本病者最多。或母親在懷孕時生癌腫或第三期之毒菌結核等之疾患者。多有罹此病之傾向。其他日常之攝生法。並生活狀態。亦可影響本病之發生。

又其他小兒病。如麻疹猩紅熱水痘百日咳等之經過後。本病亦易發生。

【症候】腺病性淋巴腺腫脹。多發現於生後第一個月之頃。就中最早被侵者。爲頸下及頸部之腺其他前縱膈膜腔及腹腔之淋巴腺亦蒙其變化。

今從下顎隅及頸圍按觸淋巴腺。其腫大恰如腫瘍。指尖觸之得硬圓形。甚者達雞卵之大。而能目擊者。此等之腺。不起急性炎症。有時對於血壓並感敏捷。腺上皮膚不變色。縱膈腺淋巴腺腫脹在打診上胸骨把柄部呈濁音。腹部淋巴腺之腫脹。恰如腹部腫瘍累累。得從腹壁上觸知之。顎下及頸部淋巴腺。往往陷於軟化。且呈炎性變化。即每一腺對於按觸之知覺過敏。其質漸次柔軟。呈波動。遂起腺病周圍炎。該皮膚發赤。且呈浸潤之狀。暫時將外方穿破。漏稀薄之膿汁。其後患部往往形成瘻管。有久久漏膿者。反之則膿汁不穿漏於外部。向下方皮下潛行。達於縱隔膜。或腹腔或心囊腔。而惹起該處之炎症。

腺病者。呈一種特異之顏貌。我人特稱之爲腺病質。腺病質分二種。第一種顏貌魯鈍狀。口唇肥厚翻轉。鼻呈梨或馬鈴薯之狀。此種情形下之小兒。其腦力並一般動作。往往緩慢且遲鈍。此種之症。名遲鈍性腺病。第二種則反之。心身之動作甚敏銳。脈管運動。神經易亢奮。僅微微發揚。皮膚即呈旺盛之紅色。顏面蒼白。皮膚軟滑。此種之患兒甚怜悧。名爲過敏性腺病云。

【療法】選用小柴胡小建中湯。內補當歸建中湯。大黃䗪蟲丸。伯州散。當歸芎藥散之類。

淋巴腺腫脹。無論膿潰不膿潰。均可擇用。以上方劑。在瘻孔排膿久不止者。當歸建中湯。可兼用伯州散。或小柴胡湯合當歸芎藥散中兼用伯州散。排膿已久。羸瘦淋巴腺之核腫累累相連者。大黃䗪蟲丸往往奏效。遲鈍性腺病與過敏性腺病。屢用小柴胡湯合當歸芎藥散小柴胡湯合小陷胸湯之類。

近年患肺門淋巴腺炎病之下者。屢見患兒增加。其病大抵大同小異。暫微熱。或暫欬不止。或顏色晦惡。或元氣衰敗。其治療法亦大同小異。吾人可擇用前揭之方劑。則往往收效。

陳存仁編校

皇漢醫學叢書

幼科證治大全

攝陽下津編

幼科證治大全

提要

本書攝陽下津氏所撰輯。關於孩童病症。莫不搜列。嬰兒經驗效方。隨證附述。原名古今幼科摘要。蓋其錄要删繁。而適於施用耳。書凡一百又六門。每門首列病論。次列方藥。皆取先賢遺書。書名冠於其上。如醫林、大全、醫鏡、入門、準繩、綱目、直訣、全幼、聖惠、百問、經驗、寶鑑、正傳、備急、外臺、病原、保元、局方、諸書。皆爲其採用。文簡義明。頗堪應用。實其畢生之結晶。亦不愧爲保赤之圭臬也。

序

夫嬰童良方數千。懸採摭一千餘件。以便日用。近聞二三閱之者曰。此書所編。盡取前賢舊方。補瀉溫涼等之劑。摘其要點。能用之者，藏于藥笥。以便調劑遺忘。則豈云無少補乎。

寶永六年己丑歲冬十月吉日攝陽下津氏

幼科證治大全目錄

幼科證治大全

攝陽後學　下津壽泉

一　胎寒

小兒初生百日內。覺口冷腹痛。身起寒粟。時發戰慄。曲足握拳。晝夜啼哭不已。或口噤不開。名曰胎寒。其證在胎時。母因腹痛而致寒。經云。胎寒多腹痛。亦有產婦喜啖生冷。或胎前外感風寒暑濕。治以涼藥。內傷胎氣。則生後昏昏多睡。間哯乳瀉白。若不早治。多成慢驚。

【醫林】　川白薑散　治產婦胎中受寒。令兒腹痛不乳。

木香　陳皮　梹榔子各一分　肉桂　白薑

甘草各半分

右水煎。綿蘸與之。　嘔加木瓜。丁香。　南豐李氏曰。面青四肢冷。去梹榔子。加當歸。川芎。　東井翁曰。加藿香。砂仁。去梹榔子爲良方。

【薛氏】　六君子湯　腹痛手足冷。惡寒。依本方。加炮姜以温中。

【醫統】　當歸散　治小兒胎中受寒。面色青白。腹痛啼哭不寧。

當歸　官桂　川芎　白薑炮　香附　木香

甘草各等分

右爲末。每服一字。以乳汁調下。日二服。看大小。加減服之。

【大全】　當歸散楊氏方　治小兒胎寒。面青。肢冷。大便青黑。腹痛。

當歸　黃芪　細辛　黃芩　龍骨　桂心

赤芍各半兩

右爲末。每服一字。以乳汁下。

【醫統】　匀氣散　治小兒胎寒。咳嗽。氣喘。腹脹。

桔梗　陳皮一錢　砂仁　茴香各五分

白薑二分半　粉草四分

右爲細末。每服一字。空心沸湯調下。

【醫統】參苓白朮散　治小兒脾胃虛寒。瀉泄。不思乳食。

【醫統】白芍藥湯　治胎腹痛。乳母同服。

白芍炒　澤瀉各一錢　炙甘草　薄荷各一分

右水煎。入姜三片。鈎藤一錢。如乳母服宜大劑。

二一　胎熱

巢氏曰。小兒在胎。母食熱物之物。或熱藥。令兒生下身熱面赤眼閉口熱。痰盛喘急。大便不通。小便赤澁。多因胎中受熱。或因誤服溫劑。致令熱蓄於內。蒸胎氣。固有此證。若久而不治。則鵝口重舌紫赤丹瘤。急驚風搐。皆由此而生也。

【入門】釀乳方楊氏方　主生下面赤眼閉。二便不通。不飲乳。

生地黃二錢　澤瀉二錢半　猪苓　赤茯苓

天花粉各一錢半　茵陳　甘草各一錢

山梔子

右水煎。令乳母捏去宿乳。却服藥。少頃乳之。

【醫統】木通湯　治小兒胎熱諸熱。腸腑閉澁。瘡毒丹班。母子同服。

木通　扁豆各五錢　大黃　赤茯苓

甘草各三錢　瞿麥　滑石　山梔子　車前

黃芩各一錢

右入燈心。薄荷。水煎服。

【醫統】甘豆湯　治小兒胎熱。

甘草一錢　黑豆二錢　淡竹葉十片

右入燈心。水煎服。

【準繩】四聖散　治芽兒受熱毒。生下兩目不開。

燈心　黃連　秦皮　木賊

右入棗。水煎澄清。去渣。無時洗面目。自開。後服地黃膏。

【準繩】地黃膏　治小兒胎熱。

山梔子　菉豆粉各一兩半　粉草六錢

右為末。用生地黃搗杵兩半。和好蜜一兩半。以薄瓦器盛在銅銚內。煮成膏。如稀糊。候冷候分入前末同在乳缽內再研勻和丸。芡實大。每以半丸。麥門冬湯化服。

【綱目】胎熱地黃湯　治兒生下面赤眼閉。身體壯熱。哭聲不止。熱如湯。乃胎熱之候也。

生乾地黃　赤芍　川芎　當歸　瓜蔞根

右水煎。產婦可服。抹些入兒口。

小兒初生。有胎熱證者。宜先以木通散煎與母服。使通於乳。令兒飲之。通心氣。解煩熱。不可求速效。乳母服藥。漸次解熱。百無一失。若以涼藥攻之。損脾胃。必致嘔吐。變生大患也。

三　胎肥

小兒生下。肌肉厚。遍身紅如血色。滿月已後。漸漸肌瘦。目白睛紅。花色。五心熱。大便難。時時吐涎者是也。當用浴體法主之。

【直訣】　浴體法　治肥胎。併胎怯胎熱。

烏蛇肉酒浸焙末　白礬　青黛各三錢　蝎梢
辰砂各五分　天麻二錢　麝香一字

右同研勻。用水三碗。入藥三錢。桃枝一握。同煎至十沸。溫浴之。勿浴背。

薛氏曰。案浴體法。乃開發腠理。疎泄陽氣者也。其胎氣果熱。在暑月。庶幾可用。其或胎怯用前法。恐復傷真氣也。

四　胎瘦

【醫林】　長生丸　主治瘦怯。面黃白睛多喜哭。身肌肉薄。大便色白屬肺。

檳榔子　枳殼各一兩　木香五錢　砂仁
半夏　丁香　肉豆蔻　蝎梢各二十個

五　不乳

不乳者。謂初出胞胎。而不吮乳也。嬰兒初出胎時。其聲未發。急以手拭其口。令惡血淨盡。不得下咽。即無他病。若拭口不全。惡穢入腹。則令腹滿氣短。不能吮乳。或產母取冷過度。胎中受寒。致令兒腹痛也。宜茯苓丸。

【醫林】　茯苓丸

赤茯苓　黃連　枳殼各等分

右為末。煉蜜為丸。如梧子大。每服一丸。乳汁化下。

【準繩】　朱砂丸　治三歲以下。口胃閉不喫乳。

朱砂　牛黃　麝香　丁香　甘草炙
人參各一分　犀角　黃芪　石膏研細水飛
五靈脂各半兩

右擣羅研勻蜜丸。如菉豆。熟水下三丸。日四五服。

治穢惡入腹。令兒嘔吐不乳方。

木香　乾姜生　茯苓　甘草　木瓜
丁香各等分

右水煎。綿蘸滴與之。

六　胎驚

巢氏曰。小兒在胎。因母驚悸。有所觸撲。驚氣入胎。子乘母氣。降生之後。其兒精神不爽。顔色虛白。初則溫溫有熱。其後頰赤多驚。物動則恐。聲響則悸。印堂青色。壯熱哯乳。睡中多驚。手足微掣。久則成癎。

【醫統】 青龍丸 治小兒胎熱。化痰鎭驚。

人參 天麻 茯神 白附子炮 南星各一兩
甘草炙錢半 青黛一錢 硃砂水飛半錢
麝香一錢

右爲細末。煉蜜爲丸。梧子大。用鈎藤皂莢子煎湯研化。不拘時服。

【醫統】 參蝎散 治小兒胎驚。定心神。

天漿子 天竹黃 人參 硃砂 全蝎 天麻
蟬退 麝香少許

右爲末。煉蜜爲丸。如梧子大。每服一丸。金銀湯下。

【準繩】 獨活湯 治胎驚。發散風邪。

羌活 獨活各一分 檳榔子 天麻 麻黃
甘草各半分

右水煎服。於內加南星末。蜜調下。可貼顖用。

【醫林】 至聖保命丹 治小兒胎驚。內吊。腹肚堅硬。目睛上視。手足抽掣。角弓反張。但是涎痰壅盛。一切急慢驚風並治。

全蝎十四個 白附 天南星 白殭蠶
硃砂另研 麝香另研各一錢 防風
天麻各二錢 金箔十片 蟬蛻一錢

右爲細末。和勻。以粳米煮飯。取中心軟者。搜爲丸。每兩作四十丸。初生兒半丸。乳汁化下。周歲兒一丸。金銀薄荷湯化下。十歲左右。有急候者二丸。薄荷湯化下。常服鎭心。

【醫統】 猪乳膏 治小兒諸驚。胎癎。

全蝎一個 琥珀 硃砂少許

右爲末。每服一字。麥門冬煎湯調下。

【醫林】 一方湯氏 治胎中受驚。故未滿月。而發驚。

辰砂研細 牛黃少許

右取乳汁調稀。抹入口中。加麝香少許。吮妙。乳母服防風通聖散。

七 胎黃

千金論云。小兒生下。遍身面目皆黃如金色。身上壯熱。大便不通。小便濁赤。不思乳食。啼叫不止。此胎黃之候也。皆因母受熱而傳於胎也。

【準繩】 生地黃湯湯氏方 治小兒生下胎黃。

生地黃 赤芍 川芎 當歸 括蔞仁各等分

右水煎。乳母服。時時少抹入兒口中。
【全幼】 犀角散 治小兒胎熱。一身盡黃。
犀角 茵陳 瓜蔞根 升麻 甘草 龍膽草
生地黃 寒水石煅各等分
右水煎服。
【準繩】 地黃湯 治胎黃。
生地 赤芍 天花粉 赤茯苓 川芎 當歸
猪苓 澤瀉 甘草 茵陳
右水煎服。
【醫統】 生地黃飲子 治小兒生下。滿身面目俱黃。狀如金色。面赤身熱。眼閉不開。大便不通。小便如梔汁。滿身生瘡。
生地 赤芍各二錢 羌活 當歸各一錢
甘草二分
右爲極末。用燈心煎湯服。產婦宜服。抹少入兒口內。

八 撮口

聖惠論。小兒撮口。皆由在母胎中。挾於風熱。兒生之後。氣血未調。洗浴當風。而成此病。若口吐白沫。四肢覺冷。必難用藥也。小兒患諸風疾。傳入惡候。至於撮口。病致危急。凡有臍風撮口。胎風撮口。鎖肚撮口。鈎腸撮口。卵疝撮口。應病悉入成風。入心脾俱能撮口夫患在撮口者。皆由結鬱于中。及于腸胃閉不得通。氣不能化。腹中滿脹。肚下青筋。撮口不乳。證候甚急。若不速與利下。無可救療。若將撮口以爲常。少緩之則斃矣。
【醫林】 姜蠶散湯氏方 治面目黃赤。氣息喘急。啼聲不出。蓋由胎氣挾熱。流毒心脾。故令舌強唇青。撮口飲乳有妨。
真姜蠶
右爲末蜜調塗口。 又牛黃研。竹瀝調一字。抹口中。
聖惠方
【醫統】 辰砂殭蠶散 治初生撮口。
辰砂水飛五分 殭蠶炒一錢 蛇退炒一錢
麝香研半分
右爲細末。少許用蜜調。傅唇口。
【準繩】 撮風散 治小兒撮口。
赤脚蜈蚣半條炙 鈎藤二錢半 硃砂 姜蠶
全蝎梢各一錢 麝香一字
右爲末。每服一字。竹瀝調下。
【醫林】 天麻丸 治鈎腸鎖肚撮口。
天南星炮二錢 白附子 牙硝 天麻

五靈脂　全蝎焙各一錢　巴豆霜一字

輕粉半錢

右爲末。稀糊丸如麻子大。每服一丸。薄荷湯調下。

【準繩】甘草湯　治小兒撮口取肚。

甘草生一錢

右煎服。令吐出痰涎。卽以猪乳。點入口中卽瘥。

【醫林】益脾散　撮口用龍膽湯天麻丸類以去痰涎。後用此方補脾胃。

茯苓　人參　草菓煨　木香　甘草　陳皮

厚朴　紫蘇子炒各等分

右爲末。每服一錢。姜棗水煎服。

九　口噤

巢氏病源云。小兒在胎。母吃熱物入臟腑。兒生之後。熱毒結聚。滿口舌上其形如粟。令兒不能開口。名曰口噤。

【醫統】定命散　治小兒初生口噤不乳。

蟬蛻十枚　全蝎七個

右爲極末。入輕粉少許。和研。用乳汁調化服。

【醫林】辰砂膏　治眼閉口噤。啼聲漸少。舌上聚肉如粟米狀。吃乳不得。口吐白沫。大小便皆不通。蓋由胎中感受熱氣。流毒於心脾。故形見於喉舌。或爲風邪所搏致之。

辰砂三錢　硼砂　馬牙硝各一錢半

玄明粉二錢　全蝎　真珠末各一錢

麝香一字

右爲細末。好油紙包裹。自然成膏。每用一豆許。乳汁調敷乳頭上。吃下。金銀薄荷湯下亦可。有潮熱甘草湯下。

【全幼】辰砂全蝎散　治初生兒口噤。

辰砂飛半錢　全蝎炙二十枚　硼砂　龍腦

麝香各一字

右爲極末。用乳母唾調。塗口唇裏。及牙齒上。或用猪乳少許。調入口內。

【兵部】一方　治小兒口噤體熱。用竹瀝二合煖飲。分三四服。

【本草】一方　治小兒口噤。牙關不開。

天南星一枚

右煨熟。紙裹斜包剪一小孔。透氣于口中。牙關自開也。一方用生南星同姜汁擦之。自開。

一〇　鎖肚

小兒由胎中受熱。熱毒壅盛結肛門。閉而不通。無復滋潤。所以有鎖肛之候。若至第三日不通。急令婦人以温水漱口。吸咂兒前後心並臍下手足心。共七處。凡四五次。仍以輕粉半錢。蜜少許温水化開。時時將少許服之。以通爲度。如便不通。即是肛門內合。當以物透而通之。金簪爲上。玉簪次之。須探入二寸許。以蘇合香丸納入孔中。糞出爲快也。若肚腹膨脹。不能飲食。作呻吟聲。至於一七。難可望其有生也。

【醫統】 蘇合香丸 治小兒鎖肛。大便不通。

蘇合香油入安息油內各一兩

安息香別爲末無灰酒一升熬成膏

薰陸香另研一兩 青木香 麝香 白檀香

沉香 丁香 白朮 烏犀屑 硃砂研水飛

訶梨勒 香附子 蓽撥各一兩 龍腦五錢

右爲末。煉蜜丸梧子大。

【醫統】 猪膽煎 治導法入小兒肛門。

猪膽一枚。以竹管一個。插入膽內。以絲線密密扎定。以竹管插入肛門方運膽汁入。即通。

一一 臍突

臍爲兒之根帶。胎氣固。則形體壯。臍深則根命長。受氣乖違。形萎臍突。凡兒斷臍。利益漸長漸深。吻乳調和。愈實是血脈之相順。致形體之相資。初生之兒。有熱在胃及胸堂。則頻頻伸引。呃呃作聲。努脹。其氣抑入根本之中。所以臍突腫赤。虛大可畏。無識之人。將謂斷臍不利。而使然者則非也。斷臍不盈。亦一臘之內。隨其根帶自腐。實者深之。弱者淺之。深淺之理。以其稟賦得之。良由胎中母多驚熱。宜與散熱之藥。其臍歸本。不必以毒藥傅之。恐毒傷入爲害。

【醫統】 山梔五苓散 治小兒臍突。

梔子炒 白朮炒 茯苓 猪苓 澤瀉各一錢

官桂五分

右爲極末。每服一錢。或五分。用蜜湯。燈心湯調下。

【醫統】 二豆湯 治前證。

赤小豆 豆豉 天南星 白斂各一錢

右爲細末。每用半錢。用芭蕉自然汁。調傅臍四旁。一日一次。二日二次。若得小腑下白即安。

【準繩】 外消散 治嬰孩初生。旬日外臍突。或不痛。痛則啼聲不止。

大黄 牡蠣炒各五分 朴硝二錢

右前二味。剉焙爲末。仍入朴硝。乳缽內同杵勻。抄一錢或二錢。取田螺淨洗。再以水半盞。浸過一宿。去螺用水。調塗腫處即消。其螺仍放水中。勿害之。昔賢有曰。殺生救生。去生遠矣。物命雖微。亦可戒。

一一二　月裏生嘔

【醫林】硃砂丸　月裏生嘔。先用之下之。如利後用硃沉煎。惡物下而不嘔也。

硃砂　南星　巴豆各半兩

右爲細末。麵糊丸如黍米大。每服二丸。量病虛實大小。或天吊目睛上視。每服四五丸。薄荷湯下。

【醫林】硃沉煎　治小兒嘔吐不止。

硃砂二錢　藿香三錢　滑石五錢

丁子十四粒

右爲細末。每服半錢。用新汲水一盞。香油滴成花。抄藥在上。須臾墜下。澄去水。別用水。空心送下。

一一三　變蒸

小兒之初生。血氣未足。陰陽未和。臟腑未實。骨格未全。有變蒸之候。每三十二日一發熱。或吐或汗或呻吟不食。此爲長血脈。全智意之常候。不須治而自愈。按諸家所論。皆謂乃小兒長骨脈臟腑與神智也。自生之日始。每三十二日一變。凡人有三百六十五骨。除手足四十五碎骨外。止有三百二十骨。自生下骨而上一日十骨。三十二日。乃爲一變。骨氣始全。一變生一臟。或一腑。十變則臟腑始足。每變發爲虛熱諸證。亦有胎氣壯實。暗變無發熱證者。此骨節臟腑由變而全。胎毒亦因變而散。爲兒醫者。可不審乎。

【準繩】柴胡湯　治變蒸骨熱心煩。啼叫不止。

人參　甘草炙　麥門各二錢　防風

龍膽酒炒黑各一錢　柴胡五分

右每服一錢。水煎服。

【百問】調氣散　治變蒸。吐瀉不乳。多啼。慢驚欲發。

木香　香附　人參　陳皮　藿香

甘草炙各一錢

右入姜棗水煎服。

【醫林】當歸散　治變蒸。有寒無熱。泉按醫統有寒熱者。用之云。

當歸二錢　人參一錢　醫統只用三分

官桂一錢　醫統三分　甘草三分

右入姜棗水煎服。

【醫統】調元散　治小兒變蒸。脾弱不乳。吐乳多啼。

人參　陳皮　白朮　厚朴姜製

香附子各二錢　藿香　炙甘草各五分

右入姜棗。水煎服。
【醫統】參杏膏　治小兒變蒸潮熱。
人參半錢　杏仁一錢　炙甘草一錢
升麻煨五分
右爲極末。百日已前。每用一字。麥門冬煎湯調服。
【經驗】柴胡飲子　治兒變蒸之期。有似傷寒。兩疑之間。用之極穩。
柴胡　紫蘇　薄荷　陳皮　黄芩各五分
炙甘草三分　桔梗五分　芍藥五分
右入姜棗。水煎服。
【寶鑑】紫陽黑散　治小兒變蒸。壯熱。亦治傷寒發熱。
麻黄二錢　大黄酒炒黑一錢　杏仁二錢
右同一處搗和。燒存性。以杏仁膏和之。密器盛。每服一豆許。乳汁調和灌之。
【醫統】平和飲子　治嬰兒變蒸。於三日後。三日進一服。可免百病。百日內宜服。
人參錢半　白茯苓一錢　炙甘草五分
升麻二分
右水煎服。弱者。加白朮一錢。

一四　眼閉

小兒初生。眼閉不開者。由產母食熱毒之物。致成斯疾。治法當以熊膽少許。蒸水洗眼上。一日七八次。如三日不開。用生地黄湯服。仍洗乳頭。須要山茵陳湯。以開眼。
【醫統】生地黄湯　治兒初生。眼不開。
乾生地黄　赤芍　川芎　當歸　瓜蔞根
甘草各一錢
右爲末。少許。抹兒口中。燈心煎湯調抹入口中。連服效。
【醫統】山茵陳湯　釀乳
山茵陳　澤瀉各三錢　瓜蔞根　猪苓
甘草生　生地黄各一錢半
右爲㕮咀。水煎服。初服二服。且捏去宿乳。第三服後。却令兒吃乳。若產母自乳。亦可服。
【準繩】四聖散　治嬰孩胎受熱毒。生下兩目不開。
燈心　黄連　秦皮　木賊　棗各半兩
右㕮咀水煎。澄清去渣。無時頻洗。兩目自開。

一五　臍風

小兒生後。有臍風證者。多因斷臍帶後。爲風濕所傷而成也。風入臍者。令臍腫腹脹。口撮多啼。不能飲乳。謂之臍風。若入經絡。多變爲癇。當作癇證治之。

【醫統】 控痰飲 治臍風。宜先用此吐風痰。次用益脾散和脾。又用辰砂膏利驚。卽愈。或手足攣拳。口不開不治。

蝎梢 銅靑各五分 硃砂一錢 膩粉一字

麝香少許

右爲末。每服一字。臘茶淸調下。先吐風痰。然後和胃。

【醫統】 宣風散 治小兒初生。因斷臍後。外傷風濕。唇靑不乳。多喘撮口。

全蝎二十一個頭足全。去毒。用無灰酒炙。塗爲末用。 麝香一字另研

右爲極末。用半字金銀煎湯。或麥門冬湯。調化。食遠服。

【準繩】 防風散 治初生兒。臍風。

防風 羌活 白芷 當歸 黃芪

甘草各五分

右爲極細末。少許燈心麥門冬煎湯。調化。

【正傳】 張氏方 治小兒臍風撮口。因臍斷傷風。或尿在胞中。遂成臍風。發熱面赤。啼聲不出。

赤脚金頭蜈蚣一條 瞿麥五分 蝎梢四箇

殭蠶七個

右細末。鵝毛管吹些少入鼻中。如噴嚏叫聲可治。後用薄荷汁。調與服之。

【入門】 千金龍膽湯 治小兒初生臍風撮口。月內胎驚。氣逆發熱。

龍膽 鈎藤 柴胡 黃芩 桔梗 赤芍

茯苓 甘草各半分 大黃一分 蜣螂一枚

右爲末。每一錢或五分。棗湯調服。一方去蜣。加人參川芎。水煎服。治小兒疳魃病。

【準繩】 大連翹湯 治胎熱臍風。小便不通。及諸般瘡毒。

連翹 瞿麥 荆芥 木通 赤芍 當歸

防風 柴胡 滑石 蟬殼 甘草炒各一錢

山梔子 黃芩各五分

右水煎服。

一六 夜啼

按夜啼者。有陰陽二證。陰者。臟冷也。夜則陰盛。與冷相搏。臟氣交擊。故作痛而啼。陽者。臟熱。夜則陽衰。與臟熱交擊。亦作痛而啼也。

【醫統】 安神散 治小兒一百二十日內。夜啼。

蟬蛻四十九個只用後半截

右爲細末。分作四服。用鈎藤煎湯。不時調化服。

【全幼】 萬金散 治嬰孩小兒。臟冷夜啼。

當歸 丁香 乳香 人參 五味子各二錢半

白朮半分 沉香一錢半 肉桂半錢

赤芍炒半分

右水煎。食後服。

【丹溪】 治小兒夜啼。

人參二錢半 黃連一錢半 炙甘草半錢

竹葉二十片

右姜水煎。

【直訣】 當歸散 治夜啼。不乳。

當歸 白芍 人參各二錢半 甘草一錢二分

桔梗 陳皮各一錢

右水煎灌之。

【百問】 鈎藤散 治小兒夜啼。及臟冷。

鈎藤 茯神 川芎 當歸 木香 甘草

白芍各一錢 茯苓二錢

右姜棗煎服。

【醫統】 五味子散 治小兒夜啼。及腸痛。至夜則似鬼祟。

五味子 當歸 赤芍 白朮各五錢 茯神

陳皮 肉桂 甘草炙各二錢

右水煎服。

【醫統】 燈花膏 治小兒夜啼不已。

燈花七分 硃砂一字

右研末白蜜調。兒睡抹唇內。

【綱目】 小兒夜啼。黃連姜汁炒甘草竹葉煎服。

【醫鑑】 一方 用燈心燒灰付乳上。令兒吮之。

【入門】 四君子湯 治夜啼氣虛者。

本方加山藥扁豆。挾熱加黃連。竹葉。

【入門】 一方 治氣血俱虛腹痛夜啼者。

黃芪 當歸 赤芍 木香 甘草等錢

右爲末着乳頭上。使吮乳服之。

【濟世】 一方 治驚啼。用亂髮燒灰。酒調服。

【直訣】 蟬蛻鈎藤散 治肚痛。驚啼。

鈎藤 天麻 茯苓 川芎 白芍各二錢

甘草 蟬蛻各一錢

右燈心水煎服。

【百問】 六神散 治腹痛啼哭。面青口中冷氣。四肢亦冷。曲腰而啼。或大便泄瀉。及不吮乳。

人参　山藥　白朮各半兩　甘草二錢
白茯苓　白扁豆炒各一兩
右姜棗煎服。

一七　客忤

小兒客忤。是外人帶來穢惡之邪氣忤之。一若人中。是爲客忤。雖是父母家人。或從遠來外至。經履神廟喪門飲酒騎馬乍至。汗氣穢氣近兒。若一染之。皆爲客忤。凡兒中忤。卒然驚駭啼哭不已。心志恍惚。聞聲即跳。常欲躱避之狀者是也。

【玉案】　安魂湯　治客忤立效。
棗仁　茯神　遠志各一錢　當歸
膽星各七分
右入燈心二十莖。水煎服。

【大全】　真珠散湯氏方　治小兒客忤。驚風痰熱。煩躁恍惚。睡臥驚跳。時或咬牙啼叫不已。小便赤澁。或吐黄沫。
真珠末　海螵蛸　滑石各一錢　茯苓
白附子　人参各二錢　甘草　全蝎各半錢
硃砂二錢　腦子　麝香各一錢　金銀箔五片
右爲末。每用半錢。燈心麥門冬。入蜜少許。下之。方見

【醫林】　犀角散　治客忤。方見物觸門
【醫林】　黄土散　治客忤。
竈心黄土　蚯蚓糞
右二品研末。水調塗兒頭上及五心。
【醫林】　伏龍肝散　治客忤。
【備急】　一方　治小兒客忤。死不能言。
桔梗燒研三錢。米湯服之。仍吞麝香豆許。
【外臺】　一方　治小兒客忤。口不能言。
細辛　桂心等分
右末。以少許納口中。
【肘後】　一方　治小兒客忤中惡。真丹寸寸。蜜三合。和灌之。

一八　中惡

中惡天弔者。爲惡鬼之氣所中。兩目上攛。弔起而不能搐也。此因胎氣不足。精神失守。虛之所在。邪必湊之。心虛則神離。肺虛則魄亂。肝虛則魂凶。脾虛則意擾。腎虛則精乏。而鬼得以犯之矣。其症面白帶青。或土色。目睛上視。口吐白沫。手足拘攣。身冷如冰也。

【玉案】　安神散　治中惡天弔。

茯神 遠志 南星 麥門各五錢 石昌二錢
琥珀一錢半
右爲末。每服二錢。滚湯調下。

【保元】 辟邪膏 治小兒卒中惡毒。心腹刺痛。悶亂欲死等症。

降真香 白膠 沉香 虎頭骨 鬼臼
龍膽草 人參 茯苓各五錢

右末入雄黃半兩。麝香一錢。煉乳爲丸。乳香湯下。

【全幼】 中惡者。卒然心腹刺痛。悶絶煩死。腹大而滿。蘇合香圓研麝香雄黃用降真香煎湯研化。食遠服。

方見鎖肚

一九 哭無聲

幼幼心書云。鐘洪聲大。潤遠流長。形處胞胎之中。受氣充足。水火兼濟。心腎不虧。所以發聲清響洪亮。是其根本深壯。稟賦充實。抑自然之理也。初生啼哭。發聲不出。或短促呃呃。上下氣不相乘。此由胎氣不足。根本不壯。何必藥焉。縱使以意投藥。終非長大之兒。醫者不可不察。

二〇 內釣

病源曰。驚風內釣。腹痛多啼。汗出糞清。咬乳睛慢流涎。或唇焦黑。囊腫傴僂。眼內紅筋班血。虎口脈紋侵入掌中。

【醫統】 桃符丸 治小兒內釣

銀硃半錢 乳香一錢 蒜煨一個

右爲細末。用蒜研勻。丸如黍米大。半歲兒五丸。薄荷煎湯化下。

【百問】 保命丸 治小兒胎驚內釣。腹肚堅硬。睡眠不安。夜多啼哭。

全蝎十四個 防風二錢 殭蠶炒
天麻各二錢 南星 白附子 麝香五分
金箔十片 蟬蛻 硃砂各一錢

有熱症。加牛黃。片腦。硼砂。

右爲末。粳米糊丸。每兩作四十丸。常服鎮心安神。化痰。除一切驚風諸症。一方加人參。白茯苓二錢。

【阮氏】 一方 治小兒內釣腹痛。

乳香 沒藥 木香等分

右水煎。

二一 急驚風

急驚風症。牙關緊急。壯熱、涎潮、竄視、反張、搐搦、擅動、

唇口眉眼眨引頰併。六脈浮散洪緊。此葢屬肝風邪
痰熱有餘之症也。

【醫統】 消驚丸 治小兒驚風。鎮心利痰解熱。

人參 天麻 茯苓 硃砂 全蝎 姜蠶
羚羊角 犀角 南星四錢 麝香一字

右爲極末。煉蜜丸如芡實大。用菖蒲煎湯。研化。食後服。

【錢氏】 利驚丸 治小兒急驚。痰熱抽搐。

天竹黃 輕粉 青黛各一錢 牽牛五錢

右細末煉蜜丸。梧子大。以薄荷煎湯。研化。食前服。

【保元】 南極壽星湯 治小兒急驚搐搦。眼番。口噤。搖頭。天吊。痰咳喘熱。

膽星 防風 白附子 蟬蛻 薄荷 甘草

右水煎服。 濟世無白附子。名之曰鎮驚散。 人參羌活散。 治初作急驚、散風邪除熱。

羌活 獨活 柴胡 川芎 人參 甘草
茯苓各一兩 前胡 桔梗 地骨皮
天麻各半兩 枳殼一兩

右入姜棗。薄荷苛水煎服。瘡疹未發亦可服。

【醫鑑】 敗毒散 治急驚風。初起。發熱手足搐搦。眼上視等證。幷一切感冒風寒、頭痛、發熱、咳嗽、鼻塞聲重。及瘡疹欲出發搐。並宜服之。

人參 羌活 獨活 柴胡 前胡 茯苓
枳殼 桔梗 川芎 天麻 全蝎 殭蠶
白附子 地骨皮 甘草各等分

右姜三片。水煎服。

【直訣】 抱龍丸 治傷風温疫驚風潮搐及蟲毒中暑。

雄黃二兩半 辰砂另研五錢 天竹黃一兩
南星四兩 麝香五錢 正傳云。恐太多。用二錢
半

右爲末。甘草湯。丸皂子大。每服一丸。白湯化下。 痰壅咳嗽。姜湯下之。 錢仲陽加天麻。 一方加牛黃五分。珍珠一錢。琥珀一錢。水煮甘草膏爲丸。金箔十片爲衣。治驚風百病。大有神效。 薛氏曰。煎丸化痰祛邪清熱之功居多。屬肝心實熱而致者。殊效。若脾肺虛弱而見昏睡。痰嗽者。寶鑑天麻湯。

【醫統】 抱龍丸 治小兒諸驚。四時感冒瘟疫。邪熱煩燥不寧。痰嗽氣急。瘡疹欲出發搐。並宜用此。常服驅風化痰。解鎮心熱。和脾胃。益精神。鎮虛驚。恐怖譫語。

人參 天竹黃 琥珀 檀香 茯苓各一兩五

錢　甘草炙三兩　枳殼　枳實　辰砂飛五兩
山藥炒一斤　南星炒一兩　金箔一百片
右極末。隨手新汲水和勻。如芡實大。陰乾。薄荷湯下。

【局方】　防風導赤散　治小兒初驚。
生地　木通　防風　甘草等分
右入竹葉少許。煎服。嘗有一老醫云。小兒驚搐。多是熱證者。若首先便用驚風藥。白附子。全蝎。姜蠶。川烏之類。便成壞證。後有醫幼科驚藥。只此方進一二服。導去心經邪熱。其搐隨手便止。次服寧志膏神效。

寧志膏
麥門半兩　麝香三分　茯神　硃砂各一兩
右煉蜜丸。薄荷湯下之。

【準繩】　木通散　治小兒肝心有熱驚悸。
羌活　山梔各二錢　大黃煨　木通　赤茯苓
甘草各一錢
右入紫蘇葉些少。水煎服。　泉按此方。瀉肝風。降心火。利驚熱也。

【準繩】　仁濟犀角湯　治心驚熱盛。
犀角　防風　木通　赤茯苓　桑白皮炒
甘草炙各等分
右水煎服。

【直訣】　瀉青丸　治肝熱。急驚搐搦等症。
羌活　大黃　川芎　山梔　龍膽　當歸
防風各等分
右末。蜜丸。芡實大。每半丸至一丸。煎竹葉湯。入砂糖化下。　薛氏云。前症若大便秘結。煩渴飲冷。飲食如常。形病俱實。宜此。

【濟世】　一方　治小兒發熱驚啼。
防風　蟬蛻　芍藥　木通　車前　赤茯苓
麥門　甘草
右入燈心。水煎服。

【局方】　至聖保命丹　治小兒胎驚內吊。腹肚堅硬。目睛上視。手足抽掣。角弓反張。痰涎壅盛。方見胎驚

【保元】　千金散　治小兒痰喘。急慢驚風。至死。但能開口灌下。無不活者。內閣秘傳
全蝎　姜蠶各三分　硃砂四分　牛黃六釐
冰片　天麻　黃連各四分　膽星
甘草各二分
右爲末。每服五七釐。薄荷燈心金銀煎湯。不拘時調下。

【保元】　安神散　治驚風退後。恍惚虛怯。安神定志。調理之劑。

人參　茯苓　遠志　天麻　白附子　麥門
全蝎　蓮肉　茯神　硃砂各等分
右爲細末。每服燈心湯調下。
【醫統】定志丸　治小兒驚風已退。神志未定。以此調之。
琥珀　茯神　人參　遠志姜製焙　白附子
天麻　麥門　酸棗仁　甘草炙各等分
右爲末。煉蜜丸。皂角子大。硃砂爲衣。每服一丸。薄荷湯調下。
【濟世】抑肝散　治肝經虛熱發搐。或發熱咬牙。或驚悸寒熱。或木乘土而嘔吐痰涎。腹脹少食。睡臥不安。
當歸　白朮炒　茯苓　鈎藤鈎各一錢
川芎八分　柴胡五分　甘草三分
右水煎。子母俱服。如蜜丸。名抑青丸。　中山氏云。小兒屬少陽。故病則肝火症多。是方也。柴胡鈎藤能抑肝火。芎歸能補肝血。木乘土則脾胃衰。朮苓草所以補助脾氣也。
【準繩】奪命丹　治急慢驚風。諸藥無効。此藥隨手奏功。
白附三錢　黑附半兩急驚不用　南星一兩
天麻三錢　辰砂另研二錢半　防風
半夏各半兩　全蝎七枚　蜈蚣炙一條
麝香半錢　姜蠶炒慢驚不用
右爲末。三歲兒半錢。薄荷生姜自然汁。加好酒沸湯各少調服。　泉按右方急慢通治之良方也。

一二一　慢驚

慢驚症。因病後。或吐瀉。或藥餌傷損脾胃。肢體逆冷。口鼻氣微。手足瘈瘲。昏睡露睛。此脾虛生風。無陽之症也。
【醫統】理中湯　治小兒慢驚風。脾胃虛寒泄瀉。
人參　白朮　乾姜各二錢　甘草二分
右水煎服。　龔雲林云。小兒吐瀉日久。成慢驚風。默默不語。昏睡露睛。遍身手足厥冷。十分危篤。死在須臾。百藥罔効。加附子用之。得神驗也。
【錢氏】白朮散　治小兒脾虛吐瀉。積痛頻泄。欲成慢驚。
人參　白朮炒　茯苓　甘草炙加半分　藿香
各等分　木香少許　葛粉
右爲末。每服一二錢。姜棗湯服。　丹溪加白扁豆、山藥、肉豆蔻。用姜煎服。若慢驚已作。加全蝎、天麻、細辛、白附子。

【醫統】惺惺散王氏 治小兒吐瀉。脾弱內虛生驚。

人參 茯苓 木香 天肉 扁豆 全蝎炙

陳米炒各等分

右入姜棗。水煎服。

【醫統】星香全蝎散 治小兒慢驚風。昏迷痰搐。

木香 南星 人參 陳皮各一錢 全蝎炙

甘草炙各五分

右入紫蘇三葉。姜棗水煎服。

【準繩】生附四君子湯 治小兒吐瀉。不思乳食。凡虛冷病。先與數服。以正胃氣。

人參 白朮 附子生 木香 茯苓 陳皮

甘草各等分

右入姜棗。水煎服。

【小青】烏蝎四君子湯 治小兒慢驚。

人參 白朮 茯苓各一錢 川烏生 全蝎

甘草

右入姜棗。水煎服。次服去川烏。

【準繩】醒脾散 治吐瀉脾困。不食。痰作驚風

全蝎焙半錢 白附子炮 天麻焙 甘草炙

人參 茯苓 石菖蒲 木香 石蓮肉 白朮

各一錢

右爲末。每三字。姜棗煎服。有熱去木香。或加南星、半夏、陳皮、陳米。

【準繩】大醒脾散 小兒胃虛。不消乳食。尤須節約。

天南星 茯苓 橘紅各一分 全蝎 甘草炙

白附炮 蓮肉 人參 木香各半分 陳倉米

二百粒

右爲末。每服三字。姜棗煎服。二方通用驅風醒脾。亦可釀乳。

【醫統】醒脾散 治小兒吐瀉不止。作慢驚。

人參 白朮 茯苓 木香 全蝎 姜蠶

天麻 白附子各等分 甘草炙減半

右入姜棗。水煎服。

【全幼】調中湯 治嬰孩小兒慢驚。

人參 白朮 茯苓去皮 甘草炙 白芷

石蓮肉 藿香 天麻煨 橘皮 白扁豆生姜汁浸炒去皮 半夏 木香各半錢

右劑入生姜棗水煎。不拘時候服之。 按右方和脾胃。止吐瀉。溫中正氣之良劑。屢用效。東井翁曰。手足厥冷。加附子。

【家傳】六君子湯 東井曰。小兒諸疾服剛劑成慢

驚者。加附子有奇効。

【薛氏】芍藥參苓散　治肝木尅脾土。目劄面青。食少體倦。

芍藥　人參　茯苓　白朮　陳皮各七分
柴胡　山梔　甘草各五分

右入姜棗。水煎服。　泉按脾土虛。則木乘之。面色青者。肝亢之兆。不食體倦者。脾虛候。此方中有柴芍梔。抑肝木。有五味異功散。補助脾土。最良劑也。

【錢氏】温白丸　治小兒吐瀉久病。轉成慢驚。身冷瘈瘲等症。

人參　防風　白附生　姜蠶　全蝎各一錢
南星　天麻各二錢

右爲末。水糊丸。梧桐子大。每服一二丸。姜湯下。　泉按此方。驅風。豁痰。定驚。良劑也。

【入門】加味朮附湯　治小兒吐瀉後。脾虛變成慢驚。身如弓。如髮直。吐乳。貪睡。汗多。宜此。

附子　白朮各一兩　肉豆蔻一個　木香
甘草各五錢

右入姜棗。水煎服。　泉按此方。温寒燥濕。行氣健脾。玄治翁加人參、柴胡。

【東垣】黄芪湯　治小兒慢驚風之神藥也。

人參一錢　炙甘草五分　黄芪二錢
芍藥一錢

右水煎服。

【綱目】豆卷散　治小兒慢驚。多因藥性大温。及熱藥治之。有驚未退。而別生熱症者。

大豆黄卷　管仲　板藍根　炙甘草各一兩

右爲末。每半錢。水煎服。

補遺

【全幼】定命飲子　治嬰孩小兒吐瀉。脾胃虛弱。發作慢驚風。

半夏　天麻　甘草炙　茯苓　白朮　老生姜

右入姜棗。水煎服。或爲末服。

【醫統】全蝎觀音散　治小兒吐瀉。脾虛發作慢驚。

全蝎炒十個　天麻　防風　白芷各二錢　人參　黄芪　茯苓　甘草炙　白扁豆炒各一錢
牛

右爲極細末。棗一枚。冬瓜仁炒。煎湯調下。

【醫統】調氣散　小兒慢驚之後。以此調理。

木香　陳皮　藿香　香附子　人參　甘草各等分

右入姜棗。水煎服。

【大全】保生丹　治嬰孩小兒慢驚尙有陽證。
全蝎炒　白附子炮　姜蠶炒　南星炮　蟬蛻
琥珀各一錢　麝香二分半　防風　硃砂各半
錢
右爲末。粟米煮糊。圓如芡實大。金箔爲衣。用薄荷煎
湯研化。食遠服。

一一三　慢脾

【保元】加味四君子湯　治慢脾之症。面赤額汗。舌
短頭低。眼合不開。睡中搖頭。吐舌。頻嘔腥臭。噤口咬
牙牀。手足微搐不收。或身冷。或身温者。四肢冷。蓋慢
驚之後。吐瀉損脾。病傳已極。總歸虛處。惟脾所受。故
曰慢脾風。世所謂慢驚難療者。慢脾是也。
人參一錢　茯苓五分　蒼朮三分　炮乾姜四
分　白朮炒六分　製附子一分　羌活三分
炙甘草四分
右入姜棗。水煎服。
【百問】生附四君子湯　治慢脾風。助胃回陽。
人參　白朮　茯苓　甘草炙　生附各一錢
右入姜棗。水煎。如厥冷逆。加附子一錢。
【全幼】加味大醒脾散　治小兒慢脾風。內虛昏迷
不醒。
人參　白朮炒　橘紅　丁香　茯苓　木香
南星　全蝎　天麻　白附煨　山藥　砂仁
石蓮肉　肉豆蔻　石昌　甘草
右入姜棗。水煎服。回陽加附子。
【保元】回生錠　治慢驚慢脾之聖藥也。一錠即有
起死回生之功。頃刻奏效。故名回生錠。眞海上仙方
也。急驚亦效。
人參五錢　白朮一兩　茯苓　山藥　桔梗各
一兩　甘草三錢　膽星五錢　辰砂三錢　赤
石脂煅五錢　乳香另研二錢　蒙石煅金色三
錢　牛黃一錢　麝香一錢
右爲末。五月五日午時。取粽搗勻。作錠子。金箔爲衣。
陰乾。每服三五分。薄荷湯化下。
【全幼】吉朋醒脾散　治證同前。大醒脾胃。
人參　橘紅　甘草炙　白朮　茯苓　全蝎各
五錢　木香　半夏各二錢半　白附四個　天
南星煨一個　陳倉米二百粒
右入姜棗。水煎服。

一一四　物觸

大抵小兒隨其心性。不可觸逆。凡有所愛之物。不可強直取之。心神所好。若不遂慾。心氣解散。神逐物遷。不食不言。神昏如醉。四肢垂嚲。狀如中惡。醫士見之。莫之措手。如有此證。詢其母及左右。順其所慾。然後用藥則安也。

【醫統】沉香順氣散　治小兒物忤逆觸。

沉香　茯神　紫蘇　人參　甘草炙各一錢

右爲細末。紫蘇梗煎湯調化。不拘時服。

【醫統】安息香散　治小兒物忤逆觸。

安息香　蘇合香　檀香　藿香　甘草　南星各等分

右爲細末。姜汁調作小餅。每用磨化。塗嬭上。及焚烟。避一切客忤及物觸。

【醫統】犀角散　治客忤。驚啼壯熱。

犀角　麥門　天麻　鈎藤　硃砂各一錢
鐵粉　雄黃各五分　麝香少許

右爲末。每服半錢。金銀煎湯調服。

【醫統】伏龍肝散　治客忤。驚啼壯熱。

竈心黃土二兩研　鷄子一枚

二件和水少許調勻。塗五心及頂門。

一一五　天釣如魚之上釣。故云天釣。

錢氏云。小兒天釣病。皆由乳母飲酒、食肉、房勞、熱毒之氣。流入乳中。兒食其乳。遂使傳其熱毒。痰涎蘊積。不得宣通。加之外挾六淫。致有此證。其患壯熱。驚悸。眼目翻騰。手足抽掣。或啼或笑。喜怒不常。甚者爪甲皆青。如祟之狀。初得之時。四肢瘈瘲。壯熱無時。頻頻呵欠。脈大而實。海法宜速解利風熱。

【醫林】鈎藤散　治小兒天釣潮熱。

鈎藤　人參各半錢　犀角三分　甘草炙二分
全蝎　天麻各一分

【醫統】天竹黃散　治小兒天釣。目睛釣上。四肢瘈瘲。

天竹黃　臘茶　甘草炙各一錢　全蝎生薄荷葉裹煨炙七個　菉豆半生半熟炒四十粒
荆芥　雄黃水飛　枯礬各五分

右爲細末。每用半錢。人參煎湯調服。

【準繩】鈎藤飲子　治驚風天釣。卒然驚悸。眼目翻騰。

鈎藤炒五分　麻黃　甘草炙各三錢　天麻
川芎　防風　人參各七分　全蝎炒去毒五個

姜蠶炒七個

右入姜棗煎服。

二一六　癇證

內經曰。癇爲神不守舍。謂神亂也。大抵癇證。皆由驚動。是臟氣不平。鬱而生涎。閉塞諸經。厥而乃成。或在母胎中受驚。或幼少感風寒暑濕。或飲食不節。逆於臟氣而成者有矣。胎內受驚與飲食作癇者多。而外感者。間而有之。

【醫統】　安神散　治小兒截癇。安心神。

人參　茯苓　菖蒲　白鮮皮　遠志各五錢
石膏二錢半　犀角　甘草炙各一錢

右加麥門冬一撮。水煎服。

【醫統】　牛黃膏　治小兒風癇迷悶。抽搐潮涎。

南星　全蝎炒　蟬蛻各二錢　姜蠶炒　白附子　防風　天麻各一錢

右爲細末。蒸棗肉研膏。丸如小豆大。用荆芥淡姜湯。調服。

【全幼】　太乙散　治小兒胎癇。正發分瘥後。

天漿子炒　全蝎各二十一個　防風　天麻
辰砂各五分　麝香一字

右細末。用乳汁調化。不時服。

【錢氏】　五癇丸　鎮一切癇。

硃砂半兩　水銀一錢　鉛二兩　雄黃一兩
珍珠一兩

右末煉蜜丸麻子大。每服一丸。金銀薄荷煎湯下。

【醫統】　南星散　治癇後。瘖不能言。

天南星

右爲末。每服一字。猪膽汁調下。

【錢氏】　利驚丸　治食癇熱癇者。宜下之。

輕粉一錢　天竹黃　青黛各一錢　牽牛炒取頭末五錢

右細末。煉蜜丸梧子大。以薄荷煎湯。研化。食前服。

【百問】　當歸大黃湯　治諸癇壯熱。利下心中惡血。

大黃濕紙裹略煨　甘草炙　當歸各三錢　半夏　赤芍二錢五分　川芎各一錢半

右姜棗煎服。

二一七　感冒

【局方】　惺惺散　治小兒風熱。瘡疹傷寒。時氣頭痛壯熱。目澁多睡。咳嗽喘。兼鼻塞清涕。兼治變蒸。

人參　白朮　細辛　括樓根　茯苓　桔梗各

一錢半　薄荷三葉

右入姜水煎服。　入門加川芎、芍藥。　邪熱甚者。本方加柴胡、黄芩。　嗽咳痰喘。加桑白皮、杏仁。　全幼心鑑。惺惺散。加枳殼、防風。　泉按古方。謂小兒壯熱。昏睡生風。風熱瘡疹傷食證。皆相似。未能辨别。疑似之閒。宜服之。　中山氏曰。小兒形質俱脆。雖有外邪。難用發散峻劑。惟調衞氣。則邪可自去也。是方也。參朮苓草。可以保養衞氣。細辛桔荷辛温。所以疏陽邪。括蔞苦寒。所以和其陰分。然外邪甚盛。正氣不弱者。雖小兒敗毒十神等。豈可捨而不用乎。是亦有活方而已。勿執一偏也。

【全幼】　惺惺散　治嬰孩小兒。傷寒鼻塞。發熱驚悸。頭痛嗽咳。時行瘡痘。兒寒熱。不問傷風風熱。先與此藥數服。往往必愈。

人參　白朮　茯苓　甘草炙　細辛　桔梗
瓜蔞根　加川芎

右入生姜薄荷同煎。食後服。

【全幼】　惺惺散　治證同。

蒼朮　川芎　細辛　羌活　防風　白芷
桔梗　茯苓　瓜蔞根　甘草炙　赤芍　麻黄
荆芥　當歸

右入生姜薄荷。水煎服。

【濟世】　香葛散　治小兒傷寒。夾食。夾驚。四時瘧疾瘟疫。

香附子　紫蘇　陳皮　青皮　甘草　葛根

右入生姜。水煎服。　東井先生曰。小兒感冒大科同。惟常須兼用清痰消食之藥。蓋小兒易傷食。而熱則生痰。故劑中宜略用輕輕疎解。令汗微出也。予常用此方加減。百發百中。最得神驗也。

【全幼】　香葛湯　治嬰孩小兒。時氣瘟疫。頭痛發熱。肢體煩痛瘧疾。

葛根一兩　羌活五錢　升麻煨二錢　桔梗炒
芍藥炒　川芎　茯苓　白芷　甘草炙各五錢

右用生姜。葱白一莖。水煎服。

【全幼】　人參羌活散　治嬰孩小兒。寒邪温病。時疫瘡疹頭痛體疼。肢熱多睡。及治潮熱煩渴。痰實咳嗽作驚風。

人參　羌活　柴胡　川芎　獨活　甘草炙
枳殼　茯苓各五錢　桔梗炒　前胡　地骨皮
天麻煨各二錢半

右入薄荷三葉。生姜二片。水煎服。　按右方乃解肌發表。化痰利氣之良劑也。

【濟世】參蘇飲　治小兒感冒風寒、發熱、頭痛、痰涎、咳嗽上壅、喘促、胸膈痞悶、嘔逆。

紫蘇　陳皮　半夏　茯苓　前胡　枳殼
桔梗　乾葛　人參　甘草

右入生姜。水煎服。　按右方發散和緩之劑。小兒感冒欲發表者。用之最良也。

【全幼】解肌散　治嬰孩小兒。傷寒夾驚。傷風面赤。嗞呀。渾身壯熱。

人參一錢　石膏煨二錢　甘草炙　麻黃各一錢半　葶藶炒二錢　茯苓半錢　杏仁二十個　鈎藤　枳殼炒　川芎各一錢半

右爲極細末。用姜三片。棗一個。去核同煎湯。不拘時候調化服。

【全幼】和解散　治嬰孩小兒。四時感冒風邪。壯熱煩躁。鼻塞清涕。驚悸自汗。四肢骨節疼痛。疹痘已發未發。

羌活　防風　川芎　人參　甘草炙　升麻煨
葛根

右入姜棗。水煎服。　自汗加白朮。

【直訣】秘旨清肺湯　治小兒感冒。發熱鼻流清涕。或咳嗽吐痰。輕者勿藥自愈。重者用此輕和之劑。

橘紅　半夏　桔梗　川芎各五分　茯苓
桑白皮各七分　甘草　防風各四分　薄荷
黃芩炒各三分　白朮一錢

右入生姜。水煎服。

一八　濕證

巢氏曰。濕者。水氣也。活人書云。風雨襲虛。山澤蒸氣。豈止大人中濕。小兒亦有受濕者。緣小兒入夏以來。脾胃虛弱。腠理開疎。或連日陰雨。或地上蒸濕。小兒坐臥於上。便受熱氣。脈見沉緩。身體煩痛。發熱惡寒。或多汗惡風。精神昏悶。或小便不利。大便溏瀉。若久不愈。則手足垂軃。入臟。則瘖啞不言。治法大要疎利小水。其濕自除。不可發汗。及峻攻之。

【大全】不換金正氣散　治感冒風濕。頭目昏重。時發壯熱。方見霍亂門　和劑方

【全幼】參朮散　治嬰孩小兒。初受濕氣。身體疼痛。發熱惡風。多汗。面浮。作嘔。小便不利。

人參　白朮　猪苓各一錢　乾姜一錢　澤瀉
赤茯苓　木通各三錢

右入燈心七莖。車前子一撚。水煎服。

【醫統】除濕湯　治小兒寒濕所傷。手足軟弱。吐瀉

不能擡舉疼痛。

人參　白朮　蒼朮　茯苓　半夏　厚朴
陳皮　藿香　大腹　甘草炙各等分

右水煎服。

一一九　諸熱

【家傳】藿香正氣散　東井曰。小兒食滯。身熱不止。頭痛額肚腹熱甚。或夜熱晝涼。面黃嘔惡。不思飲食者。宜之。

【家傳】錢氏白朮散　半井翁曰。小兒一切病後。餘熱最妙。

【醫林】惺惺散　主虛弱。面白汗出。泉按全幼曰。虛熱證。面色青白。身微熱溫冷。口氣冷。手足心不熱。大小便自利。恍惚神慢。噓氣軟弱。泄瀉多尿。虛汗自出。叔和曰。虛熱不可太攻。熱去則寒起。惺惺散。四君子湯。錢氏白朮散之類主之。

【醫鑑】大連翹湯　治小兒心經邪熱。眼目腫赤。唇口生瘡。涕唾稠盛。驚風痰熱等症。宜此常利小腸。小兒諸熱。表裏俱宜。

連翹　瞿麥　滑石　車前子　牛蒡子　赤芍
各一分　山梔子　木通　蟬蛻　當歸　防風
各半分　黃芩　荊芥各一分半　柴胡　甘草
各二分

右水煎服。風熱痰變蒸。肝熱大腸熱。加麥門。實熱丹熱加大黃。胎熱瘡疥餘毒熱。加薄荷。

【濟世】碧玉散　治小兒十分潮熱。五七日不退。

滑石一兩　青黛五錢　石羔煅五錢　甘草五錢

右為末。每服二錢。滾湯調服。熱不退。柴胡薄荷湯下。

【醫林】地骨皮散　治虛熱潮熱。亦治傷寒壯熱。

知母　柴胡　人參　甘草　地骨皮　半夏
茯苓各等分

右入姜。水煎服。按解風熱壯熱。清勞熱虛熱之劑。小兒風熱不止。久成勞熱虛熱。日日羸瘦骨立。終及危殆者。用之有奇効也。

【準繩】四順清涼飲　治小兒血脈壅實。臟腑生熱。頰赤多渴。五心煩躁。睡臥不安。四肢驚利。及因乳哺不時。寒溫失度。令兒血氣不順。腸下不調。小便少大便澁。或溫壯連滯。欲成伏熱。或壯熱不歇。欲發驚。又治風熱結核。頭面瘡癤。目赤咽痛。瘡疹毒。一切壅滯。並宜服之。

赤芍　當歸　甘草　大黃各等分

右煎服　小便不通。加燈心、木通。

三〇　脾胃

蓋小兒臟腑怯弱。乳食過度。則傷脾胃。貴平調理得中。無有太過不及。否則脾胃受傷。面恍無色。口中涼氣。不思乳食。嘔吐肌瘦。虛弱腹中作痛。則當補脾益胃。凡人以胃氣爲本。惟治病亦然。胃氣有虛有實。虛則有嘔吐不食之證。實則有否滿內熱之證。虛者益之。實者瀉之。欲得其平則可。

【局方】平胃散　治脾胃不和。不思乳食。心腹疼痛。口苦無味。嘔噦惡心。噫氣吐酸。面色痿黃。體弱肌瘦。肚痛泄瀉。並服之。

厚朴　陳皮各三兩　蒼朮五兩　甘草一兩炙

右爲末。每服二錢。姜一片。棗二枚。水煎空心入鹽少許調服。常服快氣。暖胃化宿食。消痰。

【醫統】快膈消食丸　寬中快膈。消乳食。正顏色。

砂仁　橘紅　三稜煨　莪朮　神曲　麥牙炒

各半兩　香附子炒一兩

右爲末。麪糊丸。菉豆大。食後紫蘇湯下。二十丸。

【局方】溫脾湯　治脾胃不和。腹脇虛脹。不進乳食。困倦無力。

訶子炮　人參七錢半　木香　桔梗各半兩

茯苓　藿香　陳皮　黃芪　甘草各二錢半

白朮半兩

右入姜棗。水煎服。

【局方】和中湯　治小兒脾胃不和。嘔逆惡心。冷熱不調。減食泄瀉。腹痛腸鳴。少力嗜臥。

厚朴　白朮　乾姜　甘草各二分

右爲細末。每服二錢。姜二片。水八分煎。乳食前溫服。

【局方】四君子湯　小兒脾胃虛弱。或因尅伐之劑。致飲食少思。或食而難化。或欲作嘔。或大便不實。脾胃虛損。吐瀉少食宜此。

人參　白朮土炒　茯苓　甘草炙

右入姜棗。水煎服。調理小兒諸疾。和胃養氣。胃冷嘔吐加丁香。嘔逆加藿香。脾胃不和。加木香砂仁。脾弱腹脹。不思飲食。加扁豆粟米。傷食加神曲。泉按此方。理脾胃之主藥。補虛進食。此其人之本數。拔萃方加陳皮一味。名異功散。快脾和氣最妙。

【薛氏】六君子湯　治脾胃虛弱。飲食少思。或大便不調。肢體消瘦。面色痿黃之症。

即四君子湯。加陳皮、半夏。

右入姜棗水煎服。

【仁濟】保和丸　治小兒食傷。發熱欲成疳證。常服益脾胃。食則不傷。

白朮五兩　茯苓　半夏　山查　神曲炒各三兩　陳皮　連翹　蘿蔔子各二兩　蒼朮　枳實　香附子　厚朴　黃芩酒炒　黃連酒炒各一兩

右細末。姜汁打麪糊爲丸。如黍米大。每服二三十丸。漸加至五六十丸。食後茶湯下。

【大全】加減觀音散　調理脾胃。常服正顏色。消飲食。楊氏方

白朮炒　人參　扁豆炒　茯苓　麥芽炒　黃芪炙　甘草　山藥　神曲炒　香附炒

右爲末。每服一錢。空心米飲下。

【醫統】調中散湯氏方　治脾胃不和。

人參　茯苓　木香　白朮　甘草炙　乾姜煨　藿香洗　香附　砂仁　丁香

右爲末。每服一錢。姜棗湯下。

【局方】參苓白朮散　治脾胃虛弱。飲食不進。或嘔吐泄瀉。及大病後。調助脾胃。

人參　白朮炒　茯苓　甘草炙　山藥炒　白扁豆炒各一斤　蓮子　砂仁　薏苡仁炒　桔梗炒各半斤

右爲末。每服一錢。棗湯調服。或飲湯亦可。

【東垣】補中益氣湯　治中氣不足。困睡發熱。元氣虛弱。感冒風寒諸症。或乳母勞役。致發兒諸病。

【局方】丁香散　治胃虛氣逆。哯乳不食。

人參五錢　丁香　藿香各一錢半

右水煎。

【袖珍】醒脾散湯氏方　治小兒脾胃怯弱。爲風冷所乘。體熱頭痛霍亂。

天南星八錢　白朮　丁香　藿香　茯苓　人參　甘草炙各一兩

右水煎。

【經濟】白朮散　治小兒脾胃虛弱。

青皮　茯苓　白朮　甘草　肉豆蔻　丁香各等分

右爲末。紫蘇湯調下。

三一　腹脹

夫腹脹。由脾胃虛氣攻作也。亦有實者。必悶亂喘滿。可下之。不喘滿者。虛也。不可下。若誤下。致脾虛生大

變。謹之謹之。

【直訣】 揭氣丸　治小兒虛脹。如腹大者。加蘿蔔子。名褐丸子。

胡椒一兩　蝎尾去毒半兩

右細末麫糊爲丸。如粟米大。每服五七丸。至一二十丸。陳米飲下。　一方有木香一錢。　薛氏曰。按前症屬脾肺虛。水氣泛而喘急浮腫。必兼溫補脾土。以生肺金。而氣自運行矣。但前藥性屬辛熱。雖能祛散寒邪。而恐眞氣反傷。不可過劑。

【正傳】 消積丸　小兒腹中有食積結糞。小便黃。微喘脈伏而實。時欲飲水能食者。用之。可下之。

丁香九個　縮砂十二個　烏梅肉三個

右爲末。麫糊爲丸。如黍米大。三歲已上。三五丸。已下一二丸。溫水下。

【家傳】 藿香正氣散　治小兒宿食不消。腹脹滿悶。

【回春】 消脹散　治小兒腹脹。

蘿蔔子炒　蘇梗　乾葛　陳皮　枳殼各等分

甘草少許

右水煎服。　食少者加白朮。

【薛鎧】 小兒傷食。腹脹胸滿。有痰用異功散。而痊後復傷食。腹脹兼痛。或用下劑。痛雖止。而脹益甚。更加氣喘。此脾益傷而肺益虛也。用六君子湯。加桔梗調補而愈。

【薛鎧】 補中益氣湯　小兒停食。服通利之劑。作嘔腹脹。此脾胃傷。用之。

【本事】 調中丸　治小兒久傷脾胃腹脹。

乾姜　橘紅　白朮　茯苓　木香　砂仁

官桂　良姜

右細末糊丸。如麻子大。每服三十丸。食後熟水服。

【無擇】 肥兒丸　治小兒病。多因缺乳。吃食太早所致。或因久患臟腑胃虛蟲動。日漸羸瘦。腹大不能行。髮豎發熱無精神。

黃連　神曲　麥芽炒半兩　木香二錢

檳榔三個　史君子　肉豆蔻麵裹煨各半兩

右爲末。糊爲丸。如梧桐子。每二三丸。熟水吞下。

【綱目】 十全丹　丁奚者。腹大頸小。黃瘦是也。此方主之。

【丹溪】 寄子年五歲。痘後肚急。

白朮一錢　陳皮　木通各五分　犀角　川芎

白芷　蘇梗　甘草炙各三分

右水煎服。

三二一　傷食

夫小兒傷食。皆因乳哺不節。過食生冷堅硬之物。脾胃不能尅化。積滯中脘。外爲風寒所搏。或因夜臥失蓋。以致頭痛身熱。面黄目胞微腫。腹痛脇脹。足冷肚熱。喜睡神昏。不思飲食。或惡食。或惡心。或嘔或噦。或口噯酸氣。或大便敗卵臭。或氣短痞悶。或胃口作痛。或心下痞滿。按之則痛。葛氏曰。乳者。奶者。哺者。食也。乳後不可與食。食後不可與乳。緣小兒脾胃怯弱。乳食易傷。難以消化。初得成積。久則成癖。成疳。變爲百病。可不愼乎。

【醫鑑】萬億丸　治小兒乳食。生冷所傷。發熱肚脹諸症。

硃砂　巴豆　寒食麵

右先將硃砂研爛。卽將巴豆同研極細。却以寒食麵好酒打成糕。入藥中。仍同研百餘下。再揉和爲丸。如黍米大。二三丸。清茶下。　泉按此藥峻利。中氣不足之兒。勿與之。

【保元】太和散　治小兒內傷乳食。肚腹脹痛。外感風寒。頭痛發熱。

紫蘇　陳皮　香附子　麥芽　蒼朮　川芎
枳殼　山查　神曲　甘草　羌活

右入生姜。水煎服。

【回春】消食丸又名消乳丸　治宿食不消。

砂仁　陳皮　三稜炒　神曲　麥芽各五錢
香附一兩　白朮炒五錢

右爲末。麵糊爲丸。如麻子大。食後白湯下。　綱目曰。湯氏方無白朮也。

【濟世】消食散　治小兒傷食腹痛。

山查　神曲　砂仁　麥芽　白朮　陳皮
青皮　甘草炙

右入生姜。水煎服。

【局方】不換金正氣散　東井先生曰。小兒內傷生冷濕麵等。寒熱吐瀉腹痛者。此方主之。　依本方加山查。神曲。而最可也。

【直訣】清中解鬱湯　治脾胃虛弱。飲食停滯。鬱熱生痰。或身熱赤暈。

白朮　茯苓　山梔　山查　神曲　陳皮
麥芽　川芎　桔梗　甘草

右水煎服。

【直訣】六君子湯　治小兒傷食。嘔吐發熱面赤。

依本方。加升麻。柴胡。

【局方】八解散　玄治翁曰。小兒傷食。嘔吐腹痛。用之有奇効也。

【保元】消食餅　小兒時常傷食。皮黃肌瘦。肚大腹脹。用此焦餅令常食之。

蓮肉　山藥炒　茯苓　芡實　神曲炒　麥芽炒　扁豆炒　山查各等分

右爲末。每四兩。入白麵一斤。水同和烙焦餅用。

【醫鑑】啓脾丸　此藥消食止泄止吐。消疳消黃。消脹定腹痛。益元氣。健脾胃。

人參　白朮炒　茯苓　山藥　蓮肉各一兩

山查　陳皮　澤瀉　甘草炙各五錢

右爲末。煉蜜爲丸。如菉豆大。每三四十丸。空心米湯送下。小兒常患傷食諸疾。服之立愈。

【保元】保嬰丸　健脾胃。進飲食。消積滯。殺疳蟲。長肌肉。乃保嬰第一方也。方見疳門

二二三　腮腫

薛氏曰。腮屬足陽明胃經。其生癰者。多因兒食甘甜厚味。脾胃積熱所致。

【本事】治小兒毒氣攻腮。赤腫可畏。

皂角二兩　天南星生二錢　糯米一合

右爲末。姜汁調塗。立効。

【百問】連翹漏蘆湯　治小兒腮腫。

漏蘆　麻黃　連翹　升麻　黃芩　白斂各一錢　甘草　枳殼各半錢

右水煎服。熱甚加大黃、朴硝。

【準繩】升麻防風湯　治胃經實熱。咽痛、口燥、腮癰等症。

升麻　防風　黃蘗炒　茯苓　芍藥炒　陳皮各五分　連翹　當歸各七分

右水煎。仍量大小用之。

【準繩】清咽利膈湯　治心脾蘊熱。或咽喉腮舌腫痛。

玄參　升麻　桔梗炒　甘草炒　茯苓　黃連炒　黃芩炒　牛蒡子炒杵　防風　芍藥炒各等分

右水煎。

二三四　疳證

丹溪曰。小兒臟腑嫩嬌。飽則易傷。乳哺飲食。一或失常。不爲疳者鮮矣。皆因飲食不調。肥甘無節而作也。或嬰幼乳缺粥飯太早。耗傷形氣。則疳之根。延及歲

月。五疳病成。錢氏曰。疳皆脾胃耗傷亡津液之所作也。

【醫統】 加味肥兒丸 治諸疳。身黃。肚大。痞塊。泄瀉瘦弱。

胡黃連 黃連 木香 檳榔子 三稜 莪朮煨 青皮 陳皮 神曲炒 麥芽炒各一兩

史君子 香附子 蘆薈各半兩

右爲末。以神曲麥芽。麵打糊爲丸。菉豆大。空心米飲下。三四十丸。如小兒無熱。去胡黃連。泄瀉加肉豆蔻、人參、茯苓。

【醫統】 大蘆薈丸 治疳、殺蟲、和胃、止瀉。

蘆薈 黃連 胡黃連 木香 蕪荑 檳榔子

雷丸白者 青皮各半兩 藿香少許

右爲末。用猪膽汁。丸麻仁大。每服十餘丸。米飲下。

【保元】 消疳湯 治小兒大便色疳白。小便渾濁如米泔。肚大而青筋見者。疳病也。

山查 白芍 黃連姜汁炒 茯苓 白朮

澤瀉各一錢 青皮四分 甘草三分

右入姜棗。水煎服。

【濟世】 消疳飲 治小兒疳疾。身熱面黃。肚大青筋瘦弱。通治諸疳。

人參 白朮 茯苓 黃連 胡黃連 神曲

青皮 砂仁 甘草

右水煎服。傷食。加山查。有蟲。加史君子。

【保元】 消疳退熱飲 治小兒疳積發熱。肚大青筋、骨瘦如柴。

山查 烏藥 竹茹 檳榔 史君 蕪荑

木通 牽牛 大黃 柴胡 莪朮 枳殼

黃芩 葶藶 燈心

右水煎服。

【醫統】 五疳保童丸 治小兒一切疳證。無不保安。

蟾頭一枚炙令黃色 白鱔頭炙焦黃 龍膽草

蘆薈各二錢 黃連 胡黃連 五倍子 苦楝根皮 夜明砂 天將子各五錢 麝香五分

青皮五錢 熊膽一錢 雄黃二錢 青黛三錢

右爲細末。糯米飯丸。麻子大。一歲兒二十丸。米飲下。不拘時。日進三服。

【醫統】 五疳消食丸 治小兒五疳八痢。肚大青筋。瘰勞疳。走馬牙疳。唇爛口臭。此藥中和。大能進食長肌。

史君子 蕪荑 黃連 橘紅 麥芽 龍膽草

各等分

右爲細末。粟米糊丸。黍米大。每服三十丸。空心米飲下。

【醫統】 通神丸 治小兒冷熱疳。

黃連 胡黃連各二錢 蕪荑 史君子 木香各一錢 丁香五分 肉豆蔻一錢 大蝦蟆酥炙爲末

右爲末。飯丸。黍米大。每服十丸。米飲下。

【局方】 肥兒丸 治諸疳。多因少乳。吃食太早。或因病人胃虛。脾弱生蟲。日漸黃瘦。肚大青筋。不能行立。髮豎發熱。口臭牙疳。

黃連姜炒 神曲炒 麥芽炒各半兩 檳榔子二枚 木香二錢 肉豆蔻 史君子煨各半兩

右爲末。麵糊丸。麻子大。每服三十丸。米飲下。

【直訣】 四味肥兒丸 治小兒食積脾疳。目生雲翳。口舌生瘡。牙根腐爛。發熱瘦怯。遍身生瘡。又小便澄白。腹大青筋。一切疳症。

蕪荑 神曲 麥芽 黃連各等分

右爲末水糊丸。一二十丸。空心白滚湯送下。

【醫鑑】 肥兒丸 消疳化積。磨癖消熱。伐肝補脾。進食殺蟲。養元氣。

人參三錢半 白朮三錢 茯苓三錢 黃連姜炒三錢半 胡黃連五錢 史君子四錢半 神曲三錢半 麥芽三錢半 山查三錢半 甘草炙三錢半 蘆薈二錢半

右爲末。黃米糊爲丸。米湯化下。

【萬氏】 肥兒丸 健脾胃。進飲食。消積滯。殺疳蟲。補疳癆。長肌肉。仍保嬰之第一方也。

人參三錢 白朮 橘紅 山藥 蓮肉 神曲各五錢 茯苓四錢 青皮 山查各三錢 砂仁二錢半 史君子 甘草各二錢

右爲極細末。用生荷葉包粳米。煮熟去荷葉。將米杵爛。以淨布扭出。再煮成糊爲丸。如麻仁大。每服二十五丸。陳倉米炒熱煎湯下。 泉按右方。加木香。而壽世保元名保嬰丸。

【回春】 蘆連消疳丸 治小兒五疳。痞塊。發肚脹。壯脾胃。消飲食。平肝火。磨積塊。

蘆薈 胡黃連 黃連酒炒 蕪荑 檳榔各五錢 白朮 茯苓 當歸各二兩 芍藥八錢 人參 神曲各六錢 甘草四兩 山查子 史君子各七錢

右爲末。湯泡蒸餅打糊爲丸。菉豆大。每服五十丸。米湯下。

【回春】 消疳丸 治五疳。皮黃肌瘦。髮直尿白。肚大青筋。好食泥炭茶米之物。或吐或瀉。腹內積塊。諸蟲作痛。

蒼朮 陳皮 厚朴 枳殼 檳榔 神曲
山查 麥芽 三稜煨 莪朮煨 砂仁 茯苓
黃連 胡黃連 蕪荑 史君子 蘆薈

右爲末。史君子殼煎湯泡蒸餅爲丸。如彈子大。每服一丸。清米湯化下可。

【正傳】 一方 治小兒疳病。

黃連 白朮 山查各五錢 胡黃連 蘆薈各二錢 蕪荑二錢五分 神曲二錢

右爲細末。猪膽汁爲丸。如麻子大。量兒大小。加減丸數與之。

【正傳】 祖傳經驗秘方檳榔丸 小兒疳病。積氣成塊。腹大有蟲等證。其効如神。

檳榔子一兩 三稜煨醋炒 莪朮醋炒各半兩
青皮 陳皮半兩 蕪荑二錢半 雷丸五錢
鶴虱三錢 乾漆五分 木香二錢 良姜二兩
陳壁土同炒 砂仁一錢 麥芽五錢 胡黃連三錢 甘草炙三錢 神曲五錢 山查五錢

右爲細末。醋糊爲丸。如菉豆大。每服三五十丸。空心淡姜湯送下。

【醫統】 茯神丸 治小兒心疳熱。

茯神 茯苓 遠志姜炒 黃連炒 琥珀各三錢 鈎藤 蝦蟆煅各二錢 菖蒲一錢 蘆薈五分 麝香二分半

右爲末。粟米煮糊丸。如黍米大。薄荷煎湯下。一二十丸。

【醫統】 龍膽丸 治小兒心疳。頰赤面黃。鼻乾心躁。口內生瘡驚悸。

龍膽 赤茯苓 黃連 胡黃連 硃砂各二錢
麝香一字

右爲極末。蒸餅泡爲丸。黍米大。每服二十丸。食遠白湯下。

【醫統】 天麻丸 治小兒肝疳、風疳、眼疳。

青黛 黃連 天麻 五靈脂 川芎 夜明砂
蘆薈各一錢 龍膽 防風 蟬蛻各錢半
全蝎二枚焙 麝香少許

右爲末。猪膽汁浸糕丸。麻子大。每服薄荷湯下。

【醫林】 生熟地黃湯 治肝疳。搖頭揉目。白膜遮睛。腦熱羸瘦。

生地黃 熟地 川芎 茯苓 枳殼 杏仁

黃連　半夏　天麻　甘草　地骨皮　當歸
右入生姜三片。黑豆十五粒。水煎服。
【醫統】靈脂丸　治小兒脾疳、食疳。
靈脂　砂仁　白豆蔻　麥芽　莪朮　青皮
史君子　陳皮　蝦蟆炙焦
右爲細末。麵糊丸。黍米大。每服二十丸。米飲下。
【醫統】捉疳丸　治小兒脾胃受疳。面黃腹脹。多睡如醉。吃生米酒土。
丁香　木香各半兩　黃連　蕪荑　蚌粉
神曲　三稜煨　青皮各二錢
右爲細末。猪膽汁煮糊丸。黍米大。食遠米飲下。
【醫林】清肺湯　治肺疳。咳嗽多喘。揉鼻咬甲寒熱。
桑白皮五錢　紫蘇　前胡　黃芩　當歸
天門冬　連翹　防風　赤茯苓　桔梗　生地
甘草各二錢半
右水煎服。
【入門】地黃丸　主腎疳耳焦。天柱倒齒脫。手足冷如水。
熟地黃四錢半　赤茯苓　山茱萸　牡丹皮
山藥炒各三錢　史君子　當歸　川芎
川楝子焙各二錢

右爲末。煉蜜丸。梧子大。每服三十丸。空心服。
【醫統】黃芪湯　癆疳者。潮熱往來。五心煩熱。盜汗骨蒸。咳嗽憔悴。或瀉而渴。腹硬如石。面色如黨。用此。
黃芪　人參　當歸　川芎　芍藥　生地黃
蝦蟆　鱉甲炙焦各錢半　茯苓　陳皮　柴胡
史君子煨各一錢
右入姜棗。水煎服。
【醫統】十全丹　丁奚哺露者。皆因脾胃久虛。不能尅化水穀。榮氣血。故肌肉消瘦。腎氣不足。漸致肉枯骨露。亦有胎中受病於母。手足極細。項小骨高。腹大臍突。或生穀瘕。是爲丁奚。若往來蒸熱。顱顖分開。吐乳吐蟲。煩渴嘔噦。是爲哺露。此蓋疳症之極。而因其形以名之也。用此。
青皮　陳皮　莪朮　川芎　五靈脂　白豆蔻
檳榔子　蘆薈　木香　史君子　蝦蟆各二錢
炙
右爲末。猪膽汁浸糕丸。麻子大。每服二十丸。米飲下。
【醫統】大蘆薈丸　治前症。
【回春】異攻散　治小兒疳疾。四肢消瘦。肚腹脹大。行步不能。頗能飲食。作渴發熱等症。用之加減。而得奇効。

【回春】四君子湯　小兒面色痿黄。眼胞微腫。作渴。飲食少思。腹中一塊。或移動。小便澄白。大便不實。依本方加山梔、蕪荑。兼肥兒丸。

【東垣】厚腸丸　治小兒失乳。以食飼之。不能尅化。或生腹脹。四肢瘦弱。或利色無常。

陳皮三分　麥芽五分　半夏三分　枳殼
蒼朮三分　青皮二分　人參　厚朴各二分
麵末五分

右爲末。麵糊丸。如麻子大。每服二十丸。溫湯送下。忌飽食。

【濟世】補中益氣湯　諸疳癖塊。久治不愈。多服尤効。

二一五　虛羸

錢氏曰。虛羸者。脾胃不和。不能食乳。致肌瘦。亦因大病。或吐瀉後。脾胃尚弱。不能傳化穀氣。有冷者。時時下痢。唇口青白。有熱者。身壯熱。肌肉微黄。此冷熱虛羸也。冷者。木香丸。熱者。胡黄連丸。　虛羸與疳同治也。

【家傳】錢氏白朮散　東井翁曰。小兒初病疳。津液少。肌瘦者。用之。當生胃之津液。唯多則妙。

【準繩】潔古云。小兒疳病。肌瘦血氣不足。同大人癆瘵之疾治之。以潔古此言論之。不拘冷熱虛羸。皆用四君子。地黄丸。與前藥相兼服。爲得也。

【錢氏】異功散　治脾胃虛弱。飲食少思。吐瀉不食。虛冷證。先與數服。以正胃氣。

【準繩】補中益氣湯　治中氣虛弱。體瘦食少。或發煩渴等證。

【聖惠】訶梨勒散　治小兒羸瘦。脾胃氣弱。挾於宿食。不欲乳食。四肢不和。

訶梨勒皮　陳橘皮各半兩　黄芪　人參
白朮　藿香　桂心　白茯苓各二分　甘草炙半分

右件藥擣麁羅爲散。每服一錢。以水一小盞。入生姜少許。棗一枚。煎至五分。去滓溫服。日三四服。量小兒大小。以意加減。

【準繩】溫脾湯　治小兒脾氣不和。食少無力。肌膚羸瘦。方見脾胃

【錢氏】橘連丸　治疳瘦。久服消食和氣。長肌肉。

橘皮一兩　黄連米泔浸一宿一兩半

右爲細末。另研入麝香五分。用猪膽七個。分藥入膽內。漿水煮。候臨熟以針微刺破。以熟爲度。煮粟米粥

和丸。如菉豆大。每服十丸至二三十丸。米飲下。量兒加減無時。海藏云。黃連苦燥。可以瀉脾火。長肌肉。

二十六　嘔吐

凡小兒乳哺。不宜過飽。若滿則溢。故令嘔吐。乳母無知。但欲速得兒長。更無時度。或兒睡着而強乳。自此受病之源。漸至日深。遂成嘔吐。蓋有冷吐。有熱吐。有積吐。有傷乳吐也。

【活幼】參砂和胃散　治小兒胃氣弱而有寒。嘔吐不思飲食。或食下即吐。其吐多順快而無聲。面青白。唇淡。精神倦怠。

人參　砂仁　半夏各四分　白朮　茯苓各五分　藿香　陳皮各三分　炙甘草二分　煨姜少許

右水煎服。

【醫統】白豆蔻散　治小兒脾胃不和。憎寒壯熱。腹痛嘔吐。不納乳食。

枇杷葉　白豆蔻　陳皮　黃芪各半兩　木瓜

人參　甘草各二錢半　川芎一錢

右入姜棗。水煎服。

【醫統】人參散　小兒止嘔逆。并除煩渴。昏困多睡。乳食減少。及傷寒時氣。胃氣不順。吐利止後。燥渴不解。宜此。

乾姜二兩　人參　茯苓各一兩　木香

甘草各二錢半　藿香二錢半

右水煎服。按此方調中和氣之良劑。

【醫統】丁香散　治小兒胃虛氣逆。嘔吐不定。精神不安。羸困霍亂。

人參五分　丁香　藿香各二錢半

右水煎。入乳汁少許可。

【醫林】定吐紫金核　治丈夫婦女一切嘔吐。小兒尤效。

半夏　人參　白朮　木香　丁香

藿香各等分

右爲細末。姜汁打糊爲丸。用沉香硃砂爲衣。或煎湯亦可。

【經濟】藿香散　治小兒吐哯嘔逆。身熱面青。不進乳食。

藿香一錢半　丁香　人參　白朮　茯苓

扁豆　神曲各半錢

右爲細末。每服半錢。罌粟米飲調下。陳皮煎。米飲下。亦可。

【醫林】 通心飲 治嘔吐作渴。

木通 連翹 瞿麥 山梔 黃芩 甘草

右入燈心、藿香。水煎服。 按此治熱吐之劑。或小柴胡湯。多加生姜亦可。

【百問】 竹茹湯 治胃受邪熱。心煩喜冷。嘔吐不止。

乾姜七錢半 半夏半兩泡 甘草二錢

右入竹茹一塊。姜五片。水煎服。一方加茯苓尤妙。

【醫林】 加味四君子湯 交精吐乳。眼慢糞多穢氣。乃父母交合時吃乳所致。 本方加藿香、木香。

【家傳】 錢氏白朮散 東井曰。治前症最可。 一小兒有乳癖而壅滯胃口。吐哯。加枳實妙也。

【回春】 定吐飲 治小兒吐逆。投諸藥不止。服此有神効。

半夏二兩 生姜一兩 薄桂三錢

右姜切作小方塊。如菉豆大。前半夏和勻。入小鐺內。慢火順手炒令香熟帶乾。方下桂。再炒勻。微有香氣。以紙攤開地上。去火毒。候冷略播去黑焦末。每服二錢。水一盞。姜三片。煎七分。空心少與緩服。

【袖珍】 助胃膏湯氏方 治小兒冷氣入胃。嘔吐不止。

白豆蔻十四個 木香三錢 砂仁四十個 人參 茯苓 白朮各半兩 丁香五錢 山藥一兩 肉豆蔻四個 甘草炙半兩

右爲末。每一錢。陳紫蘇、木瓜湯。調下。

【拔萃】 硃沉煎 治小兒嘔吐不止。

硃砂二錢水飛 沉香二錢 藿香三錢 滑石半兩 丁香十四個

右爲細末。每服半錢。用新汲水一盞。芝麻油點成花子。抄藥在上。須臾墜。濾去水。却用別水送下。

【醫林】 安神丸 因驚吐乳。面色青者。宜此。

天門 牙硝 茯苓 山藥 寒水石各五錢

硃砂三錢 甘草五錢 龍腦一字研

右爲末。煉蜜丸。藿香煎湯。化服。

【醫統】消乳丸 消乳食

香附子一兩 砂仁 陳皮 甘草炙各半兩

神曲炒 麥芽炒各一兩

右爲末。麵糊丸。黍米大。七歲兒。丸菉豆大。食後姜湯吞下二三丸。 按右藥溫中快膈。止嘔良品也。

【綱目】 半夏散 治小兒胃虛嘔吐。水穀不化。

半夏一兩泡 陳糯米

右入姜棗。水煎服。

【醫統】 丁香散 治吐乳。傷食。

丁香　蓮肉　枇杷葉姜汁塗炙熟各等分
右爲末。每服一錢。米飲調下。
【醫統】益胃散　快膈益脾。止嘔進食。
木香　丁香　藿香　陳皮　砂仁　白豆蔻
茯苓　甘草各等分
右爲末。每服一錢。用生姜棗湯下。
【醫統】茯苓半夏湯　治諸嘔噦。心下堅痞。膈間有水痰眩悸。
半夏五分　茯苓二兩
右入生姜水煎。
【全幼】丁香圓　治嬰孩小兒。嘔吐不止。
丁香　半夏各一錢　青皮五錢　陳皮一兩
右爲極細末。煉白蜜圓如芡實大。用滚白湯。研化。食前服。
【全幼】紫蘇子飲　治嬰孩小兒。飲乳母氣嫋嘔吐。
紫蘇子　人參　沉香各二錢　甘草炙一錢半
縮砂二錢半　茯苓四錢
右爲極末。用生姜煎湯。調化。食前服。
【全幼】沉香散　治嬰孩小兒。補虛調胃氣。止吐瀉。進乳食。
沉香一分　藿香　丁香　甘草炙各一錢

木香　桂各半錢　茯苓一分
右爲極末。用紫蘇木瓜同煎湯。調化食前服。
【本事】治小兒嘔吐。脈數有熱。
麥門　半夏　人參　茯苓各二錢　甘草一錢
右入生姜。水煎服。
【湯氏】清膈飲子　治小兒伏暑嘔吐。
香薷　淡竹葉各一兩　茯苓　人參　半夏
檀香炙　甘草炙各半兩　白粳米一合
右入姜。水煎服。大小加減。
【玉機】藿香散　治脾胃虛有熱。面赤嘔噦。
麥門冬　半夏　甘草　石膏各半兩
藿香一分
右姜水煎。
【丹溪】萬安膏　調脾、順氣、定驚。脾胃不足。吐乳。黄疸。治小兒一切疾。
木香　沉香各二錢　檀香三錢　香附一兩
檳榔半兩　白朮二兩　肉蔻半兩　辰砂三錢
薄荷二兩　人參半兩　甘草二兩　琥珀
真珠　青黛　犀角各二錢　黄芪一兩　麝香五分　史君子一兩　天竺黄半兩
右爲末。煉蜜丸。臨臥服。薄荷汁。或蜜水米飲化下。

【準繩】萬安膏　治小兒脾胃虛弱。腹生疳蟲。癥瘕食積泄瀉。常服消疳去積。助胃氣和中踈氣滯。

人參　厚朴　陳皮　青皮　乾姜　肉桂各一兩夏不用　木香　沉香　藿香各半兩　甘草半兩　澤瀉冬不用春秋減半　史君子一個

右爲末煉蜜丸。如芡實大。食前米飲化下。如熱薄荷湯下。一方無木香、沉香、藿香、青皮、史君子。有白朮、蒼朮、茯苓、猪苓也。

【得効方】　一方　治小兒吐乳。胃寒者。

白豆蔻十四個　縮砂同　甘草生二錢炙二錢

右爲末。常摻入兒口中。

【明堂】　吐乳灸中庭一壯。

二七　吐水吐蟲

【錢氏】　面晄白。無精光。口中氣冷。不思食。吐水。當補脾益黃散主之。方見泄瀉門

【丹溪】　冬月吐蚘。多是胃虛寒。而蟲作吐。用錢氏白朮散。加丁香二粒。方見慢驚門

【錢氏】　吐水不心痛者。胃冷。吐水心痛者。蟲痛。口中吐沫水者。後必蟲痛。

【玉案】　一方　治小兒口中常吐出蟲。

黑錫灰　檳榔各等分

右爲末。每服一錢。花椒煎湯送下。

二八　泄瀉

泄瀉乃脾胃顓病。凡飲食寒熱三者不調。此爲內因。必致泄瀉。又經所論春傷風。復飧泄。夏傷暑。秋傷濕。皆爲外因。亦致泄瀉。醫者。當於各類求之。毋徒用一止瀉之方。而云概可施治。此則誤兒。豈淺云耳。若不治本。則瀉皆止。暫而復瀉。耽誤久。脾胃益虛。變生他證。良醫莫救。

【局方】　藿香正氣散　中濕泄瀉。腸鳴。肚腹脹痛。

【醫統】　六神湯　治脾虛吐瀉。不進飲食。

黃芪炙　扁豆炒　人參　白朮　茯苓　粉草炙各等分　加藿香亦可

右入姜棗。水煎服。或作末。姜棗湯調服。

【醫統】　人參安胃散出東垣方　治暑熱傷乳。損其脾胃。吐瀉。久恐成慢風

人參二錢　黃芪四錢　生甘草　炙甘草各一錢　芍藥二錢　茯苓　陳皮　黃連各二錢

右水煎。

【醫林】　錢氏白朮散　治小兒冷瀉。臟腑冷。洞瀉如

水。

人參　白朮　茯苓　甘草　木香　藿香

葛根

長澤氏曰。小兒脾胃虛寒。而兼發熱。惡寒。泄瀉者。理中湯。大溫難輕用。補中益氣湯之峻補。未適當。於此時必投之。謂之中治也。

【活幼】 加減五苓散　治小兒暑月水瀉。小便赤澁。或全不小便者。

赤茯苓　猪苓　澤瀉各一錢　木瓜五分

白朮六分　木通八分　車前子略炒四分

右入燈心一團。水二鍾。煎一鍾。入鹽少許。令藥微有鹹味。飢時服之。小便自利。其瀉立止。

【回春】 五苓散　小兒傷食作瀉。腹脹。四肢浮腫。小便不利。加木香。用之而愈。

【回春】 益元散　小兒水瀉殊効。

滑石六兩　甘草一兩　加白朮一兩

右爲極末。米湯下。一錢許。

【直訣】 五味異功散　治小兒脾胃虛冷。腸鳴腹痛。自利不思飲食。 按薛氏曰。小兒食積瀉。飲食已消。而泄瀉未止。此脾胃氣傷宜此。

【醫述】 參朮姜桂飲　小兒久瀉。面色赤。身熱口渴。屬脾胃極虛。陽氣外散者。此方主之。俗槩爲有餘邪熱。用寒涼之藥。則殺人者。不爲不多矣。

人參五分　白朮炒六分　乾姜炒　桂

茯苓　扁豆姜汁炒　山藥炒各六分　陳皮

甘草各四分

右入姜棗。水煎服。

【醫統】 藿香散　治小兒脾胃不調。作瀉。青黃黑白。乳食不消。糞中有如鷄子清。兼瀉如水。其證腹痛微熱。

陳皮　藿香　枳殼炒　厚朴製　甘草各等分

右爲末。紫蘇湯調下。或米湯下。亦可。如黃白色。木瓜湯下。如瀉止。棗湯下。大能和胃進食。

【百問】 參苓白朮散　治脾胃虛弱。泄瀉不止。及大病後。以此養胃。

人參　白朮　茯苓　甘草炙　白扁豆　山藥

砂仁　蓮肉　薏苡仁　桔梗各一兩

右爲末。每服五分。棗湯米湯送下。

【醫統】 香橘餅　治積瀉。冷瀉。傷食泄瀉。

木香　青皮　陳皮各二錢半　厚朴　神曲

麥芽各半兩

右爲末。煉蜜丸餅。或米湯下。

【醫統】胃苓湯　治泄瀉，脾胃不和，傷食瀉。

猪苓　澤瀉　白朮　茯苓　厚朴　陳皮

甘草各等分

右爲末。每服二錢。燈心陳米煎湯調服。

【錢氏】益黄散　小兒不能食乳。瀉褐色。身冷無陽也。宜此。

陳皮十兩　青皮　訶子各五兩　丁香一兩

甘草

右細末。白湯調下。

【準繩】田氏云。便青者。因驚風內藏脾氣不和。宜白朮湯。

【丹溪】瀉青。亦是寒。宜用蘇合香丸。平胃散。各等分蜜湯調服。

【中藏經】白朮圓　治小兒白瀉。

白朮　當歸　芍藥　木香減半

右等分爲末。煉蜜圓如菉豆大。每服十圓。十五圓。米飲下。

【濟世】一方　治小兒久瀉。用山藥炒爲末。不拘多少。入粥內食之。立愈。

二十九　霍亂吐瀉

凡小兒上吐不止。下瀉不住。皆因內外傷侵，兼以調護失常。乳食不節。遂使脾胃虛弱。清濁相干。蘊作而成。有先瀉而後吐者。乃脾胃虛冷。其候先瀉白水。吐亦不多。口氣緩而神色慢。額前有汗。六脈沉濡。此爲冷也。先吐而後瀉者。乃脾胃有熱。氣促唇紅。吐來面赤。脈洪而數。渴飲水漿。此爲熱也。冷熱之分。須要詳審。

【局方】不換金正氣散　治山嵐瘴氣。寒熱往來。霍亂吐瀉。臟虛寒。

厚朴　藿香　陳皮　半夏　蒼朮　甘草各等分

右入姜棗水煎服。

【醫統】藿香散　治時氣吐瀉。退熱。

藿香　厚朴　半夏　白朮　乾葛　甘草炙各等分

右入姜水煎服。

【全幼】藿香散　治嬰孩小兒。脾胃虛弱。乳食不調。身熱風熱作驚。吐瀉不止。

藿香　人參　茯苓　丁香　羌活　防風

半夏

右入生姜棗。水煎服。

【活幼】加味平胃散　治小兒傷食吐瀉。

蒼朮　厚朴　山查各六分　陳皮　青皮
麥芽　香附　砂仁　川芎各四分　甘草炙二分

右入生姜。水煎服。

【直訣】五味異功散　治脾胃虛弱。吐瀉不食。

人參　茯苓　白朮　甘草炙　陳皮等分

一方加木香。

右入姜棗。水煎服。　按凡小兒虛冷病。先以數服。正其氣。溫中和胃之劑也。　薛氏曰。按前方補脾胃之聖藥也。況人之一身。以脾胃為主。若小兒乳食失節。寒涼失宜。或乳母六淫七情失調。兒飲其乳。諸病頓起。當專以此藥治之。其應如響。

【活幼】藿香和中湯　治感寒停食、吐瀉。

藿香　紫蘇　香附子　蒼朮　厚朴　山查
川芎各六分　羌活　砂仁　麥芽　白芷
陳皮各四分　炙甘草二分

右入生姜。水煎服。

【直訣】助胃膏　治胃寒吐瀉。乳食不化。

白朮　茯苓　人參各五分　甘草一錢
白豆蔻十四個　山藥一兩　砂仁四十個

丁香一錢　肉豆蔻四錢

右為末。煉蜜為丸。芡實大。每二三丸。米飲磨化。　龔氏回春。此方有木香、桂、藿香、陳皮。全幼心鑑。更加沉香。

【全幼】助胃膏　治嬰孩小兒。慢驚風。吐瀉不進乳食。

人參　白朮　蓮肉各二錢　白豆蔻　甘草炙
茴香炒　丁香　檀香　木香各一錢

右為極細末。煮粟米糊圓。如芡實大。用陳米飲研化。食前服。

【全幼】助胃膏　治嬰孩小兒。助養脾止吐。

人參　白朮　茯苓　砂仁　山藥　甘草炙各三錢　沉香　木香各一錢　丁香五粒
肉豆蔻一個

右為極末。煉蜜圓。如芡實大。用生姜煎湯。研化。食前服。

【保元】七味白朮散　治小兒脾胃久虛。嘔吐泄瀉。頻併不止。津液枯竭。發熱煩渴。多燥。但欲飲水。乳食不進。羸困失治。變成慢驚風癎。不問陰陽虛實。並宜服之。

人參　白朮　木香　茯苓　藿香　甘草

葛根

右入姜棗水煎服。　薛氏曰。胃傷則嘔。脾傷則瀉。故用右藥調補胃氣。以化生津液。如無他症。只因胃氣虛而津液不足者。用四君子湯尤效。　泉按若胃虛不能食而大渴不止者。不可用淡滲之藥。但胃元氣少故也。以本方補之。

【全幼】藿香正氣散　治嬰孩小兒。傷寒頭痛。憎寒壯熱。痰喘咳嗽。心腹疼痛。吐瀉虛腫。瘡傷。

藿香一錢半　甘草炙　腹皮　白芷　白朮

桔梗　陳皮　厚朴各五錢

右入姜棗水煎服。

【全幼】不換金正氣散　治嬰孩小兒。四時傷寒。五臟氣壅。咳嗽痰涎。霍亂吐瀉。

藿香　厚朴各二錢半　甘草一錢半　蒼朮

二錢　人參　茯苓　木香各一錢　半夏三錢

陳皮二錢

右入姜棗水煎服。

【醫統】五苓散　治傷暑。霍亂吐瀉。身熱口渴。

白朮　茯苓　猪苓　澤瀉各一錢　官桂三分

右入姜燈心水煎服。

【局方】觀音散　治小兒外感風冷。內傷脾胃。嘔逆吐瀉。不進乳食。

石蓮肉一分　茯苓一錢半　人參　白芷

木香　綿耆各一錢　神曲炒二錢　白扁豆

甘草三錢炙

右入藿香。水煎服。

【袖珍】香朴飲子幼幼方　治小兒伏熱吐瀉。虛煩悶亂。如發驚狀。

人參　茯苓　甘草　紫蘇　木瓜　澤瀉

香薷　半夏　扁豆　陳皮　厚朴　烏梅

右入姜棗。水煎服。

【全幼】掌胃膏　治嬰孩小兒。脾虛胃弱。吐瀉不止。

人參　白朮　茯苓　甘草炙　肉豆蔻

白豆蔻　陳皮　枇杷葉　青皮　丁香　沉香

木香　藿香　縮砂各一錢

右爲極細末。煉白蜜圓如芡實大。用米飲。研化。食前服。　東井先生。此方用半夏乾姜水煎與之。治小兒吐瀉。屢得奇効也。

【保元】加減柴苓湯　治小兒夏秋月霍亂吐瀉。身熱口渴。

猪苓　澤瀉　香薷　葛根各七分　茯苓一錢

白朮　黃連　甘草各五分　天花粉二錢

右入生姜。水煎服。腹痛加桂、芍藥。

【準繩】六君子湯　治脾胃氣虛。吐瀉不食。肌肉消瘦。或肺虛痰嗽。喘促。惡寒。或肝虛驚搐。目眩。自汗諸證。　東井翁。小兒虛而吐瀉者。必投之。有奇效也。程仁甫曰。常治小兒。吐瀉之疾。得捷效者甚多。須辨寒熱。如夏月熱症。必加姜炒黃連。少用藿香白豆蔻之類。徐徐服之。不可火急。頓服即不納。如寒月依本方加乾姜、砂仁、藿香、白豆蔻類。或有傷食吐瀉者。初劑加神曲、麥芽、山查一二劑。而決可取效。如不效者。有必發慢驚死。屢試皆爾。

【醫統】銀白散　治小兒吐瀉。壯胃治糞清。

扁豆　糯米各一兩　藿香　丁香　白朮

甘草炙各一錢

右爲末。紫蘇湯下。

【醫統】加減四君子湯　治小兒吐瀉不止。調胃進食。

扁豆　藿香　甘草　黃芪　人參　茯苓

白朮各一兩

右爲末。每服一錢。入鹽點服。或用水煎。亦可。

【百問】益黃散　治小兒吐瀉。脾虛不食。米不穀化。困倦力少。滑腸夜起。并疳虛盜汗並治。涎沫流出。方見泄瀉門

【回春】又方　治吐瀉。四君子湯。加藿香陳皮。一劑而愈。

【醫統】理中湯　治脾胃不和。心腹攻痛。痰逆惡心。嘔吐。心下虛煩否滿。膈塞。不通飲食。減少短氣。羸困。溫中逐水。止汗去濕。泄瀉注下。水穀不分。腹中雷鳴。霍亂吐瀉。手足厥冷並治。

人參　白朮　乾姜煨各一兩　甘草炙半兩

右入姜棗。水煎服。　腹痛加人參。渴加白朮。寒加姜附。吐多去白朮。加生姜。瀉多仍用朮。悸者加茯苓。四肢厥冷下利轉筋。可加附子。爲末煉蜜丸。名理中丸。治厥冷臟寒。吐長蟲。或胃中虛冷。先服理中丸。

【醫統】縮脾散　解伏熱。除煩渴。消暑。止吐利。霍亂之後。服熱藥太多致煩燥者。並治之。

砂仁　烏梅肉　草菓煨去皮　甘草炙各半兩

乾姜　白扁豆炒各二錢

右每服二錢。白水煎服。

【醫統】參香散　治伏熱瀉。虛煩悶亂。飲引不止。

人參　白朮　香薷　半夏　陳皮　茯苓

扁豆炒

右水煎服。

【宣明】人參散　治小兒虛熱煩渴。因吐瀉煩渴不止。

人參半兩　茯苓二兩半　生犀

桔梗各二錢半　甘草　乾葛各半兩

右爲末。每服一大錢。水一中盞。入燈心五莖。同煎至六分。放温不計時候。煩渴者。以新竹葉湯下。量年紀加減。

吐瀉過多。脾胃虛之。欲生風候者。四君子加白附。減半生姜煎服。

【綱目】和中散　和胃。止吐瀉。定煩渴。治腹痛。

人參　茯苓　白朮　甘草炙　乾葛　黄芪

白扁豆　藿香等錢

右入姜棗水煎服。　海藏曰。和中散。四君子湯加減法。

【丹溪】小兒周歲吐乳。腹瀉。

滑石煅二錢　白朮炒三錢　乾葛三錢

陳皮炙三分

右爲麄末。煎飲之。

【海藏】吐利四肢脹逆。腦門低陷。四君子加藿香、丁香芍藥等分服。

【準繩】温中丸　治小兒瀉白。胃寒故也。腹痛腸鳴。吐酸水。不思飲食。霍亂吐瀉。

人參　白朮　甘草等分

右爲末。姜汁麵糊丸。如菉豆大。米飲下。二三十丸。

【準繩】吐瀉昏睡露睛者。胃虛熱也。錢氏白朮散。和中散可也。吐瀉昏睡不露睛者。胃實熱。益元散之類。

【入門】升陽益胃湯　吐瀉久不止者。乃清氣下陷。胃口陽虛。飲食少進。四肢無力。

黄芪二錢　人參　甘草　半夏各一錢　白朮

柴胡　白茯　澤瀉各三分　陳皮四分　羌活

獨活　防風　芍藥各五分　黄連一分

右姜棗煎服。　泉按南豐李氏曰。小兒吐瀉。皆當温補。若已虛損。尤當速生胃氣。惟尋常時行瀉症。不可遽投熱藥。慎之慎之。

四〇　痢疾

小兒痢疾。大抵多由脾胃不和。飲食過傷。停滯不能尅化。又爲乳母恣食生冷。熱毒厚味。以傳之。又爲風寒濕熱之邪。以干之。故有此疾。有裏急窘迫急痛者。火性急速而能燥物故也。大法與大人同。惟劑輕重耳。

【準繩】一方丹溪方　治小兒痢疾。

黄連　黄芩　大黄　甘草

右水煎服。赤痢。加桃仁、紅花。　白痢。加滑石末同煎。按熱痢初宜下。

【丹溪】　一小兒八歲。下痢純血。作食積治。

蒼朮　白朮　黄芩　芍藥　滑石　茯苓
甘草　陳皮　神曲

右水煎。下保和丸。　泉按玉案曰。下痢純血者。在大人則爲難治。在小兒則爲食積。而無所妨。而治小兒之痢。又宜以消積爲主。

【澹寮】　敗毒散　治小兒禁口痢。毒氣上衝心肺。食卽吐逆。

人参　茯苓　甘草　前胡　川芎　羗活
獨活　桔梗　柴胡　枳殼　陳倉米各等分

右入生姜。水煎服。

【直訣】　香連丸　治小兒赤白痢疾。

黄連二十兩　呉茱萸十兩

右先將二味。用熱水拌和。入磁器內。置熱湯中。頓一日。同炒至黄連紫黄色。去茱用連爲末。每末四兩。入木香末一兩。淡醋米飲爲丸。如麻子大。每服四五十丸。白滾湯下。

【醫鑑】　萬億丸　治小兒下痢赤白。腹痛立効。　泉云。兒實壯積滯深重者。其効如神。

【玉案】　通快飲　治小兒痢疾始發。

山查一錢　麥芽　蒼朮　萊菔子　枳實
木通各七分　大黄　檳榔子各一錢二分

右入生姜。水煎服。

【保元】　清熱化滯湯　治小兒痢主方。

黄連呉茱萸煎湯拌炒　白芍　陳皮　茯苓
枳殼　黄芩　甘草

右入生姜一片。水煎空心服。　初起積熱正熾。加大黄、芒硝。　血痢。加酒炒黄芩、當歸、地榆。　白痢。加厚朴、枳殼。　赤白並下。加川芎、歸尾、桃仁、紅花、滑石、陳皮、乾姜炒黑　白痢久虛。加白朮、黄芪、茯苓。去芩、連、枳。　赤痢久虛。下後未愈。去芩、連。加川歸、白芍、白朮、川芎、阿膠。　裏急後重。加木香、檳榔。　腹痛。加白芍、川歸、玄胡、枳殼。　小便赤。少加木通、猪苓、澤瀉。　下如豆汁。加白朮、蒼朮、防風。　食積。加山查、枳實、麥芽、神曲。　久痢氣血兩虛。加人參、黄芪、當歸、川芎、升麻、肉蔻。　下後二便流利。惟後重不去者。氣陷于下也。以升麻提之。

【醫統】　地榆散　治小兒赤痢。因大腸停積熱毒得之。或點滴鮮紅。

地榆　訶子肉　甘草各等分

右爲末。每服一錢。米湯調下。　一方加黃連、枳殼、芍藥。

【醫統】　小連丸　治小兒赤白痢。脾胃虛弱。糟粕不聚。腹脹不食。時作陣痛。煩渴身熱。

黃連三兩　乾姜炮一錢　當歸　阿膠炒各兩半

右爲末。阿膠膏丸。小豆大。三歲三十丸。食前米湯化服。

【家傳】　和中湯　治小兒傷於飲食。濕麵之物。患泄痢。稍後重。赤白相交。一身無熱者。

青皮　厚朴　枳殼　芍藥　藿香各中　白朮　蒼朮　砂仁各小

右水煎服。　按右方延壽院所製。小兒多此證。屢用屢驗。

【局方】　胃風湯　治小兒風冷乘虛入客腸胃。水穀不和。泄瀉注下。及腸胃濕毒下痢。如豆汁瘀血。日夜無度。

人參　白朮　白茯苓　川芎　當歸　芍藥　桂少許

右入粟米數粒。水煎食前服。

【選方】　一方　治小兒噤口痢。

石蓮肉去殼留心

右研爲末。每服五分。陳米飲調下。此是毒氣上衝心腹。借此以通心氣。便覺思食。

【全幼】　參苓白朮散　小兒痢疾。久不愈。脾胃虛弱。有熱氣。關閉胸中。禁口加石膏、枳殼、粳米一撮。同煎食前服。心氣通。胃脘開。便能食。方見泄瀉門

【全幼】　參香散　治嬰兒臟腑氣虛怯。冷熱不調。積在臟腑。作成痢疾。或下鮮血。或如豆汁魚腦瘀血。或下紫黑血。或赤白相雜。或成五色。裏急後重。日夜頻併。臍腹絞痛。甚不可忍。及禁口疳蠱時瘟諸痢。無問新久。

人參　白扁豆炒　木香各四錢　肉豆蔻四錢　茯苓八錢　陳皮去白　罌粟殼去筋蒂炙二兩

右爲極細末。用米飲調化。食前服。

【醫統】　豆蔻香連丸　治小兒乳食不節。腹胃虛弱。冷熱之氣。客於腹間。下赤白痢。腸內疼痛。日夜頻併。不思乳食。

黃連炒七錢半　肉豆蔻二枚麵包煨　丁香二錢半　木香　訶子炮各半兩

右末粟米糊丸。黍米大。三歲服十丸。米飲下。

【醫統】烏梅散　治下痢後。津液減少。臟腑虛燥。煩渴引飲。長治諸病後煩渴引飲無度。

烏梅肉半兩微炒　茯苓　木瓜各一兩

右入姜。水煎服。

【醫統】桃花丸　治下痢赤白多幷。泄瀉青水。

赤石脂　乾姜各等分

右爲末。糊丸。如麻子大。空心服二三十丸。米飲下。

【經濟】木香散　治諸般瀉痢。日久不安。並皆治之。

白朮用麵炒　麥芽　當歸一錢　木香　人參

陳紅曲各一錢　甘草　茯苓　神曲

青皮各二錢

右爲末。每服半錢。白湯調下。一方用紫蘇。木瓜湯。調下。

【袖珍】木香圓　幼幼方　治下痢赤白。

黃連一兩用吳茱炒去茱不用　肉豆蔻二個

木香二錢半二件一處麵煨

右爲末。麵糊圓。如黍米大。赤痢粟米飲下。白痢厚朴湯下。大全赤白相雜。陳米飲下。

【宣明】厚朴散　治小兒虛滑瀉痢不止。

使君子一個　揀丁香十個　厚朴半兩

吳白朮　茯苓　青皮各二錢　甘草一寸炒

訶子皮半兩

右爲末。每服一錢。量歲數加減。用清米湯下。

【袖珍】木香散　治冷痢。肚痛不食。

木香　白朮各一分　厚朴　龍骨

當歸各半兩　乾姜　訶子各一分

右入姜棗。水煎。

【全幼】香梅飲子　治嬰孩小兒。腸胃受積。脾虛下痢赤白。腹肚疼痛。裏急後重。

木香一片生一片煨　烏梅半生半煨　當歸半生半煨　甘草半生半炙　陳皮去白半生半炒二錢半　木香一錢　黑豆半生半炒三十粒

右水煎。生黑豆不可打破。全用。食前服。　臬按木香一錢。恐木瓜乎。　按右方。安和五臟。順益三焦。陰陽既分。腸胃自厚。蓋生熟藥。而治冷熱病。可謂切要而穩當也。一本後木香作木通也。

【全幼】地榆散　治嬰孩小兒下痢赤白頻併。

地榆一分　甘草二分　芍藥一字　當歸一錢

右水煎服。

【海藏】赤痢　四君子。加當歸。赤芍。入粟米少同煎服。白痢　四君子等分。加乾姜減半。入粟米少同煎。

【百問】 五苓散　治中濕下痢。煩渴飲水。

【保元】 補中益氣湯　治小兒久痢。裏急後重。欲去不去手足並冷。皆胃氣虛寒下陷也。此方主之。　本方加木香、補骨脂倍加升麻、柴胡。

四一　腹痛

小兒腹痛之病。誠爲急切。凡初生二三個月。及一周之內。多有腹痛之患。無故啼哭不已。或夜間啼哭之甚。多是腹痛之故。大都不外寒熱二因。夫寒者。面白唇青。或瀉痢清白。以熱綿裹腹。而啼少止。即是寒也。因於熱者。面赤唇紅。得煖啼甚。即是熱也。一周之外。能吃飲食。則有傷食腹痛。或瀉或不瀉。口渴而臭。面黃身熱。即是積痛。久而不愈。必致成疳矣。

【局方】 藿香正氣散　東井曰。小兒一切腹痛。用之有効。依本方。加木香。

【醫鑑】 消食散　治小兒腹痛。多是飲食所傷。治宜和脾消食。

山査　砂仁　麥芽各一錢　神曲　陳皮

青皮　香附子各七分　白朮二錢半

甘草五分

右入姜水煎服。　受寒作腹痛。加藿香、吳茱。　泉按小兒腹痛。多是飲食所傷。用右方和脾消食而奇効。

【丹溪】 食積腹痛硬。必用紫蘇蘿蔔子之類。

【湯氏】 三稜散　治積氣肚痛。

砂仁　甘草　益智　三稜　莪朮

青皮各等分

右爲末。白湯點下。

【丹溪】 一方　治冷熱不調。嘔逆腹痛。

枳殼　桔梗　青皮　陳皮

當歸　甘草　木香

右入姜水煎服。

【玉案】 運脾散　治小兒飲食所傷。腹中作痛。

香附　蘿蔔子　陳皮　山査各六分　木香

白朮　青皮　丁香各四分

右入生姜水煎服。

【正傳】 一方　治小兒腹痛。

甘草炙　乾姜各二錢　伏龍肝一兩　人參

茯苓　百草霜　白朮各五錢

右細末。粥丸。如梧子大。每服三十五丸。陳皮湯下。

【薛氏】 六君子湯　腹痛。若手足指冷。呃逆泄瀉。寒水侮土也。　本方用炮姜、肉桂不効。急加附子。

【薛氏】 五味異功散 服尅滯之藥。致腹作痛。按之不痛。脾氣復傷也。宜之。

【錢氏】 益黃散 胃虛冷。面皝白色。腹痛不思食主之。方見泄瀉門

【醫統】 理中湯 治小兒受寒。腹痛。

人參 白朮 甘草 乾姜炮

右水煎服。

【醫統】 七氣湯 治七氣傷脾。結聚大腹痛。不能乳食。

半夏一兩 人參二錢 甘草炙 桂心各一錢

【醫統】 芍藥甘草湯 治熱腹痛。小便不通。

芍藥一錢 甘草五分

右水煎服。加黃芩。名黃芩芍藥湯。

【錢氏】 安蟲散 治小兒蟲痛。

胡粉炒黃 檳榔 川楝子 鶴虱各二錢

枯白礬二錢五分

右爲末。每服五六分。痛時米飲調下。 泉按錢氏曰。蟲痛者。當口淡而沫自出。 薛氏云。蟲動之因。多屬胃氣虛弱。或聞飲食氣味而動。前方乃化蟲之劑。若因脾胃虛弱者。須當調補中氣。 魯氏云。有胃受極寒極熱。亦令蟲動。或微痛。或不痛。遽然吐出。法當安蟲爲上。若以治蟲。反傷胃氣。固不可也。因寒而動者。用理中湯。加烏梅水煎服。因熱而動者。用㕮咀五苓散。亦加烏梅。水姜煎服。

四二 心痛

小兒心痛。當於大人心痛門參用之。 心痛吐水者。蟲痛。心痛不吐水者。冷心痛。

【錢氏】 靈礬散 治小兒蟲咬心痛欲絕。

五靈脂二錢 白礬火飛半錢

右同研。每服一二錢。水一鍾。煎至五分。溫服。無時當吐出蟲。

【錢氏】 安蟲散 治蟲動心痛。方見腹痛

【準繩】 金鈴散 治小兒心痛。

金鈴子 莪茂炮各一錢 茴香 木香炮

三稜炮各半兩

右爲末。每服一錢。半錢。用熱湯調下。

四三 癖疾并食積

癖塊者。僻於兩脇。痞結者。否於中脘。此因乳哺失調。飲食停滯。或乳母七情。而所致也。癖塊久則脾氣必虛。宜以養胃氣爲主。

食積者。因脾胃虛寒。乳食不化。久而成積。其症至夜發熱。天明復涼。腹痛膨脹。嘔吞酸。足冷肚熱。喜睡。神昏。大便酸臭。是也。

【家傳】錢氏白朮散　治小兒積痛和胃。　東井翁曰。小兒癖積。加青皮。尤可也。

【保元】淨府湯　治小兒腹中癖塊。發熱惡寒。口乾。小便赤。或大便稀溏。或腹脹腫滿。或痰嗽喘熱。不思飲食。面黃肌瘦。四肢困倦等症。

柴胡　山查各一錢　黃芩　半夏各八分

白朮八分　人參三分　茯苓二錢　猪苓五分

澤瀉二錢　三稜　莪朮各七分　胡黃連三分

甘草三分

右入姜棗。水煎服。　濟世此方。有麥門冬各等分。而名之消癖湯也。

【直訣】肥兒丸　治小兒癖。其効如神。

蕪荑炒　黃連炒　神曲　麥芽炒各等分

右爲末。水糊丸。梧子大。每服一二丸。空心白湯下。半井翁曰。兒稟弱而有癖者。此藥丸如雞頭實大。每服五六丸。以錢氏白朮散煎汁用之。緩緩治之可也。

【玉案】消麻散　治小兒諸食所傷。以致肚腹膨脹。面色黃瘦。

莪朮　三稜　陳皮　山查　草果

右爲末。每一錢。姜淡湯下。

【百問】九味蘆薈丸　治小兒癖疾。幷食積。

胡黃連　黃連　蕪荑　蘆薈　鶴虱　木香

雷丸　青皮各半兩　麝香二錢另研

右爲末。粟飯丸。菉豆大。每服二三丸。米飲下。

【濟世】參朮肥兒丸　治小兒癖塊發熱。王道之劑。久服除根。

人參　山查　麥芽　黃連　神曲各二錢半

使君子四錢半　胡黃連五錢　白朮

茯苓各二錢　蘆薈二錢半　甘草三錢炙

右爲末。陳小黃米粉糊爲丸。菉豆大。每六七丸。米湯下。

【保元】抑肝扶脾散　治小兒癖積。日久不消。元氣虛弱。脾胃虧損。肌肉消削。肚大青筋。發熱口乾。肚腹脹滿。

人參五分　白朮土炒　茯苓　龍膽草

白芥子　山查各八分　陳皮　神曲各六分

柴胡三分　黃連姜炒一錢　青皮六分

胡黃連三分　甘草三分

右入姜棗。水煎服。

【回春】千金消癖丸　治小兒癖疾積塊。有殊効。

蘆薈　阿魏另爲糊　青黛　木香　梹榔　厚朴　陳皮　甘草炙各一錢　使君子　胡黃連　山查　香附　三稜醋炒　莪朮煨醋炒各一錢　麥芽　神曲　水紅花子微炒各四錢　人參　茯苓　白朮各三錢

右爲末。將阿魏一錢。研水和麵打糊爲丸。菉豆大。每服四五十丸。米飲白湯任下。

【直訣】消積丸　治食積。大便酸臭發熱。

丁香九個　砂仁十二個　烏梅肉三個　巴豆二粒

右爲末。麵糊丸。黍米大。每服五七丸。温水下。

【直訣】保和丸　治食積

山查三兩　神曲二兩　半夏　茯苓各一兩

陳皮　連翹　蘿蔔子各五錢

右爲末。粥糊丸。桐子大。每服一二十丸。白湯下。

【簡易】勝紅丸　治小兒食積。

陳皮　青皮　三稜　乾姜炮　良姜各一兩

莪朮一兩二味醋煮香附炒二兩

右爲末。醋糊丸。如桐子大。姜湯下。　東井翁曰。癖疾食積等。久則皆脾胃虛憊。生變症。五味異功散。錢氏白朮散。六君子湯。補中益氣湯等。宜兼服。

四四　咳嗽附喘急

經曰。秋傷於濕。冬必咳嗽。大抵素秋之氣。宜清肅。及動之。則氣上冲。而爲咳嗽。久則動脾濕。而爲痰也。大法與大人同。

【醫統】參蘇散　治嬰兒感冒風寒。發熱頭痛。咳嗽痰涎。並宜服之。

人參　蘇葉　葛根　前胡　半夏　茯苓

陳皮　枳殼　桔梗　甘草各等分

右入姜棗。水煎服。　若肺實有邪。去人參。加黃芩、桑白皮、杏仁。

【直訣】阿膠散　治小兒咳嗽。口乾作渴。

阿膠一兩　馬兜鈴五錢　糯米一兩

杏仁七粒　甘草一錢　牛蒡子二錢半

右水煎服。　蓬溪李氏曰。阿膠散。用馬兜鈴。非取其補肺。乃取其清熱降氣也。邪去則肺安矣。其中所用阿膠糯米。則正補肺之藥也。

【醫統】葶藶丸　治乳食傷脾。傷風咳嗽。面赤身熱。痰盛喘促。

甜葶藶炒　黑豆炒　杏仁另研

漢防己各一兩

右爲末。入杏膏蒸棗肉和搗成劑。丸如麻子大。每服五丸至七丸。淡姜湯下。乳食後。或臨臥服。量兒加減。

【直訣】瀉白散　治肺實熱。咳嗽痰喘。

桑白皮　地骨皮各二錢　甘草五分

右入粳米二十粒。水煎服。

【大全】人參散　治小兒咳嗽。發熱氣喘面紅。

人參　天花粉各等分

右爲末。每服半錢。蜜水調下。

【家傳】藿香正氣散　東井翁曰。感外邪挾食。咳嗽者宜之。於本方。加杏仁。

【薛氏】人參平肺散　治心火尅肺。咳嗽喘嘔。痰涎壅盛。胸膈痞滿。

人參　陳皮　甘草　地骨皮　茯苓　知母　五味子　青皮　天門冬　桑白皮

右水煎服。

【玉案】平肺飲　治小兒感風邪。咳嗽痰多。灑淅惡寒。

陳皮　前胡　桑白皮　薄荷　防風各五分　瓜蔞仁　蘇子　桔梗各四分

右入生姜。水煎服。

【綱目】紫蘇子散　治小兒咳逆上氣因乳哺無度。內挾風冷傷於肺氣。或小兒啼氣未定。與乳飲之。與氣相逆。氣不得下。

紫蘇子　訶子　萊菔子　杏仁　木香　人參各等分　甘草　青皮各減半

右入姜。水煎服。

【家傳】不換金正氣散　半井翁曰。小兒食滯生痰。五更咳嗽者甚多矣。予用此得奇効。

【玉案】涼肺湯　治肺咳嗽。痰盛音啞。

黄芩　貝母　天花粉　枳殼各七分　橘紅　山梔子　桔梗　麥門　甘草各五分

右入燈心三十莖。水煎服。

【玉案】定嗽湯　治小兒肺有寒痰。咳嗽并作氣喘。

款冬花　杏仁　橘紅各八分　桑白皮　桔梗　枳實各六分　瓜蔞仁　膽星各五分

右入生姜。水煎服。

【醫統】杏蘇飲　治嬰兒痰氣咳嗽不止。

杏仁　蘇子　陳皮　赤茯苓　桑白皮　大腹皮　半夏　甘草炙各一錢

右入姜。水煎服。

【醫統】百部丸　治小兒肺寒。壅嗽微喘。

百部　麻黃各三錢　杏仁四十粒
右和勻煉蜜丸。皂角子大。溫水下二三丸。
【直訣】甘桔湯　治咳吐熱涎。咽喉不利。
甘草二錢　桔梗一錢
右爲末。每二錢。入阿膠半斤。水煎服。
【丹纂】二陳湯　治小兒傷風咳嗽。　本方加防風、枳殼、白朮、桔梗。
【回春】補中益氣湯　小兒傷風。咳嗽發熱。服解表之劑。加喘促出汗。此脾肺氣虛。　加五味子。
【醫林】人參胡桃湯　治小兒喘急不得臥。
人參一錢半　胡桃肉連皮五十個
右入姜三片。水煎服。　古今醫鑑曰。治肺虛發喘少氣。難以布息。
【回春】六君子湯　小兒有哮病。其母遇勞即發。兒飲其乳。亦嗽。　依本方。加桔梗、杏仁、桑白皮。治之。子母並服。
【潔古】人參荊芥散　治身熱痰嗽。胸膈不利。宜下痰去熱。
人參半兩　荊芥一兩　大黃二錢
右水煎。調檳榔、木香、細末五分。輕粉一字。乳後服。如身熱潮熱。宜服清涼飲子。去大黃。三服之後。一二日却入大黃服之。令疎利則愈。不可便動臟腑。
【潔古】黃芪湯　治小兒咳嗽。喘逆身熱。鼻乾燥者。是熱入肺經爲客熱呷呀有聲。
黃芪二兩　人參二錢半　地骨皮五錢
桑白皮三錢　甘草二錢半
右水煎。放溫頻頻服之。
【海藏】涎嗽　四君子。加杏仁、桑白皮等分。半夏麯。減半同煎。　咳嗽。四君子末。煎紫蘇湯調下。
【準繩】牛黃奪命散　治小兒肺脹喘滿。胸膈起急。兩脇扇動。陷下作坑。兩鼻竅張悶亂。嗽喝聲嗄。而不鳴。痰涎潮如塞。
白牽牛　黑牽牛半生半熟各一兩　川大黃
檳榔各一兩　若不治。死在旦夕。俗云馬脾風。
右爲細末。三歲兒。每服二錢。冷漿水調下。涎多加膩粉少許。無時加蜜少許。　泉按田氏云。暴喘。俗傳爲馬脾風也。大小便哽。宜急下之。用牛黃奪命散。後用白虎湯。　平之馬脾風暴喘。而脹滿也。在百日內者不治。
【準繩】無價散　治風熱喘促。悶亂不安。俗謂之馬脾風。
辰砂二錢半　輕粉五錢　甘遂麵裹煮焙乾一

錢半

右爲細末，每服一字。用温漿水少許。入滴油一點。挑藥在上。沉下去。却以漿水灌之立効。

四五　瘧疾

小兒瘧。不外乎風痰與食。無食不發熱。無風不作寒。而痰食風之所成矣。蓋三者不全。則不能成瘧也。治法惟宜兼用消食疎風化痰焉。但量其所屬輕重可也。師曰。大抵嬰兒之瘧。皆自飲食上得之者居多。須以消導。扶胃氣爲本。此祕訣也。

【濟世】清脾飲　治癉瘧脈來弦數。但熱不寒。或熱多寒少。膈滿不能食。口苦舌乾。心煩渴飲水。小便黄赤。大便不利。

青皮　厚朴　白朮　草菓　柴胡　茯苓
半夏　黄芩　甘草各等分

右入姜水煎服。　東井曰。小兒食瘧。嘔吐痰沫。及時行瘴瘧。不問先寒後熱。諸瘧通用。加檳榔子。

【直指】四獸飲　治小兒瘧疾。和胃消痰。

半夏　人參　茯苓　白朮　陳皮　草菓
烏梅　生姜　大棗各等分　甘草減半

右水煎服。

【局方】養胃湯　治外感風寒。内傷生冷。温中快膈。能辟山嵐瘴氣。寒瘧。脾胃虚寒。嘔逆惡心。並宜服之。

厚朴　蒼朮　半夏　藿香　草菓　茯苓
人參各半兩　甘草二錢半　陳皮七錢半

右入棗姜搗。梅水煎服。

【大全】草菓飲張氏方　治小兒瘧寒多熱少。或遍身浮腫。

厚朴　青皮　草菓　藿香　半夏　甘草
丁香皮　神曲　良姜各等分

右入姜棗水煎服。

【醫統】大腹皮湯　治小兒瘧疾。因藥退熱太早。變作浮腫。外腎腫大。飲食積於脾胃。宜服。

枳殼　蒼朮各二兩　甘草二錢　大腹
檳榔子　三稜　莪朮各一錢

右入姜皮、蘿蔔子、椒目。同煎服。

【玉案】疎脾飲　治小兒因風成瘧。

紫蘇　柴胡　半夏各一錢　防風　青皮
厚朴　川芎各五分

右入姜。水煎服。

【玉案】平安飲　治小兒痰瘧。來時作嘔。

半夏　貝母　橘紅　柴胡各七分　黄芩

草菓　白朮　枳殼各五分

右入生姜。水煎服。

【玉案】　梹陳湯　治小兒因食成瘧。

山查　青皮　草菓各八分　梹榔子　枳實

半夏　柴胡　麥芽各六分

右入姜。水煎服。

【保元】　截瘧飲　治嬰兒瘧疾主方。

白朮　青皮　柴胡　陳皮　蒼朮　猪苓

常山　澤瀉　黃芩　甘草

右入姜棗水煎露一宿。溫服。　有汗而熱多。加黃芪、人參、前胡、知母。　無汗而熱多。加葛根、紫蘇。　寒多。加乾姜、草菓。　痰多。加貝母、半夏。　食積。加山查、枳實、麥芽、神曲。　夜發者。爲陰分。加當歸、升麻。　二日三日一發者。加人參、黃芪、白朮、烏梅。去蒼朮。　單寒。加乾姜、附子、人參。去柴胡、黃芩、猪苓、澤瀉。　腹痛。加厚朴、梹榔。

【醫統】　參苓湯　治小兒瘧後。面赤黃。泄瀉不止。乳食不消。此乃胃氣虛弱。故脾虛則泄。胃虛則吐。宜服之。

丁香　訶子二錢炮　青皮　陳皮　白朮

茯苓　人參　肉豆蔻煨各三錢　甘草炙二錢

右末。每服二錢。陳米一勺。姜一片。同煎。

【家傳】　錢氏白朮散　古林氏曰。小兒瘧疾用藥。病邪漸輕。乳食不進。時時寒熱者。用之。

【醫統】　麻黃根湯　治小兒瘧疾。盜汗。寒熱進退。

麻黃根　知母　梹榔子　三稜　莪朮各一錢半　半夏三錢　白芷　貝母五分　常山

甘草各一錢

右入姜二片。小麥十五粒煎。

【局方】　藿香正氣散　小兒瘧疾。寒多熱少。遍身浮腫。腹滿悶不食者。加前胡。

【局方】　八解散　小兒瘧。因飲食而得者。

補遺

【玉素】　鱉甲飲　治小兒久瘧不住。

何首烏　鱉甲酒炙　當歸　白朮　人參

黃芩各八分

右入棗。水煎服。

【保元】　一方　治乳兒瘧疾痞塊。

川芎　生地　芍藥各一錢半　陳皮　半夏

黃芩各一錢　甘草

右入姜。水煎。下鱉甲末半錢。

【袖珍】　常山飲張氏方　治一切瘧疾。

厚朴 草菓 常山 人參 半夏 貝母
知母 甘草 茯苓
右入姜棗。水煎。空心服。

【準繩】青皮湯湯氏方 治小兒瘧疾。作浮腫。兼寒熱不退。飲食不進。
白朮 茯苓 青皮 厚朴 陳皮 半夏
大腹 檳榔子 三稜 莪朮 木通 甘草
右入姜。水煎服。 臬按此方。皆尅泄元氣之藥。若病久脾虛而作腫者。當以錢氏異功散爲主。少佐以五皮湯。誤用此必至不救。

【濟生】鱉甲飲子 治瘧久不愈。腹中結爲癥瘕。名曰瘧母。
鱉甲醋炙 白朮 黃芩 草菓 芎藭 橘紅
檳榔子 甘草 厚朴 白芍
右入姜棗。水煎服。

【準繩】小柴胡湯 治小兒瘧疾。往來寒熱。
人參 半夏 柴胡 黃芩 甘草各等分
右入姜棗。水煎服。

【明堂】小兒瘧久不愈。灸內庭。在足大指次指外間陷中各一壯大椎。百會。

四六 鵞口瘡

小兒鵞口瘡者。胃中之濕熱也。何以名之鵞口也。鵞口者。滿口皆白。有似鵞之口中俗謂之雪口是也。分而言之。重舌屬心。鵞口屬肺。合而言之。總爲心熱。何者。心統於脾。故曰治於口也。使不由於心熱。則口雖白而舌自赤。何爲而舌上皆白耶。大法內服瀉心清熱之劑。而外敷涼藥。則重者可消。白者可退矣。

【醫林】小兒鵞口瘡。用髮纏指頭。蘸井花水。拭口令淨。用濃煎煮粟米汁。以綿纏筯頭拭之。更以煅過黃丹。摻之即愈。葛氏方

【正傳】一方 治小兒鵞口瘡。不能食乳。
地鷄
右擂水。塗瘡即愈。 地鷄。即匾蟲也。人家磚石下。多有之。

【局方】珠礬散 治小兒鵞口瘡。不能吮乳。
硃砂 白礬
右爲細末。使亂髮纏指。揩舌上。令淨。以藥敷之。

【保元】牛黃散 治小兒口中百病。鵞口瘡。重腭。不能吮乳。及咽喉腫塞。一切熱毒。
黃連 黃柏各八分 牛黃 冰片 硼砂

辰砂各一分　雄黃　青黛各二分
牙硝一分半

右共入乳缽內。研勻。每用少許。敷口內。

【子母】一方　治小兒鵞口。不能飲乳。以黍米汁傅之。

【子母】一方　治小兒鵞口瘡。桑白皮汁。和胡粉傅之。

【聖惠】一方　治小兒鵞口。滿口白爛。貝母去心爲末半錢。水五分。蜜少許。煎三沸。繳淨抹之。日四五度。

四七　口瘡

小兒口舌生瘡。乃心脾受熱也。口瘡赤。心藏熱。白脾藏冷。口瘡黃。脾藏熱。

【聖惠】瀉心湯　治小兒口瘡。屬實熱者。

黃連

右爲末。每一字。蜜水調下。

【千金】甘露飲　治小兒胃中客熱。口舌生瘡。咽喉腫痛。或牙齦腫出膿血等症。

枇杷葉　生地　熟地　天門　麥門　枳殼
茵陳　石斛　黃芩各一錢　甘草五分

右水煎服。本事方。無麥門、茵陳。加山豆根、犀角屑。大有神効。

【東垣】柴胡地骨皮散　小兒口瘡。心胃壅熱者。

柴胡　地骨　升麻

右水煎服。

【直指】升麻湯　治小兒心脾有熱。口舌破裂生瘡。

升麻　玄參　川芎　生地　麥門各五錢
大黃　赤芍　黃連　黃芩焙各三錢

右水煎服。

【集成】黑參散　治小兒口舌生瘡。久不愈。

天門　麥門　黑參各等分

右爲末。煉蜜丸。彈子大。白湯下。

【準繩】五味異功散　治脾胃虛熱。口舌生瘡。或因誤服尅伐之劑。脾胃復傷。而口舌生瘡。或弄舌流涎。吐瀉不止。飲食少思。或驚搐痰嗽。睡而露睛。手足並冷。若母有病。致兒患者。子母並服。　泉按口瘡。有虛有實。若不辨虛實。一向用苦寒清冷之劑。則作虛虛之患也。準繩云。若元氣虧損。或服寒涼之藥。或兼作嘔少食者。此虛熱也。用本方加升麻柴胡。

【宮氣方】治小兒舌上生瘡。如粥皮。桑白皮汁傅之。三兩度瘥。

【千金】一方　治小兒舌上生瘡。乳飲不得。
白礬
右和鷄子置醋中。塗兒足底。二七即愈。

【保元】加味五苓散　治小兒滿口白爛。生瘡口糜。
白朮　猪苓　澤瀉　木通　生地　赤茯苓
肉桂　甘草
右水煎服。

【大全】湯氏方　治小兒心有客熱。滿口生瘡。
天南星
右爲末。醋調貼脚心。

【家傳】錢氏白朮散　古林氏曰。小兒病後。口舌生瘡者。此藥最可也。舌胎亦用之妙也。　泉按舌胎者。俗云。志多志登岐。

【百問】吳茱萸散　治初生兒。吃乳後。口内即生白屑。煩燥。吳茱萸不拘多少。醋調傅兒脚心。内退即去之。　泉按藥性雖熱。能引熱下行。

【準繩】清熱消毒散　治小兒實熱。口舌生瘡。及一切瘡瘍腫痛。形病俱實。
黄連炒　山梔子炒　連翹　當歸各五分
川芎　芍藥　生地各六分　金銀花一錢
甘草二分
右水煎服。乳母同服。

【正傳】白梅散　治小兒口瘡。
鹽白梅燒存性　鉛丹火飛　紅棗去核燒存性
人中白火飛　龍腦少
右爲末。服之神効也。

【宮氣方】一方　治小兒口瘡。及風疳瘡等。
晚蠶蛾
右細研。貼瘡上妙也。

【正傳】一方　治小兒口瘡。
黄柏　細辛
右爲末。付之。

【入門】一方　治滿口生瘡糜爛者。
黄柏　細辛　青鹽
右爲末噙之。吐涎三日。即愈。大人亦宜。

【醫林】一方　治小兒口瘡通白者。及風疳瘡蝕透者。以白姜蠶炒令黄色。拭去蠶上黄肉毛爲末。用蜜和傅之立効。

【直訣】薛氏曰。口舌生瘡。作渴飲冷。屬胃經實熱者。瀉黄散可也。作渴畏冷。屬胃經虚熱者。四君子湯。或錢氏白朮散。五味異功散。

【無擇】牡蠣散　治小兒口瘡。

牡蠣煅通紅取出候冷研細以紙裹入土中七日出火氣三錢　甘草炙爲末一錢

右和勻。時時挑少許。摻口中。或吐皆無害。

【田氏】　口瘡之治方　乳母同兒宜服洗心散。瀉心湯而後用黃柏末。研細糝之。　瀉心湯。　黃連一味爲末。蜜水調。不可煎。

【湯氏】　治口瘡驗方。

黃柏蜜炒半兩　青黛二分

右爲末。頻摻口內。

【斗門】　口瘡服冷藥不愈者。此中焦之氣不足。虛火泛上。宜附子理中湯。

【簡易】　一方　治小兒口瘡不能吮乳。

密陀僧末。醋調塗足心。瘡愈洗去。

四八　重舌

重舌者。心脾熱盛也。何以名之曰。重舌矣。重舌者。舌下腫突。其狀又若一層。故謂之重也。非眞有兩舌也。

【醫統】　黃藥湯　治小兒重舌。及舌腫。

黃藥　甘草炙各一兩

右水煎服。

【醫統】　一方　治重舌。

生白礬　黃丹　五倍子

右爲細末。蜜調塗舌上。少頃以水漱之。再塗。以瘥爲度。

【玉案】　清熱飲　治小兒重舌。

黃連　生地黃各一錢　甘草　木通　連翹　石蓮子各五分

右入淡竹葉七片。時時灌入口中。

【子母】　一方　治小兒重舌。

黃丹

右加大豆內管中。以安舌下。

當歸連翹湯　治小兒心脾有熱。舌下有形如舌。而小者曰重舌。及脣口兩傍生瘡。

當歸尾　連翹　白芷各三分　大黃煨　甘草炙各一錢

右水煎服。

【濟衆】　一方　治小兒卒然重舌。

蜂房燒灰

右細研酒和爲膏。傅兒舌下。三四次用之。

【千金】　一方　治小兒重舌。

竹瀝膏　黃柏

右和勻。點舌上即退。

【濟衆】一方 治小兒重舌欲死。
亂髮灰
右極末。以半錢。傅舌下。
【子母】一方 治小兒重舌。
烏賊魚骨燒
右和鷄子黃。傅之喉及舌上。
【姚和】一方 治小兒重舌。
蛇脫炙焦
右硏末傅舌下。日三次。
【千金】一方 蒲黃塗之。卽瘥。
【千金】一方 用膽礬研細敷之。
【湯氏】小兒重舌木舌者。用三稜針於舌下紫脈刺之。出惡血瘥。
【姚和】治小兒重舌 馬牙硝。塗舌下。日三度。
【丹溪】小兒重舌 桑白皮煮汁。塗乳飲之。

四九 木舌

小兒木舌。乃舌腫硬。不柔和也。此脾經實火也。
【醫統】玄參散 治小兒心脾熱壅。木舌腫脹。
玄參 升麻 大黃 犀角各七分 甘草半兩
右水煎服。
【醫統】飛礬散 治木舌漸腫大滿口。若不急治。卽殺人。
右爲細末。捻糟茄自然汁。調服。
【回春】瀉黃散 治小兒木舌。
藿香七分 山梔子一錢 石膏五分
防風四分 甘草七分
右水煎服。
【丹溪】一方 治木舌。
百草 芒硝 滑石
右爲末。酒調傅之。
【田氏】一方 治木舌塞口欲滿。
紫雪二錢 竹瀝半合
和勻頻頻付口。卽瘥。
【準繩】川硝散 治木舌。
朴硝一兩 紫雪五錢 鹽二錢半
右細末。每服五分。入竹瀝三兩。點用白湯。調塗舌上。嚥津無妨。
【入門】一方 治木舌。
用黃柏爲末。以竹瀝調點舌上。甚者加朴硝。白鹽。
【直指】一方 治小兒木舌。
黃蜀葵花爲末一錢。黃丹五分。傅之。

五〇　弄舌

小兒舌微露而即收。名弄舌。屬心脾虧損也。用補脾散補之。舌舒長而收緩。名之吐舌。乃心脾積熱。少用瀉黃散主之。大病未已。而弄舌者凶。

【保元】補脾散　治小兒弄舌。

人參　白朮各一錢　白芍酒炒　茯苓各八分
陳皮　川芎各六分　黃芪　當歸酒洗　甘草炙各四分

右入生姜。水煎服。

【薛氏】瀉黃散　治小兒吐舌。

藿香七分　梔子一錢　石膏五分
甘草七分半

右水煎服。　泉按右方心脾積熱而爲吐舌者。用之効。

【薛氏】四君子湯　弄舌作渴。畏冷。胃經虛熱宜此。

【薛氏】七味白朮散　弄舌食少作渴。大便不實。脾胃虛弱也。主之。方見雜瀉門

五一　走馬牙疳

牙牀腐爛。一時脫落不救。謂之走馬牙疳。言其速也。

此蓋熱毒蘊積既久。故令一時發作。如火鬱於竈突之中久矣。一發而勢焰燎然。莫之能禦。病此者。十無一生。惟初發時。急以疳藥搽之。漱之。內瀉陽明胃火。庶可愈者。

【回春】清胃升麻湯　治小兒牙腫。流涎腮腫。走馬牙疳等症。

升麻　川芎　半夏　芍藥各七分　葛根　黃連酒炒二次　甘草　防風各五分　白芷二分
白朮七分　石膏煅一錢

右水煎服。能漱即含。漱而吐之。漱藥不用白朮、半夏。

【醫統】立効散　治小兒走馬牙疳。

青黛　黃柏末　白枯礬　五倍子各一錢

右爲末。用米泔水攪口內。摻入患處。

【正傳】一方　治小兒走馬牙疳。其効如神。

白礬炒　黃丹飛　京棗連核燒存性

右爲細末付之。

【丹溪】三仙散　治走馬牙疳。一時腐爛即死。

婦人溺桶中垢白者火煅一錢　銅綠三分
麝香一分

右爲極細末。傳齒上。不可太多。

【醫林】銅青散　治走馬牙疳。口內生瘡。牙齦潰爛。

齒黑欲脫。或出血臭氣。丈夫婦女同。

白芷五錢　馬牙硝　銅青各一錢　麝香一字

右爲末。敷口角擦齒上。仍服蟾酥丸。

【醫林】蟾酥散　治走馬牙疳。齒齦臭爛。浸蝕唇鼻。一應疳瘡。

蚵蚾燒　黃連　青黛

右爲末。入麝香少許。敷之。

五二　吃泥土

小兒愛吃泥土。乃脾虛胃熱所致也。

【保元】清胃養脾湯　治小兒愛吃泥土。面色青黃。或是蟲動者。此藥治之。若不急療癖症生。

石膏　黃芩　陳皮　白朮　茯苓　甘草

胡黃連　史君子

右各等分。水煎服。或爲末。於干飲食內。令兒服之。

【回春】黃金餅　治小兒好吃泥土。

乾黃土

右爲末。黃連汁和爲餅。服之立瘥。

【濟世】指迷七氣湯　小兒好食壁泥。或好食生米。或好食茶炭鹹辣等物者。有蟲積也。此方有効。

青皮　陳皮　三稜醋炒　莪朮醋炒　香附子

益智　藿香　官桂　桔梗　梹榔子　大黄

甘草

右水煎。露一宿。五更空心服之。

【準繩】一方　治小兒吃泥土

石膏　黃芩　陳皮　茯苓　甘草　白朮

右水煎服。　春甫曰。小兒愛吃泥土。脾臟生蟲矣。愛吃木炭。是肝臟生蟲。吃茶葉知爲心臟。吃生米須識脾宮。推之以理。度之以意。斯爲醫哲圓融也。

【薛氏】小兒嗜食泥土。困睡泄瀉。遍身如疥。此脾經內外疳也。用六君子。及四味肥兒丸。而愈。

【準繩】治小兒吃泥。及臟肚。膩粉一分。用沙糖搜丸。如麻子大。空心米飲下一丸。瀉出土瘥。臟如掌切脹也

生生子曰。吃生米者。此胃中有蟲也。亦宜健脾清熱。肥兒丸之類可也。蓋吃泥吃米。皆疳之漸。當於疳門尋治。大蘆薈丸之類。方酌而用之。

【錢氏】益黃散　治小兒脾熱。面黃腹大。食泥土。當補脾。方見泄瀉門

【玉案】一方　治好吃壁泥。

黃泥一斤　砂仁四兩泥炒

右爲末。黃連熬膏爲丸。每服二錢。五更糖湯下。

【準繩】訶梨勒丸　治小兒食疳。水穀不消。心腹脹滿。好吃泥土。肌體瘦弱。

訶梨勒皮三分　肉豆蔻一枚　青黛　麝香

蘆薈　硃砂　熊膽各一分

右件藥搗羅爲末。都研令勻。用酒煮粳米飯。和丸如黍粒大。每服以粥飲下三丸。日二服。量兒大小。增減服之。

五二二　赤遊丹毒

小兒丹毒赤遊腫者。蓋熱毒客於腠理。搏於血氣。發於外皮上。赤如丹砂。熱毒與血相擊。而風乘之。所以赤腫遊走遍身也。此由乳母食酒麵煎炙等物過度。與夫烘衣與兒。不候冷即著。多成此疾。

【醫林】犀角解毒丹　治小兒赤白丹瘤。壯熱性躁。睡臥不安。胸膈痞悶。咽喉腫痛。遍身丹毒。

牛蒡子炒半兩　荆芥半兩　防風

甘草各二錢　犀角一錢半

右入竹葉水煎服。　一云如無犀角。以升麻代之。一方有黃芩。

【醫統】防風升麻湯　治小兒丹瘤赤腫。

防風　升麻　山梔子　麥門　木通

甘草各一錢

右入竹葉。水煎服。

【直訣】白玉散　治丹瘤。

白土二錢五分　寒水石五錢

右爲細末。醋或清水。調傅之。

【醫統】升麻散　治五種丹毒。

升麻　鬱金　桔梗　甘草　葛根

天花粉各等分

右爲末。薄荷湯入蜜少許調下。　按醫林無升麻。而名之牛黃散也。

【薛氏】四物湯　加連翹、山梔。　小兒頻浴。或著烘衣而發丹者。宜此。

【薛氏】四君子湯　加柴胡、神曲。　因飲食發熱而發丹。

【玉案】防犀飲　治丹疹遍身。如灑珠。

防己三錢　朴硝　犀角　黃芩　黃芪　升麻

各八分

澹竹葉十五片。煎服。　按此湯氏所製也。名之防己散矣。曰大抵丹毒。雖有多種。病源一也。有赤丹毒。遍身癢者。或女子十五六。而脈未通者。多發丹疹。皆由有風毒乘之。宜服此藥。

【醫林】一方　治發丹。
青黛　土朱
右爲末。井水入蜜。調敷。
【綱目】張三太尉女十五歲。病此。諸醫百藥俱試而不能中。召余視之。以生料四物湯。加防風黄芩。一日而愈。
【綱目】生料四物湯　治血熱生瘡。遍身腫癢。及脾胃常弱。不禁大黄等冷藥。尤宜服。
生地　赤芍　川芎　當歸　防風各半兩
黄芩一錢半
右水煎。量大小加減。忌酒麵猪羊肉豆腐。
【醫統】一方
青黛　五味子
右爲末。井水入蜜調傳。
【薛氏】加味逍遥散　治因乳母鬱火。而其兒發丹。
【醫林】平血飲　治小兒風熱積毒。發於面頭手足如胭脂色。敗毒散。加赤芍、葛根、升麻、天麻、蟬蛻、薄荷、生地、麥門、紫草。是也。
【全幼】葛根白朮散　治嬰孩小兒赤白丹毒腫。
白朮一錢　茯苓三錢　木香一錢半
甘草二分半　葛根三錢　枳殼一錢

右水煎服。
【千金】小兒丹發　愼火草。生一握。擣取汁。傅之効。
【子母】治小兒赤遊丹。行於上下。至心卽死。擣芭蕉根汁。煎塗之。
【子母】小兒赤遊。行於體上下。至心卽死。以芒硝納湯中。取濃汁。以拭丹上。
【丹溪】小兒天火丹。臍腰起者。赤瘤。不妨用蚯蚓泥。炒研細。香油傅之。
【田氏】又法。用牛膝一兩。去苗。甘草半兩。生擣碎。水煎一大盞。去滓。調伏龍肝塗之。
【湯氏】又傅丹毒方。只一夜消盡。用花蕊石、生姜、薄荷。自然汁調。鵞毛刷上患處。爲妙。
【丹溪】小兒赤瘤。主傷血熱。宜生地木通荆芥芍藥。帶發表之類。外以芭蕉油塗患處。
【準繩】丹癢　擣韮菜入些鹽與香油。以手摩熱。於丹上。揩之立愈。
【丹溪】小兒丹瘤。蓖麻子。五個去皮。研入麵一匙。水調塗之。甚効。
【保幼】一方　赤遊風丹。漸漸腫大。五味子焙研。熱酒服。服一錢。自消神効。

五四　喉痹

小兒喉痺。會厭兩傍腫者。爲雙乳蛾。易治。下傍腫者。爲單乳蛾。難治。乳蛾差少者。爲喉痺。熱結于咽喉。且麻且癢。腫繞於外。名纏風喉痺。暴發暴死者。名走馬喉風。

【回春】甘桔湯　治小兒咽喉腫痛。風熱等毒。

桔梗三錢　防風　荊芥　黃芩　甘草

薄荷各一錢

右水煎服。

【心鏡】一方　治小兒喉痺腫痛。

蜂房燒灰

右以乳汁。和一錢七服。

【千金】治小兒咽喉腫。

鯉魚膽二七枚

右和竈底土。以塗咽喉。立愈妙。

【濟世】甦危湯　治小兒喉閉腫痛。危急之甚。

桔梗二錢　山豆根一錢　牛蒡子一錢　荊芥一錢　玄參八分　升麻三分　防風八分

甘草少　竹葉五分

右水煎頻服。外用硼砂一㕣。含化嚥下。降痰消腫。

【拔萃】桔梗湯　治熱腫喉痺。

桔梗　甘草　薄荷　梔子　連翹　黃芩等分

右入竹葉。煎服。

【繪寮】牛蒡子湯　治風熱上壅。咽喉腫痛。或生乳蛾。

牛蒡子　玄參　升麻　桔梗　犀角　黃芩

木通　甘草

右入生姜。水煎服。

【本事】利膈湯　治小兒脾肺有熱。虛煩上壅。咽喉瘡腫。

薄荷　荊芥　防風　桔梗　人參　牛蒡子

甘草各等分

右水煎服。

【普濟】一方　小兒咽腫。杏仁炒黑。研爛含嚥。

五五　眼疾

小兒兩眼腫痛。上焦火盛也。

【保元】吹鼻散　治小兒暴發赤眼疼痛。

乳香　沒藥各五分　雄黃三分　火焰一兩

黃丹一分

右爲細末。每少許。吹兩鼻孔。

【丹溪】祛風清熱飲　治小兒熱眼腫痛。

防風　黃連　連翹　升麻　桔梗　梔子

草決明　赤芍　當歸

右水煎服。

【濟世】小兒自脫胎時。兩目赤腫。或作癢。或生翳。此稟賦之肝火也。用九味蘆薈丸。六味地黃丸。二藥而愈。

【保元】拔毒膏　治小兒未周。患兩眼腫痛。

黃連

右一品爲末。水調敷脚心手心。自愈。如腫痛難開。加姜黃、牙皂朴硝。爲末。同敷太陽穴手心足心。加葱搗爛。敷之尤妙。

【醫鑑】一方　治小兒眼腫痛。

熟地黃一兩

右以新汲水浸透搗爛。貼脚心。布裹住效。

【醫統】二草散　治小兒疳眼疼。幷赤眼腫痛。

甘草　龍膽草各一錢　細辛五分　當歸一錢

右爲末。每一錢。水煎服。

【聖惠】一方　治小兒雀目。

蒼朮一兩

右爲末。每服一錢。

【醫統】合明散　治小兒雀目。至夜不見物。

石決明　夜明砂　蛤粉　甘草

右爲細末。三歲者。每服五分。煮猪肝汁。沸後調服。

【千金】一方　治小兒雀盲。

地膚子五兩　決明子一升

右爲末。米飲和丸。每服二三十丸。

【準繩】復明散　治小兒每至日暮。卽不見物。乃雀目也。

蒼朮二兩　穀精草一兩　地膚子　決明子

黃芩各半兩

右荊芥入少許。煎服。

【醫統】秦皮散　治小兒風毒。赤眼腫痛癢淚。眵淚昏暗。幷痘毒入眼。

秦皮　滑石　黃連各等分

右爲細末。每用半錢。沸湯泡去渣。乘熱洗目。

【湯氏】導赤散　治心熱。小便赤。眼目赤腫。

赤芍　羌活　防風各半兩　大黃

甘草各一錢

右爲末。燈心黑豆煎。食後服。

【準繩】小防風湯　治小兒熱毒眼。

大黃蒸　山梔子　甘草炙　防風　赤芍

川當歸洗　羌活各等分

右水煎。溫服。

【本事】 治小兒赤熱腫眼。
大黃 白礬
右爲末。冷水調作餅子。貼眼立効。
【入門】 小兒眼患。多是胎毒及食毒。內服敗毒散。外洗解毒湯。
【綱目】 余平生有赤眼之患。用之如神。大人小兒。可通用。凡眼赤澁之初。只用自己小便。乘熱用一指接抹眼中。便洗閉目少頃。即効。此以真氣逼去邪熱也。
【準繩】 辟塵膏 治小兒塵埃入目。揩成腫熱作痛。啼哭不已。
右以油煙細墨。新汲井水。濃磨。入玄明粉半錢。和勻爲膏。用筆多點目內。三五次即効。忌飲酒一晝宵。
【明堂】 眼忽大小。皆赤。合谷灸三壯。 熱毒風盛眼痛。灸中指本節頭二壯。

五六 耳疾

耳者。腎之外候。小兒腎經氣實。其熱上衝於耳。致津液壅滯爲稠膿。爲清汁者。此也。亦有沐浴水入耳中。水濕停留。搏於氣血。醞成耳膿。久不瘥。變成耳重也。
【醫統】 龍骨散 治停耳。小兒因沐浴水入耳中。水濕停留。搏於血氣。醞釀成膿耳。
枯礬一錢 龍骨煅一錢半 黃丹 胭脂一錢
麝香少許 一方無胭脂。
右爲細末。先用綿杖子撚出耳中膿水。次用鵞翎管入耳中一字。
【保元】 升陽散火湯 治小兒耳腫疼痛。或出膿汁者。此三陽風熱壅遏所致。
升麻 葛根 羌活 獨活 芍藥 人參各六分 甘草炙一分 柴胡三分 防風二分半
生甘草二分 加黃柏知母少許
右入生姜。水煎晚服。兼服金花丸。
【保元】 金花丸方
黃連 黃柏 黃芩 山梔
爲末。滴水爲丸。
【準繩】 清黃散 治耳出黃膿。名曰聤耳。內有風熱。外爲水濕所干。醞久而成。
防風 滑石五分 甘草炙一錢
梔子酒炒三錢 藿香 酒黃連各二錢
右爲末。白湯調二錢。食後服。
【百問】 蔓荊子散 治內熱耳出膿汁。
升麻 木通 赤芍 桑白皮 生地黃

麥門冬　前胡　甘菊花　赤茯苓　蔓荊子
甘草炙各等分
右姜棗水煎服。
【回春】羽澤散　治小兒耳中出膿。或疼痛。或出水。
枯礬少
右爲細末。吹入耳中。即愈。
【保元】清腎湯　治小兒耳熱。出汁作癢。此痰也。腎穴之上炎也。主之。
黃柏鹽炒　茯苓　白芷　蔓荊子　天麻
半夏　防風　天花粉　貝母　玄參各五分
甘草三分半
右入生姜。水煎服。
【百問】乾胭脂膏　治小兒聤耳。常出膿水不止。
乾胭脂　白龍骨　白礬煅　白石脂研等分
右研如粉。用棗肉和丸。棗核大。以綿裹丸。納耳中。日三換之。
【田氏】紅玉散　治小兒膿耳。
枯白礬　乾胭脂　麝香各一錢
右同研勻。先以綿裹杖子。撚淨摻之。
【本草】治小兒聤耳。用胭脂滴耳中。
【外臺】治小兒聤耳。硫黃末。以粉耳中。日一。夜一。瘥止
【姚和】治小兒耳後月蝕瘡。胡粉和土。塗上。
【楊氏】治小兒耳後月蝕瘡。黃連爲末。付之。
【子母】一方　治小兒耳後月蝕瘡。燒蚯蚓糞。合猪脂敷之。
【醫統】月蝕瘡　小兒勿指月。耳後生瘡。曰月蝕瘡。用蝦蟆末傅。
【醫統】薔薇散　治小兒月蝕瘡。
薔薇根四錢　地榆皮二錢　輕粉五分
右爲末。先用鹽湯洗過。後傅之。
【準繩】白斂散　治小兒凍耳成瘡。或癢或痛。
黃柏　白斂半兩
右爲末。先以湯洗瘡後。用生油調塗。

五七　鼻瘡

小兒熱癰傷肺。肺開竅於鼻。故鼻上生瘡。紅點集集。名曰肺風。或鼻下兩傍及人中濕爛癢潰名曰鼻䘌。其瘡有不痛者。瘡汁流處。却又成瘡。名淫瀝瘡。
【醫統】澤瀉散　治小兒肺經積熱。鼻上生瘡。及鼻下赤爛。
澤瀉　鬱金　山梔仁　甘草

右爲細末。用甘草煎湯。食後調服。量大小與之。

【丹溪】 治小兒赤鼻

雄黃 黃丹各等分

用無根水。調傅。無根水者天落雨水用碗盛之者是也 泉按薛氏曰。鼻色赤。乃脾胃實熱也。用瀉黃散。微赤。乃脾經虛熱也。用異功散。加升麻柴胡。

【醫統】 清金散 傅鼻下爛瘡。

銅青 白礬各一錢

右爲末。傅患處。

【醫統】 秘驗方 治黃水浸濕。流汁成瘡。

枯礬 海螵蛸各一錢 赤石脂 鉛粉各二錢

雄黃三錢 黃丹二錢 輕粉 孩兒茶各五分

右爲末。乾搽上。不粘者。香油調傳。

【保元】 一方 治小兒鼻瘡。久不愈。膿極臭。

百草霜

右研細。每服五分。冷水調服。

【千金】 治小兒鼻塞生息肉方。

通草 細辛各一兩

右二味。擣末。取藥如豆。着綿纏頭。內鼻中。日二。

【千金】 治齆鼻有息肉不聞香臭方

瓜蒂 細辛各半兩

右二味。爲散。絮裹豆大。塞鼻中。須臾卽通。

【湯氏】 五福化毒丹 治䘌臭。清膈涼血。

玄參 桔梗各一兩 赤茯苓 人參 馬牙硝

青黛 甘草各一分 麝香五分 一方有龍腦五分

右除麝香牙硝。另研一處爲末。次和青黛等。煉蜜丸。如芡實大。金銀箔爲衣。薄荷湯化下。

【準繩】 枇杷葉散 治鼻痦。赤爛。

枇杷葉去毛陰乾一兩 山梔子半兩 百部

檳榔各二錢半

右爲細末。每服三錢。兒小者。二錢。更小一錢。白湯調下。

【準繩】 吉氏家傳 治鼻下。赤爛痦方。

青黛一錢 麝香少許 熊膽

右末。睡時貼少許在鼻下。

【子母】 一方 治小兒鼻下赤色。以米泔洗淨。用黃連末。傅之。日三四次。

五八 頭瘡

小兒頭瘡者。風熱胎毒也。

【袖珍】 黃連散 張子和方 治小兒頭瘡。

黃連　黃柏　真輕粉　草決明

右爲細末。用生小油調藥於瘡上塗立愈。

【正傳】通聖散　治小兒癩頭。

川芎　防風　當歸　芍藥　連翹　薄荷

麻黃各四分　石膏　桔梗　黃芩各八分

白朮　梔子　荆芥各三分　滑石二錢四分

芒硝四分　甘草五分　大黃四分

右酒拌。除大黃另用酒炒。共爲末。再以酒拌焙乾。每服一錢。水煎服。外以白炭燒紅。淬入水中。乘熱洗之。更以胡荽子、伏龍肝、懸龍尾、黃連、白礬爲末。油調敷之。

【正傳】又方　治癩頭　以松樹皮燒存性二兩。黃丹火飛一兩。白礬火枯。黃連大黃各五錢。白膠香火飛。右六品。石上一兩。輕粉四盏。共爲末。熱香油調敷。

【事林】一方　治小兒頭瘡。杏仁燒研傅之。

【保元】一方　治小兒頭瘡。胎毒。諸風熱。惡瘡痘瘡。

黃柏　黃連　白芷　五倍子各等分

右爲細末。用井花水調稀稠得所。塗開在碗內。覆架兩磚上中空處。灼艾煙薰蒸。以黑乾爲度。仍取下前藥。再研作末。清油調塗。如有蟲。則用煎油調搽。立効。

【回春】一掃光　治小兒頭上肥瘡。或多生虱子搔癢。或成瘡膿水出不止。

細茶三錢口嚼爛　水銀入茶內研一錢　牙皂

花椒各二錢

右爲末。香油調搽。

【丹溪】一小兒二歲。滿頭生瘡。一日瘡忽自平。遂患痰喘。知其爲胎毒也。詢其母孕時多食辛熱物。遂以人參、連翹、黃連、甘草、陳皮、川芎、芍藥、木通、濃煎。入竹瀝與之。數日而安。

【濟世】一方　治小兒頭瘡。胎毒等瘡。

五倍子　白芷各一兩　花椒　黃丹各五分

枯白礬一錢

右爲末。瘡濕乾摻。瘡乾香油調搽。

【保元】一方　治小兒頭瘡。經年不瘥者。

白礬五錢　胡粉一兩　水銀一兩　大黃

黃連　苦參　松脂各一兩半　黃芩一兩

蛇牀子十八銖

右爲細末。以臘月猪脂。和研水銀。不時敷之。

【聖濟】一方　治小兒頭瘡。用烏梅肉燒存性。研末。茶油調塗。効。

【聖惠】一方　治小兒頭瘡。水磨梹榔。曬取粉。和生油塗之。
【聖惠】一方　治小兒頭瘡。吳茱萸炒焦爲末。入汞粉少許。猪脂醋調塗之。
【藥性論】一方　治小兒頭瘡。蓼子爲末。蜜和鷄子白同塗之。
【子母】一方　小兒頭瘡。兎絲苗煮湯。頻洗之。
【子母】小兒頭身諸瘡。燒鷄卵殼。和猪脂傅之。

五九　白禿瘡

白禿之候。頭上白點斑剝。初似癬。而上有白皮屑。久則生痂瘰成瘡。遂至遍頭洗刮。除其痂頭皮。瘡孔如筋頭大。裏有膿汁出。不痛而有微癢時。其裏有蟲。甚細微難見。九蟲論。亦云是燒蟲。動作而成。此瘡乃至自小及長。大小不瘥。頭髮禿落。故謂之白禿也。
【產乳】一方　治小兒禿瘡。
榆白皮
右爲末。醋和塗之。蟲當出。
【千金】一方　治小兒白禿。
葶藶
右擣末。以湯洗訖塗之。
【本草】一方　主小兒禿瘡　油煎胡荽傅之。

【聖惠】治小兒頭瘡　梁上塵。和油取餅下滓。以皂角湯。洗後塗上。
【肘後】治小兒白禿。髮不生。用。臘月猪屎燒末傅之。
【姚和】治小兒白禿。頭瘡團團白色。以牛屎傅之。
【產乳】治小兒白禿瘡。及髮中生癬。取熊脂傅之。
【食療】治小兒白禿。用白鹵莧煎爲膏塗之。
【肘後】一方　治小兒頭瘡。耳上生瘡。
竹葉燒末。和猪脂塗上。又以鷄子白傅之。亦妙。
【楊氏】一方　治小兒頭瘡白禿。用馬屎洗之。
【楊氏】一方　治小兒禿瘡。收未開桃花陰乾。與桑椹赤等分作末。先用灰汁洗去瘡痂。用猪脂調藥敷上。
【食療】一方　治白禿瘡。用青銅錢一個。擣爲末。入杏仁七枚。同擣爛。將瘡洗淨。用燈窩油調搽極効。或早朝以蒜揩白處亦可。
【千金】治小兒頭無髮　燒鯽魚末。醬汁和傅之。
【子母】香薷散　治小兒白禿不生髮燥痛。
陳香薷二兩　胡粉一兩　猪脂半兩
右用水一大盞。煎香薷取汁三分。去滓。入胡粉猪脂相和合勻。塗於頭上。日頻用之。
補遺

一方　治白禿。
土器　松脂
右等分。胡麻油。調付。
一方
乾蕪
右黑燒胡麻油。調付。
一方
茵陳
右黑燒胡麻油。調付。
一方　雞卵胡麻油。和付之。
一方　禿瘡及惡瘡。
苦楝根皮
右黑燒。以猪油調付。

六〇　臍瘡

巢氏曰。因浴兒水入臍中。或尿濕襁袍。致臍中受濕。腫爛成瘡。或解脫爲風邪所襲。入於經絡。則成風癇。若臍腫不乾。久則發搐。
【聖惠】　一方　治小兒臍中汁出不止。并赤腫痛。
枯礬
右爲細末。乾敷。

【姚和】　一方　治小兒臍腫。
桂心
右炙令熱。熨之。日可四五度。
【子母】　一方　治小兒臍瘡不合。
黃柏
右爲末。塗之。
【保元】　又方
蠶繭殼
右燒灰存性。摻之亦可。
【千金】　治小兒臍瘡。久不瘥者。
馬齒菜
右燒末。傅之。
【保元】　礬龍散　治小兒因剪臍。外傷於風邪。以致臍瘡不乾。
枯礬　龍骨煅各五分
右爲細末。每用少許。乾摻臍上。
【聖惠】　治小兒臍風。濕腫久不瘥。
蜂房
右燒末。傅之。
【東井】　一方　小兒臍瘡汁出。久不瘥妙也。
蒼朮　麝香

右爲細末傅之。
【子母】一方 治小兒臍瘡久不瘥。
伏龍肝
右爲末傅之。
【醫林】一方
釜底墨
右研勻傅之亦妙也。
【錢氏】柏墨散 治斷臍後爲水濕所傷或襁褓濕氣傷於臍中或解脫風冷所乘致令小兒四肢不和。臍腫多啼不能乳哺宜速療之。
黃柏 釜下墨 亂髮燒
右各等分爲細末每用少許傅之。
【丹溪】臍風濕 鹽二兩豉二合杵成餅子如錢灸熱熨臍上安又以黃柏末傅之。
【子母】治小兒臍赤腫杏仁杵如脂傅臍腫上。
【醫說】一方 小兒初生未滿月多啼叫致臍中出血以白石脂末貼之卽愈。
【醫說】小兒臍久不乾當歸焙乾爲末着臍中。
【準繩】異功散 治臍中瘡
龍骨煅 薄荷葉 蛇牀子各二錢 輕粉半錢
右爲極細末少許乾摻臍。

六一 蛔蟲

【明堂】臍腫 腰對臍骨節間。三壯
凡蟲證者古云濕熱生蟲。龔雲林曰假如禾苗雨灑日照則蟲生此說明矣其爲患嘈雜腹痛嘔吐涎沫面色痿黃眼眶鼻下靑黑以致飮食少進肌肉不生沉默寒熱皆是飮食傷脾所致也。
【寶鑑】化蟲丸 治小兒蟲病或因臟腑虛弱而動或因食肥甘而動其動則腹中疼痛發作積聚往來上下痛有休止亦攻心痛則哭不休合眼仰身撲手心神悶亂嘔噦涎沫或吐淸水四肢羸困面色靑黃飮食雖進不生肌肉或寒或熱沉沉默默不的知病之處其蟲不療則子母相生無有休止若服此藥其蟲大者卽下細者盡化爲水。
鶴虱 檳榔 苦楝根 胡粉炒各一兩 白礬枯二錢半
右爲細末水糊丸麻子大空心米飮下五丸。
【保元】楝陳湯 治蚘蟲作痛
苦楝根皮二錢 陳皮 半夏 茯苓各一錢
甘草五分
右入姜水煎服。

【丹溪】錢氏白朮散　治小兒冬月吐蚘蟲多是胃寒胃虛所致。

人參　白朮　茯苓　藿香　木香　乾葛

甘草各一錢　丁香二粒

右水煎服。

醫餘曰。既蟲九蟲之數。人腹中皆有之。小兒失乳。而哺早。或食甜物過多。胃虛而熱生蟲。今人腹痛惡心。口吐清水。腹上青筋。用火煨史君子與食。以殼煎湯送下。甚妙。然世人多臨於臥服之。又無日分多不驗。唯月初四五裏。五更而服之。至日午前。蟲盡下。可用溫平和胃藥調理一二日。凡蟲在腹中。月上旬。頭向上。中旬橫之。下旬頭向下。故中旬下旬用藥。則不入蟲口。所以不驗也。牛馬之生子。上旬生者。行在母前。中旬生者。並肩而行。下旬生者。後隨之。猫之食鼠亦然。天地自然之理。物皆由之。而莫知之。　虞天民云。丹溪曰。濕熱之生蟲。臟腑虛則侵蝕。上半月蟲頭向上易治。下半月蟲頭向下難治。已上二月字。恐並當作日字。蓋蟲無半月一轉頭之理也。先以蜜或砂糖少許吃。引蟲頭向上。然後用殺蟲藥矣。春抱此說。最韙之。

【外臺】一方　治小兒蚘蟲。

苦樹根　檳榔　鶴虱

右濃煎飲之。

【家傳】嘉禾散　半井春蘭子。家傳書云。小兒吐蚘。用之有奇効。

茯苓　砂仁　薏苡　枇杷葉　桑白皮　沉香

五味子各五錢　木香　青皮　穀蘖　藿香

杜仲　隨風子　石斛酒炒　大腹　陳皮

半夏　神曲　檳榔各三分　白豆蔻　丁香

人參　白朮　甘草炙各五分

右入姜棗。水煎服。

【集成】取蟲丸　治小兒肚大青筋。有蟲。

牽牛三錢　檳榔　錫灰各半兩　大黃六錢

滴水丸。梧子大。楝根史君子湯下五丸。以下蟲爲度。

【正傳】經驗檳榔丸　治小兒疳病。積氣塊痛。腹大有蟲等症。

三稜醋炒　莪朮醋炒　青皮　陳皮　雷丸

乾漆炒烟盡　麥芽　神曲炒黃色各半兩　檳榔　蕪荑二錢半　鶴虱　木香　砂仁　甘草炙　胡黃連炒各三錢　良姜土炒二錢　山查五錢

右爲細末。醋米糊丸。梧子大。每服三四丸。空心姜湯下。今方中加史君子。五錢尤妙。

【經驗】抵聖散　治小兒蚘蟲。

苦楝根二兩　白蕪荑半兩

爲末。每一二錢。水煎服之。

【方老】烏梅丸　胃虛藏寒。得食而嘔蚘。從上出者。此方主之。

烏梅三十枚　人參　細辛　黃柏　附子炮　桂枝各六錢　黃連一兩六錢炒　乾姜一兩炮　當歸　蜀椒去目及閉目者各四錢

方老曰。烏梅味酸。蛔得之而軟。黃柏味苦。蛔得之而伏。椒細味辛。蛔得之而死。乾姜附桂溫臟寒也。人參歸補胃虛。

六二二　尾骨痛臀尖椎盡處

小兒尾骨痛。乃是陰虛火所致也。

【回春】補陰降火丹丹溪方　治陰虛尾骨節痛。

當歸酒洗　川芎　白芍酒炒　黃柏酒炒　知母酒炒　熟地黃各等分

右剉少用官桂爲引。或以前胡木香爲引。如痛不止。加乳香沒藥。

【回春】化痰降火湯　治痰火尾骨痛。

陳皮　半夏　茯苓　澤瀉　黃柏酒炒　知母酒炒　甘草各等分

右剉必用前胡木香爲引。蓋陰虛。故痰盛。若痛不止。加乳香沒藥。

六二三　陰腫

夫小兒陰腫者。皆由膀胱蘊熱。風濕相乘。或濕熱水腫流注。或疝氣攻作。或暴風客熱。及啼叫怒氣結聚。或蟲蟻吹毒所致。詳其所因。施以方治。

【大全】三白散　治膀胱蘊熱。風濕相乘。陰囊腫脹。二便不利。方見疝氣門

【錢氏】地龍膏　治小兒外腎腫。或疝氣。風熱暴腫。及陰瘡腫。

【醫統】桃仁丸　治小兒啼叫。怒氣閉於下。結聚陰腫。不散。

桃仁三錢　官桂　牽牛　白蒺藜　牡丹　大黃各三錢

右爲末。煉蜜丸。如梧子大。每服五七丸。不拘時。用青皮、木通、葱白、鹽少許。同煎湯送下。或煎木香流氣飲。

牡蠣散方見疝氣門

蟬蛻散同斷

【醫統】遇仙方　治小兒外腎焮赤腫痛。日夜呻吟。退皮殼愈了。又發用老杉木燒灰。入膩粉香油調敷。

【湯氏】海蛤散　小兒陰腫。由啼叫怒氣閉縱於下。成此疾宜此。

海蛤三錢　茴香炒七錢半　薏苡仁　白朮　檳榔子各半兩

右爲末。食前温酒調下。大小加減。　按滯氣陰腫者。宜此。

【準繩】桃仁丹　治陰腫

桃仁炒七錢半　牡丹　桂心　白蒺藜炒各半兩　郁李仁二錢半

右爲細末。煉蜜和黍米大。每服十粒。以温酒下。乳食前量兒大小加減。亦可水煎服。

【會氏】一方　治小兒陽明經。風熱濕氣相搏。陰莖無故腫。或痛縮。

木香　枳殼各二錢半　甘草二錢

右水煎服。

【集玄】一方　治小兒陰癀腫大。不消。硼砂一分。水研塗之。大有效。

【危氏】一方　小兒陰腫。多因坐地。風襲。及蟲蟻所吹。用蟬蜕半兩。煎水洗。仍服五苓散。即腫消痛止。

【危氏】一方　治小兒陰腫。

以葱椒湯煖處洗之。唾調地黄末傅之。外腎熱者。雞子清調。或加牡蠣少許。

六四　脱囊

小兒脱囊陰囊腫大墜下。而不收也。亦有囊皮脱爛者。

【丹溪】一方　治小兒脱囊。

木通　甘草　黄連　當歸　黄芩

右水煎服。　囊爛者。以野紫蘇葉爲末。香油調付。皮脱兩丸露者。外以青荷葉包之。付藥後。自生皮。

六五　陰腫疝氣

小兒陰腫者。足少陰爲腎之經。其氣下通於陰。或有少陰之經虚而受風邪者。氣衝於陰。氣與血搏結。則陰腫也。然兒有大小壯弱。起止中節可也。苟腎氣虚或坐石不起冷氣凝之。或近地經久。風邪濕氣傷之。不爲陰腫幾希矣。間有啼叫怒氣閉擊於下。結聚不散。加以水實不行。亦能發爲此疾。

【醫統】匀氣散　治嬰兒調補通利後。及冷疝腹痛。氣滯不和。

桔梗一兩炒　陳皮去白半兩　砂仁
茴香各二錢　白姜炮錢半　甘草炙二錢
右爲細末。滚白湯調下。冷疝腹痛。燒鹽湯下。食前服。
【準繩】烏梅散　治腹痛。及初生臍下冷痛疝氣。
烏梅一個　延胡索　甘草半生半炙各二錢半
乳香　没藥　鈎藤各一錢半
右水煎服。
【準繩】金茱丸　治嬰兒冷疝氣痛。及脬囊浮腫。
金鈴子半兩　吴茱萸二錢半
右末酒煮糊丸。黍米大。食前鹽湯下。二七丸。
【醫統】青木香丸　寬中快膈。腹痛心下堅痞。腸中水聲。及陰腫。
黑豆炒半兩　木香　破故紙炒　蓽澄茄
檳榔各四錢
右先將檳榔粟飯。包濕紙包裹煨焦。去飯用檳榔同煎藥爲末。滴水丸菉豆大。每服十丸。空心白湯下。
【醫統】傳藥方　治小兒外腎腫大光明。
牡蠣灰二錢　乾地龍一錢
右爲末。津唾調塗。熱者鷄子清調。
【錢氏】地龍膏　治小兒疝氣腫痛。及陰瘡。先以葱椒湯洗。次用地龍末。鷄子清。調敷。又方研桃仁泥。唾調敷。
【大全】三白散　治小兒膀胱蘊熱。風濕相乘。陰囊腫脹。大小便不利。
牽牛二兩白者　桑白皮　木通　白朮
陳皮各半兩
右入姜。水煎。
【保元】必方　治小兒陰腫疝氣。
五倍子燒存性。爲末。以好酒調服。出汗立愈。
【回春】又方　治小兒外腎腫大。
牡蠣
右不拘多少爲末。用鷄子清調。塗上即消。
【醫林】金鈴散　治小兒疝氣。曲脚腰啼哭。昬乾額汗。或外腎釣上。陰囊偏大極効。
金鈴子半兩　砂仁七錢半　蓽澄茄
木香各半兩
右爲末。鹽湯或酒調下。二錢。
【入門】牡丹皮散　治小兒外腎偏墜。
防風　牡丹皮等分
右爲末。每二錢温酒。或鹽湯調服。外用鹽湯洗之。
【入門】五苓散　治陰核氣結。腫大釣痛。謂之癩疝。
有因坐石冷氣凝之。或近地風濕傷之。

【湯氏】家傳妙方　治小腸疝氣。
芫花醋浸炒　木通　檳榔　三稜各半兩
茯苓　青皮　全蝎　桂枝　附子
硼砂各二錢半
右爲末。將硼砂浸澄去土。頓在湯瓶上。候成膏子。和糖醋打麵糊爲丸。如豆大。每服三十丸。空心溫酒下。未效再服。
按丹臺玉案曰。夫小兒偏墜。當以食積治。蓋食積不消。脾濕下行。流入肝部。故成此症。豈以大人之疝治之。

六八六　盤腸氣

小兒盤腸氣者。痛則腰曲乾啼。額上有汗。是小腸爲冷氣取搏然耳。其證口閉脚冷。上唇乾者是也。此是生下洗遲。感受風冷。或大便青色。不實也。
【醫統】乳香散　治盤腸氣。凡有此證。急煎葱湯淋洗其腹。揉其葱熨臍腹間。良久尿自涌出。其痛自止。服此藥。
乳香　沒藥各等分
右爲末。木香湯調下。或煎數沸亦可。
【百問】當歸散　治小兒夜啼者。臟寒而腸痛也。面

青手冷。不吃乳是也。宜用此方。
當歸　白芍　人參各二錢半　炙甘草　桔梗
陳皮各一錢
右水煎服。
【醫林】茴香散　治小兒盤腸氣痛。
茴香炒　木香　黑附子煨　金鈴子　蘿蔔子
檳榔　破故紙炒　白豆蔻煨各等分
右水煎。入鹽少許服。
【經濟】木香散　治小兒盤腸氣痛不已。面青手冷。日夜啼叫。尿如米泔。
川楝子七個去皮核用巴豆三十五粒去皮同炒令巴豆黄去豆不用　木香　延胡
茴香各一分　史君子二分
右爲末。清米飲空心調下。量兒大小服之。
【醫林】鈎藤膏　治小兒盤腸內吊。腹中極痛。乾啼。
乳香　沒藥　木香　姜黄四錢半
木別子十二個。去殼研爛成膏。
右以木鱉膏和外四味。更入爛蜜少許。丸櫻桃大。煎鈎藤湯化下。次服魏香散。
【大全】魏香散　治盤腸內吊。
莪朮半兩　阿魏一錢

右先用溫水化阿魏浸莪朮一晝夜。焙乾爲末。每服一字。紫蘇米飲下。

【直指】一方　小兒盤腸。用蘿蔔子炒黃研末。乳香湯。服半錢。

六七　脫肛

小兒脫肛者。皆因久患瀉痢得之。大腸頭自糞門出而不收也。此大腸虛滑也。

【保元】提氣散　治小兒肛門。脫下極効。

黄芪　人參　白朮　當歸　白芍炒　乾姜炒

柴胡　升麻　羌活　炙甘草

右水煎服。　泉按右之證。脾肺虛寒所致。宜之。

【海上】一方　治小兒瀉痢。肛帶出。用胡荽切。一升燒烟。薰肛卽收。

【正傳】治小兒肛門脫下。

鱉頭

右燒存性。香油調付。一云。以此物燒烟薰之。良久自收。

【經濟】一方　治小兒脫肛。

陳槐花

右一品。不拘多少爲末。陳米飮下。

【海上】一方　治小兒脫肛不收。

浮萍草

右爲末。摻患處。陳無名之水聖散

【正傳】一方　治小兒肛門脫下。丹溪方

陳壁土

右一品。泡湯先薰後洗。

【回春】提肛散　治小兒肛門脫出。醫統名龍骨散也

龍骨二錢半　訶子煨　沒食子　罌粟殼酢炙

赤石脂湯氏方無赤石脂

右爲末。用米飮調。食前服。仍將葱湯薰洗。令軟凝托上。

【錢氏】赤石脂散　治小兒因痢後。努軀氣下推出肛門不入。軀於建反用力努腹也

赤石脂　伏龍肝

右等分爲末。傅腸頭上。頻用按入。

【正傳】一方　治小兒肛門脫

五倍子

右爲細末。敷而頻托入之。

【海上】一方　治小兒脫肛。

萆麻子

右搗爛，貼頂上，腸收即去之。

【回春】　小兒脫肛洗法。

苦參　五倍子　東壁土

右等分，水煎湯洗。次用木賊末搽上。

【醫統】　澁腸散　治小兒久痢，大腸頭脫出不收。

訶子肉煨　赤石脂　龍骨各等分

右爲末，茶少許，和藥摻腸頭上，以帛揉入。治痢木通湯調下。

【百問】　苦參湯　治脫肛并痔。

枳殼　黃連　大黃　甘草　荆芥　苦參

芍藥　黃芩各等分

右剉散，每用五錢，以車前子、茅草同煎，薰洗。

【三因】　香荆散　治小兒脫肛不收。

香附子　荆芥穗各等分

右爲末，每用三五錢，水二碗，煎五七沸，熱淋洗。

【潔古】　五倍子散　治小兒脫肛。

五倍子　地榆各等分

右細末，每服半錢，空心米飲調下。

【薛氏】　小兒脫肛，多因吐瀉，脾氣虛，肺無所養，故大腸之氣虛脫，而下陷也。補中益氣，或四君子爲主。

六八　遺尿

小兒遺尿者，此由膀胱有冷，不能約於水故也。夫腎主水，腎氣下通於陰，小便者，津液之餘也。膀胱爲津液之府，腎與膀胱俱虛，而冷氣乘之衰弱，故不能約制其水，出而不禁，故遺尿也。又有尿牀者，亦由膀胱冷，夜屬陰，小便不禁，睡裏自出，謂之尿牀也。

【醫統】　雞腸散　治小兒遺尿。

雞腸　牡蠣　茯苓　肉桂　龍骨各二錢半

桑螵蛸炒半兩

右爲末，每服二錢，姜黃湯調服。

【濟世】　益智散　治小兒遺溺。

益智　桑螵蛸各七個

右爲末，酒調服。

【準繩】　胡紙散　治膀胱虛冷，夜間遺尿，或小便不禁。

破故紙炒

右爲末，每服一錢，熱湯下。

【準繩】　又方　破故紙炒爲末，黃蘗湯調下。

【外臺】　治小兒睡中遺尿，不自覺者。

官桂

右爲末，雄雞肝一具，等分搗丸，如小豆大，温水送下，每日進一二服。

【醫統】　一方　治小兒遺尿

益智　茯苓

右爲末。每服一錢。空心米湯下。

【縮泉】　治小兒尿牀及產後損脬遺尿。

用猪脬猪肚各一個。糯米半升。右將米入脬內。將脬入肚內。煮爛入鹽椒。勻如飲食。日常服効。

【保元】　治小兒下元虛弱遺尿失禁。

六味丸。加人參、肉桂、破胡紙、益智。

【薛氏】　補中益氣湯　治脾肺氣虛者。

加補骨脂。山茱萸。

按醫宗必讀云。嬰兒遺尿。挾熱十居七八。此又不可不辨也。

六九　白濁

小兒尿白者。由乳母乳哺失節。過傷於脾。故使清濁不分。而尿白如米泔也。久則成疳。亦心膈伏熱而得之。宜和脾土。消食化積。利小便也。

【回春】　澄清飲　治小兒大便白。小便濁。或澄之如米泔。此濕滯於脾胃。

白朮　茯苓　白芍炒　黃連姜汁炒　澤瀉

山查各一錢　青皮四分　甘草三分

右水煎服。

【醫林】　茯苓散　治小兒尿白。狀如米泔。

三稜　莪朮　砂仁　赤茯苓各半兩　青皮

陳皮　滑石　甘草各二錢半

右爲末。每服一錢。麥門冬調下。或加燈心煎。

【湯氏】　三稜散　治小兒尿白濁。久而成疳。此藥實脾土。消食化疳積。（實字作疎綱目）

三稜炮　莪朮炮各一兩　益智　甘草炙

神曲炒　麥芽炒　陳皮各半兩

右爲末。每服二錢。燈心湯調下。

【醫統】　分清飲　通心氣。補漏精。治小便餘瀝。赤白濁。

益智　川草薢　石菖蒲　烏藥各等分

右每服二錢。燈心煎。可加茯苓、白芍各等分

【準繩】　益黃散　初出黃白。久而白濁者。乃冷疳之候也。冷者主之。

【全幼】　香砂圓　治嬰孩小兒白濁。

香附子炒一兩　縮砂五錢　三稜煨

莪朮煨　陳皮　麥蘖炒各四錢

蘆薈五錢半

右爲極末。煮麵糊圓。如黍米大。用米飲鹽湯。食前服。

七〇 便血

論曰。小兒初生七日內。大小便有血出者。此由胎氣熱盛所致也。毋食酒麵炙煿熱物。流入心肺。兒在胎內。稟受熱毒。亦傳心肺。且女子熱入於心。故小便有之。男子熱入於肺。故大便有之。血出淡淡有水脛紅色。盛則其血鮮。凡有此證。不可以他藥。只以生地黃。取自然汁。入蜜少許。和勻溫服。自愈。男女皆効。甘露飲茅根。及茅花湯。兼服亦好。

【醫統】 甘露飲　治小兒胃中客熱。牙宣口氣。齒齦腫爛。時出膿血。或肌煩不欲飲食。及赤目腫痛。口舌生瘡。咽喉腫痛。及身面皆黃。肢體腫。大便不調。小便澁黃。並治。

熟地　麥門　枳殼　甘草　茵陳　枇杷葉去毛　石斛　黃芩　生地　天門各等分

右水煎服。

【醫統】 聚金丸　治大便下血。發熱煩燥。腹中熱痛。作湯。脈來弦數。或驚熱目赤昏澁。或有酒毒去血。並治。

黃連一兩水浸曬乾　一兩炒　一兩炮　一兩生用
黃芩　防風各一兩

右末麵糊丸。菉豆大。每服五十丸。白湯下。

【醫統】 千金地黃丸　治心熱腸風。臟毒去血。

生地半斤研取汁連查二味拌勻曬乾
黃連四兩

右末煉蜜丸。菉豆大。每服二十丸。食後麥門冬湯下。

【外臺】 治小兒大便失血。出車釭一枚。燒令赤。內水中服之。瘥。

【回春】 一方　用生蒲、油頭髮。燒灰各一錢。爲末。生地黃汁。或米飲乳汁。調同服。

【御藥】 阿膠丸　治小兒腸風下血。

黃連　阿膠　赤茯苓各等分

右將連茯爲末。調阿膠酒熬。衆手和丸。食前米湯送下。

【本事】 槐花散　治小兒腸風。臟毒下血。

槐花　側柏葉　荆芥　枳殼

右爲末。每用二錢。空心米飲調下。

七一 淋疾

小兒諸淋者。膀胱津液內鬱。水道不通。停積于胞。熱則澁。故令水道不利。小便淋瀝。故謂之淋。其狀小便出少。小腹急痛引臍是也。名雖有五。總屬於熱。

【醫統】葵子散　治小兒諸淋。小便不通。

葵子　車前　木通　瞿麥　赤茯苓　桑白皮

梔子　甘草各等分炙

右水煎服。

【醫統】冬葵子散　治小兒小腹急悶。小便淋瀝。

冬葵子一兩　木通半兩

右入燈心。水煎服。

【保元】五淋散　治小兒下淋。乃膀胱有熱。水道不通。淋瀝不出。或尿如豆汁。或如砂石。或冷淋如膏。如熱淋尿血。

赤茯苓六分　赤芍　山梔各二分　黄芩三分

當歸　甘草各五分　一方加生地、澤瀉、木通、滑石、車前子。各二分。

右燈心一團。水煎服。

【百問】立效散　治小兒諸淋不通。莖中疼痛。

木通　甘草　白孩兒花名王不留行　胡荽

滑石　海金砂　山梔　梹榔各等分

右煎服。

【醫統】車前子散　治小水不利。

茯苓　猪苓　香薷　車前子　人參各等分

右爲末每服二錢。燈心湯下。

【醫統】金砂散　治小便淋瀝不通。

鬱金　海金砂　滑石　甘草各等分

右爲末。每服二錢。木通燈心煎湯下。或冬瓜湯下。亦可。

【全幼】草豆湯　治嬰孩小兒沙石淋。

甘草一寸生　黑豆百二十粒

右用新水煮。乘熱入滑石末煎。食前服。

【湯氏】治血淋。神效方。

紫草　連翹　車前子

右水煎。

【準繩】又方

海螵蛸　生地　白茯苓

右爲末。柏葉車前草。煎湯調下。

【寶鑑】導赤散　治小兒血淋。

生地黄　木通各二錢　黄芩

甘草生用各一錢

右爲末。每服一錢。井水入燈心煎服。仍以米飲調油髮灰。空心灌下。

【準繩】治氣淋。

赤芍一兩　梹榔一個

右爲末。燈心同棗子。煎湯調下。

【薛氏】 補中益氣湯 淋脾氣下陷

【薛氏】 兒早近色慾。小便澁滯。或作痛。及去後大小便牽痛者。皆屬肝腎不足也。用六味地黃丸。補中益氣湯加牛膝、車前、肉桂、未應。當參五臟所勝。不可輕用滲泄寒涼之藥。大損胃氣。愼之。

七二 尿血

【醫林】 硃珀散 治小兒尿血

滑石 硃砂 琥珀 甘草

右末每服一錢。燈心湯調下。

【姚和】 治小兒尿血。

甘草五分

右以水六合煎取二合。去滓。一歲兒一日服。令盡。

【姚和】 一方 治小兒尿血。

蜀升麻五分

水五合。煎取一合。去滓。一歲兒一日服盡。

【準繩】 究府丹 治小兒小便出血。

木通 生地黃 甘草 黃芩

右爲末。水煎溫服。

【丹溪】 一方 治小兒尿血。用甘草升麻煎湯。調益元散。

尿血方

生蒲黃 生地黃 赤茯苓 甘草各等分

右每服一錢。煎調髮灰。食前服。

【全幼】 又方 小兒出血。生地黃汁、生姜汁、入生蜜同調化。食前服。

七三 吐血

夫吐血證者。由營衛氣逆也。營者血也。衛者氣也。營衛相濟。不失常道。一則所盛。則致妄行。血者。水也。決之東。則東流。決之西。則西流。氣之使血。其勢如此。

【簡要】 秘方 治小兒吐血不止。

黃連一兩

右爲末。每一錢。豆豉二十粒。水煎服。

【回春】 一方 治小兒吐血

山梔子炒黑三錢

右入生姜。水煎服。

【錄驗】 一方 治小兒咯血。吐血衄血。

白芍藥一兩 犀角二錢半

右爲末。新水服一錢匕。血止爲限。

【保元】 柏枝散 治小兒吐血衄血。

柏枝曬乾 藕節曬乾各等分

右爲末。三歲兒。服半錢。藕汁和蜜一匙。白湯調下。

【準繩】紫參散　治吐血

紫參　山梔子　生乾地黃各一兩　刺薊一分燒灰　亂髮一分燒灰俱存性已上搗羅爲細末次用　蒲黃　伏龍肝各一分並細研

右件都拌勻每服半錢。至一錢。煎竹茹湯。調下。

【回春】黃芩丸　治小兒吐血。衄下血。

黃芩

右爲末。煉蜜爲丸。如雞頭實大。鹽湯下。每一二丸。

【聖濟】一方　治小兒吐血不止。

蒲黃

右每半錢。用地黃汁調下。量兒大小加減。或入髮灰等分。

【聖惠】雙荷散　治小兒卒暴吐血。

藕節七節　荷葉頂七個

右入蜜一匙。擂爛水二盞。煎八分。去滓溫服

七四　鼻衄

夫鼻衄者。是五臟熱結所爲也。血隨氣行。通流臟腑。冷熱調和。不失常度。無有壅滯。亦不流溢。血得寒則凝結。得熱則流散。熱乘於血。血隨氣發。溢出於鼻竅也。有因傷寒溫疫。諸陽受病。不得其汗。熱毒停聚五臟。故從鼻而出也。血熱不循經。從鼻出血。隨其氣。肺主氣。外屬鼻。故衄也。

【大全】一方　治小兒衄。

生蘿蔔

右去葉。搗汁。仰頭滴入鼻中。或血妄行。取汁飲之。立效。

【拔萃】黃芩芍藥湯　治鼻衄。吐血。

黃芩　芍藥　甘草

右水煎服。

【湯氏】地黃湯　治營中熱。及肺壅鼻血。生瘡。一切丹毒。

生地黃　赤芍　當歸　川芎各等分

右水煎服。量大小加減。如鼻衄。臨熱入生蒲黃少許。生瘡加黃芪等分。丹毒加防風等分。

【三因】白芨散　治鼻衄。

白芨不以多少

右爲末。冷水調貼鼻竅中。　泉按時珍曰。白芨性濇而收。得秋金之令。故能入肺。止血生肌治瘡也。

小柴胡湯　傷寒證衄者。依本方加生地。

【準繩】膠黃散　治小兒大衄。口鼻耳出血不止。十

五六歲兒。陽盛多此病。

阿膠一兩　蒲黄半兩

右爲末。三歲兒半錢。生地黄汁。微煎調下。

泉按口鼻耳皆出血者。難治之症也。丹臺玉案云。耳目口鼻一齊逆流。藥不及煎。針不及下。死在頃刻間。此猶血症之至極者也。醫者豈可無急治之法。

七五　小便不通

小兒小便不通者。皆因心經不順。或伏熱。或驚起心火。上炎不能降濟。腎水不上升。故使心經愈熱。而小腸與心合。所以小便不通也。

【回春】　神通散　治小兒小便緊急不通。或去血。

小便閉澁不堪言。　爲用兒茶末一錢。
扁蓄煎湯來送下。　霎時溲便湧如泉。

【袖珍】　木通散湯氏方　治小兒心經伏熱。小便不通。

木通一兩　牽牛半兩　滑石一兩

右爲末。燈心葱白煎服。

【醫統】　梔子仁散湯氏方　治小兒小便不通。臍腹妨悶。心神煩躁。

梔子五枚　茅根　冬葵子各半兩
甘草炙一分

右水煎服。

【袖珍】　匀氣散　治小兒脾肺氣逆。喘嗽面浮。胸膈痞悶。小便不利。

桑白皮一兩　陳皮一兩半　桔梗一兩炒
甘草炙一兩　藿香半兩　木通四兩
赤茯苓一兩

右水煎服。

【保元】　治小兒小便不通。腹脹欲死。

野地蒺藜子

右一品。不拘多少。焙黄色爲末。温酒服立通。

【保元】　又方　用火麻燒灰。酒調下。

【東井】　治小兒小便不通。肚腹膨脹。

滑石

右爲末。和蜜爲餅。敷臍中。

【陳藏器】　一方　治小兒卒不尿。用炒鹽裹帛。臍上下及肚臍熨之。暫時通來。

【局方】　五苓散　治小兒小便不通。

猪苓　澤瀉　茯苓　白朮各等分　官桂減半

右水煎服。加車前子。燈心尤妙。

【阮元】　一方

大田螺十五個

右新水養候螺中出泥。澄去上清水。以底下泥。入膩粉。調塗臍上。尿即通。將田螺放長流水中。若殺之。病不得愈。

【錢氏】 捻頭散 治小便不通。

玄胡 苦楝子各等分

右爲細末。每服半錢。捻頭湯調下。量多少與之。捻頭湯。即湯中滴油數點。食前服。 按因汚血而小便閉者。宜此。

【準繩】 五淋散 治熱結膀胱。而不利者。

【薛氏】 補中益氣湯 肺虛而短少者。 本方加山藥、麥門。

【藥性】 一方 小兒不尿。安鹽於臍中。以艾灸之。

七六 大便不通

小兒大便不通者。臟腑有熱也。

【醫鑑】 萬億丸 治小兒大便不通。其驗如神。

硃砂 巴豆 寒食麵

右先將硃砂研爛。即將巴豆同研極細。却以寒食麵好酒。打成糕入藥汁。仍同研。再餘下再揉和爲丸。如黍米大。每服一二丸。茶清下。

【回春】 消藥散 治小兒風與熱滯。留蓄上焦。胸膈高起。大便不通。

消藥 大黃 枳殼 桔梗各二錢 木香 甘草炙各一錢

右入姜。水煎服。

【家傳】 藿香正氣散 延壽院曰。小兒風氣。大便秘。依本方加枳殼。

【家傳】 錢氏白朮散 半井翁曰。小兒稟弱。或癖積鬱熱。大便艱難。加枳殼、黃芩。

【百問】 四順清涼散 通順大腸。令無壅閉。

赤芍 當歸 甘草 大黃各等分

右水煎。

七七 大小便閉

小兒初生。大小便不通。腹脹欲死。急令人以温水漱口。淨口吸咂兒前後心。幷臍下手足心。共七處。每一處凡三五次。漱口吸咂取紅赤爲度。須臾自通。不爾。則無生意。

【經驗】 治小兒大小便不通。

用老蘿蔔頭煎湯。冷服即通。

【大全】 八正散局方 治小兒心經積熱。大小便秘。

大黄　瞿麥　木通　滑石　萹蓄　山梔
車前子　甘草
右入燈心。水煎服。
【保元】治新生小兒二三日。不大小便。用葱汁人乳各半調勻。抹在口中同乳帶下即通。
【回春】掩臍法　治小兒大小便不通。取連根葱白一莖。生姜一塊。淡豆豉二十粒。鹽一小匙。同研爛。揑作餅子。貼臍中。烘熱貼之。用絹帛扎定。良久氣透。自然通。不通再易一餅。
【百問】大連翹湯　治二便閉結。方見諸熱門
【準繩】惠眼芍藥散　治大小便下藥不通者。
芍藥　大黄　甘草炙　當歸　朴硝各一分
右爲末。水煎服即通。

七八　腫脹

丹溪云。脾虛不能制水。腎虛不能行水。胃與脾合爲水壳之海。因脾虛而不能傳化。腎水泛濫。反得以浸漬脾土。於是三焦停滯。經絡壅塞。水滲於皮膚。注於肌肉而發腫也。其狀自目胞下微起。肢體重著。咳嗽怔忡。股間清冷。小便澁黄。皮薄而光。手按成凹。舉手即滿是也。諸家只知治濕。多利小便之説。執此一途。用諸利水之藥。往往多死。殊不知脾極虛損。雖劫目前水氣復來。束手待斃。大都小兒尤是飲食傷脾。不能行水。而作脹滿。只用實脾爲主。佐之分證治。而得之矣。
【局方】藿香正氣散　半井春蘭子禄驗書云。小兒水腫腹脹。用之有數功。
【濟世】實脾散　治小兒陰水發腫。用此先實脾土。
厚朴　白朮　木瓜　木香　乾姜煨各一兩
草菓仁　大腹　附子　茯苓　甘草炙各半兩
右入姜棗。水煎服。按水氣肢體浮腫。口不渴。大便不秘。小便不澁者。陰水也。此方主之。名曰實脾散者。實土以防水也。雖其藥味。不皆實土。然能去其邪。乃所以使脾氣之自實也。
【丹溪】加味五皮散　治小兒四肢腫滿。陽水陰水皆可服之。
茯苓皮　陳皮　桑白皮　生姜皮
大腹皮各一錢　姜黄　木瓜五分
右水煎服。
【經驗】大橘皮湯　治濕熱内攻。腹脹水腫。小便不利。大便滑泄。
陳皮一兩半　木香二錢半　滑石一兩　檳榔

三錢　茯苓一兩　猪苓　白朮　澤瀉　肉桂各半兩　甘草一錢

右水煎服。按竹氣。治濕熱、利水道之劑。此蓋五苓散合益元散。加陳皮、木香、檳榔子。

【醫統】三稜丸　治小兒停積。腹脇脹滿。乾嘔惡心。全不入食。

三稜　木香　神曲　陳皮　半夏各一兩

丁香　桂心各半兩

右爲末。麵糊丸粟米大。乳食後。姜湯下。十餘丸。

【醫鑑】加減胃苓湯　半井翁云。小兒水腫。用之最有奇功。

陳皮　猪苓　澤瀉　茯苓　木瓜　白朮各一錢　厚朴　神曲　檳榔各八分　香附子　大腹　山查　砂仁各七分　蒼朮二錢半　甘草炙二分

右入生姜、燈心。水煎服。

【醫林】五苓散　治小兒通身浮腫。小便不利。

猪苓　澤瀉　白朮　茯苓　桂

右入燈心、長流水煎。時時灌服。小便利則愈。

【醫統】温肝散　治小兒脾不和。虚脹不乳食。憎寒壯熱。困倦無力。

訶子　人參各七錢半　甘草二錢半炙

白朮　木香　茯苓　黄芪　藿香　陳皮

桔梗各半兩

右入姜棗。水煎服。

【幼幼集】補中行濕湯　治小兒諸般虚腫。小水不利者。

陳皮　人參　茯苓　白朮　猪苓　肉桂

澤瀉　蒼朮　厚朴　甘草

右姜燈心。水煎服。泉按丹溪云。諸濕腫脹。補中宫。故補中行濕。治腫滿之要法也。

【御藥】匀氣散　治脾肺氣逆。喘嗽面浮。小便不利。

陳皮七錢　桑白皮　桔梗　赤茯苓

甘草各半兩　藿香三錢　木通二兩

右入姜燈心。水煎服。

【全幼】營衛飲子　治嬰孩小兒。調補氣血俱虚。四肢頭面手足浮腫。以致喘急。

當歸　熟地　人參　茯苓　川芎　白朮

甘草　芍藥　枳殼　陳皮　黄芪蜜炙各二錢

右水煎服。

【全幼】分氣飲子　治嬰孩小兒。調理腫脹作喘。氣短促急。坐臥不任。四肢浮腫。飲食吐逆。神困喜睡。

五味子　桔梗　茯苓　甘草　陳皮　桑白皮
草菓　枳殼　大腹　白朮　當歸　紫蘇
蘇子　半夏
右入姜棗。水煎服。一方無五味子、當歸、白朮。

【丹溪】白文舉兒五歲。身面皆腫。尿少。
山梔炒　桑皮炒各一錢　黄芩二錢半　白朮
蘇梗各一錢半
右作三貼。水一盞半。煎至半盞。食前温服。

【湯氏】退腫氣方
赤小豆　陳皮　蘿蔔子　甘草炙各半兩
木香炮一錢
右入姜棗煎服。大小加減。

【綱目】又方　用錢氏益黄散。加木香。去丁香。加蘿蔔子。去訶子爲末。大小加減。米飲調下。方見泄瀉門

七九　黄疸

錢氏曰。凡小兒身皮自皆黄者。黄病也。身痛髆背強。大小便澁。一身皆黄。面目指爪皆黄。小便如屋塵色。着物皆如黄深此黄疸也。二證多病於大病後。又有一證。生下百日。及半年。不因病後身微黄者。胃熱也。大人亦同。又有面黄腹大食土渴者。脾疳也。又有自生而身黄者。胎疸也。經云。諸疸皆屬於熱。色深黄者。是也。若淡黄者兼白胃怯胃不和也。丹溪云。不必分五。同是濕熱。如盦麯相似。此理甚明也。全嬰方論云。夫發黄者。皆由寒濕之氣。蘊結於脾胃。蒸發而成也。陽明病無汗。小便不利。心中熱壅。必發黄。巢氏曰。小兒百日半歲。非傷寒疸病。而身微黄者。亦是脾胃熱。不可灸火。灸之則熱甚。此是將息過度。所爲微薄其衣。欲與除熱丸散。投之自歇。不得妄與湯劑及灸。爲害不淺淺也。

【家傳】藿香正氣散　小兒黄疸。腹脹不食者。有神驗也。
加茵陳。

【醫統】茯苓滲濕湯　治小兒黄疸。寒熱嘔吐。渴欲飲水。身面俱黄。小便不利。不得安臥。不思飲食。
茯苓五分　澤瀉三分　茵陳六分　猪苓二錢
黄芩　黄連　梔子　防己　白朮　蒼朮
陳皮　青皮　枳殼各一錢
右水煎。徐徐温服。　龔氏壽世曰。如小便不通。加木通。　如傷食不思飲食。加砂仁、神曲、麥芽。

【直訣】瀉黄散　治小兒黄疸。屬脾胃實熱者。
藿香　甘草各七錢半　山梔一兩　石膏五錢

防風二兩

右水煎服。小兒旬日內。先兩目發黃。漸及遍身。用之而痊。

【醫統】加減瀉黃散 此藥退脾土。復腎水。降心火。

黃連 茵陳各五分 黃蘗 黃芩 茯苓

山梔各三分 澤瀉二分

右水煎服。

【圖經】一方 治小兒四歲發黃。

王瓜生搗絞汁三合與飲。不過三飲已。

【子母】一方 治小兒患黃。

搗韭根汁。滴兒鼻中如大豆許。

【薛氏】錢氏白朮散 小兒病後。身目皆黃。或肢體黃胖者。脾氣虧損。而真藏爲病。 半井秘傳。一本加茵陳。小兒黃疸用之有奇効云云。

【醫統】梔子蘗皮湯 治小兒身黃。發熱。

梔子十枚 甘草炙一兩 黃蘗一兩

右水煎服。

【丹溪】一方 治小兒吐瀉黃疸。

三稜 莪朮 青皮 陳皮 神曲 麥芽

黃連 甘草 白朮 茯苓各等分爲末

右每服一錢。溫湯調服。傷乳者。麥芽湯調。時氣用紫蘇湯。發熱者。薄荷湯。茵陳五苓散。沸湯調服。

【薛氏】越麯丸 小兒因母食鬱飽脹噯酸。而患遍身皆黃。用此治其母。以瀉黃散。治其子並愈。

蒼朮 神曲 香附子 山查

山梔 川芎 麥芽

右爲末。水調神曲糊丸。桐子大。每服二三十丸。白滾湯下。

【子母】一方 治小兒忽發黃面目皮肉並黃。搗生括蔞根。取汁二合。蜜一大匙。二味煖相和。分作二服。與服之。

【綱目】犀角散 治小兒黃疸。一身盡黃。

犀角一兩 茵陳 乾葛 升麻 龍膽草

生地黃各半兩 寒水石四錢

右水煎服。一方治小兒忽發黃。面目皮肉盡乾黃。以乾葛汁和蜜調服。 袖珍方。無乾葛。用瓜蔞。

【總微論】一方 治小兒黃疸。

胡黃連 川黃連各一兩

右末用王瓜一個。去瓤留蓋。入藥在內。合定麵裹煨熟。去麵搗丸。菉豆大。每量大小。溫水下。

八〇 汗症

夫小兒氣血嫩弱。膚腠未密。若厚衣太煖。臟腑生熱。搏心爲邪所勝。津液不能內藏。蒸出肌膚而爲汗也。又或傷於冷熱陰陽不知津液發泄。亦令睡中汗出。其有虛者。諸病後。汗出多。血氣弱。潮熱自汗。或寒熱發過之後。身涼自汗。日久令兒黃瘦。失治則變蒸骨疳癆是也。盗汗乃熟睡時。溱溱然汗以覺則止。而不復出矣。是亦心虛。宜斂心氣。益腎水。使陰陽調和。水火升降。其汗自止。錢氏云。上至頭。下至項。謂之六陽虛汗。不須治之。

【孫尙藥】　柴胡丸　治小兒盗汗。潮熱往來。

胡黃連　柴胡各等分

右爲細末。煉蜜爲丸。如雞頭子大。每一丸至三丸。銀器中用酒少許。化開。更入水五分。重湯煮二三十沸。放溫。食後和渣服。

【直訣】　止汗散　治小兒睡而自汗。

故蒲扇燒

右爲末每服三錢。溫酒調下。

【全幼】　團參湯　治嬰孩小兒虛汗盗汗。心血液盛亦發爲汗。收斂心氣。

人參　當歸炒各二錢

右用猪心一片。水煎。　一方加黃耆蜜炙。

【醫統】　牡蠣散　治血虛自汗。或病後暴虛。津液不固自汗。

牡蠣二兩　黃芪　生地各一兩

右入小麥、麻黃根。水煎服。

【醫統】　三稜散　小兒無疾。但睡中汗出如水。覺而經久不乾。此名積證盗汗。脾冷所致。宜此益黃散主之。

三稜　莪朮各一兩　益智　甘草　神曲

麥芽　陳皮各半兩

右水煎服。

【醫林】　人參黃芪湯　治小兒發熱自汗虛煩。

人參　黃芪　芍藥各五錢　甘草三錢

右入姜棗。浮麥。水煎服。

【醫統】　酸棗參苓飲　治小兒盗汗。

人參　茯苓　酸棗仁

右爲末。每服二錢。米飲下。或水煎服。

【保元】　治小兒盗汗。

五倍子

右爲末。調津液塗臍中。一宿即止。

【保元】　又方　用何首烏爲末。調津液。塗臍內。

【醫統】　通神丸　治小兒夜間遍身多汗。

龍膽草不拘多少

右爲末。醋糊丸。菉豆大。每服五七丸。米飲下。

【醫林】益黃散　治小兒汗。上至頭。下至臍。此胃虛也。方見泄瀉門

【直訣】六君子湯　薛氏曰。小兒汗。胃氣虛者。宜此。

【全幼】止汗散

人參　白朮　茯苓　黃芪　當歸　甘草炙

右用生姜三片。入麥麩同煎。食前服。

【全幼】撲汗方

牡蠣　麻黃根　赤石脂　糯米粉　貝母

右極末。綿包蘸撲汗。

【薛鎧】一方　治小兒胃氣虛而汗。

白朮炒

右爲末。以浮麥炒。濃煎湯。調服。　全幼曰。白朮五錢。小麥一撮。煮水乾。去麥。白朮杵極細末。用黃芪煎湯。食前服。

【濟世】一方　治小兒盜汗。

鬱金

右爲末。塗兩乳下立効。　東井曰。牡蠣末加之甚妙。

【方老】撲粉　汗出多不止。以此粉撲之。

龍骨　牡蠣　糯米

右爲末。　吳昆曰。龍骨牡蠣之澁以固脫。入糯米者。取其粘膩云爾。乃衞外之兵也。

【直訣】參附湯　治稟賦不足。上氣喘急。自汗盜汗。或病久陽氣脫陷。急宜服之。

人參五錢　附子一兩

右每一錢。姜水煎。

【直訣】芪附湯　治稟賦氣虛陽弱。自汗不止。肢體倦怠。或大病後陽氣虧損。並急服之。多有生者。

黃芪蜜炙　附子等分

右姜水煎。

八一　解顱

小兒解顱。頭縫不合也。因母氣虛與熱多也。錢氏云。生下而顱不合。腎氣未成也。雖長必少笑。更有目白睛多。面㿠白色。肢體消瘦多愁少喜也。

【丹溪】八珍湯　治小兒解顱有熱。加酒炒芩連。外用布帛緊束。及以白斂末敷之。

【薛氏】補中益氣湯　治小兒顖門不合。依本方加山茱萸、山藥。兼六味丸。加鹿茸服。

【簡要】治小兒解顱不和。顱蹄不計多少。燒灰。研以生油和傳於頭骨縫上。以

痓爲度。

【簡要】一方　治小兒解顱不合。

生蟹足骨半兩焙乾　白斂半兩

右爲末。用乳汁和貼縫骨上。以痓爲度。

【準繩】調元散　主稟受元氣不足。顱顖開解。肌肉消瘦。腹大如腫。致語遲行遲。手足如分筒。神昏慢齒生遲。服之効。方見行遲門

【無擇】三辛散　治小兒頭顱。應合不合。頭骨開。名曰解顱。

細辛　桂心各五分　白姜七錢半

右爲末。乳汁調敷。乾再敷之。小兒面赤卽効。

【回春】人參地黃丸　治小兒顱顖開解。頭縫不合。此乃腎氣不成。腎主骨髓。而腦爲髓海。腎氣不盛。所以腦髓不足。故不能合。

人參二錢　熟地四錢　鹿茸　山藥　茯苓

牡丹　山茱萸各二錢

右爲細末。煉蜜丸。芡實大。用人參煎湯研化。食遠服。

【百問】柏子仁散　治小兒顖門不合。

防風　柏子仁

右等分爲末。乳汁調塗。顖門上。

【養生主】一方　小兒解顱

防風　白芨　柏子仁各等分

右爲末。以乳汁調塗。一日一換。

八二　鶴膝

小兒稟受不足。氣血不充。故肌肉瘦薄。骨節呈露狀如鶴膝。抑亦腎虛得之。腎虛則精髓內耗。膚革不榮。易爲邪氣所襲。日就枯悴。其殆鶴膝之節乎。

【醫統】加味地黃丸　治小兒鶴膝。

熟地四兩　山茱萸　山藥各二兩　澤瀉一兩

牡丹皮　茯苓各半兩　鹿茸酥炙

牛膝各三錢

右爲末。麵糊丸。如黍米大。三歲兒巳上。與十五丸。

一方加當歸。

【局方】大防風湯　治鶴膝風。腫痛不消。或潰而不斂。

牛膝酒炒　附子炮　甘草各一錢　白朮

羌活　人參　防風各二錢　杜仲　川芎

肉桂　黃芪　熟地黃　芍藥炒各一錢半

右水煎。量兒大小用之。

八三　行遲

小兒行遲者。因稟受肝腎氣虛。肝主筋。腎主骨。肝藏血。腎藏精。血不足則筋不營。精不足骨不立。故不能行也。

【回春】 錢氏地黃丸 治肝腎虛弱。骨髓不充。不能行。

依本方。加酒炙鹿茸、牛膝、五茄皮、同服。自然髓生而骨強。即能漸漸行也。

【醫林】 五茄皮散 治小兒四五歲。不能行。

五茄皮一兩 牛膝 木瓜各五錢

右爲末。每服二錢。空心米湯下。日二服。服後再用好酒半盞。與兒飲。仍量兒大小。

【醫統】 虎骨丸 治小兒脚軟行遲。

虎脛骨酥炙 生地 酸棗仁 茯苓 防風

川芎 牛膝 肉桂 當歸

右爲末。煉蜜丸。如麻子大。每服十丸。酒送下。或木瓜湯下。

【準繩】 調元散 治小兒稟受元氣不足。行遲手足如筒。

山藥五錢 茯苓 白芍 茯神各二錢半

白朮二錢半 菖蒲一錢 人參 熟地 當歸

黃芪 川芎各二錢半 甘草炙一錢半

右入姜棗。水煎服。嬰兒乳母同服。

【袖珍】 羚羊角丸錢氏方 治小兒五六歲。骨氣虛。脚筋弱。不能行。

茯苓 酸棗仁 羚羊角 虎脛骨醋炙 生地

各五錢 黃芪 桂心 防風 當歸各二錢半

右爲末。煉蜜丸。如小豆大。食前以溫酒化下。一二三丸。服之一月。漸漸即可行也。

【醫統】 五茄皮散 治小兒三歲。不能行。

五茄皮爲末。以酒服。

八四 語遲

巢氏云。小兒四五歲。不能言。心氣不足。而不能言也。

【醫林】 菖蒲丸 保幼須知云。言心之聲也。小兒在胎時。其母卒有驚怖。邪氣乘心。故兒感受母氣。心宮不守。舌本不通。四五歲而不能言者。宜此。

人參 石菖 麥門冬 遠志 川芎

當歸各二錢 乳香 辰砂各一錢

右爲末。蜜丸。麻子大。每服十丸。粳米飲下。

【錢氏】 菖蒲丸 治小兒心氣不足。五六歲不能言。

石菖三錢 人參五錢 丹參三錢 天門一兩

赤石脂二錢

直指有當歸、川芎、硃砂。
右爲細末。煉蜜丸。如菉豆大。溫水下十丸。至二十丸。日二三服。久服效。又有病後腎虛不語。宜兼服六味地黃丸。海藏云地黃丸足少陰也與菖蒲丸上下通經

【本草】治小兒久不語。百舌鳥炙食之。百舌鳥今之鶯也名百舌

【薛氏】加味逍遙散　薛氏曰。乳母五火遺熱。閉塞氣道。而不語者宜之。

【薛氏】七味白朮散　小兒病後。津液內亡。會厭乾涸。而不言者宜此。

【薛氏】補中益氣湯　小兒脾胃虛弱。淸氣不升。而言遲者。

【直訣】團參湯　小兒心氣虛。而不能言語。

【綱目】雞頭丸　治小兒諸病後。不能語。
雄雞頭炙一錢　鳴蟬炙焦三個　大黃煨一兩
甘草一兩　當歸三分　木通　黃芪各半兩
川芎　遠志　門冬各三分
右同爲細末。煉蜜丸。如小豆大。平旦米飲下五丸。空心日三四服。兒大者。加之。久服取效。雞蟬二物宜求死者用之。不可旋殺。孫眞人所謂殺生求生。去生更遠矣。

【直訣】錢氏云。腎怯失音相似病。吐瀉及大病後。雖有聲而不能語。此非失音。爲腎怯不能上接於陽故也。當補腎地黃丸主之。失音乃猝病耳。口禁不止。則失音。聲遲亦同。

【明堂】五六歲不語者。灸心腧三壯。

八五　齒遲

薛氏云。稟受腎氣不足者。則齒生而遲。齒骨之餘。骨乃腎之候。腎不足。故骨不長而齒生遲。

【丹溪】芎黃散　治小兒齒生遲。或齒嚼物少力。
川芎　生地　山藥　當歸　芍藥炒
甘草各等分
右各別爲末。每服二錢。白湯調下。將此乾藥末擦牙齦即生。按醫林此方加沉香。

【入門】腎氣丸　主齒遲。因稟氣不足。則髓不能充骨。或十全大補湯。加黃柏、知母。

【全幼】三香梹榔圓　治嬰孩小兒。稟受腎氣不足。腎主骨髓。髓不充於齒。故齒不生。
香附炒　沉香各二錢　梹榔　人參
蝦蟆燒灰各二錢半　麝香少

右爲細末。羊髓煮爛。圓如黍米大。用米飮。食後服。

八六　髮遲

本事方。兒稟受血氣不足。不能榮於髮。故頭髮不生。
或者呼之爲疳病胙也。

【入門】蓯蓉丸　小兒髮遲。乃血氣不能二束。

蓯蓉　川芎　當歸　熟地　芍藥各等分

胡粉減半

右爲極細末。蜜丸如黍米大。每服五六丸。黑豆煎湯下。仍磨化抹頭上。

【湯氏】香粉膏　治小兒白禿。不生髮燥痛。

香薷一兩　胡粉五分　猪脂二錢半

右用水一小鍾。煎香薷取汁三分。入胡粉猪脂調勻。頭上塗。一日三次。

【肘後】治小兒頭上白禿。髮不生。用椿楸樹葉心取汁。傅之大効。

【永類】一方　治小兒髮遲。

陳香薷二兩

右水一盞。煎汁三分。入猪脂半兩。和勻。日日塗之。

八七　龜胸

龜胸。乃胸高脹滿。其狀如龜。此肺經受熱所致。蓋因乳母酒麵無度。或夏月熱煩熱乳。與兒得之。或乳母多食五辛。亦成此疾。

【醫林】百合丹　治小兒龜胸。

大黃焙七錢半　天門　杏仁　百合　木通

桑白皮　甜葶藶　軟石膏各五錢

右爲末。煉蜜丸。菉豆大。每服五丸。食後臨臥。熱水下。

【正傳】瀉白散　治肺熱脹滿。攻於胸膈。成龜胸。

桑白皮一錢　地骨皮一錢　甘草炙五分

加黃芩一錢

右水煎服。

【丹溪】治小兒龜胸。

蒼朮　黃柏酒炒　芍藥飛炒　防風　山查

威靈仙

加當歸。又利後加生地。

右爲末。煉蜜丸。食後溫水下。

八八　龜背

聖惠論云。龜背者。小兒初生。未滿半周。強令早坐。遂使客風吹背。故令背高如龜之狀。

【入門】松蘂丹　主龜背。客風吹脊。入於骨髓。

松花　枳殼　防風　獨活各一兩　麻黃
前胡　大黃　桂心各五錢
右爲末。煉蜜丸。黍米大。每十丸。粥飲下。
【醫統】枳殼防風丸　治客風入背而高聳。
枳殼　防風　獨活　前胡　麻黃　當歸
大黃煨各一錢
右爲末。麵糊丸。黍米大。食後米飲下。
【百問】龜胸丸　治小兒龜胸龜背。
大黃煨一錢　天門冬　百合　杏仁炒　木通
枳殼　桑白皮蜜炙　甜葶藶炒　朴硝各五分
右爲細末。煉蜜丸。如芡實大。每用一丸。溫湯化服。

八九　顖陷

顖陷。乃因臟腑有熱。渴引水漿。致成泄痢。久則血氣虛弱。不能充腦髓。故顖陷如坑。
【百問】當歸散　治小兒顖門陷下。
甘草炙半錢　桔梗　陳皮　當歸各一錢
右水煎服。
【本草】一方　治小兒顖陷。半夏末。水調塗足心。
【準繩】烏附膏　理顖門陷。
綿川烏生　綿附子生各五錢　雄黃二錢
右件爲末。用生葱和根葉細切。爛杵入煎藥同煎。空心作成膏。貼陷處。
【聖惠】一方　以天靈蓋炙令黃。擣羅爲末。以生油調塗。

九〇　顖填

顖填。乃顖門腫起也。蓋脾主肌肉。乳食不常。飢飽無度。或寒或熱。致使臟腑不調。其氣上衝。爲填脹顖突。而毫毛髮短黃。若寒氣上逆。則堅硬。熱氣上冲。則柔軟。寒者溫之。熱者涼之。肝盛風熱交攻亦然。
【入門】瀉青丸　治小兒肝盛。風熱交攻。以致顖填突起者。
龍膽草三錢　當歸　川芎　山梔　大黃
羌活　防風各五分
爲末蜜丸。芡實大。每一二丸。竹葉薄荷煎湯化下。
【普濟】一方　治小兒生下顖腫者。黃蘗末水調貼足心。

九一　手拳不展

【醫林】薏苡仁丸　治小兒稟受肝氣怯弱。致兩手伸展無力。兩膝攣縮。

當歸　秦艽　薏苡仁　酸棗仁　防己
羌活各一兩

右爲末。煉蜜丸。芡實大。每一丸。麝香荆芥湯下。

【聖惠】薏苡仁散　治兒有胞母臟腑虚。爲風冷所乘。兒生肝氣不足。致筋脈攣縮。不得伸展。

薏苡仁七錢五分　秦艽　防風　酸棗仁炒
甘草微炙赤各半兩　當歸焙　桂心各二錢半

爲散。每一錢。水一小盞。煎五分。不計時候。量兒加減。

【準繩】羚羊角散　治兒手不展。是風邪滯氣所客。令營衛不通。

羚羊角　羌活　五茄皮　白蘚皮　桂心各二錢半　麻黃半兩　甘草炙一錢二分半

右爲散。一錢。水煎。量兒加減。

九二　脚拳不展

【醫林】海桐皮散　治稟受腎氣不足。血氣未營。脚指拳縮。不能伸展。

海桐皮　牡丹　當歸　熟地　牛膝酒浸各一兩　山茱萸　補骨脂各五錢

右爲末。每服一錢。白湯下。

【聖惠】當歸散　治兒在胞母。臟腑有積冷。爲風邪所乘。生後腎氣不足。血未營。故脚指拳縮不展。

當歸焙　麻黃各半兩　羌活　酸棗微炒
人參　杜仲微炒　桂心各二錢半

右姜水煎。量兒大小。乳前服。

九三　白虎

小兒有白虎一病。不可不察。據統天曆遊年圖云。白虎在太歲前一辰也。假如太歲在巳。則爲白虎在辰。大歲在申。則爲白虎在未。餘倣此。其神所值之方。小兒不知禁忌。出入居處。稍有觸冒。便能爲病。其壯身微熱。有時少冷。啼叫屈指爲數物。手足不瘈瘲是也。

【醫統】集香散　治白虎病。

降真香　沉香　乳香　檀香　人參　安息香
茯神　甘草炙　酸棗仁

右等分水煎。射一字調入。不拘時服。藥渣房內燒。

九四　魃病

魃。小鬼者。小兒所以有魃病。因其母未及周年。即有胎孕。小兒乳之。故曰魃病。其證令兒寒熱。黃瘦。骨空。髮落。日漸羸瘦是也。治法速與斷其乳。温平胃氣。調和血脈。自然而愈。

【醫統】龍膽湯　治小兒魃病。

龍膽草　鈎藤　柴胡　桔梗　芍藥　川芎　茯苓　甘草炙各一錢　人參一分　大黄蒸半錢

右水煎。服後。夜用紅紗袋盛夜明砂。與佩之吉。

【醫林】龍膽湯　治孕婦被惡祟。導其腹中。致令兒病。其證下利。寒熱去來。又治婦人有兒飲乳。復有娠孕。兒吃此乳。亦作此病。

龍膽草　柴胡　黄芩　桔梗　芍藥　鈎藤皮　甘草炙　茯苓各二錢半　蜣蜋二枚　大黄二兩煨

右水煎服。得利則止。量兒大小多少與服。

【聖惠】治小兒生下十餘月後。母又有娠。令兒精神不爽。身體萎瘁。名爲魃病。

伏翼

右燒灰細研。以粥飲調下半錢。日四五服效。

【濟世】養真益元膏　治小兒魃病虛羸。面黄肌瘦體熱。

人參五錢　白朮炒　茯苓　陳皮　麥門　山藥各一兩　山查二兩　甘草炙五分

右爲細末。煉蜜丸。芡實大。每三丸。棗湯化下。

九五　諸瘡癬疥

經曰。諸痛癢瘡瘍。皆屬心火。小兒臟腑。本是火多。況有失調。外受風寒。鬱而爲熱。內襲母乳五味七情之火。發於內者。則爲內驚。發於皮膚之間。則爲瘡癬瘍毒。治法當先清其乳母。謹忌食味。次調和小兒氣血。不可峻用攻發之劑。當緩以和之。得其治道。

【田氏】苦瓠散　小兒疥癬浸淫瘡。漸展不止。

苦瓠二兩　蛇退皮半兩燒灰　露蜂房半兩微炒

右爲細末。生油調塗故帛上貼。

【田氏】青金散　治小兒濕癬浸濕瘡。

白膠香二兩研　蛤粉半兩　青黛二錢半

右細末。乾摻瘡上。

【千金】一方　小兒癬瘡。蛇牀子杵末。和猪脂塗之。

【濟衆】一方　小兒浸淫瘡痛不可忍。發寒熱者。刺薊葉。新水調傳瘡上。乾即易。

【保幼】一方　小兒疥癬。藁本煎湯浴之。并以浣衣。

【準繩】當歸飲子　治小兒心血凝滯。內蘊風熱。發見皮膚。遍身瘡疥。或腫或癢。或膿水浸淫。

當歸　赤芍　川芎　生地　蒺藜炒　荆芥穗

防風各一兩　何首烏　黃芪　甘草炙各半兩
右剉。姜煎服。

九六　眉瘡

薛氏曰。眉瘡者。謂小兒兩眉間生瘡。如疥癬。當求其因而藥之。

【醫統】金銀散　小兒眉間生瘡。名曰鍊銀瘡。
煅金銀鍋一個　輕粉五分
右爲細末。麻油調傅。

【準繩】治眉煉　燒小麥存性。研細。好油調塗。

九七　凍瘡

按凍瘡。因受稟虛怯。故寒邪易乘。氣血凝滯。久而不愈。則潰爛成瘡。治法須壯脾胃。温氣血。

【湯氏】生附散　治爛脚瘡。
用生附末。麵水調敷之愈。

【子母】治小兒凍瘡。
雀兒腦髓塗之立効。

【湯氏】白斂散　治凍瘡。
白斂一兩　黃蘗炒黑五錢
爲末。乾摻患處。

【子母】一方　治足上凍瘡。
以醋洗足。研藕傅之。

九八　湯火瘡

【肘後】治小兒湯火瘡。
水煮大豆汁塗上。易瘥無斑也。

【準繩】薛云。湯火之證。若發熱作渴。小便赤澁者。內熱也。用四物加山梔連翹甘草。若肉未死。而作痛者。熱毒也。用四君子加芎歸山梔連翹。若肉已死。而不潰者。氣血虛也。用四君加當歸黃芪。外傅當歸膏。或柏葉末。蠟油調搽。至白色其肉自生。

【準繩】神効當歸膏　治湯火等瘡。不問已潰未潰。肉雖傷而未壞者。用之自愈。已死者用之自潰。新肉易生。搽至肉色漸白。其毒殆盡。生肌最速。蓋當歸地黃麻油二蠟。皆主生肌止痛。補血續筋。與新肉相宜。
當歸　生地各一兩　麻油四兩
黃蠟一兩白者止用五錢
右先將當歸地黃。入油煎枯。去滓。將蠟溶化候冷。攪勻。即成膏矣。凡塗患處。將細紙蓋之。發背癰疽杖瘡潰爛。用之尤効。凡死肉潰爛將脫。止有些須相連者。宜用利刀剪去。蓋死肉有毒。去遲則傷新肉。死肉去盡。尤宜速貼蓋新肉。最畏風寒。不可忽也。

【準繩】 乳香定痛散 治損傷一切瘡瘍潰爛疼痛。

乳香 沒藥各五錢 滑石一兩 冰片一錢

右爲細末。搽患處。痛卽止。

【準繩】 治湯火所傷方

用黃蜀葵花浸油內。以油敷患處。或收黃蜀葵花。曬乾碾末。香油調敷亦可。 又方用蓖麻子肉。碾爛入蛤粉等分。如乾再入香油些少。調搽患處。

九九 懸癰

小兒初生。口內血氣凝結上腭。及舌上。有泡如癰。或如蘆蘀樣。名曰懸癰。一名垂癰。凡有此。急宜以針用綿纏裹。惟留針鋒如粟米許。刺破上。泄出黃赤血汁。用鹽湯洗。用蜜調一字散。如聖散。鵝翎蘸刷之。一刺不消。次日再刺。不過數次。自消盡。

【醫統】 一字散

硃砂 硼砂各五分 冰片少許

右爲細末。蜜調少許。鵝翎刷入口內。嚥下無妨。

【醫統】 如聖散

真鉛粉一錢 牛黃 辰砂 太陰玄精石

右爲末。摻入口內患處。

一〇〇 發斑

【醫統】 葛根橘皮湯 治小兒發斑。癮疹如錦紋。嘔吐清汁。發熱。此冬溫煖。小兒感乖戾之氣。未卽病。至春或被積寒所折。毒氣不能泄。至天氣暄熱。溫毒始發也。

葛根 橘皮 杏仁 麻黃 知母

黃芩 甘草

右水煎。

【百問】 黃連橘皮湯 溫毒發熱。兼治麻證。泄瀉。並去血。

黃連 陳皮 杏仁 枳實 麻黃 葛根各半兩 厚朴 甘草炙各錢半

右水煎服。

【回春】 防風通聖散 治小兒身常發熱。風斑。及脚紅常紅腫。此脾經風熱也。 去硝黃。加鼠粘子。酒炒黃連爲末。亦用防風、白芷、薄荷、黃連、黃芩、黃芪、黃柏煎湯浴之。宜避風。

【準繩】 玄參升麻湯 治瘢疹已發未發。或身如錦紋。甚則煩躁言語。喉閉腫痛。

玄參 升麻 甘草

右水煎服。

【準繩】犀角消毒散　治瘢疹。丹毒。發熱。痛癢及瘡疹等症。

牛蒡子　甘草　荆芥　防風各五分　犀角末二分　金銀花三分

右水煎熟。入犀角。傾出服。

【東垣】人參安胃散　治瘢疹。因服峻厲之劑。脾胃虚熱。泄瀉嘔吐。飲食少思等證。

人參一錢　黄芪炒二錢　生甘草　炙甘草各五分　白芍酒炒七分　白茯苓四分　陳皮三分　黄連炒二分

右爲末。水煎服。

一〇一　癰毒腫節

小兒癰毒腫節者。皆因血氣凝滯。而有熱毒之氣乘之。故結聚成癰節腫毒也。始初微見頭。紅癗起痛者。急用不語唾。夜半頻頻塗之即消。如不退。用萬病解毒丸。磨塗幷服立效。若已成。當用天烏散貼。凡小兒諸癰瘡毒。皆可服漏蘆湯。熱甚者。解毒丸。四順清涼飲。加防風、連翹、玄參之劑。五福化毒丹。連翹湯之類。

【醫統】天烏散　塗一切腫毒。

天南星　草烏　赤小豆　黄蘗各等分

右爲末生姜自然汁。調貼患處。或用米醋亦佳。

【醫統】解毒丸　治小兒一切瘡腫毒節。丹毒。赤遊腫。

玄參　連翹　升麻　黄芩　芍藥各三錢　當歸　羌活　防風　生地　荆芥　甘草各一錢

右煉蜜丸如雞頭子大。以青黛爲衣。燈心薄荷湯下。

【局方】五福化毒丹　治小兒蘊積熱毒。口舌生瘡。身體多疥。

玄參　桔梗各半兩　茯苓二兩　人參　牙硝　青黛各半兩　甘草七錢　麝香一字　金銀箔十片

右爲末。煉蜜丸。芡實大。一歲兒服一丸。分四服。薄荷湯化下。及治痘疹後。痘毒上攻。口齒涎血臭氣。仍以雞翎掃藥於口內。

【醫統】玄參散　解諸熱。消瘡毒。

玄參　生地各一兩　大黄半兩煨

右爲末。煉蜜丸。燈心淡竹葉湯下。或入砂糖少許。有加防風。羌活、赤芍、連翹。

【醫統】漏蘆湯　治小兒癰瘡及丹毒瘡節。

漏蘆　麻黄　連翹　升麻　黄芩　甘草

芒硝各二錢　大黃一兩　白斂十錢

右水煎服。量兒大小加減。

【準繩】神効解毒散　治一切瘡毒初起。腫者即消。巳潰仍腫者即散。巳潰毒不解者即愈。

金銀花一兩　甘草節五錢　黃芪　皂角刺炒

當歸各三錢　乳香　沒藥各二錢

右爲散。每服二錢。酒煎温酒調服亦可。嬰兒病。乳母亦服。如瘡巳潰。腫痛巳止者。去乳、沒、金銀花。倍加黃芪、甘草。

【直訣】仙方活命散　治一切瘡毒。未成內消。巳成即潰。此消毒排膿止痛之聖藥也。若膿出而腫痛不止者。元氣虛也。當補之。

川山甲　白芷　防風　沒藥　甘草　赤芍

當歸尾　乳香　天花粉　貝母各一錢

金銀花　陳皮各三錢　皂角刺一錢

右每服二三錢。酒水各半煎。

一〇二　瘰癧

小兒瘰癧。是臟腑久伏積熱。而頸項筋宛之中。及項下有核如梅李。初生漸次而多。謂之瘰癧。瘰癧者。結核是也。或在耳後。或在耳前。或在耳下。連及頤項。或在頸下連缺盆。皆謂瘰癧。或胸前及胸側。或在兩脇。是爲馬刀瘡。手足少陽經主之。

【醫統】散癧湯　治小兒結核成癧。先用此方。

連翹　桔梗梢　甘草稍　天花粉　貝母

黃柏　大黃　玄參　青皮　赤芍各等分

右入燈心二十根。水煎服。

【準繩】玄參飲　治瘰癧及頭上生惡核腫痛。

玄參　升麻各五錢　川烏　草烏　當歸　川芎　赤葛　生乾地黃　赤芍各二錢半　甘草三錢　大黃半生半炮四錢

右剉。姜水煎温服。

【醫統】白芨散　治瘰癧巳潰。膿汁出不乾。

白芨　貝母各半兩　輕粉一錢

右爲細末。先以櫸皮洗過後。用清油調傅。

【醫統】櫸皮散　小兒瘰癧痛。以此洗之。

櫸皮去粗皮此木在處有之即包盆櫸萊木是也

右不拘多少。切碎水煎。温湯頻洗。

【醫統】柴胡通經湯　治小兒項側有核。堅而不潰。名曰馬刀。

柴胡　歸尾　桔梗　生甘草　連翹　三稜

鼠粘子　黃芩　黃連各五錢　紅花少許

右水煎服。
其餘瘰癧治法。與大人同。惟在量其大小虛實加減耳。

一〇三 滯頤

小兒滯頤者。多涎流出而漬于頤間也。此由脾胃冷涎多故也。脾之液爲涎。緣脾胃虛冷。不能制其津液。故流出於頤。法當溫脾。 按湯氏此論未詳也。何者。內經曰。舌縱涎下皆屬熱。然湯氏言脾胃虛冷。此恐一偏見也。故生生子曰。此症亦有脾熱者。但清其熱。則涎自不泛上。寒熱二字。人看其面色。審其兼症。問其二便。庶治不偏。

【百問】 溫胃散 治滯頤者。涎流出。積于頤上。此由脾冷涎多故也。

半夏 人參 肉豆蔻 白朮 乾姜
甘草各半兩 丁香一兩

右每服二錢。生姜三片。煎服。

【錢氏】 益黃散 治小兒滯頤

泉按名醫方考曰。滯頤者。頤頷之下。多涎滯也。皆土弱不能制水之象。火能生土。故用丁香。甘能補土。故用甘草。香能快脾。故用陳皮。澁能去滑。故用訶子。用青皮者。謂其快膈平肝。能抑其所不勝爾。

【入門】 木香半夏丸 冷涎自流者。乃胃虛不能收約也。

木香 半夏 丁香各五錢 白姜 白朮
青皮 陳皮各二錢半

右爲末。蒸餅丸。麻子大。一歲十丸。二歲倍之。米湯灌下。

【準繩】 金硃丹 治脾熱多涎。

金箔二十片 硃砂水飛 半夏 天南星各一兩 石膏 茯苓各半兩

右爲末。生姜汁丸。如黍米大。每服十粒。人參煎湯下。乳後。

【入門】 通心飲 熱涎稠粘者。乃胃火炎上也。

木通 連翹 瞿麥 山梔子 黃芩
甘草各三分 麥門

右入燈心。水煎服。

清解散 因脾熱滯頤者。

白朮 白滑石各五分 甘草一錢 黃連酒炒二錢 扁豆炒 茯苓各三錢 葛根一錢半
石斛三錢

右爲末。每服一錢。燈心湯調下。

【家藏】錢氏白朮散　龜溪道三先生曰。小兒滯頤。用此湯加升麻。

【綱目】清心導痰丸　治小兒舌縱。涎下多唾。甚妙也。

白附子一兩　南星姜汁二兩　半夏二兩　黃連炒七錢半　天花粉一兩　白僵蠶炒去絲嘴半兩　川烏鹽製二錢　鬱金七錢半　天麻羌活各半兩

右爲末。薑汁糊爲丸。如梧桐子大。每服五七丸。用通天愈風湯吞下。

【薛己】六君子湯　小兒口角流涎。或痰氣壅盛。脾不能攝也。

【聖濟】一方　治小兒流涎。

皂莢子仁　半夏一錢二分

右爲末。姜汁丸。麻子大。每溫水下五丸。

【直訣】蕪荑散　治蟲動。口內流涎。

白蕪荑　乾漆炒各等分

右爲末。每服五六分。米飲下。

一〇四　痘瘡

痘瘡之由。因兒在胎。食母五臟血穢。伏於命門。或至

天行時氣。或驚駭跌撲。或飲食所傷。因而發之。狀繫傷寒。其症燥腮赤。目胞亦赤。呵欠頓悶。乍涼乍熱。咳嗽噴嚏。足稍冷。耳冷。尻冷。多睡驚。耳後有紅絲赤脈。此其候也。五臟各具一症。肝臟水疱。肺臟膿疱。心臟班。脾臟疹。歸腎變黑。

丹溪曰。虛者益之。實者損之。寒者溫之。熱者清之。此治痘之大要也。舍是四者。無治法矣。又發熱之初。急宜表散。要在表熱盡退爲佳。既出之後。隨證溫涼。務在解肌消毒。調氣活血。使營衛和暢。則無壅滯陷伏之患。又必謹避風寒。戒絶房事。調節飲食。禁止穢氣。自然獲吉矣。

【三因】三豆湯　凡值天時不正。鄉隣痘瘡。預服之。則不發。

赤小豆　黑豆　菉豆各一兩　甘草半兩

右水煎熟。逐日任意吃豆飲汁。七日其瘡自然不發也。

春抱按龔居中曰。黑豆解腎經毒。制相火也。赤小豆。解心經毒。制君火也。菉豆解陽明經毒。制胃火也。龔雲林曰。誠此能活血解毒。則不染也。用豆者。又以形治以類從也。易簡而便理胃開食。治於童稚。其爲神巧矣乎。或曰。古人方書。往往有食療而存矣。然當時

鄙之。鮮有用之者乎。子於此書間舉之者。有何補矣。春曰。世醫以食療鄙之者。此庸淺之俗醫也。故李南豐曰。人知藥之藥人。而不知食之藥人矣。孫眞人曰。醫者。先曉病源。知其所犯。以食治之。食療不愈。然後命藥也。豈食療可絕廢乎。

【濟世】 升麻葛根湯 治時行瘟疫。頭痛。發熱。肢體煩痛。痘疹未發。疑似之間。宜服。一見苗。不可服。慎之。

升麻 葛根 白芍 甘草

右水煎服。 痘出不快。清便自調者。乃邪在表也。當本方微發散。 若痘出太稠密。加人參、當歸、木香、紫草、大力子、防風、桔梗。 若痘出自利。加條芩。 若痘出腹痛。加木香、靑皮、枳殼、查。 若痘出腰痛。加獨活、細辛。 若痘出頭痛。加羌活、藁本、蔓荊子。 若痘出驚搐。加木通、安心生地黃、生血寧心燈心、淸心熱 痘出衄血。加山梔、玄參、乃樞機之劑管領諸氣上下肅淸而瀉無根之火爲聖藥生地黃。 痘出眼痛。加密蒙花、柴胡明目益精龍膽草。治兩目赤腫睛脹瘀肉高起痛不可忍也 痘出咽痛。加桔梗、連翹。 若手足痘不起。脾胃不足也。加防風、官桂、人參、黃芪。 若痘泄瀉者。裏虛也。加白朮、人參、茯苓。 痘後遍身瘡癬如疥如癩。膿血浸淫。皮膚潰爛。日久不瘳。此毒

氣深。漫散於皮膚。此方主之。

按此發表出痘疹之劑也。藥品皆輕薄。傷寒傷風痘疹之間。宜用此方。山甫曰。表熱壯盛。此邪實於表也。經曰。輕可以去實。故用升麻葛根以疏表。甘草佐之。可以和在表之氣。芍藥佐之。可以和在表之營。去其實邪。和其營衛。風寒則解。痘疹則出。誠初間之良劑也。

又按此方錢氏所製也。保赤全書曰。或痘已出。表熱甚者。亦宜此湯。 又曰。以本方加紫蘇莖尖各五分。山查牛子各一錢。冬加麻黃一錢。服之。痘易出易斂。又按凡見紅點。則禁後服者。恐一偏見歟。師曰。此蓋爲痘疎毒少者言。不達立言之旨處。謂凡痘纔見紅點。眞不可服。殊不知四味乃發表解毒疎通氣血升降陽之劑。痘太密。正宜常服以解之。令陷者升之。燥者潤之。鬱者疎之。過者平之。陰精不衰。而陽毒不亢也。苟謂痘疎毒少者。雖他藥不可服。況此湯乎。

【醫御】 參蘇飮 治小兒發憎寒。咳嗽。或過天時。或感風寒異氣。痘疹疑似之間。最宜服此發散。

紫蘇 陳皮 半夏 茯苓 乾葛 桔梗各一錢 甘草五分 人參七分

右水煎服。

按保赤全書曰。加山查最妙。冬加麻黄也。此方亦發熱。疑似之間。可用之。山甫曰。風寒客于外。故用紫蘇、乾葛以發表。痰嗽壅于內。故用半夏、前胡、桔梗、陳皮、茯苓以安裏。邪去之後。中外必虛。人參、甘草急固其虛。此則表和而痘易出。裏和而氣不虛。表裏無失。斯良劑也。

【醫御】惺惺散 治小兒風寒時氣。發熱必作痘疹。宜服此。

人參 白朮 茯苓 桔梗 細辛 天花粉 甘草各等分

右每服一錢。水一盞。薄荷葉同煎。三分。去滓服。要和氣。入姜煎。 山甫加芍藥。

山甫曰。發熱之初。未明是痘。形體怯弱者。此方主之。人參、白朮、茯苓、甘草防其虛也。乃細辛、桔梗所以疏其陽。天花粉、白芍所以和其陰。

【醫御】敗毒散 治痘瘡壯熱。已出未快。咽喉腫痛。胸膈不利。

人參 桔梗 甘草 柴胡 荆芥 防風 陳皮各等分 牛子加倍

右爲粗末。每服一錢。水一盞。煎四分。去滓。食後温服。

按保赤全書方。升麻、乾葛、紫蘇、川芎、羌活、防風、荆芥、前胡、薄荷、桔梗、枳殼、牛蒡子、蟬蜕、山查、地骨皮、甘草、十六味也。又方。無葛根。加紫蘇。右姜水煎服。初熱壯盛等症宜此。

【保赤】蘇解散 治痘初壯熱頭痛。或腰痛腹痛作脹。一切熱毒甚者。

紫蘇 乾葛 防風 荆芥 白芷 蟬蜕 紫草 升麻 牛子 木通 甘草

右水煎服。

【保赤】紫草化毒湯 痘已出未出。熱壅不快。並宜服之。

紫蘇二錢 陳皮一錢 升麻 甘草各五分

右水煎服。 小便赤。加木通。

山甫曰。紫草活竅利血化毒。陳皮快膈消痰利氣。升麻消風發散瘡痍。甘草補虛和中解熱。木通之加。爲導熱邪由溺而泄肅。

【壽世】消毒飲 痘瘡欲出已出。熱尚未解。毒氣太盛。稠密成片。急進此三四服。快透消毒如神。専治內蘊邪熱。咽喉不利。痰涎壅嗽。眼目赤。臉腫腮項結核。腫壅毒聚。遍身風疹痺毒赤痛等症。

牛蒡子微炒四錢 荆芥 甘草各一錢 防風半錢

右水煎服。一方加黃芩一錢犀角五分。

按右方出和劑局方。而無防風。醫學正傳方。有防風、犀角。李氏入門。有防風、升麻、犀角、黃芩。而名犀角消毒飲。山甫曰。咽喉腫痛。膈上熱盛者。此方主之。牛蒡子疏喉中風壅之痰。荊芥清膈間風壅熱生。甘草緩喉中風壅之氣。乃防風者。散諸風不去之邪也。

【玉案】鼠粘子湯　治痘疹稠密。身熱等症。

鼠粘子　當歸　甘草　柴胡　連翹　黃芩

黃芪　地骨皮各等分

右水煎服。

【回春】神功散　治痘出毒氣太盛。血紅一片。不分地界。如蚊蠶種。或諸失血。或吐瀉，七日以前之諸症。可服解毒。

黃芪　人參　白芍　紫草　紅花　生地黃

牛子各等分　前胡　甘草減半

右水煎服。熱甚者。加黃芩、黃連。各二錢未退者。加大黃。有驚。加蟬蛻。一個

【保赤】清地退火湯　治痘不退熱而出。名爲火裏苗。急用此方。以退其熱。則後無青黑乾陷之患。

地骨一錢　地膚子九分　牛子七分　柴胡一

錢五分　紫草八分用糯米一撮製渦　葛根八分　連翹六分　當歸五分　木通三分　蟬蛻二分

右姜水煎服。

【保赤】連翹升麻湯　治痘一發。密如針頭。形勢重者。輕其表而涼其內。

連翹　升麻　黃芩　葛根各一錢　麥門二錢

右水煎服。

按右方此膀胱胃經藥也。

【保赤】化毒湯　治痘已出未愈熱毒解。毒清熱涼。血毒一解。不致黑陷。血一涼。不致紅紫。

紫草　升麻　甘草　蟬蛻　地骨皮

黃芩酒炒　又加木通

右各等分。水煎服。

【保赤】如聖湯　治痘已出未愈。身熱如火。

紫草　升麻　乾葛　白芍　甘草

木通　猴梨

右各等分。水煎服。心煩。加麥門、赤苓。煩渴。加人參、五味子、麥門。七八九月。身如火者。加酒炒黃芩、地骨皮。

【保赤】涼血解毒湯　治痘出未曾退熱。紅不分地。

或痘苗乾枯黑陷。急用此方。可起腠實漿。

紫草一錢　生地八分　赤芍三分　紅花二分
蘇木三分　防風三分　荊芥三分　黃連三分
牛子四分　天麻二分　柴胡八分　木通三分
牡丹皮七分　甘草二分

右姜一片。燈心二十根。糯米一撮。水煎服。

【保赤】大保元湯　治頂陷根窩。雖紅而皮軟且薄。血有餘而氣不足也。

黃芪三錢　人參一錢五分　甘草二錢　川芎一錢　官桂一分　白朮炒一錢

右姜棗水煎服。

【準繩】十神解毒湯　專治身發壯熱。腮紅臉赤。毛焦色枯。已出未出。二日以前。痘點煩紅。燥渴欲飲。睡臥不安。小便赤澁者。此熱盛故也。

當歸　生地黃　紅花　牡丹皮　赤芍　桔梗
木通　腹皮　連翹　川芎

燈心水煎服。此方得安表。和中。解毒。三法。盡善。誠痘科之神方也。丹溪云。熱者清之。實者平之。其此方之謂歟。　毒盛綿密。加荊芥、牛蒡。　渴加天花粉、竹葉、滑石。　小便尿血。加犀角、梔子。　吐血、乾嘔。加犀角、黃連。　發紅斑。加犀角、黃芩、黃蘗、山梔子、玄參。　小便澁。加猪苓、澤瀉。　小便秘。加滑石、瞿麥。　大便秘。加枳實、前胡。　煩躁。加麥門冬天花粉。　煩渴狂亂譫語。加知母、石膏、麥門冬。　嘔吐。加猪苓、澤瀉、黃連。　咽喉痛。加甘草、牛蒡子、荊芥。　泄瀉。加澤瀉、防風。　嘔。加陳皮。

【保赤】解毒防風湯　治痘七日後。壯熱毒盛。氣弱。痘出不快。及痘出而聲又啞。

防風五分　地骨皮　醫學綱目易水先生方也
黃芪　枳殼　芍藥　荊芥　牛蒡子各二分半

右水煎服

【心法附】紫草木香湯　治瘡出不快。及大便自利。

紫草　木香　茯苓　白朮各一錢　甘草少許

右入糯米。煎湯。　春抱按楊氏云。紫草能利大便。白朮木香佐之。　又按李氏入門。有人參。或隱。或加藿香。

【心法附】疏氣飲　治氣實痰鬱。發不出者。

蒼朮　白芷　防風　升麻　黃芩　芍藥
連翹　當歸各等分　甘草節減半

右水煎。

【心法附】紫草木通湯　治痘出不快。醫學綱目海藏王氏方也

紫草　木通　人參　茯苓　糯米各四分
甘草二分
右水煎服。如大便利者。去紫草。加木香。
【醫林】　快透散　治痘出不快。
紫草　蟬蛻　人參　木通　白芍　甘草
右水煎服。　春抱按此方。入門名透肌散。
一方有升麻。
吳山甫曰。氣弱痘出不盡者。此方主之。人參、甘草、能益氣而補中。紫草、木通、能透肌而起痘。升麻、蟬蛻、能退熱而消風。乃芍者。所以調陰氣而和營衛也。
【正傳】　五積散　天時嚴寒。爲寒所折。不能起發。宜散寒溫表。冬三月寒甚。紅斑初見。宜五積正氣散。參蘇飲。楊氏調解散。陳氏木香散。
白芷　川芎各三分　桔梗一分半　芍藥　茯苓　甘草炙　川歸各錢半　肉桂　半夏各二分　陳皮　枳殼　麻黃　蒼朮各一錢　乾姜
厚朴姜製各四分
右除肉桂、枳殼、白芷三味。另爲粗末外。一十二味。細切漫火炒令轉色。攤冷。次入三味末。令均作一服。水一盞半。入生姜三片。煎至一盞。去粗稍熱服。
【正傳】　辰砂五苓散　炎暑隆盛。煩渴昏迷。瘡出不快。五苓散加辰砂。細研爲末是也。
右煎生地黃、麥門冬調服。
【直訣】　參芪四聖散　治痘瘡已出。至六七日不起發。不成膿。
人參　黃芪炒　白朮炒　茯苓　當歸　芍藥炒　川芎各五分　紫草　木通　防風各三分
糯米二百粒
右作二劑。水煎服。
【玉案】　人參透肌散　治虛而有熱。雖能出。快長不齊整。隱於肌膚者。
人參　白朮　白苓　紫草　當歸　白芍
木通　蟬蛻　甘草　糯米各五分
右水煎。不拘時服。
【醫統】　保元湯　治痘令其內固外護。扶助陽氣。則氣旺血附。氣血無恙。一身之元氣。可保而無壞亂矣。區區痘毒。藉此領載。則何難出之有。惟其有回生起死之功。轉危就安之力。故曰保元。夫保元湯。轉補元氣。氣載血。血載毒。則痘自無內陷。而爲害者矣。
人參一錢　黃芪二錢　甘草五分
右水一盞。加姜一片。煎五分。不拘時服。　血虛而燥。大便閉澁。加當歸、川芎。　痘白灰陷頂者。有寒者。加肉桂。　渴煩而燥。加麥門冬。　泄瀉者。加白朮、茯苓。　小便不利。車前子或合五苓散調入。　熱甚者。黃芩。

抱按本草魏氏方也。論曰。此方原出東垣。治慢驚。土衰火旺之法。今備而治痘。以其內固營血。外護衛氣。滋助陰陽。作爲膿水。其症雖異。其理則同。去白芍加生姜。改名保元湯。　龔氏醫鑒曰。活血加當歸五分。芍藥一錢。匀氣加陳皮五分。解毒加玄參、牛蒡子各七分。　頂陷。加芎、桂。　色不光澤。加芍、桂、糯米。　色昏紅紫。加木香當歸。　不能成漿。加桂、糯。　漿足濕潤下歛。加朮、苓。　發渴。加麥門、五味子。　頭額不起脹。加芎六分爲引。　面部不起脹。加桔四分爲引。　兩手不起脹。加桂枝二分爲引。　春抱又按保赤全書曰。或本方加桂。以助參、芪之力。　吳山甫曰。氣虛陷頂者。此方主之。氣者。長養萬物者也。氣盛卽物壯。氣弱卽物衰。故痘瘡陷頂者。責之氣虛也。魏桂嵓自論云。人參益內。甘草和中實表。宜用黃芪助陽。須憑官桂前三味。得三二之道體。後一味。扶一命之顚危。

【醫統】補中益氣湯　治痘疹發熱難出。或脾胃虛陷。發及陷附倒靨。此能補中益氣。可以爲痘疹之內托。十分穩當。寒熱得中。而無太過不及之弊。內有參芪。以補元氣。有當歸以生血。有朮陳以健脾。有升柴以發表托裏。不致內陷。　寒加桂、乾姜。　熱加芩、連。　血不行者加紫草。　渴加麥門。

吳山甫曰。難經謂氣主煦之。故氣者噓長萬物者也。痘不起脹。氣之弱也。可知矣。故用參、芪、朮、草以補氣。用柴、升以升陽。有歸可以活其榮。陳可以利其氣。

【醫統】六君子湯　治痘疹脾胃虛弱。泄瀉不食。方四君子。加半夏、陳皮。

【壽世】參苓白朮散　治痘疹胃虛。不進飮食。或口乾發熱。或吐瀉等。方見脾胃門

春抱按保赤全書曰。治痘已靨。身熱不退。煩渴不止者。名參苓白朮散者。則錢氏七味白朮散。而加麥門者也。此藥極能清神生津云。

【醫統】藿香正氣散　治痘疹。或感風寒。頭痛發熱。咳嗽惡心。惡食嘔吐。出不快者。此藥發散溫和。調中散表。

【醫統】導赤散　治痘疹心經蘊熱。煩躁不寧。小便不利。面赤多渴。

人參　生地　麥門　木通　甘草

右水煎服。加竹葉。同煎服。更妙。　春抱按吳氏。加燈心。曰內熱故用地黃。小便黃赤。故導以木通竹葉燈

心。口乾煩渴。故潤以參、麥、甘草。乃氣化而津液自生也。

【玉案】 犀角地黃湯 治熱血痘初出。太熱大便黑糞。或衄血。小便出血。

犀角 牡丹皮各一錢 白芍一錢五分

生地黃三錢

右水煎服。 一方有當歸一錢半。

按吳山甫曰。心主血。生地所以涼心血。肝納血。白芍所以和肝血。火能載血。牡丹皮所以去血之火。熱能行血。生犀角所以解諸經之熱。

【醫統】 四君子湯 治痘疹。脾胃虛弱。而不思飲食。氣弱不能載痘。頂陷灰白。宜用之。

【醫統】 八物湯 治痘疹氣血兩虛。不能載毒。故有內陷不起。或枯澁不潤。或不灌漿。或不結靨。多是氣血不足故也。不拘日期。並宜服。

山甫曰。氣體虛弱。痘證雖順。此方主之。醫貴未然之防。痘證雖順。若氣體虛弱不補。恐有後失。故用人參、茯苓、白朮、甘草以補氣。當歸、川芎、芍藥、地黃以養血。

【醫統】 十全大補湯 治證同前。虛之甚。則又宜此。

山甫曰。痘證十日以上。血氣虛弱者。此方主之。參、芪、朮、苓、甘草。大補氣也。芎、歸、芍、地、肉桂。大補血也。氣血

平補。故曰十全。

【醫林】 四物湯 治痘瘡出入不快。顏色不紅潤。光澤不透者。爲血澁故也。此藥能活血。調和營衛。無如此妙。活人書用白芍一味爲末。治痘瘡不快。以此知四物湯誠痘瘡之仙方也。一方加甘草尤妙。

山甫曰。痘根淡血弱者。此方主之。痘至五六日。氣尊血附之時。痘根淡者。爲血弱。故用當歸活血。川芎行血。熟地補血。芍藥斂血。

【入門】 加味四聖散 治痘出不快。及變陷倒靨。小便赤。身熱未退。或風吹復冒者。

紫草 黃芪 人參 甘草 川芎 蟬蛻

木通 木香

右加糯米百粒。水煎服。 大便祕。加枳殼便調。加糯米能解毒發痘也

【準繩】 理中湯 痘始出。手足便冷者。其人先有吐利。四肢者。皆稟氣於胃。脾胃氣弱。而不得至經。此方主之。

依本方加桂。

右姜棗。水煎服

按保赤全書曰。寒瀉便清。不渴而嘔吐者。首尾可用之。若陰寒手足厥冷。腹痛自利者。加附子。

山甫曰。胃中虛寒。或又誤服涼藥。瀉而手足厥冷者。此方主之。參、朮、甘草之甘溫。所以補虛。乾姜、附子之辛熱。所以回陽。

【濟世】內托散　治氣血虛損。或風邪穢毒冲觸。使瘡毒內陷。伏而不出。或出不勻快。用此活血勻氣。調胃補虛。內托瘡毒。使之盡出。易收易靨。

黃芪　人參　當歸各二錢　川芎　防風
桔梗　厚朴　白芷　甘草生各一錢　木香
肉桂各三分

右水煎服。　於紅紫黑陷屬熱毒者。去桂、加紫草、紅花、黃芩。

【陳氏】木香散　治發痘疹。裏虛泄瀉。而作渴者。

木香五分　丁香五粒　人參五分　肉桂八分
陳皮　半夏各八分　赤茯苓　甘草　前胡
訶子　大腹皮各五分

右姜水煎服。　龔氏回春。去腹、半、甘。加芪、朮、朴。

按薛氏曰。案若痘瘡已出未出之間。其瘡不光澤。不起發。不紅活。五七日內。泄瀉作渴。或肚腹作脹。氣促作喘。或身雖熱而腹脹足指冷。或身熱作渴。或驚悸腹脹。或汗出不止。或寒戰咬牙。瘡不結痂。此皆脾胃虛寒。津液衰少。急用此藥治之。若誤認爲實熱。用寒涼之藥。及飲蜜水生冷瓜菓之類。必不治。

豐溪吳氏曰。胃虛而寒。則生泄瀉。失津液。則令人渴。是方也。參、草補胃。木、丁、桂、溫胃。青、半、腹、前、苓、調胃。乃訶子者。所以止瀉而生津也。此亦以胃氣爲主。蓋胃不虛寒。則瀉自止。津液自生。而渴自除矣。

【陳氏】異功散　治痘出欲靨未靨之間。頭溫足冷。腹脹瀉渴。急服此藥。能除風寒濕痺。調和陰陽。滋養血氣。使痘易出易靨。不致癢塌。切忌食蜜。

木香　肉桂　當歸　茯苓　白朮　人參
陳皮　厚朴　半夏　丁香　肉蔻　附子

右姜棗水煎服。　龔氏回春。加芎、芪、訶子。去肉、木、陳。

薛氏曰。按前方。若痘瘡不光澤。不起發。不紅活。不結靨。謂之表裏俱虛。宜用此藥治之。若悶亂煩渴。吐瀉不食。腹痛腹脹。痰喘氣急。謂之表裏虛寒。急用此藥。送豆蔻丸。或十日至十一日當靨。不靨煩渴咬牙手足並冷。飲沸湯而不知熱。此陽虛脫陷。急用此湯救之。亦有復生者。

丹溪先生曰。陳氏方。大率歸重於太陰經。蓋以手太陰屬肺。主皮毛也。足太陰屬脾。主肌肉。肺金惡寒而易於感。脾胃土惡濕而無物不受。觀其用丁香、官桂。所以治肺之寒也。用附、朮、半夏。所以治脾之濕也。使其肺果有寒。脾果有濕。而兼有虛也。量而與之。中病則止。何傷之有。今也不然。徒見其瘡之出遲者。身熱者。泄瀉者。驚悸者。氣急者。渴思飲者。不問寒熱虛實。率投木香散。異功散。若誤投。禍不旋踵。

山甫曰。參朮茯歸。所以補胃。桂附丁豆。所以溫胃。半朮陳朴。所以調胃。胃陽明也。

陳氏云。陽明主肌肉。胃氣充足。則肌肉溫煖。自然光澤起脹。而無癢塌之患也。

【準繩】 參附湯 治痘疹。陽氣虛寒。咬牙寒戰。手足並冷。

人參一兩 附子三錢

右生姜。水煎服。

【壽世】 獨參湯 治痘出至貫膿收靨之時。倒塌陷伏。心慌喘急悶亂。死在須臾。

人參一兩

右水煎。濃汁灌下。即甦。

【保赤】 胃風湯 治痘。下痢膿血。

人參 白朮 茯苓 官桂 川芎

當歸 白芍

右加粟米一百粒。水煎服。

按此方出和劑局方。而劉宗原曰。名之爲治風。而實

非治風。乃補血和血。益胃氣之藥。下血痢而挾虛者。實可倚仗也。

【保赤】 阿膠駐車丸 治痘後。下痢膿血。幷腸垢。

當歸二兩 黃連四兩 乾薑炮一兩五錢

右爲末。阿膠二兩炒成珠。醋煮膏。和末藥。丸如桐子大。每服二十丸。食前米飮下。日三服。小兒研化。

【保赤】 涼血芍藥湯 治痘出作痛。

芍藥酒炒 當歸酒洗 生地黃酒洗

地骨皮 紅花

右各等分。水煎服。

【保赤】 犀角消毒飮 治痘出作痛。

犀角 牛子 荆芥 甘草

右水煎服。

按痘出而痛者。治各不同。初出時痛者。發未盡也。宜和解。既出稠密痛者。毒盛血瘀也。右二方最宜也。

【保赤】 加味四聖解毒湯 治痘癢。大便祕者。

紫草 木通 枳殼 黃芪 桂枝 大黃

右水煎服。

按羣玉曰。痘瘡發癢。如能食。而大便堅結者。此邪氣內實。正氣外虛也。此湯主之。

【保赤】 消風火解毒湯 治痘發癢。

防風　荊芥　升麻　芍藥　桂枝
牛子　葛根
右各等分。淡竹葉爲引。水煎服。
按心書曰。痘瘡作癢者。火邪傳於肌膚之間。不能即出。或血方流行。而爲風寒外束。故鬱滯而作癢者。此湯最宜。

【保赤】　八物湯　治痘發癢。剝去痂皮。仍灌漿如瘡疥者。
人參　黃芪　甘草　白朮　當歸　川芎
白芍　地黃
右各等分。水煎服。或加姜棗。
按痘癢屬氣血虛者。宜此。

【保赤】　參芪內托散　治瘡色淡白。精神虛怯。小便利。大便頻至。夜癢甚者。此氣血兼脾俱虛也。
人參　黃芪　當歸　川芎　防風　厚朴
桔梗　白芷　桂　紫草　木香　糯米一撮
右等分。水煎服。

【保赤】　加味四物湯　瘡色紅紫。煩燥。大小便不利。渴欲飲湯水。甚而至抓破流血者。此氣虛血熱毒盛而血行氣分。血味鹹醃。螫皮肉而癢也。用之治。
依本方。加參芪、丹皮、連翹、蟬蛻、白芷、甘草。
右等分。水煎服。

補還方

【全幼】　疹痘護眼。人多用胭脂塗目四邊。仍以黃柏膏塗之。

【醫林】　黃蘗膏　醫學綱目護眼膏錢氏方也
黃蘗一兩　新菉豆一兩半　甘草四兩
右爲末。香油調。從耳前至眼眶。厚塗之。日兩三次。如早用則瘡不至面。縱有亦稀也。

【濟世】　吹雲散　治痘後餘毒入眼。生翳。或紅。或腫痛。
黃丹水飛一錢　輕粉三分　片腦一釐
右爲末。鵞管吹耳內。如左眼患吹入右耳。右眼患吹入左耳。一日三次。兼服後藥。須得早治。遲則必難爲矣。

【保赤】　一方用黃丹輕粉各一錢。爲末。吹照前法效。
一加雄黃麝香少許。最妙。

【保赤】　化毒湯　治痘後餘毒。生翳。
當歸　川芎　赤芍　生地　防風　葛根
菊花　天花粉　蟬蛻各等分　穀精草
右水煎服　赤腫痛。加黃連梔子。　翳加木賊。

【丹溪】　一方　治熱眼。

防風　黃連　連翹　升麻　桔梗　梔子
草決明　赤芍　當歸
右水煎服。

【保赤】地黃散　治痘瘡入眼。心肝壅熱。目赤腫痛。或生赤脈。或白膜遮睛。四邊散漫者易治。若暴遮黑睛。多致失明。宜速用此。大人亦宜。

熟地黃　當歸　防風　蟬蛻　羌活　白蒺藜
穀精草　木賊各一錢　玄參五分　犀角一錢
黃連　大黃　甘草　木通各一錢五分

右爲末。每五分量兒大小。用羊肝煮汁。調服。忌口將息。一方有生地黃。

【保赤】洗肝散　治痘毒攻眼。障腫遮睛。

川芎　歸尾　防風　羌活　薄荷
梔子　甘草

右等分。水煎。食後服。　如睛痛昏暗。加石膏、穀精草、萊豆皮。翳膜。加蟬蛻、白蒺藜。　熱實便秘。加黃芩、大黃。

按羌活、防風、薄荷。清肝經之風熱。蓋目者。肝之竅。肝木藏也。喜散而惡鬱。故上件三味散之。則條達也。當歸和肝部之血。川芎、甘草和肝部之氣。山梔清鬱火也。丹溪曰。目病屬風熱血少。夫痘蘊非常之熱。自裏而達外。苟氣血弱。而不能逐毒。則火內鬱。而血脈逆行。斯痘毒入於目矣。況熱毒生風。肝應於木。而目病由茲作焉。是故有赤腫痛。不能開者。此方主之。

【保赤】撥雲散　治痘毒入眼生翳。

防風　甘草　羌活　黃芩　黃連　菊花
白芷　荆芥　龍膽草　石膏　川芎　大黃
石決明　草決明

右研末。蜜水調下。

【保赤】蜜蒙花散　治痘入目。翳膜遮暗。

蜜蒙花　菊花　石決明　蒺藜　木賊　羌活

右爲末。茶清調下。

【醫林】人齒散　治痘疹初出光壯。忽然黑陷。心煩在躁。氣喘妄語。或見鬼神。並宜速治。不然。毒氣入臟必死。

人齒燒存性

右爲末。每齒作一服。酒下。

按保赤全書用麝香少許。倶二味爲末。用雞冠血調成膏。好酒半盞。乳半盞。入葱白一撮。煎調下。

山甫曰。痘之爲物。外感穢氣。則陷入內。食穢物。則凸出。牙灰麝香。亦穢物耳。故用之以起陷中之痘。錢氏云。變黑歸腎。而用骨餘以治之。非通論也。

【全幼】阮氏辟穢丹 薰解穢惡法。

蒼朮 細辛 甘松 川芎 乳香 降真

右爲末。用水圓。烈火焚。解穢氣。

【全幼】小兒痘瘡。房室中時時燒大黃蒼朮。以辟穢氣。不可燒沉檀腦麝乳白膠等香。煎爛肉油氣。並切忌之。

【正傳】天花散 治痘後失音。

天花粉 桔梗 茯苓 訶子肉

石菖蒲 甘草

右爲末。用水調半匙。在碗內。外以小竹七莖。黃荊七條。縛作一束。點火在碗內煎。臨臥服。

【醫統】清涼飲子 治痘毒癰癤驚痰壯熱。

大黃 連翹 當歸 芍藥 羌活 防風

梔子 甘草

右水煎服。

【醫林】五福化毒丹 治痘疹餘毒。上攻口齒。及治蘊積毒熱。驚惕狂躁。頰赤咽乾。口舌生瘡。

人參半兩 玄參半兩 茯苓一兩 青黛 甘草各五錢 桔梗一兩 牙硝半兩 麝香 腦子各半錢 一方無腦子而有金銀箔。

右爲末。煉蜜丸。每兩作十二丸。一歲兒一丸。分作四服。用薄荷湯化下。瘡疹上攻。涎血臭氣。生地黃自然汁化一丸。用雞翎刷口內。熱疳肌肉黃瘦。雀目不見物。陳粟米泔水化下。食後臨睡服。

【濟世】治痘後。不問蘊毒發於何經。初起紅腫。用黑豆、菉豆、赤豆。三豆以酸醋浸研漿。時時以鵞翎刷之。隨手退去。

【保元】清金散 痘餘毒在脾肺者。則發咳嗽。

陳皮中 半夏中 貝母上 天花粉上 麥門冬上 桔梗上 梔子炒 黃芩各等分 甘草生下

右水煎食遠服。

【保元】麥門冬飲 痘毒發熱。作渴咽痛。

麥門冬四分 黃芩三分 甘草五分 人參

玄參各三分 金銀花五分

右水煎服。 咽痛加桔梗五分

【方考】十三味敗毒散 痘後腫毒。此方主之。

當歸 陳皮 白芷 赤芍 乳香 川山甲

沒藥 貝母 金銀花 皂角刺 防風 甘草

天花粉

右水煎服。

山甫曰。實證補之。則生癰毒。是方也。防風、白芷。 解表而泄其熱。乳香、沒藥。散血而消其毒。川山甲、皂角刺。能引諸藥至有毒之處。金花、赤芍。能解熱毒於瘀壅之中。痰中諸熱。貝母、天花粉可除。氣血不調。甘草、陳皮、當歸可療。

【正傳】 十六味流氣飲　痘後餘毒。氣流於陰陽脾經。則癰發四肢手腕並膝臏而腫痛。宜此湯。

當歸　川芎　芍藥　人參　黃芪　檳榔子
防風　白芷　紫蘇　木香　肉桂　桔梗
厚朴　烏藥　枳殼　甘草

右水煎服。

按此方出於外科集驗也。丹溪曰。此方乃表裏氣血之藥也。復以疎風助陽之藥。參入非脈之洪緩沉遲緊細者。不宜用。

或語云。向井氏曰。痘疹留毒腫痛者。熟梨一枚。去實。搗渣滓。俱取之敷於腫上。而不日消散妙也。曾於二男三歲。而患痘疹。愈後左手肘下。留毒腫痛。按之其熱如燒手。以上件法。而敷處有氣如烓。二三日而全消散矣。春抱按梨微酸寒。蘇恭曰。切片貼湯火傷。止痛不爛云云。此痘疹留毒焮痛。清解之理一也。最信從其言也。

【方考】 治痘瘡濕爛方　或以敗草灰。或以蠶繭灰。入枯礬少許付之。或以牆上白螺螄螺燒灰敷之。或以蛤粉敷之。四法者。皆是濕者燥之意。

一〇五　水痘

夫水痘亦類傷寒之狀。身熱二三日而出。或咳嗽面赤。眼光如水。或噴嚏。或唾涕。與平痘不同。易出易靨。不宜燥濕。苟能燥之。亦不爲害。不能結痂矣。

【保赤】 麥湯散　古本只此一方。或作湯服亦可。

地骨皮　滑石　甘草各五分　甜葶藶　麻黃
大黃　知母　羌活　人參各一錢

右爲末。每服三分。用小麥七粒。煎水服。

一〇六　麻疹

古謂麻卽疹也。疹出如麻成朵。痘出如豆成粒。皆象其形而名也。夫胎毒一也。痘出於五臟。臟屬陰。陰主血。故痘有形而有汁。其症寒熱備有也。疹出於六腑。腑屬陽。陽主氣。故疹有形而無漿。其形多實熱而無寒也。爲症旣異。則治法亦殊。痘宜內實。可用補劑。疹忌內實。只宜解散。惟初熱發表。略相似耳。旣出之後。痘則補氣以生血。疹宜補陰以制陽。何也。蓋疹熱甚則陰分受其熬煎。而血多虛耗。故治以淸火滋陰爲主。

而不可少動其氣。所以燥悍之劑。首尾當深忌者也。世知痘證所繫之重。而不知疹之殺人尤甚。方書多忽而不備。良可太息矣。

【壽世】升麻葛根湯　疹之初起。呵欠發熱惡寒。咳嗽噴嚏。流涕頭眩者。宜此湯。

升麻　葛根　白芍藥　甘草

右水煎服。　李氏入門曰。此方麻症。初起之神劑也。潮熱甚加黃芩、黃連、地骨皮。

按此方麻疹初起之聖藥也。蓋發熱之初。多似傷風。惟疹子則有上件諸症。而或眼胞腫。面浮腫。雙腮赤。惡心乾嘔等。此麻疹之先兆也。宜此湯。

山甫曰。麻疹已出未出。此方皆主之。諸疹未出。升葛根能出之。諸疹已出。升麻葛根能散之。芍藥和營。甘草和衛。

【醫統】敗毒散　斑疹出未快。寒熱頭痛身疼者。

羌活　獨活　柴胡　前胡　人參　桔梗

甘草　川芎　茯苓　枳殼

右水煎。

【濟世】消毒飲　麻疹既出。見一日而又沒者。乃爲風寒所冲。麻毒內攻。若不治。胃爛而死。可服此藥。熱退遂安。如麻見一二日退後。若有被風寒之症。又宜神妙也。方見痘門

【醫鑑】蘇葛湯　初熱未見點。發表之藥。暫用分兩。量兒大小服之。

紫蘇二錢　葛根二錢　甘草二錢　白芍一錢

牛　陳皮五分　砂仁五分

右姜水煎服。

【醫鑑】加味升麻湯　治小兒麻疹表藥也。或隣家已有疹證預服。

升麻　玄參　柴胡　黃芩各五分　乾葛

赤芍各四錢　獨活一錢　甘草二錢

右水煎服。

【保赤】防風解毒湯　治麻疹初發熱。如時令和緩。以此辛涼之藥發之。

防風　薄荷　荊芥　石膏　知母　桔梗

牛子　甘草　連翹　木通　枳殼　淡竹葉

右各等分。加燈心水煎服。

【保赤】黃連解毒湯　治麻疹初發熱。如時令暄熱。以此辛寒藥發之。

黃連　黃芩　黃柏　山梔　牛子　甘草

防風　荊芥　知母　石膏　桔梗　玄參

木通

右姜水煎服。

【醫鑑】 麻疹出時。如色紅紫。乾燥暗晦。乃火盛毒熾。急用六乙散解之。或四物湯去地黃。加紅花炒芩進之。

【保赤】 竹茹石膏湯 治麻症作吐。

陳皮 半夏 石膏 茯苓 竹茹 甘草

右水煎服。

【玉案】 必勝飲 治疹已出。而瀉不止。

陳皮 厚朴 蒼朮 茯苓 牛子
澤瀉 木通

右姜水煎。

【濟世】 四苓散 治麻疹泄瀉。須分新久。新瀉熱瀉宜之。

猪苓 澤瀉 白朮 茯苓

右加木通。水煎服。

按醫鑑曰。疹症寒瀉者。十中無一。如有傷食傷冷。不得已以理中湯。一服而止。

【保赤】 升麻澤瀉湯 治麻疹自利。

猪苓 澤瀉 滑石 赤茯苓 甘草
黃連 升麻

右各等分。水煎服。

【保赤】 平胃散 治麻疹出之時。泄瀉者。

蒼朮 厚朴 甘草 陳皮

右各等分。水煎服。或爲末。調服亦可。

按疹出之時。自利不止。或瀉稀水頻數者。最爲惡候。但要看其疹若遍身稠密太盛。或紫色。或紅色甚者。則又不妨。蓋毒在大腸。非泄則鬱遏而不解。惟用平胃散加葛根連翹以解之而已。疹一發透。依期收去。自然瀉止。若疹已收。而瀉尤不止者。疹必未盡。再用前藥。加連翹、黃連、牛蒡子、木通、澤瀉。以分利之。若用訶子、肉蔻等澁滯之藥。則變腹脹、痞滿、喘急。不治之症矣。

【醫鑑】 一方 小兒疹後。赤白痢疾。

黃連 甘草 杏仁 桔梗 木通 厚朴
澤瀉

右各等分。燈草水煎服。如下墜。加枳殼。

【保赤】 黃芩芍藥湯 治麻症滯下者。

條芩三錢 白芍 升麻各二錢 甘草一錢

右水煎服。

【保赤】 三黃丸 治麻後。赤白痢。裏急後重。身實者。

黃芩蒸 黃連炒 大黃蒸過

右各等分。爲末糊丸。如梧桐子大。一二三丸。白湯下。量大小虛實加減。

【保赤】香連丸　治症同前。身虛者。以此和之。

黃連一兩　吳茱萸五兩

右用少水拌勻。頓滚水內。半日取出。炒乾揀去茱萸不用。加木香三兩。不見火。共爲細末。醋糊丸。米湯下。量大小加減。

按黃連苦寒。直折心家之火。恐其大寒之性。凝而不行。故以茱萸之辛溫。制之。木香以通利三焦。氣行而火降矣。且能監制黃連。此方也。一冷一熱。寒因熱用。最得制方之妙。

【保赤】黃芩湯　治麻後赤白痢。

黃芩炒　黃連炒　當歸酒洗　川芎　人參

木香　青皮炒　枳殼炒　檳榔　甘草

右各等分。水煎好。再加益元散。調服。

按疹出之時。曾作瀉痢。未經清解。至疹退之後。變爲休息痢。不問赤白。裏急後重。晝夜無度頻併者。此餘毒在大腸也。須分虛實治之。實者三黃丸利之。虛者香連丸和之。後用黃芩湯。養血行氣爲治。河間曰。養血而下利自止。行氣而後重自除。誠哉斯言也。鑒之。

【濟世】導赤散　治麻疹已出。譫語小便閉者。

生地　木通　甘草　淡竹葉

右水煎。

按此方清利心小腸之熱良劑。

【保赤】甘桔湯　疹出之時。咽喉腫痛。不能飲食者。此毒火怫鬱而上薰咽喉也。以此湯。

甘草　桔梗

右水煎服。加玄參、牛蒡子、連翹。

【保赤】利咽解毒湯

山豆根一錢　麥門一錢　牛蒡子炒七分　玄參七分　桔梗七分　防風五分　甘草二分

右水煎服。

【玉案】玄桔湯　治痧症。咽喉腫痛。

玄參　桔梗　牛蒡子　連翹　天花粉

甘草　淡竹葉七片

右生姜水煎服。

【保元】清金降火湯　治麻疹後。熱乘肺金。聲啞不出。或咳或喘。

蘇梗　陳皮　黃連　黃芩酒炒　山梔子炒

石膏　玄參　貝母　瓜蔞　天門冬　麥門冬

當歸　生地　茯苓　桑白皮　杏仁　白芍

甘草

右生姜水煎服。

【保元】一方　小兒疹後。咳嗽腹脹。喘急。煩躁。泄瀉。聲啞。唇口青黑。

黃連　黃芩　連翹　玄參　知母　桔梗
杏仁　白芍　麻黃　牛子　葛根　陳皮
厚朴　甘草

右水煎服。

【回春】防風通聖散　麻疹已出。大小便閉。

防風　川芎　當歸　白芍　連翹　薄荷
麻黃各四分　石膏　桔梗　黃芩各八分
白朮　山梔　荊芥各三分　滑石二錢
芒硝四分　甘草一錢　大黃四分

右水煎服。

【壽世】白虎解毒湯　麻疹已出。譫語煩燥作渴者。

石膏　知母　黃連　黃芩　黃柏
梔子　甘草

右水煎服。

【壽世】犀角解毒湯　麻疹已出。大便下血。或小便下血。吐血衄血。或二便閉澁。瘡疹稠密。熱渴赤痛等症。

犀角一錢　升麻代之　生地五分　牡丹一錢
赤芍一錢　黃連　黃芩　黃柏　梔子

右水煎服。　吐血衄血。加炒山梔。童便和服。

【入門】疹子沒。復餘熱內攻。循衣摸牀。譫言妄語。神昏喪志者死。如熱輕餘毒未除。必先見諸氣色。雖預防之。始終以升麻葛根湯爲主。或消毒飲。黃連解毒湯隨症選用。乃忌魚腥葱蒜之物。

【入門】麻疹始終雜症。皆熱熾也。初起已沒。及一切雜症。與痘毒大同。但始終藥宜清涼。雖然麻愛清涼。痘愛溫。不易常道。虛則補。實則瀉。醫家治法。故治麻亦有血虛而用四物湯。氣虛而用四君子湯。天寒傷冷。則溫中理中之藥。一時之權也。

【家藏】龜溪道三先生曰。疹後微熱不止者。錢氏曰。白朮散。

【醫鑑】麻疹正出之時。雖不進飲食者。但得麻疹淡紅潤澤。真正不爲害也。蓋熱毒未解。內蘊實熱。自不必食也。退後若不食。當隨用四物湯。加砂仁、神麯、一二帖。決能食矣。如胃氣弱者。忌少下地黃也。

引用書目

醫林集要　古今醫統　醫書大全　醫學入門　醫學綱目　小兒直訣
全幼心鑑　錢氏小兒方　陳文仲小兒方　活幼心法　子母秘錄　保幼大全
曾氏小兒方　幼幼集　兵部手集　本草綱目　嬰童百問　經驗方
衛生寶鑑　醫學正傳　丹溪纂要　古今醫鑑　濟世全書　丹臺玉案
備急方　外臺秘要　肘後方　壽世保元　和濟局方　小青囊
袖珍方　萬病回春　三因方　本事方　聖惠方　拔萃方
玉機微意　得効方　明堂灸經　中藏經　宣明方　百乙選方
濟生方　千金方　醫方集成　宮氣方　斗門方　姚和衆方
食醫心鏡　普濟方　事林廣記　縮泉方　聖濟總錄　藥性論
產乳方　名醫方考　總微論　御藥院方　簡要濟衆方　古今錄驗
圖經本草　孫尚藥方　丹溪附錄　永類鈐方　醫說　病源論
醫宗必讀　保赤全書　養生主論　海上方　集玄方　直指方
家傳　澹寮

陳存仁編校

皇漢醫學叢書

痘科辨要

池田瑞仙著

痘科辨要

提要

本書爲池田瑞仙氏所著。多本先哲治痘精要。參以心得。彙集成帙。列爲八卷。而其題曰痘科辨要者。良以痘之爲治。難於他病。非用精密之辨察。則不能知其常。更不能應其變也。故其辨痘之證。注重面部。列三亭。五臟。及六十位之圖說。以明順逆險惡而施調護療法。凡關原因、虛實、發熱、起脹、灌漿、收靨、落痂。諸期中之順逆證候。與適應之漢方。辨晰詳備。羅列無遺。兼附驗案。以資證實。並附孕婦痘證。及兼蛔蟲諸證。以示異同。而別治法。書末又錄異證治驗。及各候應用方選。洵屬痘科之津梁也。

重校痘科辨要敍

痘科辨要十卷。是先君子之所著也。其初稿本。即奫等往年所校訂者。傳以藏篋中矣。而今行本者。刻梓之日。奫已在多病辭嗣之後。放情山水。索居有年。故不得與聞其舉也。謹案先君子之文。直達平易。專要傳道授業。以便于初學意會。絕無麗飾詭巧之習也。而今行本編中間有之。蓋當時先君老病稍加。公務之暇。靜然養性。殊厭煩瑣。比校彫刻。事多任弟子輩之手。是以不啻訛舛衍缺。未一一精究。或行間所補錄者。錯置塡入。其甚至有生徒以私意增補。附各條下者。珷玞在崑岡。人猶以爲玉璞。尤可慨嘆矣哉。及其刻成也。既而先君病漸進。越三年。遂至不起。嗚呼。是所以無暇再訂也。至村岡晉養于先君。繼爲二世醫官。愍奫夙多不幸。爲請于官。以奫之病軀復常。出而自度之事狀。實文化丁卯冬十又一月也。是晉友于之厚。一至於此。亦奫之大幸哉。頃日偶與晉相見。言及辨要。奫因舉前說。又告以有重校之志。曰。生徒增補者。識者一目瞭然。知口氣所分。亦終無害于傳授心術。但恐初學輩。爲之妄生紛然之說。故言及之耳。晉聽以爲可矣。今重校之例。其訛舛衍缺者。補錄塡錯者。從初稿本爲之訂正。其生徒意增者。略加辨往。錄之上層及卷尾。但間有足以發明本旨者。併存以不掩其功也。名曰重校本，要只在使先君子终身之業，永無遺失而已。且也齋昔年好逸。不與聞校刻之事。其罪尤大。此舉亦庶幾償萬分之一歟。遂録之爲敍。時文政四年辛巳夏五男齋謹誌。

凡例

一明崇禎末。盜賊蠭起。海內湯沸。韃虜遂傾明鼎。杭州府學秀才戴先生。深恥先王之衣冠文物。變爲鼠尾馬蹄之醜。險涉溟渤。歸化于我邦。初寓於崎陽。尋歷遊肥築豐三州。而後來於周防國。深愛其巖國山之山態水容。頗似吳下之舊里也。遂築菴于錦帶橋滸。龍江之丘。以醫居三年焉。余曾祖嵩山。亦業醫。嘗與先生親善。遂受治痘之奇術。筆錄以傳於子孫。五世于今矣。余自幼資質庸劣。內欠卓絕之才。外乏切磋之友。自謂寧與周流諸科以治萬病。不如深志家學傳術百世。自是遂顓志于痘疹一科矣。齒方弱冠。奔走于藝浪京師之間。每痘疫流布。以家祕禁法。驗之數千人。苦心熱腸。至於老耋。頗似得此術之奧矣。歲丁巳。被召至萩土。爲痘科醫官。惟是朝乾夕惕之不暇。豈亦遑他顧乎。但恐吾術之不傳於後世。而適乖朝召之厚矣。乃今舉戴先生之口訣。辨諸子治痘之精要。加以己意。釐爲八冊。目曰痘科辨要。若夫脣舌之至妙。則累世所祕。苟非其人。不敢妄傳。故姑闕之乎。悟至微得要妙。特存乎其人。非筆力之所得而盡也。

一上工望而知之。其要在面上部分矣。痘疹最要面部。今舉面部三亭五臟部分。及六十位圖說。略辨之。如其至微要妙。累世祕之。故今不復妄錄矣。

一痘瘡之源。古來無歸一之說。今舉其確乎有據。以辨之。

一痘證必分八症。日期亦有四節。治者應須詳審。故著八症四節辨略。并附治例。

一痘中診脈。不異隔靴而搔痒。是以吾門。據證而不診脈。又有不診脈之確據。

一所引用前人之論說。必舉其書目。不敢竊以爲己有矣。如鄭子用藥調護法。是也。及論諸症治法。亦必引前哲一語。以爲與據矣。

一用藥須要丁寧。不可妄投以害人命。篇中舉禁一角說等。是也。

一痘疹必因歲氣。故今舉前哲歲氣之說一二項。

一痘證自有三項。曰順。曰險。曰逆。此爲吉凶悔吝之象。不可不辨。故舉四節三項症辨之。

一世或謂余之治痘也。特偏於温補矣。不知痘證行下利。必不過六日爲世醫不辨八症四節爲何事。妄執施治。徒言眼前之症。不能知未病。五六日后。見凶證疊出。驚惶狼狽。迎余請治。率在托裏行漿之期。而非涼瀉可用之時也。世醫不知其所以然。謾謂偏於温補。不亦左乎。今舉痘中寒熱用藥主法。及治驗數條。以示門生。

一痘中兩七日後。餘毒綿延。變症百出。及痘中夾症調護法。各舉一篇方論。

一我門有舌鑑。不許外觀。故此書亦不載。

一痘科自有四項。曰小兒。曰大人。曰婦人。曰孕婦。痘科本是一科。非啞科之列。只以其嬰兒患之最多。故列諸啞科。宋醫之失也。大人出痘。已與小兒不同。婦人經行。妊婦安胎之治。亦當別識。今分爲別門。舉方論一篇。

一麻疹屬陽。痘瘡屬陰。既精究痘瘡。則又不得不辨麻疹也。今舉方論一篇。以附卷末。

一中古以來。治痘者流。雖多發明。而學之者。不免互有偏辟之失。蓋左祖文中。則遺災於血熱。根據仲陽。則釀害於氣虛。信魏直。則不辨虛實。槩以保元。遂致以實助實之弊。責聶氏。則猶以杯水禦一車薪之火。其病恆在不及。抑亦宗建中。則其逢火熱。雖乃奏功。而值內虛。則卜其喪無日。故當病投藥。以除偏辟之失。爲醫之一大緊要事矣。

一痘中夾蚘。最爲凶險。大人小兒。以此夭者不尠。是皆歲氣之所以令然也。因論其見證。集成一卷。以示門生爾。

一近來書肆。有竊余櫃中所秘。脣舌圖訣。并附錄。而彩飾其圖。以鬻之者。嗟貪利之徒。狡黠亦甚。夫痘之一證。不必由脈。蓋辨認脣舌之形狀轉色。以察實熱虛寒之標證。然後用藥。則雖不中而不遠矣。抑不知此活旨。徒欲以圖色而治痘。豈不幾執刃殺人也哉。故余今辨之者。非敢嗇之。但恐遺臭名於千載之後也。有志治痘之醫。宜慎之矣。

一余家雖世傳痘瘡之術。未敢授之於人。及余行醫於浪華。有請入門受業者許之。自天明戊申之歲始。爾來執贄歲多一歲。臻乎今日。幾數百人。自顧余也何人而得之於人。益羞我德之菲薄。術之蕪陋也已。

一有諸國醫生。未嘗入于余門。而僞稱門人。衒名惑世者。乃恐其術鹵莽。多誤生命。又有雖嘗入于余門。而未逮得術。而遽厭棄之者。乃恐彎羿之弓而射羿。乃今擇深得余術并秘記口授者。逐一詳記其姓名及鄉貫。以附卷尾。非敢誇之於世間以誤治之誚。延及乎余。故不得已。做逭禦侮之策。觀者諒焉。

一余自壯年。志於治痘尤切矣。每痘疫流布。不擇何地。必往療之。辨別順險逆之三項。以錄治驗數百條。以藏于家。因今舉施治三都者十餘章。附之卷末。以示門人云。

一欲治痘瘡。宜先諳痘方。茲撮諸方集作一冊。以供座右之便。嗟乎。以有涯之方。而應無涯之症。爲醫者。豈可無活手段焉也哉。

錦橋　池田獨美識

痘科辨要目錄

卷一

卷二

痘科辨要卷一

東都醫官痘疹科兼醫學教諭　池田獨美瑞仙著
男　瑞啓　參
男　瑞英　訂
門人　紀伊齋藤幸菴　順
浪花大高元恭宗肅　校
京都清水祥助　剛

窮玄

夫醫之爲技、難於衆流。而痘之爲治、難於他病。何則。痘之所患。大率恆在小兒。間焉不通其意。察焉不由其脈。乍起乍收。變遷倏忽。轉瞬之際。死活之機分焉。自非通變之手。孰能治之。雖然。通變之妙。非有他道。生平研窮練鍛。然後臨局。則其處置之方。無往而不得其宜也。此之謂通於神之玄機矣。莫謂漿期無涼瀉。莫謂初發無温補。通神應變。必俟其人。言筌之跡。特傳其常階梯而已。雖然不知常。則不能應變。不知變。則不能全常。苟知此義。則治痘之術。思過半矣。

辨熱因

夫人稟性於天地。而萌氣焉。資氣於父母而成質焉。際乎此時。未曾無淫火之毒。故世歷今古。人閲千萬。無有免此難者也。蓋淫火釀於有形之前。必發於有生之後。遇於歲火太過。疫毒流行。則痘毒亦隨流布。故痘之發也。必先火熱。而後見苗。經曰。少陰有餘。則病皮痹癮疹。何則。君相二火太盛。則五臟百骸。莫不振動。以故淫火與時氣相感觸。火毒遂中於其中。而外注於皮毛。所以痘未見苗而先發熱也。古語曰。五穀不熱不透。實痘疹不熱不透徹。不其然乎。但火熱太過者。真元爍熱。氣血不及者。陽明繁劇。故痘之呈見。特顧熱之淺深如何而已。

蓋上古簡質，未有痘名。唯以風候言之。故病源候論，有傷寒登豆瘡。或時氣皰瘡之目。又名天瘡。以其爲天行疫癘也。附後方又有天行斑瘡之名。今案諸家論，雖歸罪於淫火胎毒，但以瘟病之藥投之，則其爲疫癘之屬明矣。且古有登豆等病，而今無其證，則今之疱瘡，即古之登豆瘡。而異其名者歟。或謂痘瘡之火，本起于腎。又曰。腎在脐下，沉匿不受穢濁。何以知起於腎之由。此皆杜撰之見，不足論矣。吾曼公先生訣曰。疫毒客乎前陰後陰之際，直侵大腸膀胱之絡。傳與命門相火相激，灼爍腎臺，而熏炎猛極，鎔冶氣血之伏毒，內則振動五臟百骸，外則徹透肌肉皮毛，然後呈見痘形也。且夫心腎二者，統少陰之脈，故相火熾，則君火亦隨熾矣。而肺爲皮毛之合，肺金爲火鎔冶，則乾激皮膚，乾激皮膚，則皮膜自麻痺焉。故痘雖萌芽，而不知痛痒。蓋人發諸瘡疥，則或痛或痒，不可忍者，生人之常也。特以皮膚乾激之故，而不覺知耳。余家不言痘瘡之原，但以其見症論之。蓋自古一患不再患，則可謂胎毒乎。又閭村合家，傳染則爲疫癘亦宜。嘗謂淫火食穢之二毒，內畜稀少，則爲害亦微。而其偶稠密者，氣血爲此虧損，加以疫氣之深毒，所以致有險逆之症也。痘之順逆無他，在胎毒之稀稠。與疫氣之深淺也爾矣。凡稱疹者多種，痘疹、麻疹、風疹、斑疹、癮疹、膚疹是也。蓋疹者謂初發赤點，隱躍皮下，而不作粒者、乃𤸷瘡也。諸瘡皆異其形，今稱痘者，從疹而起，逐日爲粒，其形狀肖豆，故曰之痘。而痘疹連稱者，提其總稱也。又少陽子曰。痘也者荳也。因其形之類，而爲痘之名也。蓋荳字，聖劑總錄始作痘字。凡爲醫者，宜就其名，而考其症，庶幾瞭然於心目之際矣。

辨面上位部

夫痘疹陽毒也。諸陽皆聚於面。吉凶善惡，最易見焉。額屬心火。如印堂以上，髮際以下，横兩日月角位，先見紅點，先漿先靨者凶也。左臉屬肝。右臉屬肺。如兩臉見紅點，磊落者吉。如相聚作塊，其肉硬腫者死。頦屬腎，承漿横抵。

面部八隅三停圖

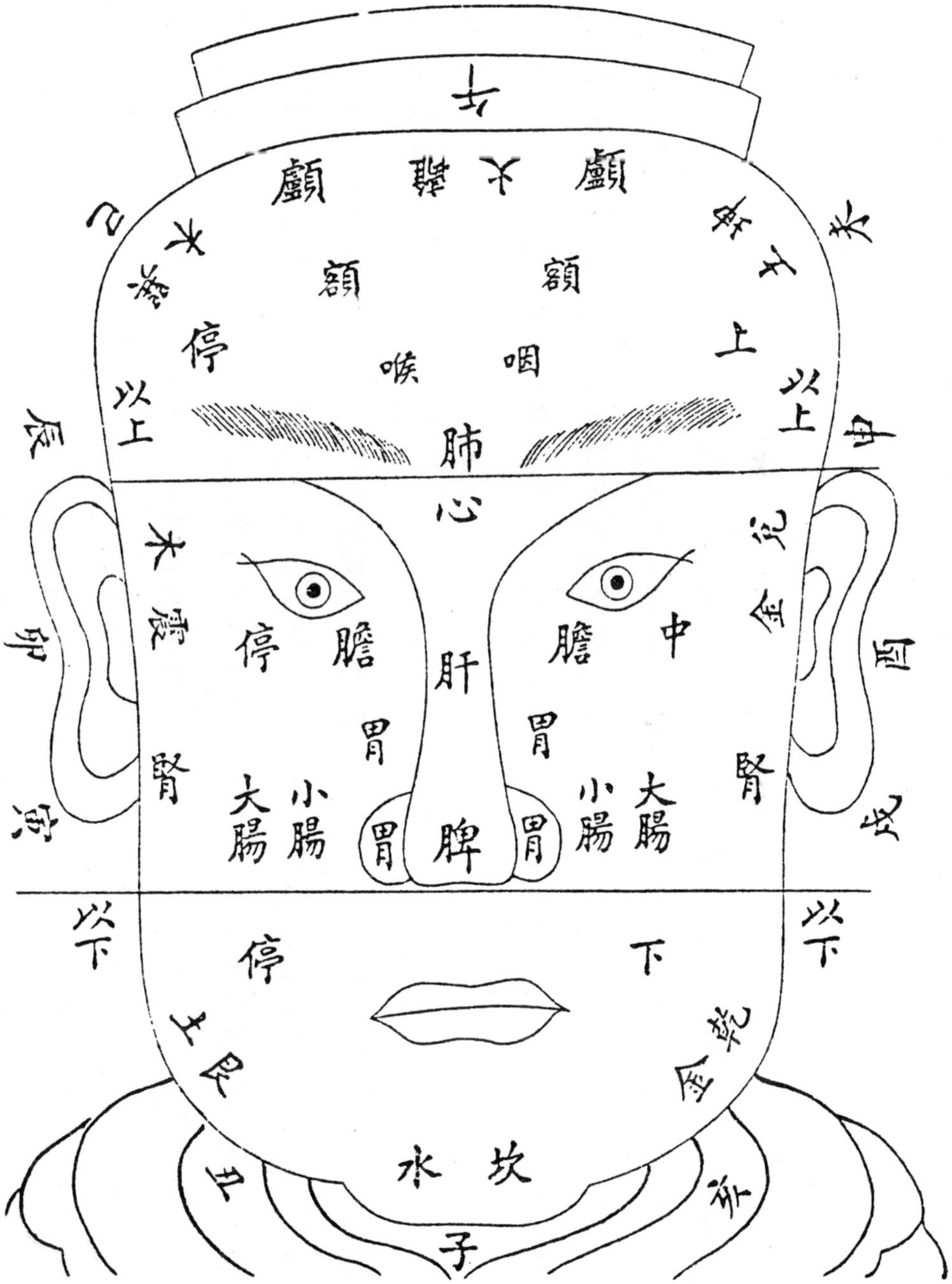

骨埈肉堅色蒼黑而肌膚明瑩者呈吉

兩頤先見紅點者吉。鼻屬脾土。若準頭先出先靨者凶。腎之竅在耳。又云心開竅於耳。心腎皆少陰君火也。又少陽相火之脈。行耳之前後。凡耳輪先見赤點者凶。惟口唇四圍。先出先起先靨者大吉。陳序山曰。天有五星。地有五岳。人有五形。俱在頭面布列。以此視痘。猶雖射楊葉。平百步之外。而無不中。不必待養由基也。

靈樞曰。頭爲清陽之府。故天庭印堂。君主之官。山根兩顴。輔將之職。手足卑賤之相也。如天庭輔官之瘡。平塌灰白。焦枯黑陷。則君主危。君主危則十二官皆危。但手足卑賤。雖危又或無妨。所謂顴額焦枯。休歡喜。腿膝水泡莫慌張者是也。兩臂脾經之軸也。兩膝腎經之軸也。此處起發灌濃。尤可充足。如見苗先自手足始者必凶。勿治之矣。又以氣色辨之。額角流霞火熱尤甚。鼻梁紫紋。肝腎病。紅紋心病。青紋肝腎病。黑紋腎病。黄紋脾胃病。白紋肺病。額前紫赤。痘終不起矣。

辨面部諸位配合口訣

身熱候面色。上停微紅明潤者吉。中停無黯色。光亮潮潤者吉。下停無滯色。明亮活潤者吉。又上停先放苗者逆也。中停先放苗者險也。下停先放苗者順也。蓋頭面。爲諸陽之會。印堂輔官。爲諸陽之首。故命宮出瘡多少。乃吉凶悔吝之所以係焉。當現一點血時。明究五臟六腑之部分。推察其部氣血盈虧之微。詳辨其痘色紅白紫黑乾枯明潤之狀。配合面上六十位。以考內證平不平。而不以切脈。加之精驗唇舌之轉色。則治痘要機。不在於此。而何在焉哉。

面部諸位配合圖

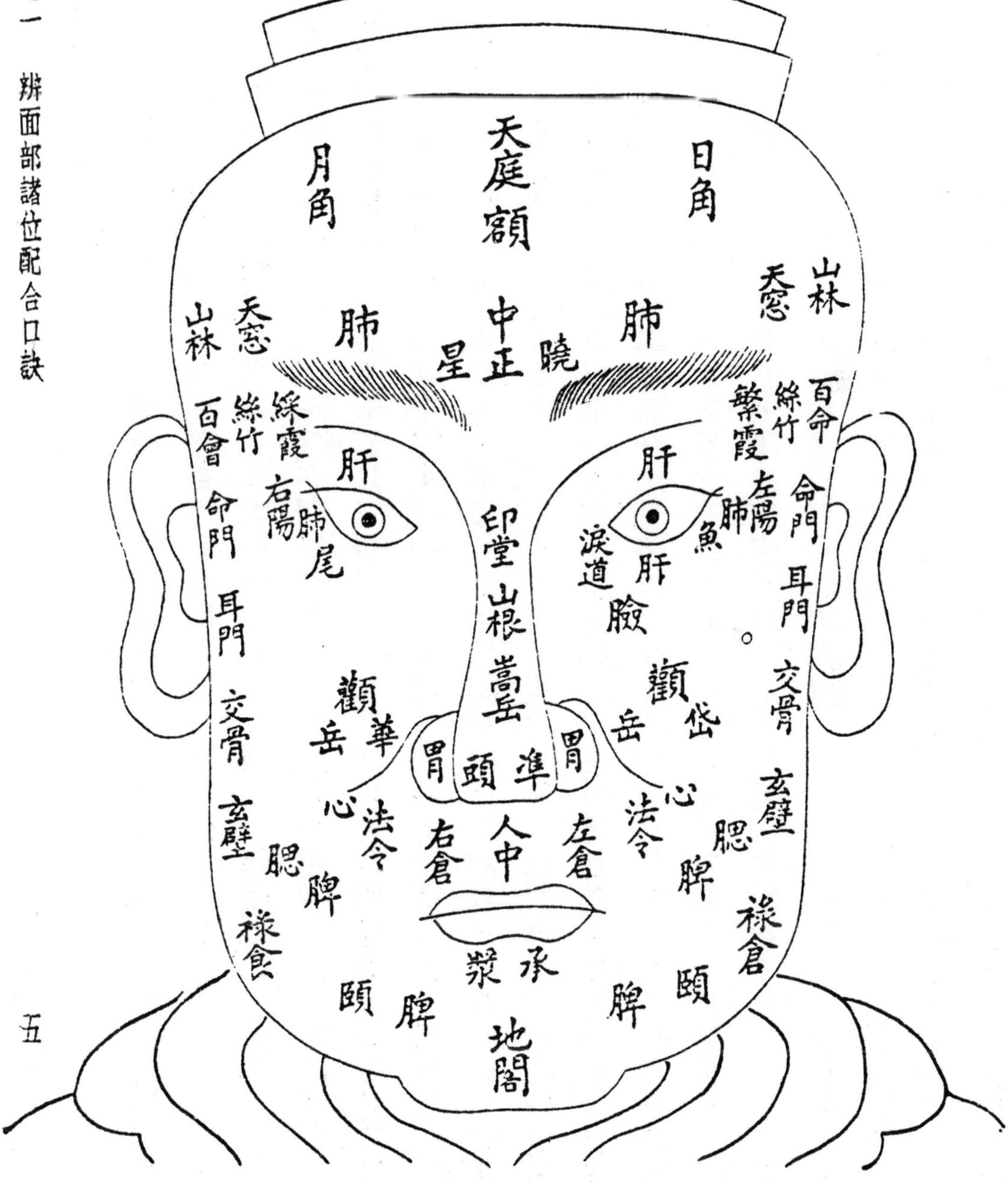

骨弱肉厚，色皖白而肌膚黯淡者呈凶

辨面部六十位

夫頭面陽會之地。印堂一名命宮。此部爲諸陽之首。命門之標。乃神明之所藏也。故出痘密則不吉。稀則周身首尾悉順美矣。　一發熱而後痘先出于面之下部。面頭爲順。兩頰爲險。頦先出爲逆。　臉屬心部。兩臉瘡如㐅形。則下部痘如桃花紅。必美潤而無損。　兩顴心經之部。未至七八日。顴骨痘先灌漿。則生全之兆。　嵩岳鼻也。五岳皆在其中。五岳之痘。紅潤吐石榴花。則手足亦順美。　自顴骨以上。皆充灌滿足。縱下體凶逆而不灌。亦無妨。　舌上舌下生黑疔。名曰捲簾。此心經梟毒。邪熱所發必死。　五岳之地。勢穹窿。痘必於此先見。乃陽毒之正傳也。必吉兆。　瘡稠密者。不論部位經絡之上下先後。一齊出現者凶。猶萬馬之齊奔。其中天痘先出。天痘或日疫癘痘餘痘隨出。故凶多也。　六七粒相連出者。爲遊蚕。兩顴心部也。痘必成椒皮。而難救治。三四相連出者。爲疊錢。痘必難鼎峻。　青田肝部也。目上下。四五連出者爲凶。不可有哀猿聚泣。　青帝殺門。座于兩眼眶。肝之關也。兩眼胞上。浮綠色。氣血充順吉兆也。　眼爲肝竅。氣血之宗。必貴封蛤。肝榮花易充。若見灰煤應死兆。如流清淚痘必順美。　眼乃肝之關。若眼眶紫黑。則梟毒攻衝。肝木受傷凶。　兩眼不封。則五氣散。而痘不起。稀則不妨。瘡密而眼不封。則傷肝而枯竭。　額間肺部也。痘如黃豆之疎綻。吉兆也。額鼻地閣。爲三鎖痘。若美麗。名爲狀元。　額以上俱肺部。額之方廣。宜空隙。左太陽屬肝。右太陽屬肺。宜空地。兩眉間宜稀少。如密則神魂飛去。　雙霞繁霞綵霞者。在兩眉梢之上。横連、可看。　與兩陽相近。如痘疎朗。則六腑無虧損之失。氣血調和而吉。　鼻肺竅也。鼻封須逐去蜥蜴。言竅中生梟毒。竅煤黑。而聲亦啞者。肺絕必死。　喉咽肺之樞也。脇疼咽燥。則毒攻腸胃。而聲必啞。宜逐脾毒清肺金。　玄壁腮宮俱脾部。痘如金錢懸珠。則身必安放。吉慶之兆。　兩天倉。在眼角之上。屬肺。兩食倉。在脣之上。屬脾。如痘稀朗。則五經傳注。無他證吉兆也。　兩頤脾部也。痘出色如梅花白。形似魚鉤。脾土受傷。必多泄瀉難收。　兩腮堆錢。則脾傷。而洩瀉之危難免。宜速治之。　腮頤脾部也。倒珮之形。此棄痘也。脾土崩壞。　口上下唇。瘡多爲雙鎖痘。形相鎖。主不食而死、　諸痘未膿熟。唇先熟。唇硬鋪板黃。則水竭而土崩之患不免。　沿口起水泡。則臍封亦虛泡。而脾土壞。口脾竅也。臍脾關也。　兩食倉脾部也。痘如蠐窠。則脾氣弱。有嘔吐瀉逆之危。　正額間。疎黃豆。必雙林無叢木。方爲全美之兆。　額肺部也。鼻胃部也。地閣脾部也。是名三鎮。各一顆高竦。爲狀元。　鼻柱胃部也。痘如盤珠之形。最吉之徵。　額顴鼻地閣爲五岳。痘形稀朗。如北斗。美麗之象。　鼻準鼻冲年壽。俱胃部流腐。灰煤紫泡。俱梟毒主凶。　交骨耳邊。前一寸腎部也。痘忌遊蚕。紫黑則必凶。　地閣放點。不可先發。乃腎之軸也。若先發。則痘必灰煤黑陷。　腎爲玄武門。兩耳腎之樞也。故作腎窖之外候。已出痘。而耳先枯萎者凶。　兩耳如堆粟。及如火者亦凶。　兩耳欲灌急乾枯。或耳輪爲塵痕者皆凶。　耳生黑疔者。名豢虎。凶多吉少。　顴臉遊蚕。痘見椒皮必凶。　一鵲冲心氣呵欠者。必凶痘也。　淚堂如椒實盤屍者。大凶之兆。　水形鼻柱。蛔蟲攻敵。半死半生。　鼻直如煤。少陰蒸鬱多凶。　年壽紫泡。梟毒入天門必凶。　痘苗齊。而人中投轄考。凶可生。　人中司命之堂。不宜有梟毒。　方廣崇高空片者。吉之兆也。　眉心廣橫。雲遮冥路者。危痘不治。　兩陽地位。憑虛屬吉。左陽肝。右陽肺。　張兔羅眉上。看青灰黑色。必凶之兆、　項頸盤蛇、梟毒易峻發。凶之兆。　兩倉豐溢。五經自順相。爲之吉。　地閣榮枝忌峻發。必可稀。痘必少。　痘欲出。天柱先垂折者凶。　發熱。雙唇灑血珠者必凶。　梟紅罩錦。胸口纏珠者凶症。　食倉蠐窠。脾君受困。吐嘔數聲。凶症難治。

先大人之所示。家祕六十圖訣者。明驗面部五岳七竅諸位。及部分之出苗。以占順逆險之模範也。所謂一百六十樣者。併言徧體手足之出形也。故候痘瘡者。以面部爲第一。他處次焉。

面部六十位圖

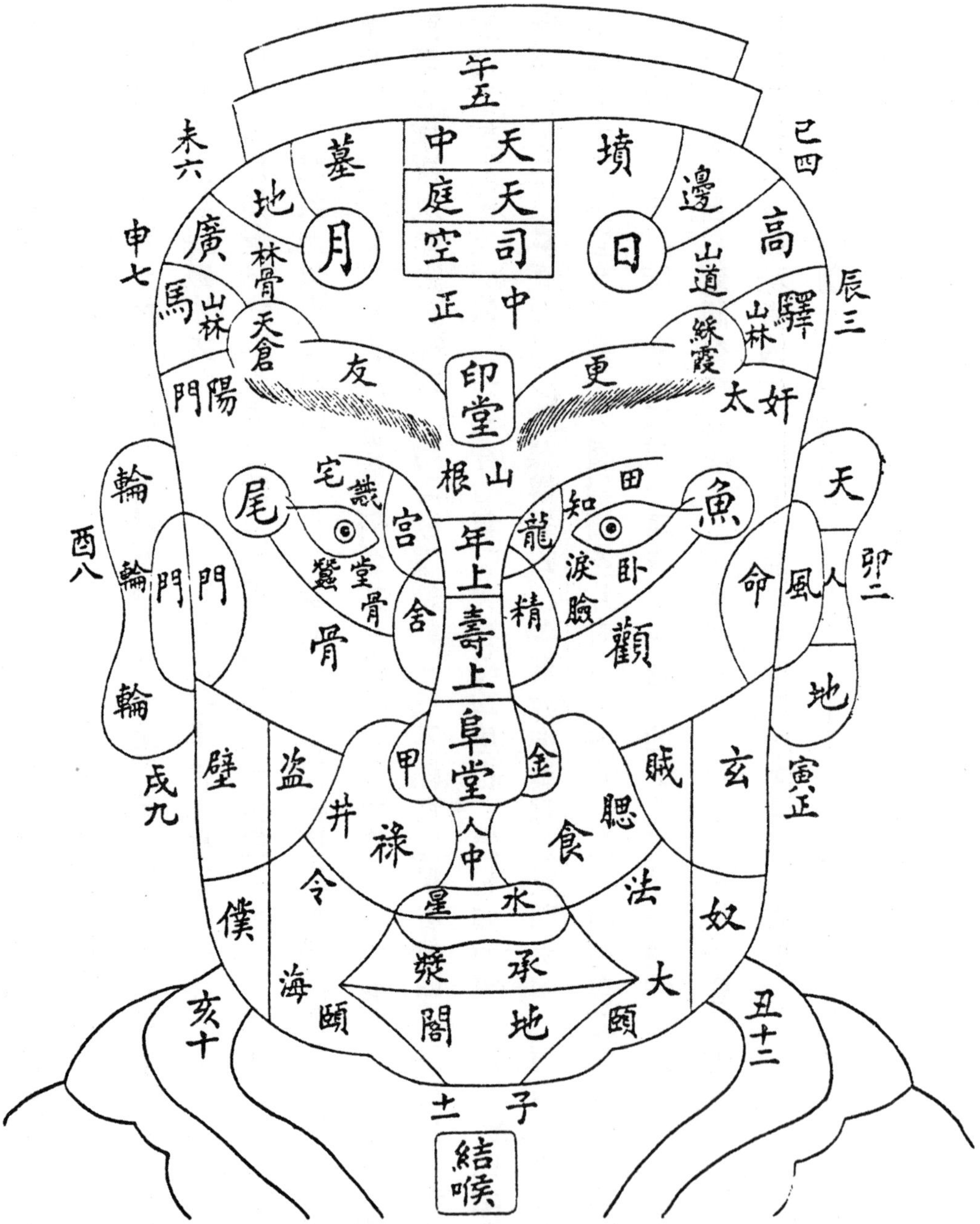

推窮經絡部分以指頭計之則其矩不違又窮察環跳之部當其穴幽微而動脈應指頭處乃環跳之部也

辨七日五傳

腎心脾肝肺五者。一二日。鼻毒發腎。傳于骨髓。二三日。傳心血脈之分。三四日。傳脾胃肌肉之分。四五日。傳肝筋之分。五六日。傳肺皮毛之表而醫焉。七八日。膿盛。漸至乾收而愈。否則必成壅滯煩劇。凡十五時。有一傳。司天以十二日。爲一候。金木水火土。應五藏。三陰三陽。應六府也。

辨氣血盈虧

凡臨痘時。先觀顏色之榮枯。顏色如榮潤。氣血相旺。枯澁。氣血相衰。故熱蒸者。貴和緩而嫌寒熱。貴安靜而嫌煩躁。色者。貴紅活而嫌慘黯。貴微紅而嫌紅赤。貴光彩而嫌黑滯。苗者。貴淡紅而嫌赤紫。貴圓淨而嫌破碎。貴高聳而嫌陷伏。貴稀踈而嫌稠密。皮者。貴厚實而嫌虛薄。貴緻密而嫌滲漏。根者。貴粗緊而嫌細散。貴明潤而嫌暗淡。膿者。貴渾濁而嫌清淡。貴飽滿而嫌乾空。貴黃黑而嫌光洞。痂者。貴厚突而嫌薄塌。貴紫潤而嫌焦黑。癍者。貴桃紅而嫌粉白。貴光澤而嫌赤紫。其出要參差。其形嫌不齊。凡氣血平準。則痘分陰陽。根脚收緊。爲窠者氣也。爲暈者血也。故痘之所要。是元氣也。元氣充實。則血亦隨之。猶良將之下。無弱兵也。其理然矣。

辨四項口訣

夫氣者。陽而無形。神爲之主。故浮沉聚散。使外成窠。天圓者。陽之德也。　夫血者。陰而有形。重濁象地。故灌注滋潤。使內成暈。紅活者。陰之德也。　夫毒者。爲陰爲陽。而依氣血盛衰。而爲之鼻焉。若氣血衰弱。而無制毒之力。則毒氣肆虐。焇爍臟腑。或水瀆氣血。若火毒燔灼。則火極而兼水之化。魂魄遂歸黄泉焉。　夫元氣者。爲一身之主宰。乃一元天之氣也。光明健剛者。天之元氣也。淫濕滋養者。地之精華也。故陽勝則陰虧。陰勝則陽虧。常不宜偏勝。虧久則物病。相齊則物平也。在人則胃中發生之氣也。是爲元氣之本始矣。故胃氣和而能食。則元氣固于內。

而諸症自順矣也。

書云。頂尖圓便是氣。根紅活便是血。毒則痘中頂上之黑是也。血載毒。氣逐毒。痘毒依氣血而發。凡痘窠尖圓起突者。氣之充實也。根脚收緊潤澤者。血之榮養也。痘出定。而後天地位極。天地位極。而後紅白兩分。頂白根紅者。陽內而陰外也。蓋頂白者。血爲水。水化爲膿。黃轉爲黑。此毒解之徵也。蓋榮衛者。氣血之德也。氣血者。痘毒之廬也。痘毒者。氣血之賊也。榮衛之德盛。則力戰其賊。則廬舍全。榮衛之德衰。則賊肆其虐。而廬舍剝。血不能載則塌。氣不能拘則陷。故治痘調補氣血。血生則內固。氣益則外旺也。

凡看痘。必先看元氣。元氣所在。非有非無。惟心領意會而已。如形色初善。而後變惡者。元氣內竭也。形色初惡。而後歸善者。元氣內強也。元氣本也。形色末也。故善治者。未嘗不察本末之理矣。凡看元氣之強弱。惟在觀氣血盛衰。與痘之圓陷榮枯耳。蓋面顏發黃紅白色。及唇舌紅潤者。即五行之精華。發見肌標。而氣血相旺。元氣固內之驗也。是爲以外知內之圭臬矣。凡痘稟賦虛弱。而表裏共虛。臨局而熱微毒稀。易出易長。已至起發之期。不能攝續氣血而出。瘡平塌。失綻突之勢。初善而後變惡者。神元不足故也。若稟賦氣血並壯厚。則痘雖爲初熱所困。而出瘡凶險。至六七日。多有起鬆鮮明者。是素脾胃壯健。而神元固內故也。凡治痘。先以形色候外。以脣舌候內。是常理也。乃於其際。抛出精力。以辨認之。則心通于神。諸症熙熙。宛在目中矣。凡窠頂堅厚光壯者。氣之足也。根暈潤澤。肌肉明榮者。血之足也。內外俱無壅滯。則諸症順矣。反之險逆二症並見矣。

辨神氣口訣

書云。時醫之見。泥于形色。不知形色變遷由內症。故外症雖輕。內則神氣昏亂。睡臥不安。飲食不入。夾症疊出。頓將生變。凡五藏之氣實。則五內七竅。共壯實。五神精華。發見于外。而瑩明活動者。謂之神氣。心肝脾肺腎。位于內。

耳目口鼻。位于外。合之爲九神。即精華也。所謂形色者。言痘瘡也。臨期而內症平。則遷變呈吉。內症不平。則遷變爲凶。故治痘之要。在察九神之微妙耳。又候痘。有痘神氣神形神之祕訣。　痘神者。痘出而成分珠。尖圓明潤。根暈紅活。勃勃發鼎峻之勢者。謂之有痘神也。反之。頂陷平塌。根血散闊。乾涸枯萎者。無痘神也。　氣神者。心情爽快。寢食無故。其所意領。不異于常。言語對于人事物應于心者。謂之有氣神也。反之。譫語妄談。心志昏亂。終日無安放者。無氣神也。　形神者。身體溫和。起居安靜。手厭屈伸。痛痒忍其苦。二便覺其時。衣被自節厚薄。房中自避風寒者。謂之有形神也。反之。遍身不護。手足無所安措。躁亂非常。捨衣摸牀。面顏慘黯。及天柱折。搖頭弄舌者。無形神也。苟備三神。則諸症順美。不藥自痊。若失三神。則凶險必立至焉。蓋痘粒輕少。而神氣昏亂者。本爲稟賦之虛故也。一發熱面皖白。皮膚柔弱。神情懶倦。飲食減少。大便易泄。氣血衰弱。不能送毒驟達于肌標。而放苗遲滯不齊。則凶惡疊出。速將告變矣。

痘毒停留臟腑。擾乎神氣。則痘標雖輕。其毒不能盡泄于外。將反攻于內矣。或火毒未解。亢盛于中。則神氣爲之不安。故不旋踵。將變爲枯涸矣。蓋痘毒壅鬱臟腑。則五神困于內。故煩躁悶亂。二便祕澁。寢食不寧。而夾症並起。益擾神明。如與托裏解毒之劑。而不鬆突。則內攻之兆將至矣。或痘出至三四日。而火毒未解。臭炎亢盛。五內焇爍。而內外乾涸。則出瘡乾紅。或乾滯焦紫。頂陷不鬆。但神氣爲火熱昏憒。無暫安放。若唇舌赤色。中央白胎。如積粉。二便祕結者。內實也。急與清涼攻下之劑。若唇舌滋潤者。又宜別議矣。若外症雖重。內則神氣清爽。睡臥安寧。此即毒已出于臟腑。或爲鬱熱不疎。或爲風寒外襲。致毒停留肌肉之間。不能盡達于標。故痘或不起脹。（指五六日）或不成漿。（指七八日）或氣血未交。毒亦不化。以藥攻之。則復能振起。或發腫毒。或作臭爛。而收功焉。以此觀之。形色其爲可泥哉。故神與氣。痘之本也。形與色。痘之標也。苟不辨標本而治之。則譬如治絲益棼。焉得使患者霍然起也乎。

凡外症重者。言出瘡稠密者。然神氣爽快寢食無故。則五藏六府。共無壅滯也。但毒熱壅標。風寒襲外。而毛竅不疎。故毒停乎肌肉之間。而不盡發見也。急以托裏攻表劑發之。則內外自鬆解。痘自峻突焉。如至七日。而氣血不交。則不灌漿。不灌漿。則必不可爲矣。又虛弱之痘症。至五六日。熱毒不全解者。以淸補之味治之。至七日。而漿未起者。急宜溫補氣血。使漿提起。若熱毒未盡解者。於補托之中。加淸涼。是卽治痘之權衡也。若至九日。膿漿未充實者。餘毒鬱伏於肌肉皮毛之間。然胃氣壯健能食者。至十日後。發腫毒。或作臭爛。而得生者。十中六七。夫推究治痘之妙境。則以唇舌對于內。以形色察于外。爲大緊要。雖然。是非人之所能知焉。況乃至變通之玄微。以形色候內。以唇舌候外者乎。夫然後赤水之珠。不待罔象。而可探得也爾。

痘科辨要卷二

東都醫官痘疹科兼醫學教諭 池田獨美瑞仙著
男 瑞啓 參 門人 土佐 小松久吾直親
播磨 赤堀通珉宗綱 校
男 瑞英 訂 周防 都野道意以親

辨四節八證

夫人苟不一心專精。則雖小事乎。不能通其妙處。秋之於奕。庖丁之於牛。亦唯一心專結之所致也。況乃司命之官。制死活於一匙中者。其可以忽諸。大凡治痘之要。在於詳察八證。明辨四節。此二者。愼不可紊也。四節者何也。蓋痘瘡象乎天時。期十有二日。以日代月。以象一歲。三日一轉。分爲四節。以象四時。而生長收藏之令行焉。見苗三日。春之令也。言一二三日也起脹三日。夏之令也。言四五六日也灌漿三日。秋之令也。言七八九日也收靨三日。冬之令也。言十十一二日也合十二日。以爲定期矣。夫痘聖瘡也。其變化難測。其勢若燃眉。其變如反掌。故驗認形色與唇舌。以探八症四節之妙境。而究陰陽虛實之玄機。是治未病之軌轍也。故業醫者。不明其常。則終始失治。不通其變。則巧無所施。必詳節次。以爲施治之繩墨。又驗唇舌。以爲用藥之樞紐。藥從舌而轉。證應期而愈。期有四節。藥有四法。故一二日。宜升陽散鬱。如升麻葛根湯。惺惺散之類。三四日。宜清熱解毒。如神功散。十神解毒湯之類。屬虛者。宜升陽補中。保元四君之加減。五六日。則驗唇舌之紅不。以辨之。七八九日。宜托裏行漿。如內托散。大保元湯之類。十十一二日。以收斂爲貴。宜補脾滲濕。和諧氣血。通利小便。如保嬰百補湯。小連翹飲之類。是痘家之常法也。夫痘有先期而速。有後期而遲者。豈可執一以治之哉。若有不應四法者。是必三因所致也。凡六氣外襲爲外因。驚恐內動爲內因。調攝失宜爲不內外因。夫四法正也。三因奇也。奇正互投。經變相濟。則其治痘。如運諸掌矣。

袁氏痘疹全書曰。痘之形狀。一百六十樣。是謂苗形也。非謂痘證也。鄭氏痘經。以表實裏虛裏實表虛爲四證。朱氏因而益之。以毒壅血熱氣虛血虛。通爲八證。所謂一百六十樣。則在其中矣。凡八證。一百六十品。痘之證候備矣。然痘之爲症。休咎無常。機變不測。吾曼公先生。精窮其理。乃撰次八舌八唇之妙訣。以大盡其變。然後治痘之術。無復餘蘊也。余既以世傳先生之術。頗有曉斯技之妙。常慨其傳之不弘。而先業之無嗣矣。故茲擢其祕錄。撰次作八證辨略。述其梗槩。以告後學。若夫脣舌精微。余門別有舌鑑。而其奧必俟口授。非筆力所得而傳之也。

辨毒壅痘證

發始身熱如灼。放苗稠密。不尖不鬆。形似針頭瑣屑。而爲片爲塊。或肉色慘黯。隱躍皮膚。欲出未出。或帶深紅。漸變焦紫。或連肉鋪紅。大熱不退。至齊而猶不齊。煩燥悶渴。肌膚不潤澤者。此痘毒內壅。火鬱不散也。其治在陽明之標。先用升陽散鬱。開提毛竅。取微汗爲要。蓋表和則裏自寬。火鬱解。則痘得盡顯於肌表。而內壅自散。標瘡順軌。易以成功。透發之機。在此一時。若失其機而謬治則梟毒之勢。延蔓難出。朱氏曰。其始治鬱火。中治實火。終治虛火。此之謂也。

辨血熱痘證

發始身發壯熱。腮紅臉赤。毛焦色枯。將出未出。痘點深紅。瘡色與肉色俱赤紅。或放苗焮發。乾紅紫艷。先現赤色。倏變紫黑。頂陷不鬆。夾疔夾斑。至三四日。口渴氣粗。睡臥不寧。小便赤澁。大便不利。唇舌赤紫。無胎而熱者。血熱也。蓋痘症屬氣虛血實者。固多矣。凡熱毒熾盛。則血爲之泛溢。妄乘氣位。色如紅霞。氣亦無制血之力。熱毒彌盛。而無所分消。只宜重用升提發散。使毒得達表。而從外解。引以滲泄。使熱得潤下。而從內消。佐以清涼消毒。行血涼血之劑。則雖稠密亦能消散。易漿易化。若妄投峻涼。則痘成冰硬。誤投參芪。則毒爲蘊蓄。焦枯黑陷。至不可救。費氏曰。治血熱無氣虛。此之謂也。

辨氣虛痘證

發始身熱悠悠。乍熱乍涼。肌慢神倦。遍體汗出。面色㿠白。眼眶虛浮。睡中微悸。或發驚搐。目睛上吊。呵欠頓悶。噴嚏頻起。頭溫足冷。飲食減少。口渴不飲。嘔吐便溏。小水清利。痘點方現。隱隱不振。淡紅皮薄。頂陷不起。摸不礙手。或雖鮮明。根脚不收。隙地如寒粟豎起。枯澁不活動。至三四日。陸續不齊。此元氣虛弱。不能送毒達于皮膚也。一二日。宜微補其氣。氣和則痘出自快。若至出齊。猶不齊者。急以升陽補中。微加桂與之。元氣內實。則痘出不致內攻。若妄用攻表解毒。則氣血愈虛。至不可救矣。初發最宜以補氣責之。勿謬投升麻葛根湯。敗毒散之類。蓋法當以補氣爲要。補血次之。翁氏曰。氣虛不補則必死。此之謂也。

辨血虛痘證

發始身體微微熱。面色青㿠白。皮膚潤。肌肉萎。外見青筋。及兩耳鼻準。俱青白。痘點色淡影影。根暈淡白。根闊脚寬。痘色與隙地一般無異。兩目彷徨。小便清白。大便稀溏。神靜氣倦。唇舌淡白滑潤者。血虛也。凡治血虛痘證。先依氣虛例治之。今治血虛。而補氣不補血者何也。夫氣有神而無形。補之則易充盈。血有形而無神。補之而難收効。氣陽而血陰。陰從陽而血從氣。故氣衰則血亦從之而虛。氣旺則血亦從之而實。況補血之藥。皆雖能潤燥。而過用之。則滑腸大便溏泄。標瘡平陷。倒塌之勢立至焉。故謂治血虛。以補氣爲要。補血次之。經曰。急則補氣。緩則補血。此之謂也。

辨表實痘證

發始身熱。燔灼如炙。肌膚乾炮。頭痛如裂。惡熱無汗。皮燥毛焦。煩渴引飲。口氣如火。兩顴乾紅。耳目俱赤。眼張如怒。喘滿氣急。身體疼痛。啼聲日夜不絕。或腰腹時痛。眉宇不宣。或脈惕筋抽。如欲搐之狀。痘苗隱隱于皮下。累日不見不起。而磬紅紫艷。乾枯不鬆。或陸續出來。後期不進。有此等之證候者。必身無暫安時。是爲表實。急當以發散透肌之劑。先發其汗。開提毛竅。使痘有出路。不則凶惡疊出。悔至噬臍。如誤用黃芪。則腠理一密。瘡無出路。鬱伏不出。其死可翹足而俟矣。胡氏曰。初發不可切用黃芪。此之謂也。

辨表虛痘證

發始身熱如爐。頭汗如蒸。手足似濡。痘苗已呈。色淡脚弱。易出易長。一齊湧出。肥大明亮。而皮薄似於嬌豔。至二三日。顏面虛浮。先期進速。微熱畏風寒。時呵欠。時噴嚏。二便清調。神情昏憒。睡臥安靜。色雖鮮明。而根脚不實者。表虛也。大抵表虛。必屬陽虛氣虛也。凡表虛痘證。毛竅疎豁。陽氣從汗而泄。故忌用清涼發散解毒之劑。惟宜參芪飲加減。或加減補中之類。實表補氣。只以辨認不差爲要。如誤失治。則以實攻虛。謬人不少。或至漿期。皮薄水泡清淡。或爲斑爛漏痘痒塌之患。而至不可救。翁氏曰。表虛痘症。易出難收。此之謂也。

辨裏虛痘證

發始身熱頭温足冷。自汗微微。面青㿠白。精神倦怠。時時呵欠。飲食減少。大便易溏。小便清白。或吐利並起。或嘔食不化。或瀉利青穀。或口不渴。便泄嗜眠。並起居安靜。痘苗雖成分珠。而頂陷。或窠粒不鬆突。根暈不束領。郛郭不長者。此皆裏虛也。其治以補血爲主。補氣次之。蓋補氣血。則脾胃自壯健。而三四日後。又無陷伏之患。不可必拘在初當發之說。首尾宜用補益温補之劑。隨其證之輕重。而參斟之。其痘色以轉紅活爲善。若補湯太過。則致虛證變實。當以痘色與唇舌詳辨之。翁氏曰。虛症變實者。非真實也。是病淺而用藥過深之失也。凡逢此證者。先用平劑。暫時待之。以審詳陰陽虛實。而後施治。蓋痘證氣不及則陷。血不及則塌。氣過則泡。血過則斑。始終以氣血和平爲貴。魏氏曰。氣盛則泡。血盛則斑。此之謂也。

辨裏實痘證

發始遍身。大熱如蒸。前板齒乾燥濺血絲。鼻孔乾黑。口氣如火。兩耳如塗朱。白睛似灑血。面顏紅赤。或紫黯。毛枯皮燥。時惡寒時惡熱。無汗肌膚乾涸。大便祕結。小便赤澁。煩渴引飲。乾嘔狂悖。譫語狂亂。如見鬼狀。熱入膀胱。則小水如紅花膏。或如醃魚汁。痘點巳出。紫艶乾紅。曾不鬆突。或隱躍於皮下。逐漸紫赤焦褐者。表裏俱熱實也。若伏火伏毒。燥灸於內。則梟毒壅遏肌肉。不能發透。或有面眼兩耳如火者。或有面皖白。口內黑氣如煤者。或有頭面如火。手足如水者。或有皮膚乾紅。痘點如水珠者。或有唇舌赤紫。乾燥欲裂者。或有唇裂舌胎如積粉者。其形狀多端。不可僂指。餘可推而知也。是爲裏實而表肌不和之證也。其治在陽明之本。宜急用清涼攻下之劑。以利爲度。若不早圖。則必有失血喘滿之患。謬投攻表之劑。則三日若六日而死。不可必泥在初當發之說。如下後內外鬆解。痘出快者。隨症治之。胡氏曰。裏實不泄必死。此之謂也。

辨順痘不服藥

發始見苗之時。面顏微紅。而無黯色枯滯。皮膚潮潤。磊落出來。形尖圓色淡紅。肥澤明亮。頭面胸背俱少。故苗先起口角兩腮。二三聯綴。痘出熱減。諸症自退。神氣爽快。飲食如常。二便無故。易齊易長。無諸雜證者。必順美之徵也。不藥自愈。凡治稀痘。有三禁之戒。勿清涼。勿攻發。勿解毒。謂之三禁。氣血壯者。其毒易化易消。不待服藥。而自愈。若妄施治。則紊亂氣血。而失領載之功也。若參芪太過。則不膿成水泡。芎歸地黃太過。則赤色發斑毒。朮苓過用。則瘡乾涸不漿。要之温補過用。則發餘毒。若強欲服藥。則藥性不寒不熱者可也。如五味異功散。加當歸桔梗一大匕之類。其首尾順症。則當用此湯。不可易方。至十日後。於補脾滲濕中。微加解毒之味。以省餘毒有無。是亦宜小連翹飲。醫者不可不知也。

辨熱毒壅遏肌肉痘不發透治例

初發見苗之時。大熱如燎。放點赤色。顆腮紅赤。隱隱皮下。欲出不出。及遍身如堆粟。或窠粒不鮮明。既至三日。而不齊出。此痘毒壅遏於肌肉。火毒不能發越于外。故表裏俱病也。急宜發表開提。以升麻葛根湯。或羌活散鬱湯。或麻黃解表湯之類。從其輕重與之。蓋陽氣升。則毛竅透。毛竅透。則毒自臟腑出。而達于肌表。火鬱散。則痘得盡顯于皮毛。內壅自通。若謬治之。則其毒不留滯於裏。或停粘肌肉。雖有良方。難以成功。起痘之機。在此一著手矣。其歸重者。在陽明之標。其所用者。皆陽明之標藥也。此際切忌寒涼。使痘冰伏。并遠辛熱。恐痘枯涸也。必用清輕之劑。使痘有生發之機。方無變證。此初一節之成法也。若放苗位已定。則亦宜斟酌焉。古人有言。嫂溺援以手者權也。治痘不可不知此意也。

辨表虛氣虛血虛內虛治例

初發身熱悠悠。肌膚嬈嫩。自汗微微。乍涼乍熱。精神困倦。面㿠白。飲食減少。頭温足冷。嘔吐便溏。痘點方見。隱隱不振。淡紅皮薄。三四日來。陸續不齊。難長大者。則氣虛也。氣虛則不能載毒達外。故不問已出未出諸症。急以保元湯。加紫蘇白芷防風治之。見點位定之後。本方加川芎桔梗與之。若見內虛證候者。宜加減益氣湯。或人參白朮散。使其元氣內實。調養脾胃。瘡向外出。不致內攻。縱雖血虛痘證。勿妄投滋補之藥。滋補太過。則病未愈。而腸滑有大便洩泄之患。蓋諸虛痘證。率皆依氣虛例治之。故自發始。確爲虛證者。不宜投升麻葛根湯。人參敗毒湯。惺惺散。參蘇飲。黃連解毒湯之類也。

辨血熱血實血毒治例

夫血爲陰。重濁象地。必資輕清之氣。以滋養一身。故見其虛。則無證爲實。見其實。則無證爲虛。所謂治血熱無氣虛。其理明矣。蓋血熱痘證。熱毒彌盛。而毒氣無所分消也。只宜以十神解毒湯升發之。蓋血實者。其治同于血熱矣。又痘齊而血陷不起者。是氣虛而不能領逐其血。血寒不行也。急宜補其氣焉。獨血毒者。發始毒熾血熱。色深紅不潤活。肌肉慘暗。煩燥悶渴。二便秘。腹膨脹。大熱不退。三四日期。誤失清解。則毒愈枯涸。不能上升而運化。血悖自瘀。毒陷血中。爲紫變黑。如至黑陷。則乾枯焦黑。致不救矣。凡隨證之輕重。急宜以清涼消毒。行血活血之劑治之矣。若毒火衝突血分。或成血毒。或成血瘀。偏體界地不分。鋪紅肆溢。眼赤如朱。或迫血妄行。有從口鼻而出。有從大小便而出。有鮮血數升從上下而出。有從九竅而出。有從瘍瘡之頂而出。其痘或焮紅。或紫艷。或發血泡。或發紫泡。或發疔斑。身熱蒸蒸煩渴。二便秘澁。唇舌赤紫乾燥者。陰血爲毒火所煎熬。而失其榮潤。錮著肌肉。而蝕正氣也。故急宜峻瀉血中之火。清毒活血湯。涼血攻毒飲之類可也。諸書多載。九竅走血者。皆絕證也。然亦費氏有言。非棄之。有屬可治者。涼血攻毒飲主之。此證希如晨星。療痘者宜驗諸。

辨火極治例

發始身體。大熱燔灼。口氣如火。兩耳灼熱。兩睛濺血。口渴煩燥。悶亂時如狂妄。氣粗聲啞。喘急不寢。面目浮腫。舌上生胎。及唇裂舌炕。炕舌三圖。白胎通明。中央黃黑胎。焦燥者是也。二便秘結。毛焦皮燥。肌膚火熱。是謂純陽無陰。若爲火極明。則宜急下之。遲則不能斡旋。三日即死矣。惡熱者單下之。惡寒者雙解之。皆以胎減爲度。切不可拘在初當發之説也。宜用十神解毒湯。加石膏大黄。或清涼攻毒飲之類。此證百中一二。不可執以爲常。若下後裏已寬。而肌熱未解。或泄瀉不止。或痘不現者。並續以升麻葛根湯。或錢氏白朮散之類。若下後內外鬆解。而痘出快者。宜忌升散。

亦不必清熱解毒。若初謬之。或與升散。是故促趨乎黃泉也。如唇舌滋潤者。雖見急證。尤忌妄下。不可不慎矣。

辨雖利而可下治例

初發火禍大盛。原非積熱之證。既行升散之後。出齊之期。而有煩燥悶亂。乾嘔燥渴不食。譫語狂言。唇腫舌胎如粉。眼怒腹脹。或大便秘澁。或利青黃汁水。加之身熱乾涸。痘色焦紫者。四五日之間。以涼膈散。加蜜下之。以救陰氣。下後唇舌滋潤者。六日後。宜温補之。若熱毒鬱積腸胃。則面顏如火。手足如水。時腹痛利膿血。或有下利如漆如膠數合者。如脣燥舌胎。如積粉者。宜清涼攻毒飲主之。如脣舌赤紫。無胎而燥裂者。宜涼血攻毒飲主之。如自發始。便秘失下。七日後。乃變溏泄。標瘡平陷不漿。則必死矣。是四五日期。而失下之過也。行下雖遲不過六日矣。

翁氏曰。先泄者後結生。先結者後泄死。蓋以脾濕不解之故也。

辨熱毒已解相繼用温補治例

初發熱毒太甚。則先宜以升提發散而透之。至三四日。火禍彌盛。身體熇熇如炙。煩燥悶渴。無暫安放。先用峻涼清火之劑。至四五日。內火漸退。裏證略和。痘色未鬆。舌胎滑潤者。必勿太過峻涼之藥。恐致內傷脾胃。外冰肌肉。脾胃一受傷損。溏泄頻頻。忽變虛寒。至六七日。肌肉冰硬。則痘囊失綻突之勢。及七八日。而不充肥。則不灌漿。變欲倒陷。是熱證變虛。其速如反掌矣。大凡五六日期。而便一泄。則熱氣自散。神氣自虛。是痘證之常也。故驗脣舌紅白。與胎之潤燥。於此虛幾不可補。毒幾不可清。所爭在于一線之微。容少時緩之。以待其機之判。膽力不雄。先迷向往之路。雖外症未盡除去。已知爲內虛。急與參芪丁桂附之輩。宜温養脾胃。如識見不真。遂歸廢弛之地。故虛寒既徹透于表裏。則雖用峻補。不可及矣。如不曉熱毒已解。而失温補之機。則致痘毒陷伏。所謂用寒勿省寒。用熱勿省熱。此之謂也。

辨虛實不切脈審內外之證

張寅賓曰。按人身以脈爲主。三部九候。脈之源也。七表八裏。脈之流也。傷寒諸證非切脈。不能以探其源。而痘之一證。徒驗其外。而不切其脈。其故何歟。曰珠産于合浦。欲求夜光者。必入其淵。玉出于崑岡。欲得連城者。必詣其地。痘之不切脈者。非脈之不可據也。蓋病自外轉者。如風寒暑濕之感召。病自內傷者。如飲食憂勞之所成。若不診切。焉得其詳。痘乃稟受形賦之時。吉凶已判。內重者外亦重。內輕者外亦輕。故鑿形辨色。預知其悔吝之機。範簧測臬。深得其死生之奥。不必切其脈。而存亡得失。已炳然矣。痘疹要訣曰。範簧謂聞其聲之清濁。詳審其症者。測臬謂推明其部位之稀密輕重。究吉凶生死者也。

曼公戴先生所傳。候痘之法曰。蓋嬰童一熱。現一點血。先詳肌膚榮枯。而一觀其形。二察其色。三驗唇舌。是爲治痘之準繩。此外無復餘蘊矣。蓋痘者。胎元無形之毒。積日延蔓。以呈其證。本正病也。比之雜病大異。故治法亦異也。治術亦殊也。其證自裏達表。裏陰也。表陽也。故陰病發于陽者生。陰病發于陰者死。血陰也。氣陽也。陽道易化。陰道易鬱。故毒發氣中者生。毒發血中者死。而脈首尾見陽脈者順。見陰脈者逆。所謂驗唇舌。而不切脈者。其證與脈大異故也。若到中間期。內寒綿綿。却見陽脈者。陰病發于標故也。若痘見陰脈。則陰病發於陰故死。訣曰。臨痘勿論脈之陰陽。宜詳其內外之症。及唇舌之紅白。以爲施治之準。如以脈施治。則難任温補。難任清涼。識見不真則惑焉。治痘之要。但在於研精陰陽盈虧之至微。提挈唇舌。以爲綱領。此乃用藥之權衡也。

辨痘經用藥調養法七條

鄭氏曰。痘瘡熱蒸。毛竅俱開。寒暑易於感冒。故寒月勿使寒氣襲之。暑月勿使酷熱壅蔽之。雖然。庸醫有以寒月用烈火于房內。薰蒸痘兒。使痘長發。致兒燥渴痒塌而死者。又有以暑月縱冷飲風涼。致表裏感寒。痘反陷伏而危者。是皆偏勝之害也。

又曰。製砂法。用辰砂爲末飛過。再用麻黄荔枝殼煎。濃汁攄滓。再入辰砂末。同煎乾晒過。聽用。多則三五分爲度。

正氣弱者勿用。蓋砂能泄心氣。世人發熱。便預服朱砂辰砂。致痘沉伏不起。斯可鑒矣。

又曰。至於飲食。則不可失饑過飽。如脾胃所好。有不宜者。但少與之。以順其意。不可禁固。使之忿怒。反添火邪。亦不可過縱。致生他病。痘本稱熱病。十常九渴。世依陳氏禁水。致渴死者千萬。深可哀痛矣。

又曰。痘家最忌房事月婦。腋氣外人。孝服及醉酒。葷腥硫黄。蚊煙燒髮。溝穢糞土。殺牲諸般臭血。蓋血氣聞香則順。聞臭則逆故也。亦不可以此之故。常使蒼朮香煙氤氳。反致悶蔽變證。又不宜對面梳頭。不宜掃房內。睡時不可驚擾。恐傷精神。乳母經來。易衣佩香囊。

又曰。小兒多不肯服藥。故用藥宜大劑濃煎。惟用頭服。則藥力能勝病矣。又云。病深藥淺。不能去病。病淺藥深。真氣受傷。煎藥每兩。用水二碗。煎五分。以此爲例。

又曰。煎藥之法。原有經權。大約補藥一兩。用水二鍾煎五分。利藥一兩。用水一鍾煎六分。是痘家常度也。然兒幼者。藥不得盡劑。如一劑五六錢。則於補藥。用水八分煎三分。利藥用水八分煎五分。在人活變善用。所謂大劑濃煎。補不厭熟。利不嫌生者也。

又曰。人身元氣爲母。胃氣爲子。胃納香而忌臭。逆之則胃氣不暢。子能令母虛。故四糞散。人牙散。皆不可用。蓋穢濁之物。痘中最忌。人服貓糞則耳聾。人服犬屎則瘡不消。人牙則咀嚼百物。極毒猛烈。兒胃脆弱。難堪其勢。故二方棄而不用也。

痘疹心印曰。虛弱之痘證。用人牙散。則瘡必爲斑爛。以其勢猛峻也。禁不可輕用。古法雖備錄之。醫家宜慎戒之矣。

辨用毒藥攻毒

管氏保赤曰。世有見痘不起。以蟲魚腥貼。毛血牙骨、鱗角、等毒藥以發之。謂其以毒攻毒也。殊不知毒藥損人元氣。元氣既伐。毒亦愈熾。加酷烈之性。復爲內攻。更有何法。以救之哉。雖萬有一中此乃兒稟本厚者耳。不可爲常例。余往往看世間嬰童未痘者。一熱不問爲何證。概用一角。愚以爲大謬矣。蓋痘證雖火毒所致。而身熱一發。其內自虛。腠理開通。汗出而後痘瘡始見。是常例也。所謂順者。不服藥自愈。其或內外實者。火毒鬱伏。不能發透毛竅。緻密無汗。或發或解。若毒壅血熱者。先以清涼解毒涼血活血之劑治之。不得已。則用一角可也。不用亦可也。宜相時隨症。一角何必專用之事爲。夫一角者。骨之餘。其性寒。其勢猛。等人牙四糞之屬。故虛弱之人服之。難堪其勢。凡痘症極美。無可用之藥。極惡。無可治之方。其險者。在可死可生之界。若謬認投之。大傷人命。大抵痘瘡。先實後虛者多。先虛後實者少。如自發始。虛證繁多者。切勿與一角。以實攻虛。豈有可救之理哉。夫猛烈之藥服之。折神元。敗脾胃。損傷血肉。若胃氣一受傷。則內氣敗壞。溏泄不禁。標瘡平陷倒塌。其勢如反掌。若至漿期。而內虛甚者。不免利青糞。或寒戰咬牙。及內攻外剝之患。當此時雖大補氣血。終無益矣。世醫好妄投之。而令痘兒夭札甚多。實父母之過也。業醫者。宜鑑之矣。

辨廣東人參

我邦自享保年中。有一種稱廣東人參者。人不詳其產處。嘗按本草綱目。有山漆者。張受孔醫便謂之金不換三七云。能治血症。其味似人參。今所謂廣東人參者。與古三七形狀相類。而氣味功能亦相似。疑是其屬歟。用諸血症。奏功太速。亡友醫官桂川甫周。嘗謂余曰。寬政戊午春。荷蘭入貢。余依例。與使人對語。其次質問方法手術及藥物。其醫列得吉云。貴邦稱廣東人參者。原出北亞墨利加玉兒。古西土謂之亞墨利加人參。我曹得而致之廣東。但未能躬涉其土。欲求生苗種子。而無因焉。此藥廣東人甚貴重之。以貨換之。再轉鬻我邦。故邦人謂之廣東人參。往往驗之雜病。乃潵血之藥也。其功與韓參不同。能療血證。凡大人小兒諸走血。或金瘡流血。或血痺血勞。或婦人產後諸症。或痘中經水先期而至。及變崩漏。榮血愈脫。瘡色忽然。灰白平塌不漿者。其功如神。雖然。痘之一症。異於雜病。大抵氣不足。血有餘之證甚多。血熱、血實、血毒、是也。若不顧者。謬過用之。陰血凝滯。泛濫肌肉之間。類血熱血毒。或出瘡赤色。焮發如火。或作疔斑。或乾枯焦黑。乍發瘙痒。外剝內攻之患立至焉。雖偶有所生者。而餘毒還變。引日至危篤者多。是皆不詳其證。而妄用之。令氣血凝結之失也。業醫者。不可不知也。若見虛寒之症候者。只宜將國產之官揀參。濃煎用之。勝夫假韓參之名。而誤生者矣。

辨清涼溫補之衷

夫天地以陰陽爲紀。以五運六氣爲綱。運有大小。大運六十年而一周。小運一年而一周。歲有太過不及。氣運遷變無窮極矣。是故古今痘瘮之方法。亦各隨其氣運而作焉。蓋錢仲陽費建中俱因大運立言。故槩主寒涼解毒。而少用溫補。陳文中聶久吾俱因小運立言。故專主托裏溫補。而少用解毒。可謂俱有偏勝之失矣。要之察陰陽虛實之變。而悟痘厄之的。合乎五運。則治痘無不中窾矣。雖然。余自寶曆年間。至於今日。視痘不下乎數千人。其與托裏補益之劑。十中常餘六七。與峻涼攻利之劑。十中不過二三耳。若夫梟炎熠灼。二便秘結。唇舌赤色者。爲貴清涼攻利之峻。虛證繁多。餘症平準者。爲貴托裏補益之常。但病無定證。方無常策。不可拘拘執一。辨認氣血盈虧之至理。隨症治之。爲良醫之手段矣。且療傷寒諸證。古今同其規則。至痘世殊其治。且考古今之治。有年季相同。有方法相違。錢氏宋熙寧中人。費氏清乾隆年間人。熙寧乾隆相去。凡八百餘年。然二子所據相同。其以大運主焉。陳氏宋淳祐年中人。聶氏明萬曆年間人。淳祐萬曆相距。凡七百餘年。然二子所據相同。其以小運主焉。夫大運者。積歲既久。五運四節。互有緩急。故歲氣順逆之變。累累續至爲彼凶年。是必然之理也。是故歲位。主少陽相火。太陽寒水之歲。則人悉感燥濕之瘴氣。其病必熱。是固歲氣之所以令然也。即因大運治之可也。夫小運者。積日不多。雖有風氣相違。亦不失其常理。故守其常而合其變以治之。則何過不及之失之有。而今治痘者。不究羣賢之明鑑。妄懷偏辟之陋心。往往多用清涼攻利之劑。不知用之之過。氣血虛耗。不能收功。遂陷黄泉者。不少也。雖乃天稟素厚之兒。不幸遇此庸醫。詎得免非命之夭哉。嗟我邦數百年來。無一人議及此失者。故余備錄于此。以示門人受業者。雖然。非志此術之至深。則安知此言之不誣。亦唯俟千載之子雲也爾。

先君嘗示。治痘須知大運論。始出贊德對救偏瑣言。而及其自序所言。尤爲詳審。其略云。民病固因六氣而轉。六氣之運。本陰陽太乙而分。時行物生。寒暑代謝。陰陽在歲位也。總持歲紀。充積其數。陰陽有大運也。必甲子一周。而一氣之大成始伏。將來乃進。自不規規於歲位。而得滿充積之數者。是則民病之改易其應大運可知。蓋大可以覆小。小難以該大。萬化皆然。逐年歲氣。大運之散殊也。計歲位而紛更者。不明運氣之大局也。執一局而不移者。更令造物無陰陽。化工無運氣矣。往昔痘多虛寒。大運在寒水也。今多烈毒。大運在相火也。相火之爲令最厲。民病多暴。邪陽烈毒。亢極似水。惟此運爲然。痘值其運。無惑乎。血熱更多惡暴。間有氣虛。陽中之陰。終非昔之虛寒並例。往昔寧無血熱。陰中之陽。終非令之烈毒等象。乃知痘之不同。出自陰陽。而陽在相火。更見獨異。無論與濕土寒水陰陽殊絕。即如風木。木爲火母。風且動焉。非純陽之自乎。雖火令有待。而陽局基之。是將乘未乘之象也。如燥金。金屬秋陽。燥因火至。非純陽之後乎。雖盛餘必謝。而火局猶存。是將除未除之象也。二氣不得與亢陽比議。猶謂其陰陽之界耳。乃若君火。旺夏而象離。敷榮暢茂。物皆賴焉。火故名君。純陽得令之象、若過而及熾。不幾與亢陽無别。然君火雖熾。水一制。而正令即可復也。相火獨異焉者。大虛之邪陽。不藉木生。不受水制。五行常道不能閑其局者。應痘烈毒如斯。令不禦之於格外、垂斃何挽。是道不求合運氣。總以四大機關。一一深求。而參合之。迪知病真之所在。便覺運氣之所致。不求合而自冥合。得其時措之宜。操縱惟我。人見爲異。我得其常。亦何偏之足云。神理不踰常道。惟在會心者得之。余之妄作。恐在暗中摸索。此費氏追補之文。學者所當參考也。然而痘本陰病。其治常宜温補。萬古之通論也。法曰。痘出七日。氣血送毒。悉出肌表。以此日爲界限之期。内必空虛。空虛則靜。靜則生寒。又曰。血化爲水。水化爲膿。膿者生。不膿者死。膿之約。後多實。膿之豐。後必虛。皆所謂所以宜温補者。而歲運在陽時。猶當不離此常理。矧時運在陰乎。費氏其非不知之者。彼專在以偏救偏而已。後學不會微意。妄執殺人。實亦費氏之罪人也。汝徒當靜思焉。此痲等數年所佩服。而及觀本條論運氣。既遺此大義。錯誤亦多。蓋因生徒妄作痲豈可不辨哉。其曰錢費因大運。故槩主寒涼解毒。陳聶因小運。故專主托裏温補。此似以大運直爲陽運。以小運直爲陰運者。殊不知大運小運。各自有陰陽大小之名。始非陰陽之別。此蓋不知費氏者之言耳。抑與篇首謂大運六十年而一周。小運一年而一周者。亦相牴牾。決非先君之筆也。再觀凡例云。凡痘疹必因歲氣。故今舉前哲歲氣說一二。而今編中併無載前人歲氣説。及考初稿本。乃有辨歲氣一篇舉朱嘘萬。大都症候相似。氣運令然也。同時同地。一槩無異。非氣運而何。大乾涸者。火鬱勝。吐瀉肉腫者。土鬱勝。枯燥喘促。金鬱勝。彼此凝伏。水鬱勝。鬱而不出。木鬱勝。火鬱清之。土鬱平之。金鬱潤之。水鬱温之。木鬱發之。書云責之於症。不必求之于經。其此之謂歟。及費氏前文此正與凡例所言者符。而其篇末有附折清涼温補之衷一篇。及以與本條比校。大有異同。如上層所注。觀者請詳察焉。

痘科辨要卷二

東都醫官痘疹科兼醫學敎諭池田獨美瑞仙著
男　瑞啓　參
男　瑞英　訂
門人　長門能美玄順安和
平戶日高遊齋彥和　校
仙臺竹中道穩玄暢

辨發熱三日順險逆證

夫物有其機。事有其聯。君子見微以知其顯。見幽以知其闡。若待理判勢決。然後知之。則是肉眼也。不足共語此術之壺也矣。

順證勿服藥

一凡小兒。皮膚堅厚。渡黑光彩。此骨勝肉也。見其眼中。神光如秋水澄清。而脣舌紅潤。或滋潤。或潔淨者吉。此氣血兩盛。痘出必輕。若肌肉浮脆。而肥白者。此肉勝骨也。見其目中。光浮多白不明。兼之多痰多火者凶。此氣血兩虛。痘出必重。

一身熱和煖。或進。或退。神清氣爽。飲食二便如常。無雜症者吉。

一初熱先發驚。隨痘出而驚自緩者吉。以痘從心經而出也。是謂之驚痘。必順美也。

一初熱時。或吐。或利。隨痘出而止者吉。蓋熱毒從內解。邪氣上下得泄。毒氣內洩。吐利自止。而正氣不耗虛者爲吉。

一發熱三日。即無大熱。腰腹不痛。纔見點。而堅硬礙手者吉。

一凡吐瀉。而精神不減。氣不粗。口不穢。痘自出。而次數差頻者。亦爲吉焉。雖大熱。脣舌滋潤者。痘出必順。

險證宜加治

一發熱時。吐瀉不止。身熱口渴者。先與升陽散鬱而發之。切忌溫熱止澁之劑。若誤用。則致遏熱毒而不出。猶以火助火也。宜三思焉。

一初熱壯盛。頭體腰腹俱痛。吐瀉咳嗽兼見者。其外感固不輕。而內毒亦必重。宜與荊防敗毒散以疎散焉。

一風寒壅盛。以致紅紫斑影。痘不起者。宜肌表發透汗。令其遍身皆出臭汗。則毒氣自散。升麻葛根湯主之。

一發熱痰甚。譫語昏迷驚搐者。是外感風寒。而內動心熱也。宜急散風去痰。兼與利小便之藥。則心熱自減。驚搐自愈。清解散主之。

一發始時。毒盛熱擁。有諸失血者。並宜涼血攻毒。要之痘出兼雜證者。多由毒氣不盡出。故宜以表藥發其汗。不則痘無出路。小毒積成大毒。先用升陽散鬱以發汗。而猶血症不止者。宜投清涼行血涼血之劑。以十神解毒湯。加犀角黃連欒紅花治之。血證甚者。涼血攻毒飲主之。

一初熱而聲遽變者重。宜以清肺利咽爲主。利咽解毒湯主之。

一發始腹痛。大便祕。痘苗赤色乾枯者。宜攻毒清利。敗毒和中散。加酒炒大黃主之。

一痘盛行之時。雖未發熱。先頭痛。先腰腹痛。或頭面腫者。由受時候不正之氣也。當臨出痘而毒甚。痘出必重。故宜預解散。先用荊防敗毒散而發汗。發後諸症不穩。腰腹痛不止。發熱痘點隱隱皮下。大便祕者。宜敗毒和中散。加酒炒大黃。以微利之。或四順清涼飲亦可也。

逆證不治

一發熱。頭面一片紅如塗胭脂者。六日必死。

一初熱時。用火照心窩間。乳盤赤色如火。或遍身皮肉成塊。其色紅赤。或紫赤者不治。

一發始時。身不大熱。惟腹脹眼合。狂躁大渴脣燥舌裂。或無胎而乾燥者。毒根于血中。必作凶逆。宜用清涼攻下之劑。利後證不穩者必死。

一發熱頭溫足冷。或昏悶目時開乍閉。煩渴沈吟者死。

一身熱如火。兩目紅。兩臉赤紅成塊。口脣紫黑。或破裂舌白胎乾燥。生芒刺者。不治。

一發熱時。婦人經行不止。唇舌無紅色。發驚搐者死。

一發熱時。以手擦面頰。如紅色隨手轉白。自白轉紅者。是謂血活。雖危重多生。如擦之不白。舉之不紅。是謂血枯。雖輕症亦必死。

一初發腹中大痛。或腰痛如被杖。蠖屈曲臥者死。

一初發時。七孔二便。鮮血如紅花膏者死。

一發始時。不大熱。而遂見青黑藍斑者死。

一初發欲見痘苗。而胸乍塢突。喘呼者死。

一初發時。面額浮青氣。或舌尖純黑。生紫黑斑點。或聲啞咽噎。神昏憒者死。

一初熱之時。肚腹大痛。泄利膿血。脣舌紫赤。而白胎通明乾燥者。六日必死。

一發熱時。婦人胎墮。而血不止。脣舌無血色。及胎不墮而大熱不退。痘苗不見者凶。

一發熱時。吐瀉見蛔蟲者。十中難全二三。

一發熱未見痘形。先眼沿浮腫。黑色而映見者凶。

一發始一日。即現紅點。密如蠶種堆粟。焦紫乾枯。手摸不礙平指者必死。

一發熱不見痘點。照火候之。如有如無。而煩躁不定。及脣舌赤紫。是謂之鬱伏。發始三四日而趨死。

辨見點三日順險逆證

順證勿服藥

一痘潮熱三四日。熱退而後出者。是氣血充實。毒少易收功矣。氣血充榮。灼火難療。其痘必稀而易愈。如纔熱半日一日而即出者。由氣血怯弱。毒多易感動矣。氣血衰敗。則烈火易焚。其痘必密而難痊。初出三五相連。而見點細者。必密也。單見磊落。而肥大者稀也。

一熱一二日。而見點眼眶不腫。二便如常。脛不軟。脣不浮腫。兩頰不模糊。肌肉未浮腫者吉。如三四日。面腫增進者凶。

一痘出稀疎。表裏共涼。則毒必輕。兼大小磊落分明。不相粘連者。則托裏和中之劑。宜略飲之。以助其起發貫膿收靨之勢。如出太密。粘連模糊。雖出而毒猶盛。則托裏解毒之劑。宜多飲之。以防其陷伏痒塌黑靨之機。如雖遍體模糊。獨面上喉頸胸背之處。稀朗分珠者。必可治。

一凡痘疹一色者吉。若二色三色相合而爲黯者凶。

一先吐而後痘見。吐即止者吉。又有大吐變凶者。胃敗不能逐毒。故痘現復陷伏也。

一目光精彩。神映瞭然。且脣舌紅潤。而口角兩腮。無枯滯黯色者吉。

一痘作二三次出。至三日後。手足心纔出齊。而頭面胸背稀少。摸之堅礙。根窠紅暈。大小不一。肥滿光澤。痘窠與皮膚紅白分明。勢如笋出土形。朝暮安靜。而熟睡者吉。

一凡骨處先見點。而稀者必吉。若軟肉無骨處。先見點而密者必凶。但忌頭額先出者。以毒盛而妄參陽位也。此症必吉少凶多。

一涼而復熱。熱而復涼。連綿數日。而後從口角顴骨處。三兩成對報點。至三四五日。出齊者順也。

一看痘之法有七。一看天庭太陽方廣。二看頸項。三看地閣。四看胸背。五看肚臍。六看兩肘兩膝。七看穀道之處。此數地俱稀少者吉。視膿色亦以此部位候之。是緊要也。

險證可加治

一痘初出。頭焦帶黑色。紅紫慘黯不明。譫語狂亂。大熱不退。煩渴飲水者。此毒在血分。爲血熱毒盛之證也。宜以涼血解毒爲主。乃十神解毒湯。加酒炒芩連治之。如大便秘者。加酒炒大黃以微利之。或宜清毒活血湯。若不早爲之圖。則及乎黑陷致不救焉。

一痘初出。色白皮薄而光亮。但根窠微帶一線紅色者。此毒滯氣分。爲氣血不足之症。治之宜急以補氣調榮爲主。人參歸芪湯。或十全大補湯主之。如不早圖。則痒塌而死。夫痘初出。惟是不過論氣虛血熱二證耳。治之之法。白轉紅活。黑轉淡紅。而根窠明潤。瘡皮堅實。能食。二便如常。則起脹貫漿收靨。一路無餘恙矣。

一周身勻稱。惟喉獨密者。名曰纏喉。宜清肺利咽。射干鼠粘子湯。加桔梗治之。六日後。參麥清補湯主之。應早防八九日間。水嗆不食之患。如三四日間。誤失清解。必發咽喉腫痛。飲食不入則多死。首尾甘桔湯。加大力子主之。

一自見點後。身熱不退者。毒氣太盛也。始終宜清解。如脣舌赤色。而大便秘者。急以四順清涼飲。微利之。如利後熱氣稍退者。宜從症而用托裏補氣之劑。加減益氣湯主之。

一痘出二三日。身熱不退。是卽血耗。而根窠無紅暈也。忌用清熱解毒之劑。如痘色淡白。脣舌淡白。而大便易泄者。內虛也。加減益氣湯。加桂治之。

一初出而胸前稠密者。曰攢胸。宜急治之。如痘色赤紫乾涸者。宜清毒活血湯主之。

一初出灰白。頂陷不起。或起不礙手。根窠不紅活。身涼而靜者。虛症也。如身涼而痘灰白。脣舌淡白。飲食不進。或嘔吐腹脹。寒氣上逆。或泄清水。而手足不熱者。此純陰之證也。宜大温補氣血。以木香散異攻散。輕重從宜治之。

一手指及頭上先見者。爲肝甲痘。可治。又沿眼邊先見三四點者。爲攢眼痘。可治。又陰囊兩邊先見者。爲囊眼痘。可治。又頭上兩角先見者。爲日月角痘。可治。又穀道邊先一二點現者。爲闌門痘。可治。如臍中及肛門。反爲堆聚攢簇之狀者。不治。

一頭上先見數粒。中有一粒極大深爛者。名屍毒痘。宜急排破。以油胭脂。和珍珠細末封之。必待膿成毒化。方可脫去。不則後聚成穴。血氣爲其所奪。諸痘難長。卽類疔痘。主方神功散。加芩連治之。

一凡起勢雖密。而根脚自分。太陽稀少。周身無成塊之狀。色不乾紅者。多屬可治。神功散主之。

一根盤已具。而頂不起。肌未潤鬆。痘色淡白。飲食減損。便易泄不渴者。乃氣虛也。宜加減益氣湯。應急與之。

一有一等白痘。似粉有盤。有頂而軟肥者。是氣血兩虛也。宜大補氣血。急以十全大補湯治之。

一痘白肉紅者。固係氣虛。不能拘血。然亦有因火熱遊行而致之者。宜涼血托裏。以清肌表之熱。參麥清補湯主之。

一痘内黑外白者。是毒在裏。宜以解毒行血清熱爲務。清毒活血湯主之。若痘内白外黑者。是毒在表。急以升陽散鬱發之。升麻葛根湯主之。

一痘出完。而熱甚氣滯。其肉腫亮。痘根滯縮不長者。見毒氣在内。宜急補氣托瘡。以固陽散火湯治之。遲則其表虛。皮薄嬌紅易破。遂成痒塌之患。待乎靨期。而内攻必斃。

一因夏月暑熱薰炙。以致煩燥發渴。而出不快。如脣舌赤色乾燥。大便祕者。宜人參白虎湯。加減治之。

一因冬月寒氣所侵。以致肌膚粟起。鼻塞聲重。咳嗽而出不快者。宜參蘇飲加減。如重者。宜桂枝葛根湯投之。

一因觸邪氣。而出不快者。外用荆芥大棗焱燒以避其氣穢。如因被侵霖雨。而出不快者。宜燒薰蒼朮楓毬避之。

楓毬楓實也。形如毬依名焉。在于東都官園。及仙臺候別墅。他處有一二樹俗呼日大葉加伊天。其形✱如此。

一因前有勞力。而元氣虛弱。出不快者。宜温中益氣湯或加減益氣湯。

一因吐瀉胃虛不食。出不快者。參苓白朮散主之。

一大便祕結。口渴而出不快者。是内有實熱也。宜清涼解毒。若便利口煩渴。而出不快者。是内虛而津液下陷也。宜温中補脾。如内實者。四順清涼飲主之。如内虛者。參苓白朮散主之。若便利口不渴。而出不快者。氣虛也。惟驗脣舌紅不。以辨別之。如氣虛者。宜補中益氣湯。加減主之。

一見標一二日。喉痛眼紅脣腫兩耳如火者。肝肺胃火共旺也。如痘色氣血。俱交會者。宜清涼攻下治之。若色慘暗乾紅。則氣血離散。七八日内。鼻孔出血者必凶。

一痘出而寶窠陷伏不起。時從兩眼中失血。流及數合者。六日必死。勿治。

一大熱壯盛。痘苗隱隱不起。其色紫艷礬紅。煩躁狂妄。口渴不寢。及脣燥舌胎乾燥者。宜清涼攻毒飲主之。

一伏火伏毒內熾。則面眼如火。手足如水。大便秘結。小便如紅花汁。痘色乾紅滯色。脣舌紫赤。無胎而乾裂者。毒在血中。宜急涼血攻毒飲主之。如遲則難及矣。

一皷點灰白。如桃窠肥大。按之硬手。而紅活者。尚可救。色不變者。黃泉在邇。不可救回。

逆證不治

一發熱一日。忽爾擁出。形如蠶種。灰白稠密。身熱腹脹。瀉渴不止。頭温足冷。及色紫黑乾枯者死。

一初熱即見點。太陽、額角、髮際、印堂、司空、方廣之處。先顯紅紫色。目紅脣裂。痰鳴聲啞者。是氣滯血凝。妄參陽位也。不治。

一脣上先見痘。如堆粟者。不治。又牙床見痘。連串者不治。

一初起全不起頂。形如湯泡火刺者。是氣血兩敗。必六日後痒塌。至九日而死。

一痘已出。而熱一遍。痘又出一次。前出者。或沒或乾黑者死。

一連肉紅紫一片。兩臉如橘皮紅。不分肉地者死。

一痘自腰下見。而腰上不見者不治。

一痘色白而皮薄。光潤易敗。根窠全無紅色。三五日即長。如菉豆大者。必不灌膿。日久後。成一包清水。擦破必死。

一初出頂陷。中有黑點。如針孔者不治。不可錯認。妄與下藥。

一周身匀稱。獨口脣細密者。名曰鎖口。須豫防九十朝不食之患。如發熱而口中灰黑色。則後如鵝口瘡而死。

一胸前偏多者。名曰攢胸。須早防九十朝失聲之患。如腹脹咬牙。喘渴者死。

一肩背甚密者，名攀肩痘。脚下湧泉穴，肩上肩井穴，乃暗水潛行之道路也。津液潤布於皮膚之內者，皆此井泉之水，而以腎爲源也。毒盛於此地者，水道絕也。五臟皆附於背，背上太密者，臟氣傷矣。故發熱聲啞，躁渴而死。宜預防之。

一起勢不進，根脚肥闊，面色覆青氣，肌肉皝白，熱盛神昏者，名反脚痘，至六日必死。

一初先發天庭方廣太陽處，見標一粒，突起光亮，少頃而陷伏沒者，此名賊痘。猶賊之欲陷城壘者，先以奸細探其虛實，此痘爲賊之鄉導，若發之者不治。

一初熱腰痛，及報點而猶大痛不止，見苗如蠶種，面赤氣粗，煩躁昏亂者，過二三日，而口中大臭，遍身出紫黑斑，或口唇青黑，舌上發黑疔而死，勿治。

一胃熱發黃，狀如橘皮黃，而下利者死。

一陰囊上兩邊先見痘，而他處不見，後必黑陷者不救。

一發始已報點，照燭看天庭、百會、巨闕、人迎等處，如紅點斑，而不成分珠，乍變作紫黑塊者死。

一發熱未透，而即報苗現標，已而又沒不見，既而又出又沒者，謂之弄標。蓋痘憑熱透，透則肌肉通暢，自然易出。今熱不透，則皮膚不鬆，故隱而又出，而又沒，氣血衰弱之甚，無發洩之力，故爲難治。

一凡痘疹俱極稠密，而疹亦不先解，此名狩痘，不治。

一痘未出而身有紫赤紅點，或有數點黑斑，鼻血昏沉，身熱煩悶者，死在五六日之間。痘出不齊者，六日死。雖然，氣血衰弱者，其死先期必進也，故特謂死在五六日之間也。驗之可知矣。

一手足面部俱見，而身熱煩燥不穩，耳輪耳背獨無痘者，凶症也。惟周身稀少，紅活滋潤，標粒分明，耳上不出者無妨。

一痘至三四日。脚軟弱。而不能立者凶。又天柱忽折者死。

一痘出時。譫語狂言。如見鬼狀者。且好飲冷。或斑從腰眼起者不治。

一發青紫黑斑如痣。及肌肉成塊。色青黑者。六日而死。

一肌肉裏如被杖者不治。又遍身紫泡。刺破出黑血者死。

一初出身有斑點。嘴唇崩裂。或唇腫。口出臭氣者。此胃爛發斑也。其證必死。如唇燥裂口惡臭。舌乾黑者死。又上唇紫黑色。突而如嘴。口臭衝人者死。又舌卷囊縮者死。

一凡先發無名腫毒。而後痘出者。十中八九死。

一痘出齊而吐瀉不止。或生蛔自大肛中出者。後變壞證。而淹淹引日至死。此症九死一生也。若在初發時者。多無妨矣。

一痘稠密陷伏。煩燥狂叫。口中腥臭衝人者。此邪火煎熬。肺爛胃敗也。必成失聲。乾嘔喘促。六日而死。經曰。肺絕者。七日死。痘之一症以六日爲死期。雜病以七日爲死期矣。

一痘出陷頂。而臍窩內。有瘡一二三粒者。無妨。如至四五粒者凶多。此腎經之痘也。後必加溏泄。而寒戰咬牙者。卽死。

一痘出譫語不止。昏睡不食。手足厥冷者。必死。

一發熱痘苗。手足先出現。而後見于他處者。必死。

一起勢因循。而面上見青氣。其瘡隱躍不起。唇舌紫赤者死。

辨起脹三日順險逆證

順證勿服藥

一凡放痘三日。逐漸起脹。先出先起。後出後起。痘胖一分。則毒出一分。胖巳盡。則毒出完。根窠紅綻。頂肥礙手。面目漸腫。飲食二便如常。而無他症者吉。此是氣盛血榮。充滿於內。發揚於外。毒必受制。化毒成漿。不藥自愈。

一凡痘瘡自初至結靨。以痘內暗晦而外光潤爲善。所謂外陽內陰。少陰君火之象也。反之爲凶。若內外皆光。爲純陽無陰。治當補血。內外皆暗。爲純陰無陽。治當補氣。

一凡痘瘡之毒。必氣以煦之。血以濡之。而後可得成熟也。故起發時。光壯者。氣有餘也。肥澤者。血有餘也。氣血有餘。表裏俱和。不須服藥。

一凡至起脹。其痘頂必有小凹。名痘眼。若根脚散大。漿色淺白。頂無痘眼者。此水痘。非正痘也。

險證可加治

一痘雖起發。乾枯無水。謂之不肥澤。乾紅帶黯色。謂之不紅活。其變爲黑陷。乃血虛也。宜用四物湯。加人參麥門冬地骨皮治之。外用胭脂塗法。

一形長大。而色枯燥者。此氣至而血不榮也。治宜補血。色紅潤而形平塌者。此血至而氣不充也。治宜補氣。形平塌色枯萎者。此氣血俱不足也。治宜大補氣血。色灰白者。氣虛也。當補益。紅紫䘺發者。血熱也。當清涼行血。紅紫退縮者。血滯也。宜清毒活血。

一痘頂陷不起。而年壽之上。痘起者。不必憂慮。如年壽上顆粒不起者。急與補托。及痘當起發。而天庭印堂不起者。亦宜以溫補爲主。否則漸變氣脫。而至死。

一痘雖紅鮮。但乾燥而不充肥者。此火盛。而血不足也。治宜神功散。加酒炒黃芩與之。

一痘充肥而帶濕者。此脾中有濕。而氣不足也。治宜去濕補氣。兼風藥以勝之。錢氏白朮散。加防風白芷之類。不可太過。若太過。則損釀膿之機。

一浮囊虛起。窠中無漿水者。此氣不拘血。血不附氣。輕者。必發癰腫而生。重者。即痒塌而死。宜急人參歸芪湯主之。使氣血交會。方能化毒成漿焉。

一有因諸獸或生人驚嚇。而痘隨伏。色變者。是心失其主。血不能歸附。而氣不充托耳。宜托裏之劑。兼與安神丸。

一痘正脹之時。瘡雖起發。然皮薄不礙手。按之清水忽出。而痘色不暗者。此假脹也。宜急用大保元湯之類。提氣實膿。方可成就。不則十二日。必不能回謝。不收結而死。

一痘因觸穢氣。致倒陷。如石白硬者。宜急用參芪內托散。又外用荊芥大棗肉。以薰燒焉。

一痘漸平塌。頭面漸紅腫者。脣舌赤色。痘色乾紅。則宜極清解而起之。如脣舌淡白。瘡色灰白。則宜極溫補而與之。

一痘紫陷不起。或黑如疔者。此血分火熱。急以清毒活血湯。去參芪投之。或以辰砂益元散。和冷水兼與。

一凡戛齒噤牙者。是腎氣衰。而真陰不足也。痘主陷伏。宜補陰而逐之。潔古白花蛇散主之。以龍眼肉酒。溫服之。

一痘當起發。如四圍起。而中心平陷者。其證有二。血化成水。四圍高起。但中心略凹下者。俗呼茱萸痘。此由中氣不足。發不透徹耳。治宜補托。斟酌從證治之。或宜參歸鹿茸湯主之。又有四圍沸起。中心落陷無水。是乃死肉。其形如錢者。此名鬼痘。宜急攻發。實氣飲和桑蟲汁與之。或兼與奪命五毒丹。不則漸變黑點。束手不可爲焉。

一起壯之時。光澤滋潤。勢如水光。而根下紅色。僅有一線。以火照之。如瑠璃燈樣者。此爲虛起。宜大溫補氣血。托裏救表。如及六日。爲此症者。參歸鹿茸湯。加桂丁子熟附治之。不則八九日間。發痒塌。而及十二日。爲內攻。若痰喘氣急者。必死。

一痘瘡起發。彼此相串。皮腫肉浮。或於本痘四傍。旋出小痘。攢聚漸胖。成一塊者。最爲重。宜內托消毒。切守禁忌。以防瘙痒之變。其方內托散。加陵鯉殭蠶治之。

一痘瘡起。發中心突起。四圍乾平無水者。或裏紅外黑者。此由皮膚閉密。滯而不行。痘毒鬱而不散耳。治宜辛涼解肌。桂枝葛根湯主之。

一痘紅活充肥。以指捺之。隨破者。此血有餘。而氣不足也。宜涼血補氣。人參歸芪湯主之。不則後必痒塌而死。

一痘久遇陰雨。而不能起者。治宜發表。而兼燥濕。內托散主之。

一痘因傷飲食。而腹中飽悶。或痛以致中氣鬱而不起發者。治宜發毒。兼以神麯麥芽。消導之。

一遍身俱起。手足獨不透者。是脾胃虛也。宜急以錢氏白朮散。去葛根。加黃芪肉桂治之。

一痘舊有瘡瘍。未愈者。凶多。其初熱實者。以清熱解毒湯療之。熱毒既退者。但宜倍補氣血。佐以托裏內托散。去桂。加穿山甲大力子治之。

一痘形板實而不鬆者。血滯而毒絆也。平塌而不充拓者。氣弱不能拘毒也。滋補充托。猶可救之。若毒滯者。清毒活血湯治之。如氣虛者。參歸鹿茸湯主之。

逆證勿治

一遍身痘皆壯。而頭面不起者死。

一腰腹俱痛。遍身瘡色紫點如蚊蚤所咬。全不起脹。或發泡。而紫灰色者。六日必死。

一痘頂陷灰白。頭面延蔓。根窠血散。更加泄瀉煩渴。唇白痰鳴。不思飲食者。是氣血俱敗也。不治。

一遍身黑陷。悶亂不寧。神氣昏憒者。死。

一起脹時。啼哭不止。日夜呻吟。煩躁不寧。狂言悶亂。如見鬼狀者。不治。

一吐利不止。乳食不化。或二便走血者。死在旦夕。

一起脹時。有六七粒。細瘡成塊。其形如豆擘者。扁闊歪斜者。不治。惟於手足腿臁之間發一二處者。宜銀針挑破。以油胭脂塗之。用針有訣。

一起脹時。痘證如煙霧罩定者。不治。蓋痘出六日。而氣血不分。色焦紫。而面紅腫如瓜。痘鬱伏不出。或猶煙霧罩定者。頭面手足。瘡伏不出。則在皮下。或紅。或紫。或黑。或如錦紋罩定者。名曰罩錦。不治。如或舌白至唇者。爲內潰。急死。案三日六日死者。實熱未解而死。九日十二日死者。虛寒而死。至此共無治法矣。

一起脹時。手足起發。而復没。起而復塌者。此根本已壞。枝葉先萎之象也。不治。

一凡全不起脹。變成灰陷者。或紫陷不起。乾𦵔成陷伏。慘黯不明者。或發水泡痒塌者。此皆血離氣背。毒致下陷。而外剝也。不治。

一凡起脹時。色如白飯。平塌不起者。死。此毒盛血滯。不可認爲虛寒之證。唇舌必赤紫。又有舌尖赤色。中央白胎者。

一痘將起發。其中有發血泡者。此毒伏于心也。不治。又有發水泡者。此毒伏於肝也。必旋見痒塌而死。

一起發時。根窠太紅。頭面皮肉。紅腫如瓠瓜之狀者。六日死。若遍身痘頂皆黑。其中有眼。如針孔。紫黑者。六日死。若兩腮虛脹成塊。肩髆腰臀皆有塊。毒堅硬者。六日而死。若先出痘形。以漸不見者。三日死。若鬱而不出者。三日死是也。五證俱因實熱未解而死也。

一痘出而不齊者。六日死。其證痘出。郛郭不長而先出者。沉伏不起。或帶紫黑色。後出者。雖紅復沒不見。煩躁悶亂。脣燥舌尖赤紫。而黑紫點如痣者。六日必死。

一初出之時。半是水泡。或纔起發。而戴白漿。或未成膿。而乾收者。是皆火性躁急所致也。早發還先萎。要之毒火所爲。倏忽之間。飲息氣絕而死。

一凡起發之時。痘瘡稠密。又見陷伏煩躁狂叫之症。口中出臭氣者。此毒火熏煎。肺爛胃敗也。或不食失聲者。咽喉潰爛也。寒戰咬牙者。邪傳腎也。悶亂者。神氣喪也。體寒者。陽脫也。或嘔或瀉者。腸胃俱敗也。經曰。五臟氣絕於內者。利不止。六腑氣絕於外者。手足厥。凡見上證者。皆不可治。

辨灌膿三日順險逆證

順證勿加治

一痘毒必由膿而化。故有膿則生。無膿則死。然膿者氣之所拘。而血之所化也。是以頂肥光潤。根窠血聚者。則自有膿。生之兆也。若見頂陷灰白。根窠血散者。則自無膿。死之徵也。

一凡四五朝。身發潮熱。根紅頂白。飲食俱進。二便如常。神氣安靜者。其熱薰蒸標瘡故也。必生。

一痘最宜守諸禁忌。蓋在起發之時。其病未久。氣血猶強。足以禦其乖戾之氣。至養膿其氣耗血虧。精神減損。少有乖戾。不能任之。況正在秀發之際。而令內氣成充實。向往足免凶險。

一痘至五六日。毒化成漿。初色發白。次變綠色。後如蒼蠟色。而肥滿光澤。根窠紅活。以手按之。其囊皮厚豐實。無他證者吉。

一凡根窠紅活。爲陰血得宜。痘頂變白。爲陽氣得宜。乃氣血交會。陰陽通運。兼之變白之中而膿漿淳厚者。是血之所化。而毒之所附。陽中有陰。此乃陰陽交泰。吉之兆也。不則內爲空殼。外爲茱萸狀。氣血俱竭。其欲不死。豈可得乎。

一凡不先不後。腫過頸項。漿到胸前。其膿方帶黃色。此爲真漿。頭頂與陽物。亦要漿最充滿爲妙。

一兩肘兩膝。漿色不充滿。則醫後生怪疾。是肘脾經所主。膝腎經所主之故也。

一凡看痘更須詳察。痘形先出者。光潤漿膿充足。則餘痘次之。終亦無害。俱宜以補托爲主。

險證可加治

一痘起脹。光澤可觀。然以手摸之。則軟而皮皺者。此漿未滿而氣餒。脣舌淡紅者。即宜大保元湯。否則難漿。如腸鳴下氣者。加丁香七粒。如大便利者。加熟附子五分。

一痘灰白。漿不滿足。皮薄易破。寒戰咬牙。欲成倒塌者。宜急回陽反本湯主之。

一痘色紅紫。漿不滿足。欲成乾枯黑陷者。急與清毒活血湯主之。如大渴引飲。好飲冷水。大便祕結。數日不通。脣燥舌胎乾黑者。急與清涼攻毒飲。或兼以退火回生丹。調和冷水與之。如見血症者。涼血攻毒飲主之。如漿膿半足。色淡白而停漿。大便易泄。而兼血證者。驗脣舌紅白。以宜急温補。十全大補湯。加熟附子主之。如誤用犀角地黃湯。則謬人速也。

一痘遍身貫膿。大便忽一溏泄。瘡直變灰白。兩眼乍開。腸鳴下氣者。是裏寒虛也。宜温補脾胃。陳氏異攻散主之。如不及。則以參附湯。兼與。又復不及。則重以參附一倍進之。或與翁氏一粒金丹。須臾安睡。舌白轉紅者美。

一痘色紅紫。而失綻鬆之勢者。痘欲枯涸。如脣舌赤色者。屬實熱。宜急用清涼之劑。亦有因邪觸者。宜千金內托散。加減與之。

一痘已起脹。灌漿至七八日。大便久閉者。必漿色實於外。如便祕膿漿不充者。是毒壅於內。宜驗脣舌。以微利之。如至九十日。大便不解。則必靨後。發乾熱而死。或有大便不通。而脣舌滋潤者。雖見急證。而忌妄下殺人。宜鄭重焉。

一痘灌膿。飽實作痛者。不可加治。如血熱焮發。紅紫滯色作痛者。治宜涼血解毒。十神解毒湯。加減治之。甚則恐作血滯停漿。

一兩頰鼻準額前印堂等。高突之處。稠密者。是五臟毒氣所聚。最易擦破。此地一傷。則諸痘盡伏。其毒內攻。故切宜守護。如誤抓破。即將牢封。若標瘡淡白。而根暈不收。或水泡多者。急以參歸鹿茸湯。加桂附治之。若復起充灌。他痘如常。或於空處增出贈痘。謂之翻空痘也。點雖細小。易灌易回。是餘毒得復出也。爲吉兆。

一凡眼眶紫黑者。是梟毒攻衝。而肝受損也。或因久嗽亦然。

一方貫膿。即有回意太早者。須防元氣不足。宜用加減排膿湯。而兼托裏補氣。要以養血爲要。

一灌漿時。聲音低細者。不妨。如忽熱聲啞。腹脹氣粗。其四關緊要之處。必有疔賊二痘。宜急辨認而剔破之。以油胭脂。和珍珠末。牢封之。四關即兩肘兩膝是也。用針有訣

一頭面行漿。而下部空虛。則毒陷標於上。可免危亡之患。若手足漿實。而上部空虛。則毒陷標於內。難免喪生之害也。

一痘破成坑者。此內陷也。外敷白龍膏。而內補托之可也。千金內托散主之。若連片皆破。或處處一二三箇。類疳蝕瘡者凶。

一方將灌膿。口渴煩熱。發嗆喘。向逆者。須用托膿之劑。兼與以甘桔湯。加大力子。

一灌漿時。發泡如彈丸大者。宜四君子湯。合參芪飲。加防風白芷治之。要在壯脾胃。以利皮膚之水。若發紫泡者。不治。

一灌漿時。痘似充肥。而中洞竅突。空軟者。此名空倉痘。極惡症也。竅略有清水。根窠起脹。血附紅活者。宜急用人參歸芪湯。加糯米一百粒。人乳好酒治之。

一灌膿時。成片作爛。膿水不乾者。宜大補氣血。兼投滲水之藥。外以敗草散。或蕎麥粉。或松花散。或象牙粉。或赤小豆末等敷之。內以十全大補湯。加荊芥防風治之。

一灌漿時。色白如水晶。內無膿汁者。切勿輕下手。十一二日後。宜防痒塌。十四五日。多致命終。宜早投內托散。加丁香穿山甲與之。或木香散治之。如寒戰咬牙者。回陽反本湯主之。

一七八九日間。其漿方欲成就。而寒戰咬牙者。此裏虛故也。虛卽寒也。先與異攻散。而不止者。聶氏建中湯重投之。如凶症退。而結痂者佳也。

一七八日。漿膿半足。溏泄一兩行。忽然標瘡頂陷者。倒陷也。如大便青色者。胃寒也。急用峻補之劑治之。主方異攻散。建中湯。宜參考焉。如泄利甚者。兼與七味荳蔻丸。或翁氏一粒金丹。亦妙。

一灌漿已滿。熱毒已解。至平靨期。數日不乾者。痘色如故。則無妨。此非氣虛也。若不能收斂。或脾虛不能滲濕者。宜錢氏白朮散。去葛根。加黃芪肉桂。治之。

逆證勿治

一夫毒假漿成。毒從漿化。故不膿者死。

一痘色紅紫焦枯。貼肉不起。而皮厚黑如鐵。堅如石。摸之不破。無漿血。謂之鐵甲痘。乃氣澁不榮。血枯不潤者。必八九日死。

一灌膿時。忽然眼開者。及目中神光不明。瞳子漸轉紅赤者。不治。

一起發時。純是清水。頂白皮薄。與水泡相似者。後三四日。必抓破遍身而死。又有內含清水。外帶黃土色者。不可認爲老漿。以致不救。宜急溫補。十中生者僅一二。

一痘乾枯。全無血水者。名曰空倉痘。必死勿治。

一抓破天庭山根之間。鮮血流出者死。又抓破無血水。乾黑者。或紫黑者。必死。

一兩臉光硬。色如橘皮紅。二便俱秘。目閉聲啞。腹中脹滿。肌肉黯黑者死。

一吐利不止。或二便下血。乳食不化。藥食直下。肛門如筒。及痘爛無膿者死。

一諸痘有漿。而天庭不起者。九死一生。

一紅腫早退。瘡陷無膿。目如魚睛者。不治。

一痘膿時。眉心鼻準耳輪唇口。兩頰瘡。先焦枯黑黯者。名倒陷不治。

一頭面腫大。瘡盡抓破。黑陷深坑。惡臭異常。咬牙噤口者死。

一寒戰悶亂。腹脹煩渴。氣急咬牙。頭溫足冷者死。

一七八日間。有一等充實飽滿。挨摸不破者。不可認作好痘。以致後悔。此名鐵殼空痘。宜用酒煮麻黃一錢。生附子一分。再加托裏之味。而變成爛痘。如此則屬可治。否則乾枯牢封。如鐵石必死。

一時時張口。似吐不吐。有聲無物。及聲嘶者。此胃中有瘡腐爛。爲至惡之候。急用犀角消毒飲。加甘草桔梗玄參牛蒡子。早則當得生。如遲則喉爛不食而死。

一中心黑陷。四圍突起。戴漿者。此血隨毒走。氣不爲用也。若中心戴漿。四畔乾陷焦黑者。氣附毒出。而血不爲之使也。若爲血泡。色紫而易破者。此血熱妄行。而不能附氣也。通爲不治。若爲水泡。溶溶易破者。此火濕併行。氣血不能以斂束也。此痘若能食便調者。宜調養氣血。補脾滲水則愈。

一痘膿後。脣渣滓而時灑血。口臭衝人。甚則至頰爛穿鼻牙齒脫落者。名爲走馬疳。是腎絕必死。

一痘出正盛。或至痘後。而聲啞氣噎者。及藥食嚥下。而腹中即鳴者死。

一痘如針孔。漿水自出者。此衛氣已敗。其液外脫也。必死。

一痘四弦突起。中間有凹形。雖光亮。看之內實。收板不化。名曰石臼痘。極不灌漿。必死之症也。

一口中無物而時嚼者死。脾絕也。

一不起脹者。九日死矣。其症痘出五六日。雖成窠粒。頂陷平塌。根暈淡白。不鬆突。如其似有漿。而或清淡空殼。乍發瘙痒。正無漿水。瘙破處。乾涸紫黑者。九日必死。

一不灌膿者。十二日死矣。其症六七日。稍有膿路。而或淸水水泡。窠囊不光壯。而中間溏泄頻頻。不稠膿。根暈離散者。十二日必死。

辨收靨三日順險逆證

順證可加治

一凡痘到十日。是謂收靨之期。其證雖順矣。宜必加治。但於補脾滲濕之中。少加解毒與之。後來可免餘毒熱之患而已。

一凡痘靨。自上而下者順。按自上而下者。言自口角兩腮等處收結。非言天庭印堂也。猶易之地天泰。天氣者降。地氣者升。是陰陽交泰之象也。從脚上。循腰以上者逆。必回謝至心窩。便死。若早提起元氣。使回漿自上而下爲妙。惟口角與陽物先收者。此又爲佳候。非自下而上之例。

一痘至血化毒解。膿色如蒼蠟。從口鼻兩傍人中上下面部收起。漸至胸腹。次至兩腿而終者。爲順。又額與脚背。

一齊結靨。內症全平。飲食如故。神爽身輕者。并手足心。或手指尖及陰處先收者吉。

一痘色蒼蠟。而有微熱者。乃燒瘢之候也。不必要治。

一痘回至頸。切忌過用黃芪。蓋痘欲回。而芪復托之。則升降不定。毒必攻內而死。

一靨後忌食五辛。恐熱熏肝膈。眼生翳障。

一凡痘係危證。氣血大虛。多服補劑。漸有膿色。而將收靨。雖有熱者。當於補劑中加涼藥。若欲靨而去補劑。單與涼藥。或用下利之藥。必速其斃也。蓋虛者復虛。反內攻致死。此必然之理也。又已然之驗也。治痘之醫。宜書紳焉。

險證可加治

一痘當靨。而流漿不已者。或因過表。以致斑爛。或因飲水過多。乃水溢皮膚。宜用白朮茯苓白芷防風之類。去濕滲水。

一水濕太過。痘被浸淫。是以潰爛難靨者。脾強則生。脾弱則死。然有因前膿未曾灌透。而色似灰桃。至十三四朝。復灌行漿。此雖愆期。其治宜補脾滲濕。

一恣食毒物。透托太過。是以熱鬱於中。作爛痛極者。治宜清火解毒。汪氏解毒飲。加酒炒黃芩主之。

一十一二日。其痘收時。有如火燒煙薰之狀者。此時當看生死如何。脣舌潤。音聲清。咽喉清快。飲食能進。二便無故者吉。反之爲逆。

一痘至八九日。鼻梁上先微焦者。雖凶不死。如面部諸痘未悉漿。先鼻梁乾收者死。脾經之毒鬱伏。不宣故也。

一痘當靨不靨。發熱譫語。小便不利。大便祕結。煩燥口渴。微喘者。是熱毒乘肺經。無陰氣以斂之也。急用清金解毒。如甚者宜下之。清涼攻毒飲主之。

一漿未稠濃。頂先飽滿。面腫忽退。目閉忽開。瘡脚散闊。色白皮破而乾燥。似靨非靨。或如豆殼者。此因氣血虛極。津液枯竭。不能外續。其毒乘虛內入。名曰倒靨。此症之極險者也。急用峻補之劑。如復腫起。庶幾可治。故痘始熱毒盛者。最要預解熱毒。而後大補氣血。以助灌漿。否則氣血不周灌。故爲是證候也。

一膿汁不乾。身熱能食者。至十一二日。當靨不靨者。汪氏解毒飲主之。如煩渴者。加五味麥門。

一面上痘子稠密。而忽一時盡黑者。此爲假收。勿作正靨。不早爲之圖。必死。先驗脣舌以治之。屬氣虛者。宜補益温補。輕重隨宜。

一痘靨時。有臭氣帶腥者可也。若全無臭氣者。名爲正痘。尚有餘毒。未發者也。若氣臭如爛肉。而不可近者。即毒火敗壞之氣。是雖似結痂。未可便爲吉兆。爲急與清利解毒。緩則其變多難救矣。

一痘當靨不靨。泄瀉微渴。寒戰咬牙者。此虛寒之極也。建中湯主之。如至十日。猶不乾收。當回水期。膿熱而不收者。温表調中湯主之。如痘臭爛深坑者。宜生肌散摶之。

一痘欲收。而脣口乾紫。連結渣滓。而兩頰紅。聲嗄氣喘者。是乃將成肺癰之候也。治宜清肺解毒。

一痘臉上未收。兩耳先收者。其治有二。耳冷者。汪氏解毒飲。加枸杞破故紙川芎治之。如耳熱者。則於前方中。加酒炒黃芩黃連與之。

一靨至頸至腰。而數日不靨者。有熱能食脣舌赤色者。宜清涼托裏。如便秘者利之。四順清涼飲主之。如無熱癢食不寧者。宜補脾滲濕。錢氏白朮散加防風桔梗治之。

一痘成就之際。其色淡紅或白者。宜用補養氣血之劑。白轉紅者吉。若痘痂赤紫黑。脣舌赤紅者。是熱極也。先用大連翹飲。防餘毒壅變。或忍冬解毒湯。宜參考焉。

一凡喉內鎖緊腫痛難靨者。且飲食難嚥。煩燥作渴者。是熱留肺胃也。宜急清利。勿爲泛常。倘足冷自利者。乃上熱下寒。宜隨其證。引火歸源。切忌涼藥。錢氏白朮散。去葛根。加黃芪肉桂。

逆證勿治

一痘靨期。而遍身未見稠膿。惟口脣上下之痘。先黃熟者。是毒氣內攻於脾也。諸痘未靨。而口脣先腐爛。及脣白到舌者。並皆不活。是謂內潰胃寒之極也。

一痘至收靨。口中無物而空嚼搖頸者。必死。

一面部肚腹未靨。而脚先靨者不治。是陰先陽也。

一遍身臭爛。而不可近。痰壅氣促。目閉無神者死。

一發癢抓破。而不見膿血。痂疤捲如乾豆皮者。不治。

一當靨期。而寒戰咬牙。手足搖動。禁口目閉。腹脹足冷過膝者。不治。

一遍身雖靨。尚數粒似靨不結。卒痂脫。而如蛇退皮者。必死。

一被傷節氣。熱退不全者。終死。不可不慎。

一靨時。項頸胸前。耳前後。環跳之處。毒聚作腐爛。住定不愈。服藥不效者死。夫胸受氣之地。項頸陰陽升降之道路也。耳之四邊。乃少陽脈之所會也。故為死候。

一痘皮薄而軟。色白如梅花樣。而靨薄易落。疤白血色枯者。此為假靨。必十一二日。毒氣內攻而死。急宜溫補氣血。如加泄瀉喘渴腹脹寒戰咬牙者死。勿治。

一兩腮乾硬。按之如石。及泄瀉不禁。色青。遍身潰爛。而聲啞足冷者死。又靨後弄舌蛇舌者凶也。

一嗆水失聲。或乾嘔不止。痂皮不脫。不思飲食。昏憒悶亂。睡臥不寧者死。此症多依蛔厥。而為壞證。急用附子理中湯。加烏梅山椒黃連治之。

一牙齦腐爛。口臭不可近者。胃爛也。不治。

一痘中有首尾見蛔者。在初發多無妨。中間後見蛔者。既妨痘功。其證有乾嘔續續不止者。或有不嘔不瀉。心下蛔厥者。又有肚腹膨脹。似寒非寒。似熱非熱。寒熱雜起。及危篤者。其形狀無定候。如糞死蛔者。十中救二三。糞生蛔者。九死一生。若至靨期。不脫證者。痘痂牢封無潤色。不思飲食。目閉鬱鬱眠。情昏神憒。寒熱往來。變壞症。三七日後必死。勿治。

一痘後傷風傷食。而瘦脫者不治。蓋脾主肌肉。是土崩脾敗也。

一內攻之證。皆十二日而死。蓋八九日。漿將足而泄瀉一兩行。眼已開。鼻已通。痘頂平陷。氣血離散者。是內攻之兆也。十二日必死。

一膿功半成。至結痂期。而不成痂者。十五日後死。蓋至十一二日。而不收結。膿水淋漓不乾者。是為倒靨。若煩躁悶亂。寢食不寧也。延延引日。而後必死。

一如重證變虛寒。日久而陽不復者。後必死。

辨落痂三日順險逆證

順證可加治

一凡痘證。首尾候衣食二事。所係匪輕。亦當詳審。蓋痘證。前實後虛者。證之常也。故五日以前。衣被宜照常。六日以後漸加暖。至於飲食禁忌。亦如此。若至此期。諸證平準。則終始宜於補脾滲濕中。微加解毒治之。小連翹飲主之。

一痘收結痂落後。瘢色紅潤。而無凹凸。飲食二便如常。睡臥常安者吉。

一瘡稠密。頭頂生蛆者不死。

一凡自食痘痂者。雖有他症不死。

險證可加治

一痘已結痂。而不焦落者。是餘毒爲害也。或過服辛熱之藥。而熱留肌表也。或遍身盡落。惟頭面不焦脫者。毒聚於陽會也。並宜大連翹飲。加減服之。

一痘痂至二旬。或一月。粘肉不脫。或發癢者。此因表發太過。氣虛無力煦之。或血虛無力濡之。治宜用八物湯。加防風荊芥與之。如有寒者。加桂以達肌表。更散腠理鬱伏之火也。

一有發痒以剝去痂皮。仍復灌漿。如瘡疥者。此血熱氣虛也。宜用保元湯。加丹皮地骨地黃連翹等。涼榮之味。

一痂不落。而反昏迷沉睡。不省人事。此脾胃虛甚也。宜人參清神湯主之。

一靨後痘瘢紅紫者。血熱毒盛也。當與涼血解毒爲主。

一痘痂成而後脣不蓋齒者。急與敗毒涼血。否則變爲走馬疳。輕者。宜清胃瀉火之劑。重者。與清涼攻毒飲。其最甚者。牙齒脫落而死。或因血氣枯槁而不能潤養督任二脈。如二脈急縮者。當從補養甘露飲主之。

一痘後口禁彊直。腹痛遶臍。冷汗如雨。其痛定汗止。而脈弦緊者。是因瘢痕受風寒也。宜散風養血。鈎藤湯主之。

一痂落後。眼赤痛者。餘熱留肝經也。輕者。大連翹飲加減與之。重者。急宜以涼膈攻下治之。最忌塗藥洗藥。多損瞳子。終爲盲人。是醫之過也。

逆證勿治

一痂後泄瀉不止。目中無神。而面色覆青氣者死。

一忽發大喘。面頰枯槁。舌白脣白者死。

一痘痕如梅花白者。是氣血俱盡也。如不大補氣血。必死。

一痂後發驚者。是心氣已絕。而神無所依。不治。

一凡嘸作噎。喉中如鐺鋸。腹脹虛鳴。痰喘頭汗者死。

一靨落後。一病未已。一病復生。神氣虛脫。寢食不寧。時白吊者。變慢驚風。必死。

一凡痘雖有數千百種之形狀。不越氣虛血實之兩途。雖有數千百種之候症。不過順險逆之三項。既言順者。不藥自愈。險者。藥所能及。逆者。治之無功。反受人之謗而已。雖然。順而陷逆者。是謂中惡。卒然趨死。順而變險者。隨治而生。又險而加逆者甚重。復逆而加逆者。必死矣。且有純虛者。有純實者。有初虛而後實者。有初實而後虛者。有虛症變實者。有實症變虛者。千緒萬端。無一定局。故欲窮其妙境。則先當驗脣舌之紅白及胎之潤燥。以爲準墨。表裏虛實。苟不詳之。則無所施治。切不可無知妄作。以匙殺人。世之業醫。不熟痘術。藏拙護短。偶治其善痘不難治者。以自誇世者。亦不少矣。余恆見世人有係痘毒而死者。十纔二三。係醫毒而死者。十中恆居六七。夫人命者至寶也。王公之貴。不以換之。珠玉之重。不以代之。所謂天爵。此之謂乎。奈何視之如塵芥。視之如敵讎。屬之於庸醫之手。以速非命之夭。請醫者。其可以愼矣。應請者。其最不可以不愼矣。

痘科辨要卷四

東都醫官痘疹科兼醫學教諭池田獨美瑞仙著
男　瑞啓　參
男　瑞英　訂
門人　常陸高野昌碩　龍
京都進藤玄之履道　校
築前渡邊昌伯　恕

辨初熱二日

夫天象。雖雜陳平推步者。見其有條而不紊。地理。雖雜敷乎堪輿者。知其有脈而不斷。醫之於痘亦然。痘瘡之症。千狀萬態。不可僂指。雖然。精究此術者。絲分毫析。隨症投藥。未嘗謬認一症。誤投一味也。所謂多多益辨者。何獨兵耶。此之謂通神之手矣。又此之謂泣鬼之手矣。

初發身熱悠悠。是宜氣血和平。惟熱輕則痘亦輕。熱重則痘亦重。又有熱重而痘輕者。有熱輕而痘重者。又熱一日而出者甚重。熱二日而出者次之。熱三日而出者又次之。唯四日而身涼見苗者爲稀。如火禍大過。則正氣不勝邪。故面色爲昏暗。爲枯澁。爲黑滯。氣血充榮。則面色爲潤澤。爲光彩。爲淡紅。此乃勢之所必至也。

發始身熱溫和。皮膚潮潤。面眼無澁萎。兩耳如常。音聲清亮。睡中微悸。二便如故。及口渴食減貪眠。脣舌滋潤者。順痘也。凶逆者反之。先一二日。用輕揚發散之藥。以取微汗。

似是而非。若同而異。此病之所以能感人也。小兒痘瘡。其初不免乎發熱。似傷風食傷驚熱。爲痘未真。是謂疑似。雖曰良工。而難辨明。於是欺世盜名之輩。妄言詭辭。令父母驚惶失措。是可哀哉。孟繼孔幼幼集曰。痘瘡欲出。必先發熱。目睛黄瞭。耳後紅紋。耳尖尻骨獨冷。面色四肢俱赤。惡熱而不惡寒。此痘疹之所有。而傷寒之所無也。若夫疑似之間。辨認未真。先以升麻葛根湯。惺惺散探之。朱巽痘科鍵曰。如初發微熱。面色晄白。皮膚婞嫩。呵欠竄眼。吐利並起。精神倦怠自汗者。虛證也。加減益氣湯主之。

發始先腰痛者。爲重症。腰者腎之府也。乃人身之樞紐。諸骨之根柢也。故痘家最大忌之。腹痛雖惡候亦次之。諸書所謂。發始先腰腹痛。而後發熱者甚重矣。先發熱。而後覺其痛者險也。宜急發其痘。如四肢酸痛。額前發青氣者。爲大逆。如攻發痛止者無妨。聶久吾活幼心法曰。有腹痛腰痛。而煩悶者。此其毒誠重。然只當用敗毒和中散主之。大便秘。則加酒炒大黃。微利之。

發始吐利二證。俱非寒也。諸嘔吐暴泄。皆屬於熱。水穀傳化之道路。爲熱所迫。輸送失常。吐利併作。朱氏曰。嘔吐者。初緣毒壅于中。不能發越也。只當發痘。瀉屬于脾。爲毒壅于脾。不能上達。雖爲濕熱下泄。亦有分消之義。其初出二證。俱不可止。唯宜發痘。主方和解湯。加減升麻湯之類。宜參考。如至三四日。猶不止者治之。

發始發驚搐。痘隨出而驚自止者。爲驚痘吉。大抵驚搐。雖屬于肝木。而痘之驚搐。屬於陽明。故宜先發痘。痘出則止。然木能勝土。又歸心火相爭。脾土不足故也。若四日不止者爲凶。丹溪捷徑曰。凡痘發熱。有驚搐者。以導赤散加辰砂末服之。聶久吾曰。毒壅盛於皮。不能驟發於外。而驚搐狂躁者。宜用清解散以宣之。又血氣虛弱。送毒氣不出。而驚搐狂躁者。宜用溫中益氣湯以托之。費建中救偏瑣言曰。治痘前驚跌發搐者。宜此湯疏肝透毒散主之。

發始大熱。譫語狂言。見鬼見神者。緣梟炎亂心魂。是謂純陽無陰。朱氏曰。凡見積熱形證。一熱即下。遲則不能斡旋。三日即死矣。如其爲證。發始身熱如炮。二便秘結。口渴。兩睛如血。兩耳灼熱。煩躁狂妄。譫語狂亂。脣裂舌胎如粉。甚則舌炕。惡熱者單下之。以胎減爲度。惡寒者雙下之。不可泥在初當發之說。此症百中一二。不可執以爲常。

如唇舌滋潤者。忌妄下殺人。主方清涼攻毒飲。或涼膈散。

凡升者。提清氣以上達也。發者。開百竅以四播也。俗但知以毒透毒。不知升發之義。翁仲仁金鏡錄曰。實熱壅遏。不得達表。氣粗喘滿。腹脹煩躁。狂言譫語。睡臥不寧。大小便祕。毛豎面浮。眼張若怒者。並爲風寒外搏。與出不快者同治。宜羌活散鬱湯主之。

凡有一日熱而出者。有二日熱而出者。有三日熱而出者。或五六日熱而出者。因風寒襲外。腠理不疎故也。丹溪捷徑曰。熱三朝便出者。此常期也。如過四五日不出者。熱綿綿無休歇。吉凶之徵未卜也。急與解毒托裏。分內外因而治之。疎者吉。外邪壅遏。而不易出者。此外因也。麻黃解表湯主之。

方發之後。所出不多。氣候和平。無他症者。即是瘡本稀。不可更發也。所謂發不至太過。守不至不及。乃用藥之圓活也。聶氏曰。其或增寒壯熱。頭痛咳嗽。鼻流清涕者。多因於外感。不可不發散也。當視兒強弱。而用藥發汗。兒體氣素壯實者。用加味升麻葛根湯汗之。體氣素怯弱者。用加味參蘇飲汗之。然皆不可出汗太多。恐發虛其表。後難起脹灌漿也。既經發汗。而身熱漸緩。兒頗安靜者。其痘出必稀少。此爲順候。且勿服藥。以待之。

漢唐以來。當痘疫流布時。不擇大人嬰童。一發熱。專用升麻葛根湯爲治。痘疹初熱之定奪。然余嘗稽古人之意。升麻葛根湯一方。蓋治痘瘡之常。不治痘瘡之變常者。聶氏曰。先用升麻葛根湯發之後。或身熱不退。而煩燥者。且勿峻攻。姑少待之。其或煩悶燥渴。而妄語者。用敗毒和中散清之。如大便祕結者。加酒炒大黃微利之是也。

痘自包孕之地。萌動而起。未形是謂無極。於此爲氣虛已明。則先可知三禁。一勿攻發。一勿清涼。一勿解毒。始終以保元四君之加減治之。翁氏曰。治虛證痘證。以元氣爲主。元氣充實。則毒易出易化。故善治痘者。惟保元氣於虛弱之前。使不致於耗散爲貴。然其治法。一曰。實腠理。而固肌表。二曰。節飲食。而保脾土。肌表固。則外陷之患不足慮。脾土實則下陷之患不足憂。更加以參芪補益之功。

夫痘有輕重。人有強弱。治有緩急。不可不辨。然挽回調劑。古人必按痘之形色。而後推敲。故施之於緩者則可。其重且急者。痘雖未形。而兒體之生命。已在涉春冰而蹈虎尾。其痘未及見。則毒雖猛。而尚未有定位。火雖烈。而尚未及燎原。此誠轉危就安之機。起死回生之會也。宜用攻發解毒之劑治之。如及悶痘定位形色已凶。則梟炎不易破矣。況形以氣見。色以血呈。凶顯形色。逆亦非淺。虛實同然。補瀉用法。脣舌是準矣。

戲猴出痘

嘗聞。俗諺野猴患痘。其歲闔鄉出痘必稀。向者余在巖島。偶見友人畜野猴。教以戲技。一日猴乍伏臥不起。與物不食。且如驚搐狀。翌日面上磊落。生小皰子五六粒。殆如血醫痘狀。余問之於狙公。乃云。此即痘也。按聶久吾曰。胡地極寒。其人無屋居。鮮火食冒風霜。犯冰雪。腠理祕密。若禽獸然。即有胎毒。尚為別症。不能宣發于皮膚而為痘疹。是以胡人不出痘。今野猴遇乎畜養。失其山野之性。不冒風霜。不犯冰雪。熟食褥臥。與人同居。故觸遇疫氣。遂致然歟。抑亦不知野猴皆患痘瘡。而人不逮見之歟。記以備參考。冀世醫諒余苦心至此而已。

初發二三日用方

升麻葛根湯　初熱發解痘疹之良方。古方三日前後用之。

升麻　葛根　芍藥　甘草各等分

右四味剉細。水一盞煎七分去滓。溫服無時。一方加羌活。

和解湯　古方三日前後用之。

升麻　芍藥　葛根　人參　川芎　防風　羌活　甘草各等分

右八味。生薑三片。水煎温服。

加減升麻湯　無論痘與非痘。但見嬰兒身熱。呵欠煩悶。睡中驚悸。嚏噴眼澁。鼻出氣粗。手足酸軟。即宜與服。如有雜證。再兼雜證藥治之。

升麻　乾葛　芍藥　甘草　前胡　紫蘇　當歸　連翹　桔梗

右九味。水一鍾半。薑三片。葱白三寸。煎服取微汗爲度。如有汗。當以小劑疎發之。

敗毒和中散　發汗之後。或身熱不退。而煩燥者。且勿峻攻。姑少待之。其或煩悶燥渴。而妄語者。此散清之。

連翹　牛蒡子各等分　酒炒黄連　枳殼炒各七分　防風　荆芥各五分　桔梗四分　前胡五分

升麻　紫草茸酒洗家用根　蟬退去頭足　小川芎各四分　木通五分　甘草四分　麥門冬去心八分

共十五味　大便秘澁者。加酒炒大黄。一錢二分微利之。不秘者勿加。　服此覺煩悶少解。即止勿服。聽其痘出外。則中自安也。

導赤散　凡痘發熱。有驚搐者服之。

木通　生地黄　防風　薄荷

右燈心引。共五味煎服。加辰砂末可也。或加蟬退牛旁子。

清解散　治毒氣壅盛於內。不能驟發於外。而驚搐狂躁者。

防風　荆芥　蟬退　小川芎各四分　升麻五分　甘草三分　酒炒芩連　木通各六分

桔梗四分　前胡　乾葛各五分　紫草茸家用根六分　山查肉八分　牛旁子　連翹各七分

右共十六味。生薑三片。同煎温服。

温中益氣湯　治血氣虛弱。不送毒氣出。而驚搐狂躁者。

人參　白朮炒各五分　黄芪生八分　當歸酒洗　白茯苓各六分　炙甘草

川芎各四分　白芷　防風各三分　南木香　官桂各二分　山查肉六分

右共十二味。生姜一片。大棗一枚。同煎。一服中病即止

疏肝透毒散

僵蚕炒四分　蟬退二分　薄荷二分　鈎藤六分　青皮七分

木通三分　前胡六分　山查二錢　羌活四分　荆芥三分

加燈草一分。薑二分。水煎温服。按氣血虛弱。而表虛汗多者勿用。

羌活散鬱湯　專治實熱擁盛。鬱遏不得達表者。

防風　羌活　白芷　荆芥　桔梗　地骨皮

川芎　連翹　甘草　紫根草　大腹皮　鼠粘子

右十二味。爲粗散。水一鍾。燈心十根。煎六分温服。

麻黄解表湯　治勞苦之人。皮膚粗厚。腠理閉密。及外感風寒。其痘被外邪所遏。而不易出者。

麻黄去根節酒炒黑　升麻　羌活　葛根　防風

大力子炒　荆芥　甘草　蟬退　桔梗

右十味。各等分。水煎入燒人糞同服。

加味升麻葛根湯　此一方即是傷寒之劑。痘疹服之。發汗亦無妨。

白粉葛一錢　升麻八分　芍藥六分　小川芎四分　甘草三分

山查肉八分　牛蒡子炒香五分　桔梗　防風各三分　蘇葉五分

右十味。生薑三片。同煎熱服取汗。

加味參蘇飲　用虛弱之嬰童。爲痘未明。而發熱者。

人參三分　蘇葉五分　小川芎　桔梗　前胡各四分　陳皮

甘草各二分　白茯苓五分　粉葛八分　半夏製三分　牛蒡子製四分　山查肉六分

右十二味。生薑三片。同煎熱服取汗。

惺惺散　發熱疑似之間。辨認未真。先以此湯探之。

人參　白朮　白茯苓　天花粉　桔梗　細辛炒　甘草　薄荷各等分

右八味。水一鍾。姜二片煎服。

加減益氣湯　治一發熱。遂頭溫足冷。不渴便溏。面色晄白。或瀉利青穀。嘔食不化。兼身熱呵欠等症。乃氣虛也。

黃芪　沙參一日後易人參　甘草　當歸　川芎五日後宜去之　白朮　陳皮　升麻洗酒少許　桔梗

右九味。水一鍾半。薑一片煎服取煖爲度。

停滯腹痛。或瀉酸臭。加山查麴蘖。不停滯而唯腹痛。瀉酸臭。加干姜芍藥。驚悸加天麻鈎藤。磨安神丸同服。嘔吐去桔梗。加煨乾薑。瀉泄不止。去當歸。加肉荳蔻。兼與荳蔻丸。四肢冷。加乾姜肉桂。有汗去升麻桔梗。加肉桂。倍黃芪。產後出痘。加赤地白芍木香肉桂。氣虛毒壅者。加蟬退地丁。

清涼攻毒飲　涼膈散二方共見救苗

安神丸　七味荳蔻丸二方共見于後

辨見苗二日諸證

嘗謂痘初見點。便顴顏色榮枯。蓋皮膚黃紅白而明瑩者。氣血相旺也。然推察頭面之諸位。以預知吉凶悔吝之由。左頰屬於肝。右頰屬於肺。正額屬於心。下頦屬於腎。鼻屬於脾。正額者太陽脈之所會。脣頰陽明脈之所經。兩耳兩傍。少陽脈之所過。夫痘爲陽毒。故隨陽而見於面也。然陽明胃與大腸。積陳爲朽。氣血俱多。故先於口鼻兩傍。人中上下。兩腮年壽之間。先出先脹。先漿先靨者吉。反之他處先見者。爲險爲逆矣。先現一點血。其色淡紅而大者稀。紅赤而小者密也。數點既定。貴圓淨。而嫌破碎。貴高聳。而嫌平塌。貴稀疏。而嫌稠密。唯出要參差。耳後項頸心胸。少於他處爲佳。眉稜兩顴額前。先潤不滯爲妙。

蓋放苗三日。而生死判然。候之其關竅。全在面部。面諸陽之會。天庭印堂爲第一。最面部吃緊處。出痘首尾。不過論氣血毒三者。夫元氣者。以胃氣養之。故能食。脾胃健固。則元氣勝毒。應期收功。故一二日先見。四五日先長。七八日先漿。十十一日先靨。若不能食者。毒勝元氣。則內攻外剝爲逆。如痘碎密。而黯灰空瘡者。即死症也。凡眼部以下先見。二三相連出。脣舌紅潤滋潤者。毒無內攤。朝見點。而暮礙手。色淡紅滋潤。而身熱漸減者。吉兆也。

痘已出。成形者氣也。成暈者血也。兩者均可驗吉凶。決生死。世醫何專言血。而不及氣。氣無形難見。血有形易見。故診氣血之法。痘窠尖圓光活者。氣之充拓也。根暈收緊紅活者。血之榮養也。故見苗色乾枯涸澁者。血虛也。頂陷不突者。氣虛也。塌陷者。氣離也。根散者。血離也。灰白者。氣滯血衰也。焦褐者。血枯也。黑者。毒滯而血乾也。紅變白。白變黃者生。紅變赤。赤變紫。紫變黑者。雖作窠。而毒沉伏也。發始四日必死。見點隱躍復沒者。六日必死。

辨虛痘治例

凡見點淡白者。屬氣虛。過赤者。屬熱毒。吐瀉者。屬內虛。便祕者。屬內實。汗出如濡者。屬表虛。肌膚乾枯者。屬表實。謂之初發之六候。唇舌滋潤者。氣血和平。唇舌淡白者。氣血衰損。唇舌赤色者。熱實也。唇舌乾燥者。毒火盛也。唇舌燥裂者。毒火燎血中。白胎通明者。梟炎甚於中。然唇舌微旨。亦有多端。舉其一二以示之。凡舌三十六品爲病舌。二變爲七十二舌。三變爲一百四十餘舌。蓋三變決生死。如響之應于聲。唇十八品。亦依此例也。雖然。唇舌之候。祕藏累世。不敢妄傳。若欲得之。則宜入余門以請焉。

凡痘證。有似虛反實者。有似實反虛者。變證百出。千形萬狀。若欲體認變幻。先須知三項。翁氏曰。氣虛之證。初發身熱。手足厥冷。乍涼乍熱。精神倦怠。肌肉晄白。飲食減少。四肢倦怠。睡臥安常。便清自調。虛症無疑。未見點前。用參芪飲。加輕揚發散。如紫蘇防風白芷。見點之後。用參芪飲。加川芎桔梗。見點四日之後。重用參芪飲。隨病加減處治。

夫痘有純虛者。有純實者。有先實而後轉虛者。有先虛而後轉實者。惟宜斟酌。要隨唇舌治之。丹溪捷徑全書曰。痘瘡出形如平日。皮肉正色者吉。若痘常帶豔（豔者說文好而美也）而赤。其後多致痒塌。不可救也。凡帶豔者。防後日瀉痒之變。爲一急著。宜用疎風固表消毒之藥。使氣血充實。邪火漸退。正氣不虧。光鬆乾收。如期不亂可也。固陽散火湯主之。翟繆類編曰。色白皮薄者。必用固陽散火湯主之。去荆芥生地。加白朮茯苓各五分。

凡放苗僅有數粒。色不甚紅。亦不甚白。身體溫和。神情淸爽。不暗慮者爲順。然其囊窠。累日不見粗肥。皮薄不起者。宜防日後倒陷之患。管橓保赤曰。初出一二日。灰白頂陷不起。或起亦軟。而不礙手。根窠不紅活。身涼而靜。此虛寒證也。人參歸茸湯主之。氣滯者少加木香。

發熱見點之時。吐瀉者莫妄用澁藥。毒在上焦者。宜吐而解。毒在下焦者。宜泄而解。毒在中焦者。卽從吐瀉而解。

但宜發痘。如至出齊期。而不止者。宜止之。孟氏曰。千錢買痘前瀉。蓋言熱隨利減也。若痘見點已定。而吐瀉不止者。恐損脾胃。當用人參調中湯。七味荳蔻丸主之。

發始有心氣虛弱。而毒在胸中。嘔吐不止。水食不入者。須急吐之。如當吐而不吐。則必死。吐法忌瓜蒂豆豉之類。必動內氣。轉生煩劇。朱氏曰。有可吐者吐之。吐中有發散意存焉。滴水不入。毒壅氣道者。宜吐之。飲食停痰。形色生變。陽氣鬱遏也。宜吐之。氣虛多汗者則忌。吐方用法口訣

附可吐一治驗

浪華。阿彌陀池。雛僧年十一歲。出痘於甲辰之春。初熱悠悠。至出齊期。嘔吐不止。始事醫兩三子。以半夏瀉心。或小半夏加茯苓之類。其吐愈劇。而加以唾血。相俱驚惶。以為不治辭去。已至五朝。邀余往診之。煩悶不寧。水食下咽即吐。時發狂妄。狀如醉酒。或歌或笑。神氣困憊。終日不寢。面色晄白。痘苗隱隱。欲出不出。且唇淡紅。舌白胎通明。手足微涼。便是元氣虛弱。不能發越毒邪於皮膚。而毒在胸中也。治法宜吐。不早圖之。則必至噬臍。幸任余所處。則百無一慮。滿坐大喜。仍用家法吐藥探之。則吐白沫二三口。神氣略快。再吐之。則思食貪眠。乃用補中益氣湯。加減與之。已至六朝。精神爽。睡臥寧。痘囊發峻突之勢。至七八朝。漿色勃勃。紅暈光澤。諸症順美。十二日而全愈。因書以為握匕者之一模云。

痘已出。實熱未盡解。而早用溫補。則熱毒蘊蓄。轉至煩劇。細察其形。詳驗其色。識見不真。先迷向往之途。聶氏曰。察其痘形。淡淡在皮下。不見紅活。唇淡面白。或帶青。脈亦遲緩。雖煩燥驚狂譫語。亦是血氣虛而送毒氣不出者也。溫中益氣湯主之。

氣虛痘症。父母能守禁忌。醫用藥不誤。調燮順候。則元氣充實。腠理堅固。脾胃強健。飲食如常。二便清調。不問已

出未出之證。先以氣虛爲施治之要。朱氏曰。凡一發熱。遂頭温足冷。不渴便溏。面色㿠白。或瀉利青穀。嘔食不化。兼身熱呵欠等證。乃氣虛也。宜益氣湯加減與之。或錢氏白朮散。加黄芪。四日後。去葛根。加黄芪肉桂。

辨見苗二日清火治例

一日熱即出者。是謂火裏苗痘。如連串爲叢者。必作稠密。其痘原屬氣虛。宜急退其熱。當詳視其大密之中。根窠分與不分。顔色鬆與不鬆。及其元氣虛實。年紀大小。若元氣實。年力大者。痘雖稠密而無甚慮。只要飲食。費建中曰。放點不一日。烈熱乾炮。帶火而出。不論稀密。色紫豔。或焮紅。其他可知。此梟毒烈火。及早圖之。不致日後内潰。急用攻毒清肌發透。不可以初見而玩忽也。清熱解毒湯。或清地退火湯主之。

一發熱。已出未出之時。先精究頭面六十之部位。辨認出形之美惡。以成終始之計。是痘家之權機也。蓋山根年壽。鼻兩傍。人中上下。兩腮兩頤之間。乃陽明胃經脈。與太陽脈之所統也。故放苗陸續既出。火熱未減。面上一片。發紅赤色。惟山根鼻準。人中兩腮兩頤之間。帶㿠白色者。必於腸胃之間。有壞濁梟垢。宜急下之。訣曰。其證腰腹大痛者。逆症也。不治。若腰腹不甚痛者。宜早圖之。十神解毒湯。加大黄石膏。微利之。泄利膿血穢垢數合。而腰腹痛止者吉。若三四日期。誤失下。則遍身瘡色。慘黯凝滯。不起發。不灌漿。待醫期而致不濟焉。頭面六十之部位。其詳見於前卷矣。

凡臨痘爲奇怪之狀者。悉皆由神元不足也。否則夾蛔之證乎。宜詳驗之。丹溪曰。凡痘發熱。有所妄見而譫語者。或昏昏好睡。夢中言語喃喃者。或狂妄欲走。循衣摸床者。皆毒氣内攻。神識不清故也。急用鎮神解毒之藥。辰砂導赤湯主之。人事清爽。神彩復舊者生。若連綿不止者。魂魄將離之兆也。

一二日。既熱欲放苗。而鬱不成窠粒者。或已熱。先從手足見點者。或已熱。頭面放點。如蚊點蚤斑者。或已熱。徧身處處如堆粟。或已熱頭面手足。痘苗已見已沒。而變紫黑者。必死。是曰五惡痘。又有似此證而非者。宜精察之。切不可以模稜之伎倆而誤人。凡稟賦氣血虛劇。神元不足者。臨局火毒必入心經。四臟紊亂。梟毒沉伏。不能發透于肌肉。而偏體悉病。故面色慘黯枯萎。額前發青氣。心煩燥悶。痘形不現。是曰鬱伏。不早圖之。則待三日六日而死。翁氏曰。發始痘點略見。已黑陷倒塌。乾枯不起。不作窠粒者。急宜奪命五毒丹。唯實熱未解者。宜於初熱見苗。四五日之間。與之是也。

夫痘貴紅潤。而惡嬌嫩。貴淡紅。而嫌赤紫。貴一色。而不好二色三色。蓋嬌嫩與血熱相類。不可不辨。嬌嫩屬虛。血熱屬實。不可妄以嬌紅者。認爲血熱治之。殺人不少。宜驗唇舌以辨之。翁氏曰。初發已身發壯熱。腮紅臉赤。毛焦色枯。已出未出。三日已前。痘點煩紅。痘色與肉色無異。煩渴欲飲。睡臥不寧。小便赤澁。大便祕結。此血熱也。並皆十神解毒湯。所能治也。

凡臨局躁亂非常。或有作危怪者。世俗不知。以爲神奇。懇祈巫祝而不延醫。坐視其陷鬼錄。孟氏曰。痘瘡發熱見點之時。亂言狂語。見鬼見神。尋衣摸牀。昏睡不醒。此皆毒氣內攻。心神不清所致。宜導赤散。加連翹黃芩犀角木通。或牛黃丸。抱龍丸。辰砂益元散。使小便流利。精神清爽。痘亦漸出。方望生意。若昏倦軟弱。不省人事。口語喃喃不休者。不可治矣。

痘症甚猖獗。舉證言之。凶險繁劇。無所施治。其間有一二屬可治者。豈忍棄之。當於此時。膽力不雄。則不見其功。宜不惴三軍。輕扛萬鈞。然後臨之。盧詵痘疹要訣曰。痘發之時。言語精神。狂燥悶者。此心火消燥肝血。以致神不守舍。狂亂如見鬼神。外症紅紫焦燥。壯熱不寧。所謂純陽不陰之證也。退火回生散主之。卽退火回生丹也。翁氏曰。治血熱枯萎。痘欲出火熱太盛。面眼兩耳俱赤。忽然筋抽白吊者。熱毒壅遏於內也。翟氏曰。幼兒欲出痘。發熱至二三日。全無痘點。形影忽然。而發驚搐狀。與急驚風一樣者。此亦毒氣壅遏。不能宣發所致。宜用清解散。以宣之。若時醫不知是出痘。誤作急驚風施治。或單以寒涼投之。以驅痰峻藥下之。其兒必死。如又發熱如炙。而發驚厥。二便秘結。渴煩太盛。口氣粗。手足熱。痘色紫黯乾紅。唇舌燥裂。或舌胎乾燥者。清涼攻毒飲主之。

凡毒火衝突血分。則爲血熱矣。或痘出不分地界。鋪紅肆溢。或眼赤如朱。或迫血妄行。有從口鼻而出者。有從大小便而出者。有從大肛而下數升者。有從瘍瘡之頂而出者。痘或焮紅。或紫黯。或發血泡。或發紫泡。是皆因毒火猛烈也。謂之悶痘。諸書所謂。痘之失血。唯自鼻出者。屬可治。其餘雖皆絕證。亦有百中一二得生者。費氏曰。放苗小水有如醃魚汁者。有如紅花膏者。然以涼血攻毒飲。大黃爲君。加桃仁。每劑和大桑蟲。日服二大劑。袁氏全書曰。桑蟲起腎肺毒沈伏者。其功甚妙也。別煎和藥汁用之。

凡大便一日一次爲調。一日二次爲利。二三日不上廁溷爲祕。欲驗痘之順逆。以大便通與不通。爲虛實之候。魏直曰。若夾毒初出。色赤如火。乃毒滯不宣發之故也。當以四順清涼飲一服。大便去一二次。而斑或退。則血附氣位。即以四君子湯。加黃芪姜棗進之。如利不止。可以肉荳蔻丸。即止。

痘內遍身。有碎小密如芥子者。此夾痧而出也。如有肉色鮮紅。成片成塊者。此夾斑也。皆是毒火太盛。薰蒸於內。故一齊湧出。早宜清涼解毒。聶氏曰。有夾斑而出者。有紅赤點。而無頭粒。多隨出而隨沒。又有夾丹而出者。紅赤成片。如雲頭而突起。此皆毒火浮游。散漫於皮膚之間也。遇此者不必驚惶。惟用玄參升麻湯一二劑。散其游火。其斑丹自退。又有夾麻瘆而出者。用前法。加桔梗酒炒黃芩各六分。令麻瘆先退。痘瘡自當起發。

附痘內夾痧 一 逆證

東府一侯家公子。年纔三歲。染痘于戊午二月上旬。一夜發熱。次早忽然。左手腫如瓜。已過曲池。衆醫不識其事。而妄療之驟然驚搐無度。煩悶非常。三日使人延余。往診之。身不甚熱。而時搐時白吊。吐利一兩行。面色㿠白。頭汗如濡。唇舌淡紫。神情恍惚。眉宇不宣。照燭觀之。左手掀腫如白疹者。如有如無。隱隱似迷。頭額兩頤。赤點如蚊咬蚤斑者。隱躍於皮下矣。是非難認。衆皆疑之。余曰。是即痘也。是甚爲逆。無策可施。唯待屬纊。凡左手先掀腫者痧證也。痘夾痧出。而速退者。梟邪自解。否則痘毒鬱遏不宣。不能發越于肌標。是謂鬱伏。古來絕無治法。明四日應告變。侯懇懃請治。余峻辭之。乃進敗毒和中散二貼。侯問曰。今夜何如。曰。無慮矣。

凡痘鬱而不出者。三日斃。其期在明日。翌日果然。發始可下。而不下必死矣。痘出二三日。大熱大便秘者。若下之少遲。則煩燥不定。胃爛口臭。口角流血。白睛紅赤。腹脹喘滿。身發紫皰而死矣。所謂痘瘡。首尾不可下之說。又一偏之見也。若唇舌滋潤者。雖見危證。忌妄下。必殺人。費氏曰。發始已放點。有唇裂掀腫。甚有焦黑如煤。或口中穢氣不堪。或舌起芒刺。此毒火犯胃。急宜重以清火涼血解毒。必攻之瀉黄納穀散加大黄主之。或清涼攻毒飲可參考。

如伏火伏毒。燥炙于內。煩躁悶亂。身無暫安放。而痘苗反如水珠。所謂揚湯止沸。不如灶底抽薪。凡痘內火熘灼。則須急投清火。以撲滅火禍焉。其痘自鬆突焉。朱氏曰。痘出若瘡白起㿠色。唇舌赤紅非虛。三日後漸變紅紫。尚作虛治。誤人不淺。急宜清涼解毒。清熱解毒湯。甚者清涼攻毒飲可參考。

凡痘瘡初出。當視其相去遠近多少何如。相去三五寸一粒者。必輕而稀。勿服藥。如相去一二寸者。頗密。隨痘治之。如三兩成叢而出者。必密而重。其後多變痒塌。費氏曰。若皮中窠粒。雖不甚多。色紅不至於紫。而地界不分。身熱未退者。宜托裏清涼。或神功散。加蟬退地丁。如唇舌赤色白胎者。加酒炒黄芩黄連。

凡小兒發頭瘡。或原有遺毒。日久不愈。而因近鄰痘瘡傳染。既觸痘氣。忽然發熱。患痘者爲甚重。若痘輕稀。則十中可救一二。重則必死。朱氏曰。凡患頑瘡未愈。或新愈而見點者。此陽毒也。有頑瘡已愈後。其皴皮出瘡攢。聚如堆粟者。是肌表毒延漫出。非內毒之所爲也。故謂之陽毒。但瘡不乾收。不枯燥。雖重不死。初發時。勿攻發。只宜費氏清熱解毒湯。如痘得潤鬆。必易起發。如諸證平準者。用法如常。

見苗三日虛證用方

參芪飲乃保元湯 專治元氣虛弱。精神倦怠。肌肉柔嫩。面青㿠白。飲食少進。睡臥寧靜。而不振者。不分已出未出者皆服。

人參一錢 黃芪二錢 甘草五分初熱生用出定炙用

右三味。用水一鍾。姜一片。煎四分。不拘時服。未見點前。加紫蘇防風白芷。見點之後。加川芎桔梗。見點四日之後。重用此湯。隨病加減處治。若四五日間。手足厥冷。冰硬不起。加丁子肉桂黃芪川芎。

固陽散火湯 痘瘡出形。如平日。皮膚正色者吉。若瘡色常帶豔。而面色赤。其後多痒塌。而不可救也。但見帶豔者。即防後日痒塌之變。用此湯治之。

人參 黃芪 甘草 歸尾 升麻 葛根

連翹 防風 生地 木通 荊芥

右十一味。水煎服。一方色白皮薄者。去荊芥生地。加茯苓白朮各五分。如與此湯。豔色已退者。唯補益氣血爲要。

人參歸芪湯 治痘頂不起。血不紅活。雖爲漿。而皮薄色白。氣血不足證。

黃芪一錢五分 人參一錢 甘草八分 當歸一錢 川芎一錢

官桂三分　山查八分　紅花酒洗　白朮糯米水洗八分

右九味。姜一片。水煎温服。如氣滯者。少加木香。

人參調中湯　若痘見苗已定。而吐瀉猶不止。恐損脾胃。兼與七味荳蔻丸。或參苓白朮散類。

人參　黄芪炙　白朮　甘草　木香　白芍酒洗　陳皮

右七味。水一鍾。棗一枚煎服。

錢氏白朮散　治因吐瀉脾胃虛。而出不快者。

人參　白朮　茯苓　木香　藿香　乾葛　甘草

右七味。水煎服。

補中益氣湯　治氣虛出不快者。

黄芪二錢　人參　白朮　當歸　柴胡　升麻　陳皮各一錢　甘草五分

右共八味。生姜煎服。

清火用方

清熱解毒湯　治痘放點乾紅。色滯壯熱煩燥者。

山查二錢　滑石三錢　前胡七分　地丁四分　黄連六分　荆芥穗　紅花

蟬退　木通各三分　牛蒡一錢　丹皮　青皮各七分　生地二錢　加燈心一分

右共十四味。水煎服。

清地退火湯　凡痘不退熱而出。名爲火裏苗。急用此方。以退其熱。則後無青黑乾陷之患。

地骨皮一錢　地膚子九分　牛蒡子七分炒研　柴胡一錢五分　紫草根八分用糯米汁水製過

乾葛　連翹六分　當歸五分　木通三分　蟬退二分

右共十味。外用姜一片。水煎服。如熱不退。再服一劑。或製末藥。燈心湯下亦好。或加犀角汁。

十神解毒湯　治遍身發壯熱腮紅臉赤。毛焦色枯。已出未出。三日已前。痘點煩紅。燥渴欲飲。睡臥不寧。蓋嬌紅與血熱。其色相類。嬌紅屬虛。血熱屬實。若小便赤澁者。此熱盛也。並皆治之。

當歸　生地黃　紅花　牡丹皮　連翹

川芎　赤芍藥　桔梗　大腹皮　木通

右共十味。心印有甘草。已上並用燈心十四根。水煎溫服。身熱壯盛。加葛根前胡。毒盛綿密加荊芥鼠粘。渴加天花竹葉滑石。小便尿血。加犀角山梔。大便黑。加犀角黃連或桃仁。吐血乾嘔。加黃連犀角。發紅斑。加犀角黃芩黃栢山梔子玄參。小便赤加山梔。唾血。加犀角黃連茅根。小便短澁。加猪苓澤瀉。小便秘。加滑石瞿麥。大便秘。加枳殼前胡大黃。煩燥。加麥門冬天花粉。煩渴狂亂譫語。加知母麥門冬石膏。咽喉痛。加甘草鼠粘子荊芥。嘔。加橘皮。泄瀉。加猪苓澤瀉防風。毒壅血熱者。加蟬退地丁。

導赤散　治內攻心神。不清者。

木通　生地　甘草各等分　淡竹葉三十葉　一方有麥門冬

右四味。水一鍾。煎服。加連翹黃芩犀角木通。牛黃清心丸。抱龍丸。辰砂益元散。退火回生丹。可兼與。已上四方見于後

辰砂導赤湯　譫語狂言。見鬼神。皆緣熱毒亂天君。用之安魂魄。莫聽巫師。多誤人矣。

人參　白茯苓　黃連炒　山梔仁炒　石菖蒲　木通　麥門冬　辰砂研別　牛黃研別

右七味。燈心引水煎。入竹瀝。調辰砂牛黃末同服。若因蛔厥。見此證者。宜黃連安蛔湯。

清涼攻毒飲　治痘瘡大熱如火。紫豔深紅。煩渴顛狂者。此湯主之。

石膏三錢至一兩　黃連一錢至三錢　大黃三錢至六錢　木通　紅花　荊芥穗各四分

牛蒡一錢五分　犀角磨汁三分　生地三錢至一兩　丹皮一錢　青皮七分　地丁一錢

加燈草一分。共十三味。水煎。

涼血攻毒飲　治痘毒火內伏。煩渴躁亂。身體反涼。痘色紫滯鬱紅。徹夜無眠者。此湯主之。

大黃二錢　荊芥五錢　木通四分　牛蒡　丹皮　紫草各一錢

赤芍八分　葛根七分　蟬退四分　青皮七分　生地四錢　紅花四分

加燈心一分。共十三味。水煎服。如失血甚者。大黃為君。加桃仁。每劑和大桑蟲。日服二大劑。

四順清涼飲　治裏熱大便祕者。

當歸　白芍　大黃　甘草

右四味。剉細。水一盞煎七分。去滓食前服。如便泄後。諸症穩者。四君子湯。加黃芪姜棗進之。如利不止者。加肉荳蔻止之。

玄參升麻湯　治初發夾斑丹疹出者。

玄參　升麻各二分　甘草八分　防風　荊芥　大力子各六分

右六味。水煎溫服。有夾麻疹而出者。用此湯。加桔梗酒炒黃芩各六分。令麻疹先退。痘瘡自起發。

瀉黃納穀散　治痘邪熱犯胃，脣口燥裂，口中膩渴，甚至舌起芒刺，嘴黑如煤，漿後身猶壯熱，而不思食者，此湯主之。

石膏　黃連　生地　丹皮　木通　炙甘草　生甘草　牛蒡　山查　荆芥穗

右十味，重者加大黃，外加燈心，水煎。

清補用方

托裏清補湯　治氣虛毒壅者。

人參　黃芪　當歸　川芎　厚朴　防風　桔梗

白芍　白芷　木香　牛蒡子　地丁　黃芩酒炒　甘草

右共十四味，水煎溫服。

九味神功散　此方初出，而稠密紅紫，或帶焦黑色者可用，宜不拘時服之。

黃芪生　人參　赤芍　紫草根　生地　紅花　前胡　大力子各等分　甘草減半

右共九味，剉水煎溫服，熱甚者去參芪，加酒炒黃芪黃連，若大便祕者，加酒炒大黃，有驚搐者，加蟬退。

溫中益氣湯見初熱　四君子湯見起脹

案善治痘者，猶輪扁之斲輪，得之乎手，而應之乎心，雖有數千百之方法也，至其妙處，究竟在乎心會意領而已，讀者切無守株待兔，膠柱鼓瑟而可也。

痘科辨要卷五

東都醫官痘疹科兼醫學教諭池田獨美瑞仙著　播州長瀨春臺　徵
男　瑞啓　參　門人　石州井關道益延年　校
男　瑞英　訂　浪華池田瑞見幸德

辨起脹三日

凡事得其宜。則猶順風掛颿。熟路著鞭。一擧千里。其勢順也。不得其宜。則盪船于陸。御車于水。不進跬步。其勢逆也。治痘之術。以辨順逆爲要。世之從事於斯者。曖昧模糊。不辨順逆。遇其逆證。不知爲逆。而妄投促死之藥。或雖知爲逆。而強望徼倖之功。人命之重。翫之於寸匙之上。縱令不愧於人。不怍于心乎。治痘當作是觀。

三四日痘出當齊。點至足心。勢方安定。唯須觀痘形之勢。以知氣血壯弱。及受毒淺深。其形尖圓光澤。氣滿血榮者順也。反之則逆也。驗其脣舌。以辨證之陰陽。推其部位。以明五臟六腑。氣血盈虧之候。治痘之要。不過乎此。四五日氣會血附。紅活鮮明。痘頂放光而白。而脣舌滋潤。內外俱無擁遏之憂者順也。如三四日。綿密似蠶種。及紫赤乾涸。而頂陷者險也。如五六日。雖氣旺而血不歸附。其色灰陷。或水泡痒塌。破碎浮衣。氣背血散者逆也。必死。如三四日。根窠已起。但色不光壯。血暈纏繞。而頂陷者。此雖險而尚有生意。如五六日。雖氣旺而血附不厚。其色晄白不榮。或帶昏黯灰紫者。爲險。凡順者不待投藥而愈。逆者治之。不能奏效。却招人之毀。險者藥之所及。宜以脣舌細認三項之症矣。

辨起脹三日治例

凡放標定。而漸漸起脹。痘瘡肥胖一分。是毒發出一分。肥胖十分。則毒亦出盡也。如於此時。有不起者。驗瘡色與脣舌以辨之。魏氏曰。三四日期頂陷者。血亦難聚。陷者爲氣弱。不能領袖其血也。以保元湯。加川芎肉桂。扶陽益陰。豈有不痊者哉。便不實者。大保元湯主之。如便青滑者。加丁子五粒。

又有至期峻突者。是氣血壯也。或有因元氣素弱。而束領不起者。或有因氣血凝滯。而不得發透者。細察內外諸證。多是於發熱放苗之時。調攝失宜故也。不早圖之。則後必難爲矣。朱氏曰。三四日氣虛寒則頂陷不起。按不堅實。摸不礙手。形不起脹。血虛寒則根窠淡白。或清。（言冷黯者）或細。（言隱伏不起者）或亂。（言隱躍出不齊者）或無。（言出而復沉伏者）或痘上如寒毛豎起。枯澀不活動。宜用以參芪補氣。芎歸以補血。肉桂以温寒。六日後寒多可加丁子以温內。磨入木香。以行滯氣。辨明陰陽。脣舌是準。人參歸耆湯。或大保元湯主之。

夫痘證。有裏寒而虛者。有表寒而虛者。故發始雖實熱熘灼。而妄勿清涼大過。如其雖表色未解者。宜斟酌治之。詳脣舌紅不。以爲則。翁氏曰。痘始出之時。雖爲血熱擁遏至於三四日後。身反不熱。肌膚冰冷。痘不長。烏得不進温和之劑。如肉桂乾姜川芎之類。使內氣一煖。則外氣自和。泄瀉之後。其內必虛。雖腹脹煩渴喘急。烏得復爲實熱。不過內虛陷伏成內攻而然。夫實熱之症。七八日曾經泄瀉。皆從虛治之。有木香異攻之證。進木香異攻之二散爲貴。

痘之圓暈。以氣血爲主。是故氣不可虧。虧則陽會不及。而圓暈之形不成。血不可盈。盈則陰乘陽位。而倒陷之禍立至矣。孫氏曰。四日來起壯肥大。中有一小孔。自頂直下至根脚。不黑不白。與痘色相等者。此名蛙痘。由表虛腠理疎而然。若不早圖。則大洩元氣。不能起發灌漿。急用大保元湯。大加糯米。提起內膿。以實其孔。庶致佳兆。二三劑後。孔自塞滿。如至六日。尚不塞滿者。急宜參歸鹿茸湯。加肉桂丁子。若虛寒者。加熱附子五分。

痘欲出而泄者吉。放苗位定。而泄利不止者。急止之。如至四五日。便一泄。則熱氣自散。神氣自虛者。痘之常候也。禁用清涼。如泄後續續。腸鳴下氣者。內虛也。如滑泄糞無臭氣。色青白而小水清利者。虛寒也。如痘色淡白。脣舌淡白虛冷者。表裏俱虛寒也。急宜峻補。聶氏曰。脾胃虛弱。飲食不化而泄瀉者。其泄滑利而色帶白。宜用朮苓調脾散主之。又曰。泄而糞青白。泄利者。虛寒也。痘色必淡白。參朮散主之。如虛滑不止。兼七味荳蔻丸。萬氏曰。如四日後。忽然泄瀉。此宜急止之。恐腸胃虛真氣脫也。須辨冷熱虛實。如瀉而手足冷。面色青白。瘡不紅綻者。冷證也。理中湯。或益黃散。荳蔻丸。甚則陳氏木香散。異攻散。各當其證。則皆可用也。

嬌紅嬌嫩嬌艷。俱一證也。此原表裏俱虛。一齊湧出之象也。俗醫觀痘出一二三日。起發鮮明。而虛脹者。愛其嬌艷。以爲順痘。不置諸慮。或誤失治。六日後發痒塌。九日而死。此坐不熟鍊斯術。可勝歎乎。朱氏曰。五六日當起脹時。有一等光活可愛。嬌嫩艷觀。手捺之破。燈照之如琉璃。此假脹也。又名空歡喜。急救表則或幸活。不則必癢塌而死。治之初發忌升發之劑。惟宜固表散火湯。三四日後。大保元湯。加丁子糯米。或人參歸耆湯。宜參用。如六日後。漿色虛餒者。宜參歸鹿茸湯與之。若泄瀉者勿與。別有口訣

痘出三四日。面先虛浮。眼先封者。險而兼逆。是所謂進銳者。退速者也。卽氣虛一齊湧出之象。如至六日皺萎者。九日必死。又瘡密而七日後。眼不封。鼻不塞者。虛之極也。急防向來倒陷之患。費氏曰。五六日期。表裏無邪。雖無阻礙。氣血虛弱。痘雖起發。而少光壯。淡白而不蒼老。眼不甚封。鼻不甚塞。脚雖不塌。項不能綻。體靜溫和者。稍稍解毒中。卽當補益氣血。溫中保脾。如保元湯。加芎歸木香姜蚕白芷山查。用解毒一二味。以預防漿後泄瀉。倒陷之患。

夫痘提升爲要。內氣上行則生。內氣下行則死。故五六日後。眼鼻不封塞。而大孔時下氣者逆也。痘書所謂。六日

後專用温補。若虛寒甚者。峻補之。補瀉之要無他。以脣舌爲蓍龜。翁氏曰。三四日續續不齊。不易長大。五六日不易成漿。少食氣餒。傷食易泄。七八日期。塌陷灰白不起。自汗微渴。或腹脹喘滿。泄瀉塌痒。寒戰咬牙。頭温足冷。勢所必至也。驗脣舌紅白。以宜峻補。異攻散。或回陽反本湯。或參附湯。宜參用。

凡痘出四日後。窠囊光壯者。氣有餘也。紅暈潤澤者。血有餘也。氣血有餘。則表裏俱實。不須服藥。萬氏曰。如形長大。而色枯燥者。此氣至而血不榮。宜四物湯。加人參麥門冬。色紅潤而形平陷者。血至氣不充也。宜四君子湯。加黃芪官桂川芎。形陷色枯萎者。此氣血俱不足也。宜十全大補湯。或和大桑蟲汁與之。

凡痘證氣虛血實者。證之常也。故痘多屬血熱。如首尾脣舌滋潤潔淨者。裏內爲平。不須加治。薛氏曰。已出五六日。不能長。而不生膿。或痒塌者。參芪四聖散。或排膿托裏散主之。

稟賦虛弱痘證。或痘前曾罹大病。未全復。爲初熱所困。至四五日。瘡遲滯不進。脣舌滋潤。或潔淨。或淡紅。時微渴者。只用加減益氣湯。兼與獨參湯可也。如未至大虛之前。唯培其脾元。以助灌漿收結而已。薛氏曰。治陽虛痘證。不起發。不紅活。或膿清不滿。或結痂遲緩。或痘痕色白。或嫩軟不固。或膿水不乾。或瘙。或長風寒者。宜獨參湯主之。

附經大病氣血未復忽然患痘一治驗

浪華小西伊兵衞。一子年十歲。患痘於癸丑之仲冬。放苗三日。急邀余往目之。形體虛瘦。手足如柴。顏色愁鬱。天柱不舉。余怪問其故。父母答曰。患疫未日。一夜大熱如炮。醫以爲再感治之。余曰。是痘也。蓋痘者以氣血。成始終之功。乃關此兒。氣血大虛。唯所喜者。雖陸續出。未侵環跳之處。雖頂陷繼至。稍有鬆意。將內症論之。則隣于逆。將形色言之。則瀕于險。雖然。調養脾胃。補益氣血。則應成領載之績。舉家大喜。便以加減益氣湯。加蟬退與之。次早診之。虛瘡略有紅意。尚與前方。加人參三分。肉桂二分。貫及五朝。眉宇微綏。陷瘡爭分光。然寢食未寧。因與大保元湯。兼用獨參半劑。六朝仍因本方。加減與之方曉安睡。神情且清。次日窠囊突起。漿膿稍鬆。貫及八朝。漿色沛然。與以糯米粥。意色甚喜。九朝眼鼻封塞未全。而口角轉有收意。即以補中益氣湯。如法治之。已至十朝。頭面堆結而收痂厚。身體雖欠肥潤。神情逐日輕快。乃以補脾滲濕之劑。及十二朝。腫胖盡退。惟上脣如嘴腫硬。是欲發口疳之兆也。以胭脂膏。和金不換塗之。與當歸連翹飲治之。至三十八朝。而全平復焉。

痘證至五六日。大便一泄利。忽然陽氣脫者。急宜峻補。薛氏曰。古法治瘡痘陽氣虛寒。咬牙寒戰。手足並冷。或吐瀉不食。飲沸湯不知熱。用獨參湯。加好真附子炮如法者。每劑先加一錢。未應多加之。更不應加至四五錢。或等分亦無妨。俱用之以運其陽氣。如已脫者不治。用法煎法俱有訣。翁氏曰。氣虛症候盡具。而用峻補之劑。陽氣尚脫者不治。他無治法必死。

辨起脹三日清火治例

痘出位定後。欲知透與不透。要於手足細察。四五日候欲知足與不足。要於頭額詳驗。七八日候大都。於天庭印堂輔宮兩太陽邊。有幾點悅目可愛。又不瑣屑不歪斜。則雖遍身稠密模糊。亦可望生。痘書曰。出齊後四五六日內。其時日十分緊要。其形色證候最宜精察。蓋好痘全要膿漿濃滿。是六日後候其次亦要六七分膿。七八日膿色六分者爲險可治方可保無慮。一齊形色顯然。其膿之成與不成。候六七日足與不足。候八九日皆可逆覩矣。除以上順候。自然膿足。不必服藥外。其有不順者。後必無膿。或膿少而清。急於此三日內。指四五六日觀形察色。分別寒熱虛實。用藥調治。以爲灌漿收結計。猶可及也。

治痘先詳審八證。推察四節。便以內外因爲準。故脣燥舌胎。內不平也。否則內平也。形萎色枯。外不平也。否則外平也。故唇舌滋潤。內外俱和平者。不可妄行下法殺人。朱氏曰。行升散後。指見點一二日四日間。指三四日猶有煩燥悶亂。作渴不食。唇腫腹脹。或大便秘澀。或瀉清黃水。外則乾枯焦紫者。四五日上。以涼膈散。加蜜下之。行下雖遲不過六日以救其陰。六日後好行補。指七八九日若四日上便失下。指五六日使熱濕鬱結於胃。七日以上。定作泄瀉而死。若腹膨脹。大便秘結。唇燥舌胎乾燥者。以調胃承氣湯利之。胡氏曰可下不下必死季少陽曰。初泄者後結生。初結者後泄死。脾濕不洩。溏泄不禁而死。

痘出四五日來。有雖成窠而白泡乾涸。空地赤色。內火太盛。二便秘。無胎唇舌燥裂。元氣昏憒者。費氏曰。此症以氣虛治。助其烈火。閉其毛竅。不得發洩其外。浮衣勢必破碎。如乾豆皮。內囊肉色。燥赤如剝兔。并空隙之地。赤色散漫游紅。煩燥擾亂。而莫可救藥矣。似是而非。不可不明辨矣。涼血攻毒飲主之。

發始不大熱。而痘出。乾紅滯色。頂焦凹陷者。蓋屬倒陷倒塌。此症自五陷成。不可不辨。五陷者白陷灰陷紫陷血陷黑陷也翟氏曰。痘出稠密。到三四日。紅紫而頂陷者紫陷也。甚則轉爲黑陷。此毒熱熾盛。蔽其血而陷也。仍用清毒活血湯治之。隨其症加減用之。然當其紫陷時。不過一二劑。而痘立起。其效如神。及至黑陷。則受毒已深。雖用此方救療。而活者十僅二三。若不及則涼血攻毒飲可參考。若又黑陷。唇舌淡白者。白花蛇散主之。

發始熱微。逐日內火太盛。至四五日愈劇。遠五六日。猶未解。有口氣如火。及雙唇燥裂。舌胎如粉。囊窠焦燥而乾涸者。費氏曰。假令毒火發見于外。熱如火熾。煩渴不已。口氣如爐。不拘在氣在血。均以石膏芩連犀角金汁等類。以制其陽光烈火。庶氣血兩不受炙。痘其得以起脹而榮潤矣。急宜清涼攻毒飲主之。或涼膈散。若熱毒入心經。而狂躁不知人事者。古法猪尾膏。間亦用之。而虛弱者忌用。以其性悍猛之故也。或奪命五毒丹。可參用矣。

附火極一治驗

京師。針口屋伊兵衛甥。年十有三。發熱不一日。次早見苗。證甚猛厲。始事者。凡十有二。醫皆爲不治而去。時有小林順堂者。與余甚善。致書請余。往觀之。乃放苗四日也。其證身體如爐。耳目且紅。口氣如火。燥渴最甚。且熱察之。靜則昏憒如迷。躁則似魚失水。譫語狂妄。二便祕結。脣燥裂及舌炕。炕者謂白胎通明中央焦紫陷黑者痘隱躍于皮下。紅色且深。毒火熾灼。氣血不相依。而失負載之功。是乃火極之象也。始事者。皆知攻表之理。而不知治痘不可一定。謬投升散之劑。故致此梟。可憐其未得對病之劑。而坐視棄之。今日之策。當先攻其裏。遲及明日。斷不可爲。乃以涼血攻毒飲。加石膏大黃與之。且退火回生丹。加牛黃末貳分。和冷水進之。徹夜靜恬安眠。次早下利黑便。六朝又下數枚。胸膈略爽。因以前劑。減石膏大黃。及七朝始認知傍人。即進白粥甚喜。且利滑便如膠者數合。火禍漸退。內外轉鬆。乃以內托之劑。微加清涼。已及八朝。漿色半足。九朝寢食俱寧。口渴未止。至十一朝。面部略有收意。手足盤痕焮赤。煩渴頻頻。是餘炎未盡。而爲膈消也。因以人參白虎湯。加黃連。令一晝夜服七貼。貫至十四朝。口渴自休。痂厚收結。已及十六朝。頭頂項頸發腫毒數塊。即以大連翹飲。貫至三十五朝。始得全功。千金之珠。必在驪龍頷下。獲之甚艱。醫之得奇績神功。亦在險逆之症。爲痘者其可以易而求之哉。

辨清補治例

痘出血熱壅遏。則有用某藥。得內外分消。而無餘證。於是更拘日期與托裏行漿。則有熱毒反蘊蓄。痘色煩紅。凶症疊出。朱氏曰。治血熱痘證。服藥後熱毒悉退。內外和平。惟不易長大者。加減排膿湯主之。然此雖保和元氣。活血行滯。以助痘成功。而前證未除。還當服十神解毒湯。不可拘以日程。而遽用之。

痘出雖掀發。而有兩顴過赤如餅。昏憒而兼氣虛者。孫朋來痘疹心印曰。四五日痘色不宜紅紫。乃熱毒不化。若血熱仍當涼血解毒。兼氣虛者。保元湯。加紫草木通紅花生地之類解之。

痘出氣血虛弱。毒氣盛熾。不能發透。兼虛兼實。遏滯不成漿。而難任溫補。難任清涼者。宜以清補之味保全之。聶氏曰。五六日起脹時。又有一種。出痘稠密。毒火既盛。然元氣虛血氣弱。津液枯竭。不能制火。以致虛火炎蒸。或煩或渴。或咽喉痛。或鼻時出血。難任溫補。痘必不能成漿結痂。大凡年長之男女。嗜慾久開。血氣既耗者。多有此證。最爲難治。今特製參麥清補湯以調之。

發始身熱不一日。而見苗者。謂火裹苗。必稠密而無空隙。其症甚重。若脣舌赤色乾燥者。早宜用清毒行血之劑。若脣舌淡白者忌之。醫宗金鑑曰。痘不當收斂之時。忽一時收斂者。更現痘遍身窠粒。乾燥口渴。發熱煩急不寧。此毒火壅盛之故也。宜用清毒散主之。

凡四五日候。頂陷焦紫者。毒盛熱實之象也。如窠囊大。而色淡白。以手擬之。皮薄而起皺紋軟寬者。表虛也。氣虛也。形大而掀發。根暈赤紅。枯羅皮薄者。氣虛毒盛也。滿頂紅如海棠紅者。氣虛血乘氣位而滯也。謂之嬌紅。屬氣血兩虛。痘瘡平陷。肉色與痘色。俱赤紫者。血熱毒未解也。痘色淡白。頂陷根暈散蔓者。陽虛也。氣虛也。痘色淡白。與隙地無異。偏身見膂筋者。血虛也。如毒盛熱實者。宜清涼解毒。如皮薄表虛者。宜參芪補托。如頂平陷嬌艷者。宜補益氣血。如血熱未解者。宜涼血活血。安表和中。如血滯不運者。于活血行血中。兼補氣。如毒盛氣虛者。于補托中。微兼解毒。如熱毒未盡解。氣虛者。于補托中。微兼清涼。如偏氣虛頂陷者。重以補益溫補之力。如偏血虛瘡白陷者。重于滋補中。以參芪大補之功。然惟面上一二悅目可愛者。有鼎峻之勢。則驗脣舌潤燥紅白。以爲用藥之準。用藥不失其期。則陷者突。枯者鬆。軟者實。薄者厚。而生生之道。存于此矣。是治痘之圓活也。

五六日候。痘頂白者。氣之充也。根紅者血之榮也。氣血兩分。而後明潤紅活者。始終無慮矣。凡痘出以七日。爲界限之日。乃氣血毒之三者。悉發出于外。則內乃空虛也。故六日後。必行溫補。以使內氣實爲要。蓋以其常言之。一二日宜升散。四日上纔用清法。但辨脣舌紅不。而虛者逺清求補。又四日上大便秘者。纔行下法微利之。行下雖遲不過六日。若脣舌滋潤者。忌下殺人。如不虛不實者。以平劑治之。然至六日天午。從證之輕重。用補益溫補。宜托裏行漿。雖遲不過八日。若加不順者。雖十日後。亦宜溫補峻補。如膿足之後。補湯太過。恐有癰毒眼疾口瘡之患。是醫之過也。如痘平凖者。勿服藥矣。又至十日。不結痂者。於補脾滲濕中。微加解毒治之。治痘之法。大略如斯。但當以脣舌易脈。驗其潤燥紅白。以爲用藥之則。古人復起。不易吾言矣。

起脹二三日虛痘用方

保元湯　痘出位定後。證平凖者。加川芎桔梗。扶陽益陰。或陽氣不足者。加肉桂。豈有不痊者哉。方見放苗

大保元湯　治頂陷。根窠雖紅而皮軟且薄。血有餘氣不足者。

黄芪二錢　人參一錢五分　甘草一錢　官桂五分　白朮炒一錢　川芎一錢

右共六味。加姜棗。水煎溫服。如氣不行。去肉桂。加木香。若不食。加人乳半鍾。

木香散　治瘡灰白。表虛内虛。泄瀉腹脹。其效如神。若無灰白泄瀉等證勿用。

桂心　青皮　木香　腹皮　人參　赤茯苓

前胡　訶子　半夏　丁子　甘草各等分

右共十一味。每服五錢。姜三片。水一大鍾。煎六分服。

異攻散　治痘表虛塌痒。内虛泄瀉。腹脹喘急。悶亂煩渴。寒戰咬牙。頭溫足冷者。急宜服之。

木香　肉桂　當歸　人參　白朮　陳皮

厚朴　丁子　茯苓　肉菓各七分　附子　半夏各五分

右共十二味。每服五錢。生姜三片。棗二枚。水一大鍾。煎六分温服。朱巽曰。此原兩方。予參合之。名木香異攻散。

凡痘至八九日。見虛寒種種。即與服。奏速功。

术苓調脾散　治脾氣虛弱。飲食不化。而泄瀉其色帶白者。

白术去蘆皮炒　白茯苓各五分　白芍酒炒　神麯　炙甘草各五分

白扁豆姜浸去殼炒八分　砂仁　炒香附　製厚朴各三分

右共九味。煨姜三片。大棗一枚同煎。或加人參。

益黃散　治脾虛寒。

陳皮一兩　丁子　青皮　炙甘草　訶子肉各半兩

右共五味爲末。每服二錢。水一盞。煎六分。去滓温服。一方加木香三分。

四物湯　治痘形長大。而血色枯燥者。此氣至而不榮者也。以本方加人參麥門冬治之。

當歸　熟地　芍藥　川芎各等分

水煎服。

四君子湯　治色紅潤。而形平陷者。此血至。而氣不充者也。以本方。加黃芪肉桂川芎治之。

人參　白术　白茯苓各等分　甘草減半

生姜一片。棗肉一枚。共水煎服。

十全大補湯　治形平陷而色枯萎者。此氣血俱不足也。以本方。合無價散治之。無價散方見于後　即四君子湯。合四物湯。名八珍湯。加黃芪肉桂。名十全大補湯。

加味四聖散　治痘瘡已出。五六日不能長。不生膿。或痒塌者。

當歸　芍藥炒　黃芪　川芎各五分　白朮

茯苓　紫草　木通　防風各三分　糯米二百粒

右十味。水煎服。

獨參湯　治虛弱痘證。四日後。諸症不穩者。

人參一兩去蘆　生姜五片。棗五枚。水二鍾煎八分。徐徐温服。大人乳母亦服。

參附湯　治瘡痘五日後。純陰無陽者。

人參一兩去蘆　真附子一錢或二錢　生姜五片。棗五枚。

右以水三鍾。慢火先煎熟附子。至一鍾半。加人參壹兩。煎一鍾去滓。頻頻温服。　朱巽曰。人參補元氣。生津液。定虛喘。退虛。此雖良藥。然用之不當則殺人。用之舌無黃胎乾燥。痘無焦色紫赤方可。每用三分五分。以至五錢八錢一兩止。舌色如常。止用三五七分。淡白者。二錢三錢。淡白之極。須五錢或壹兩。膿漿將足。舌色漸紅。即宜減。至一錢五分三分。務在隨脣舌之色轉之。若痘窑色紅。四五日不得排膿者。十神湯內。可加四五分。名喚漿法。

加減排膿湯　治血熱痘證。服藥後熱症悉退。內外和平。惟不易長大者用之。凡此藥保和元氣。活血行滯。以助痘成功。如前症未除。還當服十神解毒。不可拘以日程。而遽用此也。慎之慎之。

當歸　川芎　白芍　人參初發有勃勃之勢以沙參易用亦可　陳皮

甘草　白芷　山查　木通　桔梗

右十味。水一鍾半。黄豆廿一粒。笋嘴五箇煎服。不拘時。至六日後。當易糯米爲引。

膽導法　此通大便秘結之良方也。不損中氣。強如用藥。用大猪膽一枚。以鵝翎筒。兩頭截齊。一頭入膽中。線牢扎定。吹令氣滿。納入穀道中。直待氣通取去。

起脹三日清火用方

涼膈散　治痘疹表裏俱熱。純陽無陰之證。

大黄　朴硝　甘草各半錢　連翹一錢　山梔　黄芩　薄荷各二錢半　淡竹葉五片

右八味。剉細作一服。水一盞。煎八分。去渣入蜜一匙。和匀服。或黄連解毒湯合白虎湯亦可。

黄連解毒湯　治心熱如灼。煩渴躁悶者。

黄連　黄芩　黄栢　山梔各等分　一方有連翹。

白虎湯　治大渴引飲者。

知母　石膏　甘草　糯米　水煎温服。

三乙承氣湯　治實熱證。壅遏于陽明。而胃家實。大便秘結者。

大黄　芒硝　厚朴各一錢　甘草五分

右四味。水一盞。加姜一片。煎七分。去滓食前服。

清毒活血湯　凡痘色紅紫乾枯。或帶焦黑者。此湯主之。

紫草茸家用根　當歸俱酒洗　前胡　牛蒡子　木通各六分　連翹　生地黄　生白芍俱酒洗

桔梗各五分　黄芩酒炒　黄連酒炒各七分　甘草四分　山查肉八分　人參　生黄芪八分

右共十五味、生姜一片同煎。煩渴者。去參芪。加麥門冬酒炒花粉。

寶氣散　治痘血至。而氣不至。歸附則厚。郛殼不長。或平或陷。不充肥者。

丹皮　荆芥　青皮　山查　穿山甲　牛蒡　木通　赤芍　僵蚕　蟬退

右共十味。加蘆笋十株。臨服和大桑蟲汁。

清補用方

參麥清補湯　氣血虛弱。毒氣熾盛。瘡色淡白。是虛火炎蒸。偏難任溫補。偏難任清涼者。此湯治之。清補之良劑也。

人參八分　麥門冬一錢二分　生黄芪一錢　白葛粉一錢　前胡　牛蒡子各五分

炙甘草三分　酒炒白芍　生白芍各四分　當歸酒洗八分　川芎

生地黄酒洗各三分　桔梗三分　山查肉五分　生甘草三分　紅花酒洗三分

右共十六味。生姜一片。龍眼肉三個。同煎溫服。遇此證者。此藥頻頻服。

清毒散　治痘先期速乾收者。

生地　赤芍　連翹去心　銀花　牛蒡子炒研　當歸　丹皮　甘草生　水煎服。

清涼攻毒飲　涼血攻毒飲二方共見放點　人參歸芪湯同上　參歸鹿茸湯見灌膿

白花蛇散方見于後　當歸丸方見于後　參朮散方見于後　七味荳蔻丸方見于後

辨灌漿三日

痘出六七日。諸症順候。先頭面行漿半足。至六日。從口角人中地閣。先起先膿。振鼎峻之勢。至七日。從兩腮兩顴眼部山根。紅活明潤。漿色發綻鬆之勢。虛瘡方爭分光。而精神爽快。睡臥安常。飲食如故。小便秘澀。大便堅固。眼鼻俱封塞。音聲清亮。微渴者。順美之兆也。

丹溪捷徑曰。痘至膿疱。乃收功之時。手足常要和煖。過冷過熱者變也。要人事靜。煩燥昏悶者變也。六腑要元實。忽吐利者變也。音聲要清亮。忽然啞者變也。飲食要漸進。忽不飲食。反大食。或大渴者變也。或觸風寒。或犯禁忌。或傷飲食。或誤湯丸。審察處方可也。痘疹要訣曰。七八九日。夫痘灌膿之時。先脹先膿。後脹後膿。漸漸灌滿。水冲頂是也。若欲知膿之有無。先觀氣血之盛衰。切須滋補氣血。令易膿易靨。此最不宜寒涼解毒。恐氣血凝滯。不能灌漿。專以補益之功爲要。

辨灌漿三日虛痘治例

痘出四五日期。大便一泄。則熱氣自散。神氣自虛者。痘之常候也。如便秘熱擁。則用托裏清涼責之。然火熱全退。有出瘡冰硬。漿色遲滯者。朱氏曰。治實熱之痘證。過服寒涼。而變冰硬。或嘔瀉。或皮薄漿清。或塌陷無神。血色不活。搔痒煩渴。凡有此則脣舌必淡白潔淨。大便必不牢固。延綿不治。則腹脹悶亂。寒戰鬭牙。死不旋踵矣。急宜加減托裏湯主之。

發始雖爲火熱所困。氣血虛耗而不甚至虛。不甚至寒。寒起勢微微。證又平準。則有宜斟酌治之者。龔廷賢濟世全書曰。治氣血虛損。或觸風邪穢毒。使瘡毒內陷伏而不生。或出而不勻快。此藥活血勻氣。調胃補虛。內托瘡毒。使之盡出易靨。參芪內托散主之。獨美按內托散之症。龔氏所論。最爲的當。但治不虛不實平症之良方也。

稟賦虛弱之兒。有臨痘而氣血平易。惟少食窠囊虛餒。根暈不收。頂陷不起者。萬氏曰。痘瘡已長。六七日膿漿將成之時。脾胃弱則氣血衰少。不能周灌於身。使之作漿。虛軟清淡。雖有漿亦水而已。宜十全大補湯。去地黃。加木香。或參苓白朮散。去葛根。加黃芪肉桂。多服乃佳。然脾胃強弱。於食多少大便堅利。求之如大便滑泄者。急宜峻補之。陳氏異攻散主之。

稟賦壯厚之兒。出痘稠密。裏證無故。惟有氣血俱爲初熱所困。不能送毒發透于肌標。而不成漿者。管氏曰。六七日頂陷無膿。或服內托藥而暫起。不久又陷者。貫不滿故也。宜內托散。倍加參芪當歸。煎和人乳糯米好酒服。若陽氣虛者。加熟附子三分。

凡痘出至六七日。有轉屎氣。或腹雷鳴者。腸鳴者胃氣敗。而穀氣下脫也。下氣者。五臟氣下陷也。是皆內虛之徵也。翁氏曰。痘出七八日。神氣靜。氣冷。脣舌淡白。涕清。嘔吐泄瀉。不渴少食。食亦不化。小便清利。大便稀溏。倦怠昏睡。皆裏寒而虛也。表裏俱虛寒者。用木香散異攻散。常看痘變紅綻。飲食如常。大便堅固爲寧。

發始火褐燔灼。大便秘結者。與峻涼攻下爲貴。或以痘密。不辨熱之多少。謬太過清涼。內氣自空。及六七日。忽然瘡色平陷。血澤散漫。變虛寒者。是皆清涼過深之失也。至此雖冀挽回於千一。而非猛峻之劑。不能收其功矣。費氏曰。乏其本而漿無所化。實則受其虐。而化不得行。是行漿之理也。有當制以洩其過。有當助以補其不足。不可專以保元爲則矣。故至七八日。灰白錫色。漿清。或漏出清水。頂陷白無血澤。神情懶倦。語話慵。氣虛之證繁多。總無烈火灼皮膚者。回陽反本湯主之。訣曰。如用之未及者。兼與參附大劑。

鄭氏痘經曰。愚每遇醫後泄瀉不止。爲灸天樞二穴。在臍兩邊各開二寸。上肚腹脹。加中脘一穴。在臍上三寸。小腹脹。加氣海一穴。在臍寸半。屢效。皆用本兒同身寸。若不瀉而腹脹大者。脾濕也。薏苡仁和尖米作粥食之妙。

余以爲痘中十二日。上六日屬熱。必禁艾灸。下六日屬寒。故以七日。謂之界限之日。蓋氣血領載。以逐毒達外。內自空虛。空虛則生寒。當膿期而不漿。寒戰鬬牙。溏泄頻頻。治宜峻補。如至八日。陽氣尚脫者。灸數十壯。以回其垂絕元陽。以濟其急。兼助藥力。亦能奏一時之功。依錄示諸生。

痘出稠密。中間侵氣虛。色淡白無紅暈。頂陷者白陷也。甚則轉爲灰陷。此氣血衰耗。不能運化毒氣以成漿也。聶氏曰。痘出五六日內。如不順。至七八日。若膿漿不行。亦當用參歸鹿茸湯托之。若漿膿不起。則無生意矣。若有四五分。猶可望生。又曰。如痘色淡白。疱不尖圓。根無紅暈者。氣虛血縮者也。必不成膿。參歸鹿茸湯主之。如氣虛必易寒。爲虛寒既明。加丁桂熟附治之。若寒甚而未應者。兼與參附大劑。

痘瘡始終忌瘙癢。然有痘症十分凶險。已過大半。而無凶癢者。便可計日以求安矣。又有瘙癢吉凶。未可知者。必視其所發。觀其所因。詳其情狀。察其脣舌。究陰陽之妙境。以施治法。以決生死而已。故瘡色及脣舌淡白。而大便泄後爲痒者。屬氣虛。治宜溫補。如痘色掀發。根暈紫赤。色燥舌尖赤色。中央無胎。大小便秘澀。而爲痒者。屬血熱。治宜清涼活血。又在漿膿時。補湯太過則作癢。所謂癢乃美兆也。以其過于茂也。治之宜微行清涼。若皮薄清漿。毒不化而作癢者爲重。驗脣舌以決順逆而後治之 如內攻外剝。血散氣離。其痒猛于尋常。內攻者。氣敗也。外剝者。形敗也。萬氏曰。瘙癢之時。乍起乍止。精神清爽。不自抓搔。欲人撫摩者生。若搔癢無時。神氣昏沈。胡抓亂舞。搖頭扭項者。及遍身抓破。全無膿血。乾枯紫黑色者。必死之兆也。

痘出至漿期。諸症順者。七日而頭面。膿色半足。八日而額前頭頂。膿色充實。至此咽喉微痛。聲嗄少嗆水者。痘之常候也。又有根血散闊。或灰白錫光。時時瘙癢。睡臥不寧。或腸鳴下氣者。而脣舌淡白虛冷者。虛寒也。管氏曰。七八日期。漿不充實。不肯結痂。而渴瀉寒戰者。急與大保元湯。不食者加乳汁。根不紅者加雞冠血半匙。胃寒者加丁子。表裏俱虛寒者加附子。如及八日。證不穩者。建中湯主之。

附峻補一治驗

湏華伏晃町。藥鋪一女兒。年僅四歲。出痘稠密。一醫療之。瘡平陷不起突。至八朝無膿路。以爲不治辭之。急邀余往視之。頭面灰白平塌如乾豆皮。泄瀉無度。寢食不寧。虛寒之候悉備。余曰。此痘診之不犯環跳之部。原非逆症也。是因其初失治。漸致氣虛。幾上鬼籙。挽回之策。無他。唯在峻補之一手段。庶平死中求生。即用大保元湯。加官揀參熟附子各五分。丁子七粒。別以人參一錢。熟附八分。濃煎兼與。至九朝略有鬆意。而寒戰咬牙。溏泄未禁。轉用聶氏建中湯。別湯中加參附一倍。兼與如前。又與回陽酒一盞。令兒醉之。迨夜安睡。次早寢食凶證半退。漿色稍鬆。至十一朝。明潤光浩。膿色勃勃充肥。乃以補中益氣湯。加桂與之。次早精神爽快。漸寧。貫及十五朝。痂疕高突。以小連翹飲。至廿五朝而全復。

八九日。忽然泄瀉者。爲虛寒明。而有用木香異攻之類。而泄利不止。漿色虛餒。腹脹氣喘。陽氣猶脫者。聶氏曰。寒戰咬牙並起者。此眞氣外發。而內虛寒也。宜建中湯大補之。或謂寒戰咬牙之症。有寒有熱。如痘色紅紫。齊湧掀發。身熱煩燥作渴。大便祕。小便赤澀。脣舌赤色者。屬實熱。宜清涼。蓋胃熱則咬牙。肺熱則寒戰也。如痘色淡白。皮薄頂陷。身涼惡寒。大小便利。煩渴頻頻。與沸湯不知熱。脣舌淡白者。屬虛寒。宜峻補。蓋胃寒則咬牙。肺寒則寒戰。以此辨之。其症歷歷如懸鑑照物。毫無遁形也。

辨灌漿二日清火治例

發始火焰大盛。既投清涼。至五六日而半解。而後有與排膿之劑。胃火反燔灼。漿窠乾涸。及煩渴引飲。欲發走馬疳者。管氏曰。至七八日。當貫膿。身反大熱而煩渴者。白虎湯加天花粉葛根甘草治之。如上脣堆腫。大便祕者。胃火熾也。清涼攻毒飲可考參。

初發熱毒擁遏。則宜驗脣舌。以清涼解毒。若失而不治。則結疔毒。最忌五處疔痘。此處結毒必死。五處耳前後心胸心背結喉兩太陽是也慎勿認黑痘作疔。使父母驚惶。蓋七八日。行漿將足。而發疔須認黑疔。疔或黑而硬。或有紅絲。發大紫泡。未曾解毒者。龔氏曰。以神功散。加雄黃黃芩黃連大黃煎服。却用點法。雄黃一錢。研胭脂重浸水令濃。調雄黃末。剔破疔頭。以點疔頭。立時即紅活。神法也。又曰。治疔痘。先以銀針。剔破疔頭。吮去惡血。而以拔疔膏。點疔頭即活。若貼之未活者。四聖膏亦妙也。

凡治痘之要。始解鬱火。中清實火。終治虛火。然至醫期。復歸補脾解毒。是古人之定法也。雖然。首尾非峻涼攻下。有不可救者。余數年顓志于痘。驗數千人。漿期與猛峻攻利之證候甚鮮。但百中不過五六。審驗脣舌以治之。費氏曰。八九日期。至有梟毒烈火血熱之極。非不極其清解。其烈熱未減。紅暈不收。膿囊有斂意。謹防火禍。以致倒靨。以清涼攻毒散。重加生地黃石膏。

附首尾用清涼一治驗

浪華堂島某一女兒。年僅六歲。己酉春患痘。見苗二日。邀余往診之。身熱燔灼。神昏不食。見點深紅如絳。二便秘結。脣燥舌尖如火。中央白胎且燥。余曰此症。梟炎熾盛。表裏俱實。不早解其圍。則將及危篤。即以十神解毒湯。加石膏大黃。貫至四朝。標瘡鬱紅。而發紫疱。因用清毒活血湯。去參芪。加石膏大黃。至六朝。身熱稍減。次早思食。惟面瘡陷不起。二醫在傍曰。當漿期陷不突者。非參芪補托之功。安得綻鬆。余曰。此痘大便未解者。內實也。出瘡乾紅滯縮者。外實也。謬與補益。則是愈實實。所謂塗附塗者。子言是也。即以清涼攻毒散。倍加石膏大黃。及八朝通身略有鬆意。熱毒雖漸解。而細察其口舌。上齦其黑如煤而濺血。余曰。此乃走馬疳也。舉家驚惶。懇請良法。乃以金不換。和油胭脂塗之。以留其血。即與清胃瀉火湯。加石膏大黃犀角治之。九朝漿色半足。次早膿漸充肥。更投清補之味。至十二朝。熱復如炮。渴煩無休。再用清涼攻毒飲。倍加生地黃。及十四朝。宿便快通。凶證頓退。貫至十八朝。更以大連翹飲。至三十五朝而全愈。如此證候。寥寥乎晨星。不可執以爲常。記以備參考爾。

痘出不壯突。而不能成漿者。有陰陽之分。一屬氣虛。一屬血滯。只驗脣舌與形色。以辨之。聶氏曰。六七日期。氣血流暢。則毒化爲膿。膿之不成。其因有二。熱氣熾盛。則血燥而凝。故不能運化成漿。元氣耎弱。則血寒而縮。亦不能運化成膿。凡屬氣虛者。宜補益排膿。若夫痘色紅紫乾枯。或帶焦黑者。即毒熾而血凝也。必不成膿。急宜清毒活血湯主之。

辨灌漿清補治例

至漿期。氣血虛耗夾熱而不能使毒化漿者。此毒氣肆奔潰。根血猶附。窠囊平塌不突也。若與托裏解毒。反取過深之失。況乃其元氣。素虛弱者乎。難之又難。宜三思焉。所謂難任溫補。又難任清涼。要以清涼之味爲良。翁氏曰。七八日之間。毒未盡解。于溫補中。加解毒。熱毒未盡解于補益中。兼清涼。若偏於燥劑。毒盛不能化漿也。參麥清補湯主之。或八珍湯。加黃芪麥門冬。

痘瘡素血熱太甚。至五六日。其熱全退。窠囊豐突者吉。如熱毒未解。根血焮赤。或水泡清淡空殼者。必有發痒之患。與以十神解毒一二劑。先解其熱而後宜排膿補托。孟氏曰。八九日漿雖灌。而色大紅。根脚散漫。無一線之紅圍繞者。此血熱甚而未解。當有九朝十朝。發痒之患。急宜參芪內托散。加蟬退木通荆芥白芷火煅穿山甲等藥治之。更須令人看守。勿令抓破也。

痘出皮薄清淡。至七八日。瘡頭一二連串。漿水漏出者。是謂疵爛。又出瘡稠密。爲片爲塌。膿水淋漓不乾。是謂潰爛。一是過表發之失也。一是可發表。而不善發表之過也。萬氏曰。瘡頭膿熟潰爛者常候也。若未成膿先即潰者。

此名斑爛。斑爛之由。病當發散。而誤不發散。則毒氣閉塞。喘促悶亂。此可發不發之過也屬表實 不當發散。而誤發散。則毒隨陽氣暴出。遍身皮肉潰爛。此不可發而誤發散之過也屬表虛 此當發而不發。與不當發而發之過也。治之宜調脾進食。令大便順快。以養榮衛。生肌解毒。解發不至冷。調養不至熱。乃方良法也。宜十全大補湯。多服之佳。訣曰去桂加防風連翹治之 如大便秘者。以膽導法潤之。

灌漿三日用方

加減托裏湯　治實熱之證。過服寒涼。而變冰硬。或嘔瀉。或皮薄漿清。或塌陷無神。血色不活。瘙痒煩渴者。凡有此等症。則脣舌必淡白潔淨。大便不牢固。延綿不治。腹脹悶亂。寒戰鬭牙。死不旋踵。

黄芪　人參　肉桂　當歸　白芍　白芷　木香　陳皮　山藥　甘草

右十味。水一鍾半。糯米一撮。煎熟臨服時。加人乳半盃。酒釀數匙同服。如痘色灰白平塌者。加肉桂附子。

參芪內托散　治氣血虛損。或風邪穢毒冲觸。使瘡毒陷伏不出。或出而不匀快。用此活血匀氣。調胃補虛。內托瘡毒。使之盡易收易靨。

人參　黄芪　當歸　川芎　厚朴　防風

桔梗　白芍　白芷　官桂　木香　甘草

右十二味。水一鍾。糯米一錢。温服。參芪內托散者。龔氏所論卽治痘瘡之平症。而不治險逆之症乎。余按此方托裏發解之劑也。故二三歲小兒表肌大虛者。忌過服愈表虛皮薄。變爲水泡清淡漏痘。而及危篤者多矣。

千金內托散　此方治前證。乃於參芪內托散中。去桔梗加山查子。生姜一片。龍眼肉三箇。同煎入好酒和服。聶氏活幼日。痘色淡白。疱不尖圓。根無血暈者。氣虛而血縮者也。必不成膿。急用參歸鹿茸湯。或千金內托散。按此二方。其功用不等。參歸鹿茸湯。托裏滋補之劑也。治氣血虛弱。而痘失峻突之勢。不能化毒成漿者。千金內托散。托裏發解之劑也。治氣血虛損。而毒壅遏肌表。不能起突化漿者。世醫不辨。謾執以蹈其過。而一二三歲小兒。有表肌大虛。出痘平塌。皮薄不成漿者。槩以托裏發解之藥責之。其痘愈虛。窠頂平塌。致不救者甚多。治痘者鑑之。記以備參考。

回陽反本湯　治痘瘡氣血虛虧。皮薄漿清。錫皮灰白。虛惕寒戰者。

人參　黃芪　鹿茸酒炙剉片用酒煎膏配藥　當歸　川芎　肉桂　甘草　山查　熟附子

右共九味。外加大棗二枚。共水煎。

參歸鹿茸湯　專托膿之妙劑也。

鹿茸酒塗炙去毛勿用酥炙恐其燥也三錢　嫩綿黃芪蜜炙一錢五分　當歸酒洗一錢五分　炙甘草六分　人參一錢二分

右五味。加生姜一片。好龍眼肉三箇。同煎去滓。入好酒一盃溫服。兒若能飲酒。濃煎藥汁。與酒相半和服。亦好。虛弱未甚者。服此一二劑。其痘即轉紅活而行漿。如困倦手足冷。飲食少者。加木香三分。丁香官桂各五分。寒戰咬牙者。再加官桂三分。製附子八分。泄瀉者去當歸。加麵炒白朮。酒炒芍藥。白茯苓各八分。木香丁桂各三分。剉用參朮散止瀉。余按夫脾者。惡苦好甘。而參歸鹿茸湯六味悉甘。調補滋潤之品。而腸滑之劑也。故稟賦脾胃脆者。常易泄。若六日後。重與此湯。則必腸滑泄利內氣下脫。窠囊陷塌。失起突之勢。必然不漿。至期隨症。欲投此湯者。必於本方中。加漢朮桂丁子熟附與之。該宜防腸滑之痾。否則溏泄頻。以致不漿。終難救乎。聶氏每用此湯。必兼與參朮散。以防溏泄是也。

回陽酒之方　治虛寒八九日。色皝白如水泡。頂陷根白。癢塌。咬牙寒戰者。

鹿茸酥炙　大附子麵裹煨去臍　嫩黃芪炒　當歸酒洗各六分

右四味。剉好酒煎服。訣曰。以好酒一合半。清水一合半。文火煎熬。待煎減及一合半。頻頻溫服。以醉爲度。

建中湯　凡至八九日。寒戰咬牙甚者。此真氣外發。而內虛寒故也。先用木香異攻之類。而無其功者。以此湯大

峻補之，

人參二錢　蜜炒黄芪三錢　白朮　當歸各一錢五分　川芎八分

大附子　乾姜炒帶黑色　肉桂　炙甘草各一錢　丁子五分

右十味。生姜一片。同煎温服。一服立止。甚者不過二服。如收靨後。寒戰咬牙者。用此方調治。如虛寒甚者。以參附大劑兼與。

十全大補湯見起脹　木香散　異攻散二方共同上　參苓白朮散見放苗

灌漿清火用方

十神解毒湯　神功散　清涼攻毒飲　涼血攻毒飲四方共見放點　清毒活血湯見起脹

參麥清補湯同上　托裏清補湯同上　膽導法同上　白虎湯見收靨　參朮散見丸散部

按治痘之竅。以唇舌爲要。然至其妙處。不必拘拘。猶九方皐之相馬。求之於牝牡驪黄之外。但此意也。難與庸醫言。未免向癡人說夢之誚也。

痘科辨要卷六

東都醫官痘疹科兼醫學教諭池田獨美瑞仙著　京都佐井聞菴大瑞
男瑞啓參　門人播州和田謙堂績校
男瑞英訂　雲州加藤養本久飛

辨收靨三日

夫進德通伎者。不遠釣利弋名之心。則未有能入其神理矣。然他藝猶有忘利遺名。而樂其業。不知老之將至。獨爲醫者。率多利名之徒爲之。故不免訪病遲疾其裏。執匙艮惡其藥。苟以利名之心求之。則何所不至。古云。陽作惡者。人誅之。陰作惡者。鬼誅之。其可不怕鬼神之誅哉。況痘瘡小兒之科。將長而折之。將壯而夭之。乖戾天運之理乎。

陰有瀾痘疹一覽曰。痘瘡自八九日。至十一日二日。內外大熱已定。灌漿滿足。膿汁漸乾。或如蒼蠟色。或如葡萄色。或如香灰色。先從人中上下口鼻兩邊。收起漸至項下額上。遍身及兩手兩足。一齊收盡。痂厚色黑。逐漸脫落。飲食二便如常。身體輕快。別無他證者。此大吉也。

又九十日候曰。瘡痘成膿之後。鮮明肥澤。飽滿堅實。以手拭之。瘡頭微焦硬者。此欲靨也。然大小前後。最宜漸次收結。既不失於太急。又不失於太緩。其已靨者。痂殼周圓。而無凹凸。及乾淨黃潤。無溼濕破濺者。是爲正靨。凡人中者。督任二脈。交會之衢。痘疹先從此處出。收斂結靨。爲陰陽和暢。若於頭顱手足。先痂先褪者。攻心莫救。痘瘡收靨。貴整齊。而乾如螺靨者上也。頂破膿出。結如雞屎殼者次也。破爛無痂者下也。凡遇此等收結。便須詢察其犯何逆。若血氣本實。悞投補藥。邪毒得補。反饋正氣。如火爍而爛。宜天水散解之。邪火退。而收結齊矣。

痘至十日。毒氣已解。則膿轉黃色。又變蒼蠟矣。元氣實者。靨必循次而結。如口角與陽物先結者正收也。身漸輕快。腫漸消解。眼矇矇欲開。食倍常量。二便無故。從上至下。逐漸收靨。結痂後色紅者。可無慮焉。如結靨時。身忽發熱。亦不必慮。乃蒸熱作靨也。凡一時靨盡。或隨即落者。毒火爍也。急宜清涼解毒之品解之。此證必膿未充肥故也。如聲啞。煩悶喘促不食者。死期迫矣。如毒在肉裏者。必發癰腫而生。如毒在皮毛者。必為臭爛而生。

鄭氏痘經曰。痘出稀少。四五日。胖如豌豆。六七日血靨。痂乾亦似丹砂。九日痂落。此氣血充足。隨出隨痂。不及釀膿也。此痘極佳也。百無一死。此名血靨痘。按此痘痂後。只有餘毒者。十中五六。不早圖。則多為廢人。自九日後。宜補脾解毒驗之可見。翁氏曰。痘瘡八九日。漿足之後。别無他證。並以此方。調理氣血。資養脾胃。不拘氣虛實熱之二症。先可服之。保嬰百補湯主之。有餘毒者。去生地山藥。加防風荆芥連翹。名小連翹飲。若惟九十日。漿足之後。虛寒未盡去者。乃保嬰百補湯。加黄芪肉桂與之。

辨收靨二日虛痘治例

凡痘出時。一點血化為水。水化為膿。膿滿為結痂。封藏斂束。渾如螺靨。此毒從外解。是正靨也。而膿成之後。不結痂者。反成腐爛。和皮已脫。當靨不靨。是氣血虛寒故也。聶氏曰。九十日間。膿足而色蒼蠟者。必且發熱薰蒸。此回水之候也。蓋真陽運化。其水自然消爍。而收靨也。其元氣不足者。不能及時回水。而當靨不靨。此虛寒也。身涼而手足冷。脣舌淡白者。須大補氣血。助之收結。宜用溫表調中湯主之。

凡痘瘡八九日期。倒陷倒靨者。有二證。一攻發而生。一溫補而活。蓋攻發而生者。緣風寒穢氣也。溫補而活者。緣內泄虛寒也。如瘡掀發。忽然爲痒塌破損者。外感也。急宜攻發。如根血塌闊內泄。脣舌淡白者。內虛也。急宜溫補。如面上瘡破壞者。與藥後復加腫灌。額前手足。原無瘡處。又復出一層痘。雖則細少。朝生暮膿者活。不膿者死。是謂翻空痘。翟氏曰。如痘色淡白。皮薄頂陷。身涼惡寒。大小便利。寒戰咬牙者。建中湯主之。

痘出中間。雖多侵氣虛。而首尾不失調理。其漸奏功。而及九十日。忽然乾熱。當靨不靨者。表裏俱虛故也。孫氏曰。痘係危證。氣血本虛。多服補劑。而漸有膿色。將收靨。雖有熱者。只於補劑中。加涼藥可也。若謂將靨而去補劑。竟與涼劑。更加下利藥。欲令速靨。是速其斃也。蓋虛者復虛。反內攻而死。此必然之理。已然之驗也。十全大補湯。去地黃肉桂。加防風桔梗山查。如內虛者。人參白朮散。去葛根。加黃芪肉桂治之。

痘症氣血虛薄。漿色虛餒。中間夾證雜出。則有至九十日。或泄或渴。或不食。雖漸收功。而痂薄不乾結者。萬氏曰。或泄瀉氣虛。脾胃弱。津液少。肌肉虛而不收者。內服陳氏木香散。外用敗草散。或因渴飲冷水過多。以致水漬脾胃。濕淫肌肉而不收者。內服五苓散。如因食虛而不收者。人參白朮散。去葛根。加桂主之。已上證。以法治之。已潰者結。痂薄未潰者。結痂。方爲佳兆也。若痂皮俱不收結者。成倒靨不治。如虛寒證甚者。建中湯可參考。

凡痘瘡漿足後。將靨而或微渴。或微熱。或微癢者。痘之常候也。不可加治。如其病愈甚。而成猛烈之勢。宜察脣舌之紅白。究陰陽之變幻。以施治。翟氏曰。八九日漿膿足。諸證平準。只煩渴不休者。急宜補中益氣湯。合生脈散治之。如九日後。發痒剝去痂皮。或血出。或不出。仍復灌漿。如瘡疥者。此血熱氣虛也。宜八物湯。加紅花紫草牛蒡子治之。

若瘡欲靨不靨。其痂欲落不落。當辨其寒熱虛實施治。若身熱作渴飲湯。此脾胃氣虛也。參苓白朮散。木香散。六君子湯。治之。

聶氏曰。九十日後。若其發熱稍緩。頭熱面不甚熱。手心熱。脚心不熱。手背脚背不熱。精神困倦。大小便利者。虛熱也。宜用補中益氣湯治之。萬氏曰。若九十日後。晝日安靜。夜間發熱者。血虛也。宜用四物湯。加柴胡山梔子治之。

痘前發驚者。多生。痘後發驚者。九死一生。蓋痘後發驚搐者。氣血虛耗。毒氣亦未盡解。故其治甚難。藥要其時。又要其當病勢早退。小水利者生。不利者死。蓋脾虛而肝木乘之。動於心火故也。張霞飛痘疹集成曰。用清神散火湯。而痘後驚搐。藥對病者可治。若連發不止者。死證也。極惡者一發。必三日死。朱氏曰。驚發痘後。諸書莫救者。是目閉無魂。而兼吐瀉及唇白肢冷等證也。如痰熱內甚。小便閉澁。或素有驚疾。又屬可治。鎮驚丸。安神丸。兩藥俱可服。

丹溪捷徑曰。傷寒吐蛔者屬寒。痘疹吐蛔者屬熱。所謂初發之驗也。翁氏曰。痘中蛔蟲出者。死難聞生。余往驗數千兒。初熱之時見蛔。而其形褐色。如爛者屬熱。多無妨。若五六日後。見生蛔。或自口鼻出。或自大孔出。其色皖白。自摇動者。屬胃寒。急則九日十二日死。或延綿引日。寒熱往來。好睡默默不食。變壞證而死者。十中八九。萬氏曰。屬熱者。黄芩加半夏湯。加烏梅川椒。屬寒者。理中湯。加烏梅川椒黄連。如虛寒甚者。加熱附子。

附痘中見蛔 一治驗

東武木挽町。佐久間彌右衛門孫。年巳四歲。出痘於丁巳春。始邀三兩醫觀之。皆爲不治辭之。仍急邀余往看之。瘡甚稠密。無空隙地。頭面灰白。平塌不鬆。瘙癢將起。雖其勢猛烈。幸離環跳之部。是天不令此兒夭死矣。但起脹六日。而溏泄未休。寢食不寧。神情昏憒。是表裏俱虛故也。乃問前狀。父母答曰。發熱三日。俄吐生蛔一條。爾後乾嘔略安。但雖憶食。不能口之。余曰。痘中見蛔者。必鄰于逆。雖病藥適合。多不得生。辭之。再三懇請。即以大保元湯。加減與之。次早瘡色略有鬆意。溏泄未止。即照前法。兼與參附大劑。既及八朝。頭面漿色半足。凶逆稍退時利膏糞。因投聶氏建中湯。雜與參附濃煎如前。貫至十朝。膿漸充肥。神情未爽。復利活蛔數條。寒熱交起。大類壞證。乃案是蛔厥之證也。此痘確雖得生。而凶險之症未悉除。今欲治之。宜先治蛔蟲爲要。更與附子理中湯。加烏梅川椒黃連。貫至十五朝。面瘡收功。內證未除。引日寒熱。時起時止。寢食稍寧。尚以前方。去附子以與。逐日痂疙厚突。後發腫毒數核。仍投忍冬解毒湯。三十五日而全快。爲此症甚鮮。詳見夾蛔方論。

辨收靨清火治例

凡靨後諸症。千端萬項。難悉盡于筆端矣。大都惟辨中間諸證。及膿之豐約何如。則諸症炳如觀火。若漿色豐滿。則靨後諸症多屬虛。此宜補益。如漿色疎約。則靨後諸症多屬實。此宜清涼。如虛實不詳。則驗脣舌紅不。以處方乎。無不中的矣。

汪若源痘疹大成曰。十一十二日。身不潮熱。飲食不減者。不須服藥。若發熱當靨不靨。及痂落無托靨者。宜解毒飲主之。又醫宗金鑑曰。痘不當收斂之時。忽一時收斂者。更現症。遍身窠粒乾燥。口渴。發熱煩急不寧。此毒火壅盛之故也。宜用清毒散主之。

凡雖臭毒太盛。而毒在表者。痘雖稠密。不足畏慮。但中間或涉春冰。靨後復蹈虎尾等之痘證。尤爲險重。盧氏曰。或六七八日。痘色紅兼紫。毒盛者。或十日後。壯熱不結痂。雖結不實。狀如蠟滓。不乾結者。犀角解毒飲。加淡竹葉三十片主之。

痘出至六七日。有臭氣者逆也。是肌肉腐壞之氣也。必死。痘已收結。九十日後。纔有臭氣者。此痘成就之氣也。邪毒自內而出也。故爲吉。李少陽曰。臭痘原來徹陽明。膚囊潰破流漿。膿臭盡毒除。成矣。痘若教凹爛。痘還空。觀此痘之臭者。泄其臭毒。而不至殤傷。臭而爛者。戕其元氣。而竟難全活。若痘臭或靨或破者生。囊不盡脫者生。紅活見血者生。身熱氣蒸者生，不痒不燥者生。此臭痘生之徵也。皮肉黑爛者死。破處乾黑速收者死。傳人毒痛者死。頭額脫皮者死。指爛入筋者死。陽球爛穿者死。口內惡臭者死。兩脇汗不乾者死。此臭痘死之徵也。

痘後餘毒遷變。氣血敗壞。痘素稠密。膚皮脫落不收者。乃似癩病。是謂痘癩，萬氏曰。氣血虛弱痘瘡。易感穢毒疫癘惡氣。瘡本稠密。身無完膚。瘙痒難任。肌肉潰爛此爲臭。急用大補氣血。清熱解毒之法。庶可求全。凡瘡破成癩者。用十全大補湯。微加清解之味療之。外用滅瘢救苦散塗之。

痘至結痂之時。察其結局。必以五驗。一曰疹。二曰癰。三曰目疾。四曰走馬疳。五曰疳蝕瘡。再觀餘毒有無淺深。當疎利者。急宜疎利。當調補者。急宜調補。若身熱煩渴。二便秘。脣舌赤色。或白胎通明者。是餘毒也。宜隨其證治之。聶氏曰。結痂厚實。無他症不必服藥。如結痂後發熱。或煩渴。當辨其虛實調治之。發熱壯盛。胸腹手足頭面俱熱。大便秘。小便赤澁者。餘毒猛盛。即當解毒。大連翹飲主之。若解毒遲。則痂落後必發癰毒。如夫大便秘者。加酒炒大黃微利之。如虛症變實。而有餘毒者。宜忍冬解毒湯主之。

痘後餘毒太盛者。遷變種種爲大患。多屬誤治。嘗謂疹癍丹及癰痍。眼疾。疳蝕瘡。走馬疳。其名狀雖不同。是皆臭毒擁遏於肉裏骨空皮毛之間之所致。其原歸于一也。故雖有輕重，而屬可治。臟內實無鬱毒故也。費氏曰。毒盡元虛。保元爲要。縱有實中虛。虛中實。亦權其緩急輕重。而因應之。不可遺其重且急。而反迂務其輕且緩也。若執以痘後無實證。總歸虛治。誤之甚矣。治痘痂褪大局無慮。痂少榮潤。熱欠清和。防餘毒竊發者。忍冬解毒湯主之。

痘稠密者。當醫結時。青蠅纂其臭氣來。於痂殼厚嵌處。集喓膿粘。偶或遺卵則直成蛆。是謂蛆痘。此痘必無死證吉兆也。袁顥孟痘疹全書曰。痘裏生蛆。八九朝。蛆盤臭達。命堅牢。逐蛆法。內用清涼解毒之藥。外啗絲瓜葉。搗汁噴之。痘上其蛆自出。又有痂皮厚不能出者。須用銀針挑破。滴香油在內。凡蛆蟲見油即出。或又以忍冬菊花。等名分花椒少許和沸湯薰洗亦可也。

痘至十日後。煩渴未休。而有身熱者。有不熱者。宜詳虛實而治之。萬氏曰。痘根煩紅。漿色充足。能食渴者。肺熱也。經曰。心移熱於肺。傳爲膈消。治在上焦。人參白虎湯。加黃連一大匙。如自利而渴者。屬少陰虛。治在下焦。宜溫之。異攻散主之。如不能食而渴者。脾胃虛也。治在中焦。參苓白朮散主之。

凡及靨期。如火燒烟薰者。生死最難決焉。如聲亮神爽。寢食無故。二便清調。脣舌滋潤。爬破血膿淋漓者得生。治于補托中兼清涼。如脣舌乾燥。或胎黃黑。二便秘結。譫語呢喃者。單宜清涼解毒。如聲啞不寢不食。破處乾黑。煩燥氣喘者。必死莫治。費氏曰。九十日後。至梟毒烈火血熱之極。早圖之。如火禍未解。皮表牢封。無所洩。故乾熱成倒靨。不可救矣。汪氏解毒飲。加黃連蝮蛇治之。或代白蛇好　如火禍太盛。煩渴引飲。神氣不寧者。清涼攻毒飲。宜參考。

附痘毒不混他病一治驗

浿華南堀江傭夫。年二十四歲。己亥秋出痘。原患癥毒。骨節痛疼。因疲瘦非常。神情困倦。兩耳項頸間。發腫毒數塊。乃如瘰癧狀。一夜發熱。放點堆聚。簇簇無縫。至灌漿期。面上一片模糊。不分口鼻。但當以意摸索五竅。然精神略亮。寢食稍寧。瘡自揪發。且有鬆意。已當靨期而不靨。至十二朝。乾蠟如火燒烟薰。壯熱如蒸。譫語狂妄。煩渴不休。此雖裏毒全解。而餘毒壅遏于皮毛。痂殼牢封。而無所洩。故餘炎不能宣發。依是爲此梟惡之症也。因以汪氏解毒飲。加黃連蝮蛇一大匙與之。次早遍身頭項。剝破如龜甲。膿血淋漓。臭惡衝鼻。凡過一百餘日。併舊疾而愈。舉家大喜。如得拱璧。比及週年。頸項腫毒。漸發如故。乃知痘毒之不混他病也。姑存案備參考之一云。

凡痘稠密者。以十二日。爲開眼期。如痘密不及期。而開眼者。便類倒靨。又有過期而不開者。宜驗密之。聶氏曰。有忽然頭頂大痛者。餘毒上攻也。或因多服熱藥所致。若不急治。其毒注於兩眼。而目病大作矣。宜用大連翹飲去木通車前滑石。加升麻六分川芎薄荷。各四分服數劑。以解散上攻之毒。庶可免目患。若又痘瘡首尾平準。而十二三日之後。卒然目赤痛者。急以本方。加大黃。宜微利之。應手必愈。

凡痘稠密。至十二三日開眼者。痘之常候也。都十二日後開眼。至十六七日。再復目閉不能開。而淚汪汪出者。目中必有赤脈。是欲作眼疾之徵也。急圖之。遲則多生翳膜。難愈。翁氏曰。如十二日後。毒熱留于肝經。則爲目翳爲赤色。急用瀉肝清涼之劑。羚羊角散主之。所謂眼疾餘毒。悉皆屬誤治。故業醫者。不可不知。萬密齋曰。痘後欲開兩目。而向暗則開。兩目不赤。向明則閉。又不流淚。此肝經火邪未去也。是謂羞明。涼肝明目散主之。

痘十一二日。而面腫漸退。即開眼者。症之常候也。若他處腫消。而上脣獨腫不退。脣外牙齦。時濺血者。欲作口疳之兆也。急宜治之。朱氏曰。凡口疳皆胃熱之所致。有輕者。有重者。有生者。有死者。滿口白糜。或紅點簇簇。或齒齦濺血者。輕症也。急金不換擦之。如脣舌腫硬。牙齦黑爛。臭氣衝鼻者重。先以清胃瀉火湯。加犀角石膏療之。或清涼攻毒飲主之。如面腫脣腫。穿鼻破頰。潰喉腐熟。寢食不安者。臭惡甚。連齒脫落者死。俗呼走馬疳是也。

出瘡稠密。而氣血爲之耗虛。藥餌不謬。漸得生活。雖然有經數日。而氣血不歸元者。丹溪曰。凡痘收後。手足忽然拘攣。不能屈伸運轉者。此因血少不能養筋。又或感風寒濕氣。致此症者。不可輕用發散。恐反耗其血。只補血此秘訣也。用當歸桂枝湯。如感風寒骨節痛。加羌活防風。如氣虛加川烏引經。再加人參。

又曰。痘痂褪後。面目虛浮。四肢腫滿者。此屬於肺。因表虛受風濕之氣。宜汗解之。用五加皮湯。或腹脹如鼓。目胞微腫者。此屬於脾。因脾胃素虛。飲水太多。水蓄於中。滿而不去。五苓散。加燈心滑石。如有餘毒。口渴不休。全身腫脹者。忍冬解毒湯。加燈草滑石。又傷食脾胃不能消化。濕熱內蓄者。宜以利解。厚朴湯主之。如虛腫者。不可妄投藥。隨症治之。又宜萊菔丸主之。

又曰。痘瘡出後。衛氣最不宜傷。故收靨之後。衛弱而汗出也。汗常出者。謂之自汗。睡中汗出。寤則乾者。謂之盜汗。

此由胃弱不能斂束。六腑榮間有熱。而爲汗。此證在內爲血。在外爲汗。以黄芪湯爲主。盜汗以當歸湯爲主。

又曰。痘後有神昏喜睡者。但精彩不與人相當。形如醉人。亦多妄語。此邪熱入於心。心爲君主之官。不肯受邪。傳於胞絡。治法以導赤解毒湯主之。兼與安神丸。加牛黄末。亦可也。

凡痘後餘毒還變。有遍身生瘡疥。而爲種種之狀者。或有日夜痛痒難忍。其形如疥。痂痕侵淫。皮膚潰剝。膿血出者。謂之檮杌痘。又或有髮落爪拔。遍體生瘡。如癩十指悉臭腐。而爲廢人者。二證俱屬可治。急以托裏清熱解毒之劑治之。又或有身發紅點。不痛不痒。不作窠粒者。是乃瘢也。急宜投化斑湯。加玄參地黄。又或有發赤火丹瘤者。此惡候也。其毒紅腫作痛。流移上下手足。其治法。內用小柴胡湯。加生地黄。或玄參化毒湯。加犀角。外用砭法。去其惡血。否則頭上起者。下過心即死。足上起者。上過心腎即死。此證甚迻速者也。處方不應者。宜清涼攻毒飲。

此數項有志痘者。最宜書諸紳矣。

收靨結痂用方

保嬰百補湯　治痘瘡八九日。漿足之後。別無他證者。

當歸　芍藥　地黄　白朮　人參　茯苓　山藥　甘草

右八味。水一鍾。加棗二枚。煎六分温服。如或十日後。無餘證者。去地黄山藥。加防風連翹荊芥。名小連翹飲。所謂補脾滲濕之中。微加解毒之味者。即此方也。

温表調中湯　痘至九十日。當靨不靨。此虛寒證也。必身涼而手足冷。唇舌淡白。須大補氣血。而助收結。此湯主之。

蜜炙黄芪二錢　人參　白朮　白茯苓　官桂　大川芎
當歸身　炒乾姜各一錢　防風八分　白芷　丁香　熟附子各五分

右十二味。生薑一片。同煎温服。

五苓散　治飲水過多。以致水漬脾胃。而瘡不收者。

猪苓　澤瀉　白朮　茯苓　肉桂各等分

右五味。水煎温服。

六君子湯　即於四君子湯方內。加陳皮半夏者也。

生脈散　滋生精氣。培養真元。補心潤肺之良法也。

人參三錢　麥門冬三錢　五味子十五粒

右三味。水煎温服。

黄芩加半夏湯　初發二三日之內。治熱毒未解。而蛔厥者。

黄芩一錢五分　甘草炙一錢　白芍六分　半夏二錢

大棗二枚。生姜一錢。共六味。水煎服。蛔蟲屬熱者。加烏梅川椒。

理中湯　治痘證五六日後。變虛寒而蛔厥者。

人參　白朮　乾姜炒　甘草

右四味。水煎服。雖蛔蟲屬寒者。加烏梅川椒黄連。少許是主方也。若虛寒甚者。加熟附子五分。或蛔症熱爲凶惡者。即加黃連五分。加烏梅川椒。此名黃連安蛔湯。又加鷓鴣菜可也。

汪氏解毒飲　十一二日。身不潮熱。飲食不減者。不須服藥。若發熱當醫不醫。及痂落無托醫者。此方治之。

當歸酒洗　芍藥　人參　山查　黃芪蜜炙　荆芥　牛蒡炒研碎　防風各二分　炙甘草一分

右九味。煎溫服。若是陽證。各照本方。加黃連四分黃芩二分。共酒洗　或熱甚者。加生黃芩生黃連銀柴胡各三分。若是陰證加肉桂。

清神散火湯　治痘後驚搐。此藥對病者生。若不對而連發不止者死。

木通　麥門冬　玄參　黃連　梔子仁

右五味。燈心引。水煎。研辰砂末調服。大便秘者。加大黃。自利加人參。

清毒散　痘不當收斂之時。忽一時收斂者。更現證。遍身窠粒乾燥。口渴發熱。煩急不寧。此毒火壅盛之故也。此湯主之。方見于起脹部

犀角解毒飲　治十日後。壯熱不結痂。雖結不實。狀如蠟滓。而不乾者。

生地黃　牡丹皮　犀角梢尖　芍藥各一錢　五味子七粒

連翹　牛蒡子炒　玄參　甘草各三錢　人參一錢

以上十味。水一鍾半。煎六分或三分。不拘時服。或研為末。煉蜜為丸。如彈子大。每服用一丸。燈心草二十根。棗二枚。煎湯化下。又加淡竹葉三十片。亦可。

大連翹飲　十二日後。發熱壯盛。胸腹手足。頭面俱熱。大便秘小便澁。餘毒太盛。即當解毒。此湯主之。

連翹　牛蒡子　柴胡去蘆　赤芍　防風各八分　木通　當歸　車前子

荆芥穗　黄芩酒炒　山梔子酒炒　滑石　甘草　蟬退各五分

生姜一片。俱十五味同煎。大便秘者。加酒炒大黄一錢五分。

忍冬解毒湯　痘痂初褪。大局無慮。疤少榮潤。熱欠清和。防餘毒竊發者。此湯主之。

金銀花　土貝母　甘菊　荆芥穗　牛蒡子

紅花　甘草　木通　連翹　地丁

右共十味。外加胡桃煎服。若大便秘者。兼與四順清涼丸。以四順清涼飲。爲末以糊丸之。

羚羊角飲　治痘餘毒不解。上攻眼目。生翳羞明。眵淚俱多。紅赤腫閉。

羚羊角磴碎　黄芩　黄芪生　草決明　車前子　升麻　防風　大黄　芒硝各等分

右共九味。水一鍾。煎半鍾。稍熱服。

涼肝明目散　治痘後羞明者。

當歸　龍膽　密蒙花　川芎　柴胡　防風　黄連酒製

右七味。各等分。雄猪肝煮湯煮服。一方加蟬退。

清胃瀉火湯　治口疳輕者。宜此湯。若重者。乃宜用清涼攻毒飲。留滅血塗金不換妙也。

連翹　桔梗　黄連　梔子　黄芩　玄參

升麻　生地　薄荷　甘草　葛根

右十一味。水煎服。或加犀角石膏。若大便秘結者。加生大黄一錢。

甘露飲　治虛證口疳。又牙根臭爛出血並治喉舌生瘡

天門冬　麥門冬　生地黄　熟地黄　枳殼

黄芩　石斛　茵陳　枇杷葉　甘草

右十味。白水煎服。

當歸桂枝湯　治痘後手足。忽然拘攣。不能屈伸運轉者。

當歸酒洗　白芍酒炒　川芎　甘草　桂枝　黄芪　蒼朮製　黄柏酒炒

右八味。水煎服。如感寒骨節痛。加羌活防風。如氣虚。少加川烏引經。再加人參。

五加皮湯　治痘收之後。或面目虚浮。四肢腫滿者。此屬於肺家也。

五加皮　蒼朮　桔梗　木通　防風　桑白皮　姜皮　猪苓　澤瀉

右九味。水煎服。

厚朴湯　治腹脹如鼓。目胞微腫者。此屬於脾家也。

厚朴　陳皮　蒼朮　大腹皮　白茯苓　猪苓　木香

右七味。水煎服。傷於水濕者。加澤瀉滑石車前子葶藶。傷於食物者。加神麯山查子三稜莪朮枳實。喘者加葶藶杏仁萊菔丸。方見于後

四苓散　治痘中過服飲水。而痂後腫滿者。四苓散加燈心滑石。

黄芪湯　痘收之後。衛弱而汗出者。此湯主之。

人參　黄芪　黄連炒　甘草　桂枝

右五味。水煎温服。

當歸湯　睡中汗出。寤則乾者。謂之盜汗。此方主之。

黄芪　當歸　生地　麥門冬　白芍炒　炙甘草

右六味。用麸麥爲引。猪心以竹刀批開。煮湯煎服之。

導赤解毒湯　痘後有昏昏喜睡者。若連日不醒。口中喃喃自語。或有睡而復醒者。形如醉人。亦多妄語。此邪熱入於心也。此方主之。

茯神　木通　生地　麥門冬　山梔仁　人參　石菖蒲　甘草節

右燈心引。九味。水煎服。兼與安神丸。加牛黄末妙也。

化斑湯　治痘痳色紅。

人參　知母　石膏　牛蒡子　連翹　升麻　地骨皮　淡竹葉　甘草　糯米

右十味。水煎服。以米熟爲度。馮氏祕錄曰。化斑加玄參地黄。

小柴胡加生地黄湯　治赤火丹瘤。其毒紅腫作痛。手不可近。流移上下者。

柴胡　人參　黄芩各三錢　甘草炙二兩　生地黄　半夏各二兩湯泡七次

右六味。爲粗末。每服三錢。水一盞。生姜三片。棗一枚。煎至半盞。去渣温服。萬氏心法曰。治痘癰。

玄參化毒湯　治痘後赤火丹瘤。

玄參　歸尾酒洗　紅花酒洗　連翹去梗心　軟石膏

赤芍　地骨皮　防風　荆芥穗　木通等分

右共十味。加淡竹葉水煎服。如其急者。置紅腫處。徐徐以銀剔針破。吮去惡血。亦可也。

案古人有言。當局者惑。傍觀者明。治痘亦尚如此。平素不研究之。一旦臨局。其能無狼狽疑惑歟。世醫其思諸。

痘科辨要卷七

東都醫官痘疹科兼醫學教諭池田獨美瑞仙著
男　瑞啓　參　門人　越中津島玄俊有祥
男　瑞英　訂　　　　丹波中川主一重弘　校
　　　　　　　　　　仙臺涌谷玄恭　繁

辨女子出痘

夫善治痘者。譬如會無疑畫草蟲。方其落筆之際。不知我之爲草蟲草蟲之爲我也。方臨痘局。不知我之爲痘痘之爲我。然後乃可通其神理。而百無一誤矣。此卷於女子出痘之方論。托出得盡。觀者不可認作浮論空說矣。女人出痘候曰。婦女之痘。最難醫爲要之女者陰質。血常不足也。然其平準者。出形起發。灌漿乾收。咸等童男。唯怕時逢天癸期至耳。蓋痘瘡始終。以氣血爲主。氣以充之。血以濡之。一有不足。則變症百出。不可屈指。故女子十四以後。出痘不免起發成就之時。天癸一行。內動其血。變爲陷伏者多矣。

女子痘疹。發熱之時。經水適斷。憎寒壯熱。神識不清。視瞻怪妄。言語荒誕。此爲熱入血室。血室衝脈是也。而肝主之。肝藏血。衝爲血海。行經之後。血室空虛。天行邪熱。乘虛入裏也。肝藏魂。開竅於目。神不清者。魂亂也。目妄視者。心亂也。譫語者。肝移熱於心也。瀉肝散主之。如大便祕結。宜清涼攻毒飲。

凡發熱之時。適當經水方斷。而血分空虛者。須早服柴胡四物湯。以防毒邪乘虛而入。若憎寒壯熱。神識不清。見聞狂妄。言語錯亂。尋衣撮空者。此即血室空虛。而熱邪已入者也。宜四物湯合導赤散。加麥門冬。兼與安神丸。

若發熱之時。經水適來。而非正經之期者。此由毒火內甚。擾亂血海。迫血妄行。故月事不時而下也。急以涼血地黃湯。加解毒藥。使熱得越。毒解痘出而經止爲度。逡巡隱忍。直待中氣虛弱。瘡伏不出。乃責諸醫亦晚矣。

發熱之時。經水以期而來。則畜血得出。熱隨血解。乃吉兆也。但至四日其經當止。若不止者。此即熱血入室。迫血妄行也。涼血地黃湯。加人參主之。

凡女子出痘。經水忽行。乃暴瘖不語者。蓋心主血。舌乃心之苗也。血去則心虛。心虛則少陰之脈。不能上榮於舌。故暴瘖不語也。宜先以當歸養心湯。養心血利心竅。待其能言以十全大補湯調之。

如值月事大行之故。瘡不起發。不光壯。不飽滿。不紅活。或灰白。或黑陷。或灰陷。或青乾者。此皆裏虛之候。痘復陷入也。治之宜十全大補湯。如脣舌淡白者。加熱附子。固其陽氣。如虛寒者。兼與參附湯。而峻補之。凡女子崩漏未止。氣血已虛。而感時氣。直患痘則必不能以任其毒。宜用十全大補湯。以補氣血爲主。若灰白平陷。難發難漿者。加熱附子一二片。使裏氣充足。毒不停留。而自能飲食。自能起脹。庶可保全。不則倒塌不治矣。寒甚則兼與參附大劑。

凡七八九日。起發泡漿之時。月事大來。瘡應起發。而不起發。應泡漿而不泡漿。頂平形塌。或如灰白。或如黑陷。此皆爲陷伏。乃壞瘡也。急用補中托裏。以調元內托散主之。外用胡荽酒噴之。瘡起發腫脹。或於空中再出一層痘。此大吉之兆。若腫滿喘急。寒戰鬬牙。手足厥冷者。乃死兆也。

夫孕婦出痘。熱能動胎。胎墮則氣血衰敗。而痘不能起發灌漿矣。凡治之之要。始終以安胎爲主。切不可用丁桂燥熱之品。及禁食諸毒物之類。其初發熱。先以參蘇飲之類發之。既出後無凶症者。多服安胎飲保之。或渴或泄者。用人參白朮散。加減治之。如痘色灰白。頂陷不起發者。用十全大補湯。加木香糯米服之。總之不問輕重。如有熱證者。悉以清涼安娠爲主。如毒火燔灼於內。則雖大黃石膏亦可用。是乃安胎之妙要也。

蓋孕婦出痘。正當盛時。忽有臨正產者。勢必氣血俱虛。亦宜以十全大補湯、大補氣血爲主。如虛寒者加熟附子。如虛寒愈劇。陽氣猶脱者。急以參附大劑兼與之。凡胎之墮也。非血熱。必氣虛也。急宜峻補。而陽氣猶脱者不治。他無法方。

凡當初熱見點起脹之時。而胎墮者多生。至灌漿期。而胎墮者多死。至收靨期。而胎墮者無妨。但不問日期。胎墮之後。內氣下脱。而痘倒陷。不成漿者必死。故急宜以峻補之劑。實其元陽。外此無復他策。如證平凖。宜審症施治。不可妄爲多疑之慮。反到變證也。

又曰。孕婦出疹。熱極不易退者。內實故也。必墮其胎。胎墮則疹隨熱內解而愈。古人所謂。麻宜內虛。痘宜內實。此之謂也。

凡方產之後。半月前後。適逢出痘者。其症雖重。而無胎孕繫累。惟氣血尚虛。治宜大補榮衛爲主。若出瘡密者。隨其證而用其方。如投連翹大力子之類。大便自利者。用肉果炮姜之類。餘照常例而治之。惟雖孕婦首尾無夾症者。毋於日期。用法如常。

婦女孕婦主方

瀉肝散

羌活六分　當歸一錢　山梔　龍膽各五分　川芎　防風各八分　大黄蒸三遍六分

一方有木通、柴胡、黄芩。無大黄。如證重數日大便秘者。四順清涼飲。或涼血攻毒飲。清涼攻毒飲。可參用。

四物湯

導赤散

安神丸（三方共見于前）

涼血四物湯

白芍（桂炒）　當歸梢　生地黃　升麻　條黃芩（酒炒）

酒紅花　酒黃芩　連翹　牛蒡子（炒）　甘草

右十味。水煎服。

柴胡四物湯

柴胡　人參　黃芩　當歸　川芎　生地

白芍　地骨　麥門冬　知母　淡竹葉

右十一味。剉細。水一盞煎七分。去渣溫服。不拘時。

當歸養心湯

人參　當歸　麥門冬　甘草　升麻　生地（各等分）

右六味。加燈心水煎服。

涼血解毒湯　女人出痘。非經期。於發熱之時忽至者治之。

當歸（一錢一分）　白芷（五分）　升麻（四分）　紅花　赤芍

連翹（各一錢）　紫草根（一錢五分）　燈心（二十根）　桔梗（八分）

右九味煎服。重身者禁之。

調元內托散　痘發起泡漿之時。月事大來。瘡應起不起。應灌不灌。頂平形塌。或灰白。或黑陷者。此皆陷伏。乃壞瘡也。急宜托裏。此湯主之。

黄芪　人參　當歸　桂枝　木香　青皮　赤芍　川芎　大力子

右九味。水煎服。虚者加熟附子。

安胎飲　初熱既退。諸證平準。以安娠爲主。

人參　白朮　黄芩　熟地　川芎　當歸

芍藥　砂仁　紫蘇　陳皮　甘草

右十一味。生姜三片。紅棗三枚。水煎服。

安胎飲　痘出定後。無餘症者。此湯主之。

大腹皮酒洗　人參　陳皮　白茯苓　砂仁　白芍藥　紫蘇　香附子　甘草

右九味。外加糯米水煎服。如有汗者。去紫蘇。加生黄芪。胎漏者。加阿膠百草霜。

胡荾方出于麻疹部

四順清涼飲

涼血攻毒飲

清涼攻毒飲

十全大補湯

參附湯

參蘇飲

人參白朮飲以上共見于前

辨麻疹諸證

一名膚疹。一名騷疹。一名糠疹。一名麩疹。一名瘄子。一名痧子。一名赤瘡。

古謂麻即疹也。疹出如麻成朶。痘出如豆成粒。皆因其形而名焉。夫胎毒一也。玉案曰。初見時。大小不一。有色點如痱者。曰之疹。又瑣屑紅點。隱隱肉間。曰之痧。同其證異其形。是皆膚疹也。夫天地之癘氣一動。則所稟之毒。隨感而發。陽感之則疹出焉。陰感之則痘出焉。陽浮而淺。故疹易出易收。陰凝而深。故痘難出難收。所謂疹出心肺。然至言鼻涕咳嗽噴嚏。眼胞浮腫。眼淚汪汪。面腫顋赤等證。陰陽混雜。自非具眼。不可辨認。既曰。疹出於腑。心肺獨非臟乎。如一蒸熱。則五臟百骸。共受之傷。發熱無汗。毛竅閉塞者。先以辛散發之。如葛根麻黃荊芥羌活西河柳之類。若熱毒鬱遏。煩躁譫語狂妄。二便祕。如見鬼狀者。先以苦寒清之。如黃芩黃連石膏大黃犀角之類。初發行辛散。則毒從毛竅而出。是非侵心肺而出于皮膚乎。若鬱火伏毒。燥炙于內。心火煉肺金。則血燥液竭。而皮膚乾涸。出疹變紫黑色者。必死。急以苦寒清解之。蓋此因何部以治之。古今無究其源者。余深考之。痘麻二證。雖出命門之陰陽。而其治之。以風候爲主。此余之所以躬試心得之訣也。九原如可起。則余當從軒岐而定是非而止。

聖濟總錄曰。疹者其邪在腑。發爲細疹狀。如蚊喙所螫。點點赤色。俗號麩瘡。

三因方曰。細粟如麻者。俗呼爲麻。即膚疹也。

幼幼集曰。麻即疹也。謂形亂如麻爲朶也。

痘毒動于陰分。賴陽氣升提。沈陰出于陽分而解。不可損氣陷陽。麻毒動于陰分。賴陰血滋潤。浮陽解于陰分而化。不可損血燥陰。蓋痘之成功賴氣。麻之成功賴血。此之謂也。

初發身熱麻癮欲出之圖說

瘄之出形

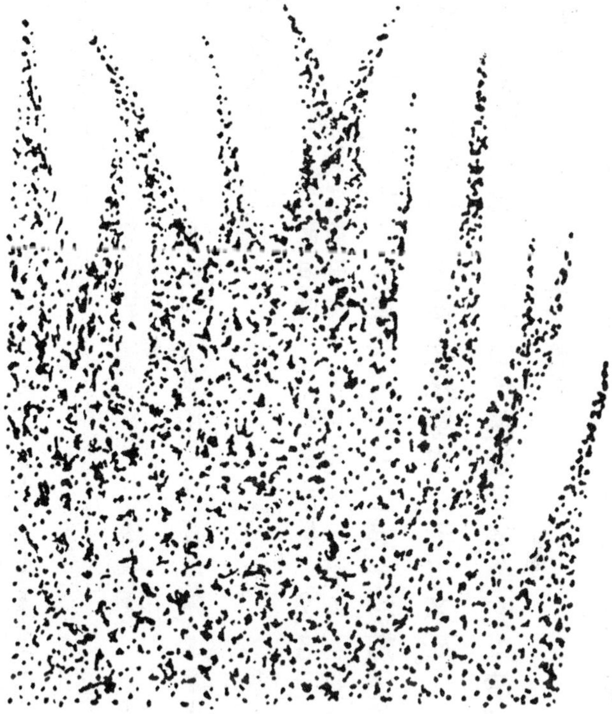

痧之出形

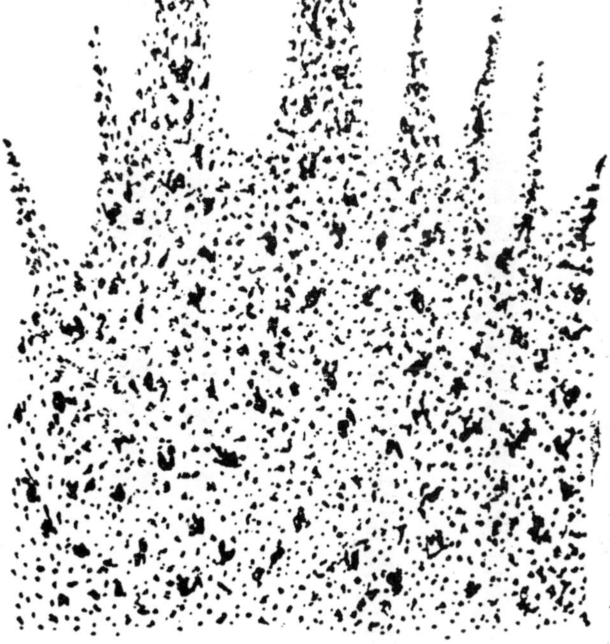

按麻如麻。痧如沙。但大小不同耳。所謂痘疹麻疹痧疹風疹隱疹之屬。蓋指初出赤點。皆謂之疹。疹與瘄古通用。發熱之初。多似傷寒傷風。唯疹則咳嗽噴嚏。鼻流清涕。眼胞腫。其淚汪汪。面浮腮赤。惡心乾嘔爲異耳。但見此候。便宜謹避風寒。戒葷腥厚味。以表散之。如使皮膚通暢。腠理開豁。則疹毒易出也。如已發熱。唇舌赤紅滋潤者。疹出最快。如唇乾燥。舌白胎通明。而火熱無汗者。急宜峻發得汗。而後見疹。則止後服。

如初發雖大熱。而時寒時煖。宜以辛平之藥發之。升麻葛根湯。加牛蒡子西河柳之類主之。如唇舌赤紫無胎者。勿用峻涼。疹冰伏不出。

翁仲仁曰。麻疹出于六腑。然麻疹一症。先動陽分而後歸于陰經。故標屬陽。而本屬陰。其熱也氣與血分相搏。故血多虛耗。其治也。先發散行氣而後滋陰補血。凡動氣燥悍之藥。皆不可用也。大抵疹欲出已出之間。雖寒勿用桂枝。雖虛勿用參朮。雖有痰嘔。勿用半夏南星。

疹喜清涼。痘喜溫煖。然疹子初出。亦須和煖乃易出。所謂出苗之初。得毒出盡便解也。發熱之時。不問已出未出之諸證。以升葛之味發透之。如發熱咳嗽甚者。宜瀉白散加減。

麻疹用方

升麻葛根湯 方見于前　不拘時服之。又檉河柳為細末。加一錢調服亦可也。

瀉白消毒散

桑白皮　地骨皮各三錢　牛蒡子炒研　荆芥穗　桔梗　甘草各一錢　浮萍晒乾二錢

右七味。為粗末。每服三五錢。水一盞煎六分。如毒熱鬱壅于皮膚。或出不快者。加檉河柳一錢。同煎服。

翁氏檉葉散 一名獨聖散

檉河柳又名西河柳。又名青絲柳。又名三春柳。又名觀音柳。又曰雨師。俗呼御柳。

右青茂時。採葉晒乾。為末。每服一二錢。茅根煎湯調下。或於煎湯中加之和勻服之亦可。乃治疹之聖藥也。赤檉柳。治痧疹聖藥也。得之疹毒自出。而可不死。

發熱疹已出未盡出。而唇舌赤紫滋潤者。急宜以清解之劑發之。若發熱太盛。煩渴譫語。頭面徧身。赤色如火。唇舌共赤。薄胎通明者。宜化斑湯。

麻疹未出時。發熱吐瀉交作。三日內出。耳後項上腰腿。先出一日出三次。二日再出六次。見點紅活顯露。形小鮮明。頂尖不長。隨出隨沒。三四日方收者。順證也。如疹出熱退。脣舌淡紅滋潤者。不服藥自愈。是毒從吐利而解。如不愈者。宜四苓散。加牛蒡子柯子。

麻疹未出時。發熱熇熇。如乾霍亂。身體烘熱。欲出不出。隱伏不發。口渴氣粗。脣舌赤紫。或乾燥。或燥裂者險症也。急宜作升麻葛根湯合白虎湯。加牛蒡子玄參檉河柳發之。如初發熱蒸甚。則必咳嗽。宜清熱透毒。嗽尚不止者。宜繆氏清揚飲子。

白虎湯

石膏　知母　甘草　粳米

右四味細剉。水一鍾半。煎至一鍾。以米熟爲度温服。

繆氏清揚飲子　麻疹之主方。

麥門冬去心三錢　西河柳五分　玄參二錢　鼠粘子炒研　葛根各一錢五分　蟬退

知母蜜炒　荆芥穗　甘草　薄荷各一錢　竹葉三十片

右甚者加石膏五錢研　冬米一撮。愈甚者加黄芩黄栢黄連。

翁氏曰。既發熱咳嗽甚者。已是心火刑肺金。是乃賊邪。其症當重。何反輕于痘。每治疹但據見證。宜瀉白散。加西河柳末投之。雖爲危症。亦無不得其効者。

瀉白散

桑白皮炙黄一兩　地骨皮一兩　甘草炒半兩　粳米百粒

右四味水煎。加西河柳末。食後服。

看痧之法。於暗室中照火候之。看耳後項頸胸前腰腿。此部先出現。其色鮮紅。(嫌紫黑色也)頂尖而不長。其形小粒而湧均。音聲明亮。脣舌滋潤者爲吉。

若頭面赤色。如朱丹而帶紫。眼有赤脈。口有黑氣。脣舌乾燥。或燥裂。二便秘結者。內火熘灼。毒氣大成者。宜化斑湯。或白虎湯。合黃連解毒湯。主之。

化斑湯　治痧子已出。火熱不退。色大紅者。

人參(舌赤色或白胎乾燥者去之)　知母　石膏　牛蒡子

連翹　升麻　地骨皮　糯米　淡竹葉

右共十味。煎以米熟爲度。

消毒飲　治瘡痧已出未出。不能匀齊。又治一切諸證。胸膈粘痰。咽喉痛者。

大力子(二兩炒研)　甘草(剉炒牛兩)　荆芥(二錢五分)

右三味。水煎服。

黃連解毒湯　治熱毒盛者。

黃連　黃芩　山梔子　黃柏(各二錢)

右四味。水煎服。

如面色青㿠白。痧子已出。色白。或淡白。或脣舌俱帶白色者。此榮血不足也。人參養榮湯主之。

人參養榮湯

人參(去蘆頭)　當歸　紅花　赤芍藥(桂水炒)　甘草

右五味。水煎服。

若疹現其色紫赤。而如烟火。肌膚乾枯暗晦。異平時者。乃火鬱甚。而毒亦深。如喘滿氣急者。邪熱壅于胃。乘于肺故也。急以竹葉石膏湯治之。或兼與辰砂益元散。所謂養陰退陽之義也。此乃半死半生之危症也。或大青湯。大小無比散。亦宜詳其症而用之。若黑色如灑墨。空竅失血者。乃熱毒敗陰絡也。必死。須明察之。切勿妄執以施治矣。

繆氏竹葉石膏湯

石膏自一兩至五錢　知母自一錢至二三錢　竹葉三十片或百片　粳米

麥門冬自三錢至五錢　加玄參　薄荷二錢　西河柳一兩許

右八味。水煎。一方加當歸五錢。

辰砂益元散　治疹出熱不減。小水澁。心煩作渴者。

白滑石六錢飛過　甘草二錢極細末　辰砂二錢

右三味。量兒大小。和勻。冷水調下。大人自五錢至十錢。如心煩氣急甚者。再加辰砂一錢。甘草一錢。以淡竹葉煎汁和調。候冷頻頻與之。

翁氏大青湯　治色大紅。或微紫而血熱者。或疹出毒火甚者。

大青　玄參　生地黃　石膏　地骨皮　知母　木通　荆芥穗　甘草各等分

右剉細。共九味。水一盞。淡竹葉十二片。煎七分。去滓温服。

心印大無比散　治疹已出。熱毒太甚。驚狂譫語引飲者。

桂府滑石飛過六兩　粉草一兩　辰砂飛三錢　雄黃飛一錢

右四味。爲末每三五歲服一錢。十歲服二錢。

心印小無比散　治壯熱口渴。小水澁。大便秘。口氣熱。煩燥不寧。或焦紫。或紅斑。

桂府滑石飛過六兩　石膏飛過一兩　粉草　寒水石各五錢　鬱金蟬肚小者甘草湯煮乾爲末七錢

右五味。俱製淨末和勻。每五歲者服二錢。大人再加。冬月燈心湯下。夏月井水調下。如熱甚不解者。井水磨犀角汁調下。

生生子曰。麻疹咳嗽喘急。每用痘門中大小無比散。服五七分。大者服一錢。即刻喘定。而睡醒後。神安氣和。而屢用屢驗。乃熱毒從小便出也。余往往驗之。奏功如其言然。依以記之。

正疹欲出。發熱頭痛。面不甚紅。唇舌赤紫。或白胎通明。煩渴徹夜不眠。大便三四日不通。躁亂不寧。是毒火內伏。煎熬陰血而內實故也。急宜涼血攻毒飲主之。

費氏涼血攻毒飲

大黃二錢　荆芥穗五分　木通　蟬退　生地黃　紅花各四分

牛蒡子　丹皮　紫草各一錢　赤芍八分　葛根　青皮各二分

右共十二味。外加燈心一分。若熱毒熾盛。加石膏二錢。檉河柳五分。

發熱之時。疹欲出未出。不口渴者。但以檉河柳一錢。麄煎和六一散少許。頻頻與之。如大渴者。宜人參白虎湯。加黃連治之。乃生津解毒而已。若恣飲冷水。恐生水畜症。其說見于諸書。故茲略之。

管氏六一散一名益元散

滑石飛過六兩　粉草炙一兩

右二味爲細末。冷水或溫湯。任意服。

疹出之時。咽喉腫痛。不能飲食者。此毒火怫鬱上熏也。宜甘桔湯。加玄參牛蒡連翹山豆根。外以玉鎖匙吹之。不可妄用鍼出血矣。

甘桔湯　治咽喉腫痛

桔梗二錢　甘草一錢五分或等分

右水煎食後服。一方加防風一錢五分。一方加山豆根等分。一方加玄參牛蒡連翹各一錢。

玉鎖匙方見于痘瘡部　治咽喉腫痛。或帝鍾拖下不收。及咽喉舌強硬者。

發熱四五日後。疹子却不見出。此皮膚堅厚。腠理閉密。又或爲風寒所襲。曾有吐利。而猶不發見者。乃内伏也。急宜投托裏發表之藥。即用麻黃湯調和檉河柳末一大匙發之。外用胡荽酒。如自初發大便不通者。火毒與瘡毒相搏。凝結腸胃伏裏而不出也。急以四順清涼飲。或七物升麻丸。解之發之。再不出者。忽然煩躁氣急。變凶惡而死。

翁氏麻黃湯　治襲於風寒。而不發見。

麻黃去根節製過　升麻　牛蒡子炒研　蟬退洗淨去足翅　甘草各一錢

右五味。煩渴加石膏四錢。剉細加臘茶葉一錢。或替用檉河柳亦佳。水一盞煎七分去渣服。

翁氏胡荽酒方

胡荽四兩細切。好酒二盞。煎一二沸。入胡荽再煎。少時用物合定放溫。每吸一大口微噴。從頭至足勻遍乃止。

病人頭面左右。常令有胡荽氣。即能避去穢氣。疹瘡出快。痘瘡麻疹。宜避穢氣。余往往用此方。其功如神。因以錄之。

四順清涼飲方見于痘門中　治熱實大便不通者。或加薄荷二葉。西河柳一錢。不拘時服。若小便不利者。可兼與益元散。

七物升麻丸　治毒火甚于內。疹伏而不出。大便秘結者。

升麻　犀角　朴硝　梔子仁　大黃各二兩　淡豆豉二升微炒　黃芩二兩

右七味。共爲末。煉蜜丸如黍米大。凡覺四肢大熱大便難。則服取微利乃止。

疹已出之時。自利不止。或瀉清水頻數者。有吉有凶。惟要看其疹之形色如何。若遍身稠密。其勢大盛。或赤色。或紅鮮。或紫赤者爲吉。蓋毒在大腸。非泄不解。惟用升麻葛根湯合黃芩湯。加西河柳末一匙治之。若吐利不止者。宜黃芩湯。加蘆根茅根。兼與辰砂益元散。

黃芩湯　治熱泄。

黃芩一錢五分　甘草炙一錢　白芍藥六錢

右三味。剉細。加大棗二枚。水煎服。

如自利甚。則裏急後重而爲滯下。宜加味黃芩湯。兼與益元散。大抵疹家。吐利滯下爲最要。上焦毒多。乃吐而解。下焦毒多。乃泄而解。中焦毒多。乃從吐瀉而解。如以此症推之。痘毒亦當相同。

加味黃芩湯　治自利甚。裏急後重者。

黃連　黃芩各一錢半　白芍三錢　甘草七分　滑石末三錢

右共五味。水煎服。血痢加地榆紅花各二錢。

聶氏曰。麻出有毒氣流注。而成痢者。宜清熱導滯湯。

清熱導滯湯

黄連　條芩　白芍　枳殼炒　山查肉各一錢　厚朴去皮姜汁炒

青皮　檳榔各六分　當歸　甘草　連翹　牛蒡子

右水煎温服。紅多者。加紅花三分。地榆五分。秘濇甚者。加酒炒大黄一錢二分。疹毒甚者。加檉河柳五分。

痘與疹其色爲異。大抵痘子。怕大紅皮薄易破而必生瘙痒。疹子喜通紅。疹發于心。其色紅者。心之正色也。若色淡白者。心血不足也。養血化斑湯主之。色太紅。或微紫。而脣舌赤紫。無胎而熱煩者。血熱也。並宜大青湯主之。若疹黑紫。如青黑斑者必死。

養血化斑湯

當歸　生地黄　紅花　蟬退　人參各等分

右五味。水一盞。生姜一片。煎六分。去渣温服。

大青湯方見于前　若疹出遲滯者。加西河柳一錢。

大抵疹子出沒。常以六時爲凖。假令子後出者。午後即收。午後出者子後即收。乃陽生陰成。陰極陽生。造化自然之數也。凡此旋出旋沒者輕。若一出連綿。三四日不收者。乃陽毒太盛。宜大青湯。或檉葉葛根湯。如脣裂舌胎燥。生黄刺者。加石膏四五錢解之。如逡巡不出。皮膚無鬆潤者。乃風寒緊束皮膚。毛竅閉密。不得出汗也。急宜荆防敗毒散主之。

繆氏檉葉葛根湯　治疹子已出。未盡出。陽毒太盛者。

葛根　西河柳　前胡　麥門冬　荆芥　貝母　玄參　知母　甘草

共九味。水煎服。如天寒甚。則痧毒鬱于內。不得透發。喘渴悶亂煩躁。舌上白胎分明。脣乾燥。神情不寧者。加製麻黃一錢。急發其汗。

荆防敗毒散　治風寒襲皮膚。難出者。

前胡　防風　桔梗　柴胡　川芎　荆芥穗

枳殼　羌活　獨活　茯苓　人參　甘草

右共十二味。剉細。加薄荷五葉。水一盞煎七分。

如熱勢太盛者。用白虎湯。去人參。加西河柳一錢五分治之。惟忌升麻黃芪。若痧疹欲發未發。喘嗽煩悶躁亂者。急宜獨聖散。如麻疹出齊。煩渴不止。煩躁不寧者。三黃石膏湯主之。

繆氏三黃石膏湯　治疹出後。煩渴者。

石膏　麥門冬各三兩　竹葉三十片　黃柏　黃芩　黃連各五錢　知母　檉河柳各一兩

右八味濃煎飲之。煩躁定而愈。

疹退之後。微微咳嗽者。此餘毒未盡也。瀉白散。合消毒飲。方皆見于前

若咳嗽甚。氣喘連聲不住。甚者飲食湯水俱嗆出之。此熱毒乘肝肺而然也。宜門冬清肺湯。加枇杷葉。如見血症。加茅根汁阿膠主之。

門冬清肺湯　治疹咳嗽不止者。

天門冬去心　麥門冬去心　杏仁去尖　牛蒡子　知母　貝母

款冬花　馬兜鈴　桔梗　甘草　桑白皮　地骨皮

右十二味。剉細水煎去渣。食後温服。如疹收後。咳嗽不止。咽喉痛者。本方加石膏檉河柳治之。

凡疹子收後。徧身微熱。脣舌滋潤者。此乃虛熱也。不可加治。只待氣血舒暢而自痊。蓋痘宜內實。麻宜內虛。所謂不宜補益也。然又大虛不補。氣血其何由回。大實不瀉。邪毒其何由去。若疹漸收。而虛症繁多。怔忡驚悸。心神困倦。睡臥不寧。循衣摸床撮空等之證。是皆大虛之候也。惟辨審脣舌之紅白潤燥。以明爲虛證焉。急宜人參養榮湯主之。虛候少退。速止後服。蓋痧疹首尾爲火熱燥證。故忌用參芪桂姜朮苓之類。

人參養榮湯　治疹已收後。氣血虛耗。餘熱不退者。

人參　麥門冬　遼五味　生地黃　歸身　知母　白芍　陳皮　甘草

共九味。煎服。如實熱兼見者。以沙參代人參。或三七參無妨。

疹應期收。後大熱不退。或日久不減。急宜柴胡麥門冬湯。甚則宜黃連解毒湯合白虎湯主之。若髮枯毛豎。肉消骨見。漸漸羸瘦。寒熱雜爭者。柴胡四物湯主之。

柴胡麥門冬湯　治疹已收後大熱日久不退者。

柴胡　龍膽各五分　麥門冬八分　甘草　人參　玄參各半錢

右共六味。煎服。

柴胡四物湯　治餘炎未竭。日久寒熱雜起。欲變骨蒸者。

柴胡　人參　黃芩　地骨皮　麥門冬　當歸

川芎　白芍　知母　生地黃　淡竹葉

共十一味。水煎不拘時温服。若見血症。加犀角磨汁。

疹後熱未除。忽作搐者。不可作急驚風而治焉。只用導赤散。加人參麥門冬與之。兼送下安神丸。小便清利者可治。短澁者不可爲矣。

導赤散　治發搐者。

生地黄　木通　甘草各等分

右水煎服。一方用黄芩。

安神丸　治昏悶神氣不清者。

黄連　麥門冬　當歸　茯神　甘草各五錢　硃砂一兩　龍腦二分半

右七味。爲細末湯浸蒸餅。和豮猪心血。搗匀丸如黍米大。每服十丸。燈心湯下之。

丹溪捷徑曰。若疹子既收。而其毒不解。邪火拂鬱。渾身發熱。晝夜不退。髮枯膚瘦。漸成疳瘵。治法以清熱除疳丸爲主。若不早治。以致睡則揚睛。口鼻氣冷。手足厥逆。微微瘈瘲。變爲慢脾風者。多不治矣。

清熱除疳丸

黄連　當歸各二錢　龍膽　陳皮　青皮各一錢五分

川芎　乾蟾頭燒各一錢　史君子　蘆薈各一錢二分

右九味。爲末神麯丸米湯下。

又曰。如渾身壯熱。未至羸瘦。但多搐掣煩躁者。此熱在心脾之二經也。治法須用當歸養血湯。黄連安神丸。相間而服之。以神爽身涼爲度。

當歸養血湯

當歸　川芎　麥門冬　木通　淡竹葉　甘草　山梔子　燈心

右八味。水煎服。大便秘者。微加大黄。

黄連安神丸

即於前安神丸方內。去麥門冬甘草龍膽。加石菖根一錢五分全蠍七箇龍膽二錢

製法同前丸。硃砂爲衣。燈心湯送下。

孕婦麻疹。但當以四物湯。倍加白朮條芩艾葉。安胎清熱爲主。使胎無虞。而後疹易沒也。如胎氣上衝。急用苧麻艾葉湯。磨檳榔并服之。更多服上藥爲妙。雖表熱壯盛。而脣舌滋潤者。忌妄用石膏大黄金汁犀角芩連等類。則傷胃中精陽氣。不能升呈胎氣。其胎必墮。而母子共亡者多。是皆峻涼太過之失也。

一熱毒薰胎。胎多受傷。而母實無恙也。蓋疹與痘不同。痘宜內實。故胎墮而母亡。麻宜內虛。故胎墮而母安。與其胎去而母存。孰若子母俱全之爲愈也。大抵諸證平順。則用法依定例治之。

凡疹後熱毒。鬱伏胃中。牙齦黑爛。肉腐血出。臭氣衝人者。爲走馬疳。治法宜清胃火。輕者以清胃瀉火湯。加石膏大黄檉河柳治之。外以馬鳴散貼口中。重者以清涼攻毒飲清解之。若面頰浮腫。環口青紫黑。頰穿齒脫。脣崩鼻孔腐壞者。必死勿治。如脣口多瘡。其聲啞嗄者。謂之狐惑。以化䘌丸主之。更煩躁昏悶。失聲者死證也。

清胃瀉火湯 方見于痘門收結部

翁氏馬鳴散

人中白 即溺底白垽刮取用新瓦盛之火煆如鹽者五錢　馬鳴退 即蚕退紙火燒過二錢五分

五倍子二錢一錢生用一錢入礬內燒　白礬一錢碎入五倍子一錢火煅過用

右四味。爲極細末。先以米泔濃汁攪口內。貼之。痘門金不換亦可。

費氏清涼攻毒飲方見于痘門放苗之部　治胃中伏火伏毒太甚者。

麻疹收後。去大力子。加檉河柳一錢。燈心一分。水煎食前服。

翁氏化䘌丸

黄連五錢　川椒去閉目并目與子蒂炒去汗二錢　苦楝根白皮乾者二錢

右三味。爲末。用烏梅七箇。艾湯浸去核。搗爛和丸。艾湯送下。

辨死證

凡麻疹黑暗乾枯。一出卽没者死。　鼻扇口張。目無神者死。　疹出漸變黑色者。熱毒最甚。加煩躁氣急者死。犯禁忌。卒爾毒氣擁遏。渾身如紫黑藍瘢。疹湿不見者死。　熱極喘脹。胸高肩息。狂言譫語。搦手摇頭。尋衣摸床。嘔噦秘口。出屁氣者必死。　氣喘心前吸氣。而口如魚口者死。　鼻青糞黑者死。　疹頭面一向不出。徧身稍出現者死。　面色青。衄血成流。精神昏憒者死。　大熱煩渴。遍體先發紫黑瘢。皮爛如墨者必死。　發熱丹疹。先從四肢起。而後入腹。頭面疹不見者死。　熱毒內甚。至四五日。紅點不見。譫語狂亂。如見鬼狀。兩目如血。唇舌紫黑色。乾澁者必死。　疹欲出所襲風寒。皮膚閉密不出。則宜早圖之。毒成內攻。如悶亂煩躁摇頭。呼吸促迫者必死。　疹欲出未出。熱毒攻大腸。下利鮮血。旣止者生。如屋漏水。不止者急死。　喘咳不止。血從口鼻出。聲啞嗄。面色枯皺者死。　麻後牙疳。有五不治。臭爛者不治。自外入內者不治。無膿血者不治。白色者爲胃爛不治。牙落者爲腎敗不治。　一有正氣不足。不能逐毒外出。則毒伏於內。喘脹而死者。是俗名悶痧也。　疹已出。或一片白。一片赤一片紫。一片黑。如錦紋者死。是乃斑症也疹收後。身體枯瘦。露睛口鼻氣冷。忽變慢驚風者。死證也。

夫世俗所謂水痘。以每歲被行。痘瘡三年。麻瘮三七二十一年。率爲定期。然而其間有遲速傳染之異。是皆歲氣順逆所致。故未始必有定期也。寶曆壬申夏。列國麻疹大行。時余壯年在鄉。初療數十人。余亦患之。疹後餘毒變痢。裏急後重最甚。殆爲鬼奴。乃用聶氏導滯湯。而全平復。又安永丙申。客于藝州嚴島。是歲羣國又大流布。於此益勉療之。愈數百人。又享和癸亥。自春至秋。王公士庶。嬰麻厄者。不可勝數。當時余在茲地理療。不下數千餘人。自壯至老。得親驗此厄者三。爲古人有言。三折肱。豈此之謂乎。因今攟摭古人之方。以爲治疹之的。登之於痘科之尾。其方論皆平生所躬試。而非捕風捉影之類。讀者察諸。

痘科辨要卷八

東都醫官痘瘮科兼醫學教諭 池田獨美瑞仙著　肥前久保三圭豐嶽
男　瑞啓　參　門人　紀伊蝦子又玄齋　校
男　瑞英　訂　備前柴岡宜全信

辨夾蛔本原

痘瘡夾蛔者。古來以爲難治。而其症候多端。且無定局。余往在京浪之間。每值此症。茫洋不能下手。苦心熱腸。漸有所得。乃撰爲數條。以示門弟子云。

安永天明之間。痘瘟行於京浪之地。其時夾蛔者。十有二三。自寬政九年之秋。迨翌歲之春。東都市廛列戶。大人嬰童。罹蛔臭者稍多。十已有五六。是亦非歲氣之所以令然者耶。文化三年。痘疫大行。乃夾蛔者強半。殊見怪異之凶候。但據古人之立法。以審探而治之。則藥之奏効。如桴鼓相中。影響相應也。又自翌年丁卯之冬。越丙辰之春。夾蛔症者。十居七八。皆在初熱、見點、起脹、灌漿、收靨之期。凡在初發之期。蛔蟲自口鼻出者險也。尚屬可治。如夫變逆。則生蛔自大肛出。而搖動者。十之八九。不免死也。蓋糞死蛔者。多無妨害。凡候察之法。雖固無定局。而就法視之。辨認伏蛔蛔厥之二項。則起死回生之續。如反掌矣。翁仲仁曰。痘中見蛔者。死難聽生也。萬密齋曰。痘中夾蛔者作重。謂之狐惑。甚罹忌危也。朱丹溪曰。痘中見蛔者屬熱。是初發之驗也。

夫蟲者。待天地之氣。以成形者也。何爲而在於人之腸胃中乎。蓋人乃小天地。故人氣亦天地之氣也。而且蛔之生於腸胃中。豈無假而成形乎。飲食入胃。不能消化。或魚菓、肉醢、生麵、硬飯等之類。停蓄胃中。濕熱相釀。薰滯粘膠。以爲其形。譬如糞埸汚穢中。自生蚯蚓也。余因稽之。蛔者陰蟲也。其變必有胃寒也。若糞死蛔者。乃腹中陽氣。未竭盡之徵也。寒陰在腑。故是爲險症。然得生者多。如糞生蛔者。臟腑悉寒。而爲純陰無陽。故是爲凶逆。其死在於旦夕矣。凡糞死蛔者。脣舌青紫淡紅而渣滓。糞生蛔者。脣舌淡白虛冷而滑潤。乃陽氣欲絶之徵也。蓋痘之熱毒。五臟百骸。無不激動。故蛔蟲爲熱所困。無所蟠屈。而後爲此凶梟乎。又有常伏蛔者。其長五六寸。或尺許。又有痘之毒火。薰蒸于胃。以産蛔子者。其形分餘。或寸許。如白䌷絲。數條作塊。繞宿糞而出。解碎視之。則蠢然摇動者。乃蛔子也。其形狀不一。不可不察也。疎工醫每逢此證。倉皇失措。或以爲毒氣內攻。袖手待斃。真可哀憐也。蓋痘毒內攻者。出瘡平陷。根暈離散。煩躁悶亂而氣急也。如夫蛔蟲。衝冲心腹。則諸瘡遲滯。煩悶頻渴。寒戰咬牙。凶逆疊出。時止時起者。是其候也。又案對薇玉案。獨擧肺蟲之說。其言無據。不足信矣。余又考之。蛔伏胸肋之際者。必從口鼻而出者。濟腸胃之際者。必從大肛而出。爲發始時。生蛔卒自口鼻出者。多無害。中間以後。生蛔自大肛出者。爲凶險。此亦不可不辨知也。

辨夾蛔諸證

一發熱放苗時。心煩悶渴。胸腹時痛。動氣上下不定。嘔吐乾嘔。身熱微微。痘點遲滯。血色影影。心氣鬱冒如醉。言語錯亂。爲奇怪之狀者。蛔蟲上衝心下也。先用升陽散鬱之劑。開提毛竅。兼與殺蟲之丸散。

一見點之期。痘色平順。寢食無故。熟睡寤後。妄談狂言。無暫安放。漸醒如常。時煩時渴。心下有動氣。鬱結不宣。痘苗騰躍于皮下。而不鬆突。脣舌淡紅。痰粘激口中者。蛔厥也。其治如前證。

一痘點已出。腹脝時疼。腸鳴心下悸。正欲食而嘔噦不已。午前頻渴。申後且休。或動氣在心下。時煩時渴。或睡已寤。譫妄狂言。不省人事。醒復如常。無定局者。蛔蟲也。急宜與黄芩加半夏湯。加烏梅川椒鷓鴣菜。

一初熱微微。瘡出平準。至三四日。身熱乾炮。悶渴乾嘔。時起時止。脣堆腫如火。舌淡紅滋潤。神氣昏倦。思食嘔氣頻發。或生蛔自口鼻出者。是爲險症。急宜治之。主方如前證。

一發始因吐瀉。而發透者。放苗淡白。曾不起突。越二三日。胸腹時痛時止。悶渴好沸湯。睡臥不寧。心下痞塞。或吐涎沫。手指足指共厥者。氣血虛耗。加夾蛔之症也。急宜用加減益氣湯。加烏梅川椒地丁蟬退。

一火熱二三日。痘點已現。赤色如火。大便未解。小水赤澁。腰腹時痛。痛脹不定。煩渴引飲。須臾復休。神氣昏憒。狂妄非常。動氣衝心下。及呼吸促迫。手足時冷。寢食不安者。急宜解其圍。於是見蛔梟之候者。宜四順制蛔湯。大便一通。表裏自和。則斟酌可治之。不必盡劑。

一痘出至四五日。瘡色如絳。起突不快。按候心下。脹痛不可忍也。動氣時起時止。發渴不定。飲食略易。睡中稍搦。寤後譫語躁亂。如鬼魅之作祟。殆失其常。時吐白沫者。蛔蟲之候也。若當此時。蛔症重者。不拘治痘。先宜治蛔蟲爲要。黃連安蛔湯主之。或二陳湯。加烏梅川椒黃連。

一痘出平易。至五六日。溏泄一兩行。諸瘡平塌。失鼎峻之勢。根暈淡白。根脚不實。寒戰咬牙並起。脣舌淡白者。虛寒之候也。急宜峻補氣血。若加之。渴飲且頻且休。寒戰咬牙。忽休忽起。寢食或寧或不寧。不終日見變局者。蛔蟲也。此症雙脣堆腫燥裂。舌淡紅者也。宜與附子理中湯。加烏梅川椒炒黃連鷓鴣菜治之。

一痘至六七日。漿色將向充實。忽然遲滯。平塌不進。心中煩悶。寢食不寧。煩渴或止或起。脇腹動氣。發作有時。肚腹微痛。乍止乍起。大便快通。小水清利。睡寤妄言錯亂。爲奇怪者。夾蛔之候也。急宜殺蟲之劑。理中安蛔湯主之。

一六七日以上。寒戰咬牙。脣舌淡白虛冷。眼鼻不封塞者。虛之極也。痘色淡白。根血不實。若當此時加溏泄者。表裏虛寒。而陽氣將下脫之徵也。急宜以峻補之劑救之。若瘡色未至淡白。根暈如故。或脣堆腫焦紫。而形如嘴舌尖純紅滑潤。動氣上沖心胸。腹痛上下不定。發渴乍休復起。手足煩熱。類壞證者。夾蛔之候也。先用木香散異攻散之類。兼與理中安蛔湯。若寒甚者。加人參熟附各二三分。

一七日以上。痘稠密而平順。惟漿色不滿足。精神略倦。寢食共易。雖無他凶證。而生蛔二三條。從大肛走出。色胱白動搖者必死。

一七八日。發膿半足。肌肉腫亮。眼甚不封。鼻甚不塞。鼻孔稍開。流清涕者。起發不充之候也。於是有寒戰咬牙之證。而肌表慄慄。手足微涼。寒熱往來。脣舌乾紅燥裂。二便清調者。似熱非熱。似寒非寒。陰陽變幻。殆不分明者。夾蛔爲壞症也。不拘熱候。急宜温補氣血。兼與理中安蛔丸。

一八九日。徧身之痘。頂陷漿色不充。此痘必當靨不收結者也。凡眼鼻略開。雙脣堆腫如嘴。語音啞嗄。沉吟聲微。寢食不寧。鬱冒神倦。心下痞鞕。時有動氣。腸鳴時痛。利青糞者夾蛔。爲胃寒也。急用聶氏建中湯。温補脾胃。以兼與理中安蛔湯。如寒甚者。加人參熟附子各三分。若糞死蛔者。多生。糞生蛔者。多死。

一痘出稠密。中間雜症並起。發膿不充。漸至九十日。靨痂乾澁牢封。形色似鐵甲。而不澤突。精神虛餒。睡臥不寧。飲食略安。言語啞嗄。兩眼矇矇欲開。鼻孔如塗煤。脇腹時痛。心下時悸。小水清利。大便稀溏。舌尖紅赤。雙脣淡白。帶水光。寒熱往來者。是爲狐惑。乃伏蛔之候也。此證綿綿引日。於三七日之間。下利生蛔。則不待三日而必死。

一十十一日。收靨之定期也。而面腫略緩。小水清利。精神爽。寢食寧。脣舌滋潤者。生之兆也。若痘稠密者。瘡痂不盡乾收。惡臭衝人。或有蒸蒸熱未除。脣瘡如堆粟。而黃硬者。或有其形如蓄皮。而舌淡白無神者。或痂殼厚如老松皮。手足水疱。如葡萄樣。痂疕濕不乾。鼻開聲啞。寒熱交起。譫言妄語。動氣在心下。寢食不安。胸腹雷鳴。時疼時悶。無定極者。蛔蟲之候也。若糞生蛔者。多至十二日而死。緩則至十六七日而必死。

一十一二日。收靨之終也。於此期夾蛔者。當靨不靨。爲蛔熱所困。氣血虛耗。至期不能回水。面腫未消。眼欲開而未開。雙脣乾澁。而作渣滓。舌心淡灰滑潤。小水頻數。大便滑泄。寢食不寧。胸中煩悶。鬱冒不宣。語聲沉吟。筋抽脈惕。心腹微痛。蒸蒸心熱。證自壞。煩渴不飲。或好熱飲不知熱。默默好食困憊嗜眠。其無定程者。乃蛔蟲爲梟也。而寒熱交起者。爲壞症。又雙脣堆腫。如嘴作渣滓者。爲狐惑。延綿引日。越三七日。而後利生蛔者。不待三日。而必死矣。若利死蛔者。十救二三。惟宜理中安蛔湯主之。若餘毒還變。爲凶險者。兼與忍冬解毒湯治之。

夾蛔用方

加減升麻湯　發始身熱。爲痘未明白。疑似之間。以此湯探之。若有夾蛔症。兼與黃連消蛔丸可也。方見于初熱之部

加味升麻葛根湯　痘苗已現未齊。兼蛔梟者。於本方中。加烏梅川椒與之。若身熱甚者。加酒炒黃芩。方見于初熱之部

黃芩加半夏湯　治初發見點。一二三日之間。蛔蟲衝冲心下。嘔吐不止者。方見于收靨之部

加減益氣湯見于初熱之部

四順制蛔湯　痘已見至三四日。火熱未解。下脣純紅。如石榴花。腹肚時痛。大便未通。小水赤澁。動氣冲胸肋者。蛔蟲也。此湯主之。

當歸　芍藥　大黃酒炒　鷓鴣菜各大　甘草減半　烏梅　地丁各中　胡黃連　雄黃各少許

右水煎溫服。臨欲飲時。加雄黃末。

黃連安蛔湯　治蛔熱爲壞者。

即理中湯方內。加黃連姜炒一錢烏梅川椒炒黑鷓鴣菜。各五分水煎溫服。爲丸亦可。

二陳湯　治痘中有痰飲。嘔吐不止。夾蛔者。

半夏　茯苓　橘皮各等分　甘草減半

右生薑二片。加烏梅川椒各一錢　黃連炒五分　水煎溫服。

理中安蛔湯　治痘出五六日後。內變虛寒。而蛔厥者。

人參　白朮黃炒　乾姜黃炒　甘草炒　烏梅　川椒　黃連姜炒減半

右水煎溫服。若溏泄頻頻。虛寒甚者。加熟附子五分。若蛔蟲綿密者。加鷓鴣菜一大匙。此湯或爲丸亦可。

木香散

異攻散共見于起脹之部

聶氏建中湯見于灌膿之部

忍冬解毒湯見于收靨之部

消蛔丸　治首尾蛔蟲之要方。

白朮黃炒　茯苓　乾姜炒黑　甘草生　烏梅各一錢

黃連姜炒　胡黃連　雷丸各五分　雄黃少許

右細末糊丸。如麻子大。計兒之大小與之。自五粒至十粒二十粒。一日兩三度。白湯送下。

清熱除疳丸　治痘經數日。蛔熱作壞。欲成疳瘵者。方見于麻疹之部

痘中夾蛔之候。有多端焉。大凡與殺蟲之劑。則有速下蛔蟲數條而愈。又有其病全愈而蛔不下者。由此稽之。

其所蟠屈。應有腸內腸外之别也。蓋在腸胃之中者。直奏殺蟲之效。又在腸胃之外者。即怕其藥氣。直遁而伏腑下膜原之際。故雖不遠下。而凶逆自退。表裏俱平。如此症者。痘後宜用消蛔丸。或有經日下數條者。亦有終不下者。是即從容消解之完策也。門人某語余曰。往有以罪被刑者。其人平生病喘。故請□官。而剖體視之。肺之二葉。枯彫凝結。其堅如石。且於肋骨間。看死蛔二條。余聞此言。抵手喜曰。余發明蛔蟲腸內腸外之説久矣。然古人未或之知也。故無書之可證。而今得此徵。乃益信吾説之確乎不可易。

凡夾蛔之症。余精驗之。曾無定狀。欲究其奧。臨局懵然。蓋有痘症素輕。而夾蛔之故。凶逆蜂起者。庸醫不知其爲夾蛔。妄執以爲痘毒內攻而治之。遂至不救。可憐不用對症之方。而斃于非命矣。凡順痘加蛔者。隨治而生。若謬失治則死。險痘加蛔者。死生相半。逆痘加蛔者。必死勿治。但不拘偏辟之心。不泥痘瘡之方。專以治蛔蟲爲大緊要。此可謂變通妙諦也矣。

痘科辨要卷九附錄

東都醫官痘疹科兼醫學教諭池田獨美瑞仙著
男 瑞啓 參
男 瑞英 訂
門人 下總中里忠菴長富
播州志賀溫阮 亨 校
上總柴寄元純 元

異證治驗十一條

記試痘一治驗

浪華高麗橋。油屋四郎兵衛。女年五歲。痘于丙午仲冬。一日發熱。雙唇腫胖。上下共現一大痘。其色光赤明潤。乍起乍漿。謂之雙鎖口。此最爲痘家之所惡也。而通身無痘象。旣及五朝。迎醫某請治。醫曰。此不足慮。雖身熱未除。痘粒稀明。不待服藥而愈。家人以日晡壯熱。神氣不爽。故不信其言。嘗聞余有治痘之術。急邀余請治。往診之。身熱未解。唇嘴二粒。其勢甚猛。悶渴啼號。日夜不穩。眼如灑朱。兩頰乾紅。不見點粒。余曰。此非正痘。殆隣乎逆。其先出者。謂之試痘。今雖見其稀明。應有深藏鬱伏之毒于內。如不急攻發之。則大熱復發。悶痘涌出焉。蓋其症險。則隨治而生。若逆則無方可治。然未有百發百中之策。乃辭之。病家累請不止。仍如法以銀針劙破二痘。吮去惡血。以藥貼之。又以加味升麻葛根湯。加蟬退地丁牛蒡子與之。少焉赤點一齊湧出。但離環跳之部。頭面盡爲分珠。其症幸出乎險矣。已至六朝。投以神功散。加酒炒黃芩蟬蛻地丁。及七朝。身熱略穩。頭頂稍突。唯顴額平塌未起。手足未鬆。蓋發始爲熱所困。故爲此不快也。因以大保元湯。加桔梗防風糯米與之。貫至十朝。精神爽。寢食寧。痘漿逐期收功。用忍冬解毒湯。十二朝。小水清利。面腫隨消。唯上唇腫未消。齒齦濺血絲。是乃欲爲口疳之兆也。因塗金不換。止其血。以清胃瀉火湯。地黄一大匙。加犀角汁與之。至十九朝全愈。

記鼻口兩陰失血凶證

周防某侯書記。二宮彌三郎。天明戊申春。在于浪華常安橋邸而患痘焉。年方二十五。一夜微身微熱。次早增寒增熱。面容變改。慘慘黯黑。額前浮青氣。痘象先從手足而萌。陰伏皮間。似蚊點蚤斑。見者曰疹。曰斑。其議不一。請余視之。其症通身無熱蒸。而腰腹疼痛。不堪愁楚。余曰。非疹非斑。是即痘也。因耳語傍人曰。此痘槩論之。凶逆殊甚。斷不可爲。蓋出點過赤者。後必變紫。甚者逐漸轉黑。此痘如痣。不爲窠粒。是毒邪陷伏血中而然也。最爲痘家之所惡焉。然神識如常。飲食無故。其所作不異平素。庸醫以爲無憂。此乃余之所以甚憂也。古人不云乎。病人好平素者。痘症之大逆也。此症雖外無熱蒸。而深藏鬱伏之熱。甚猛于內。意至第七日。必告變矣。病人不耳余言。殷勤請藥。余以與其人有雅。情不容却。乃以敗毒和中散。加大黄石膏與之。臨去復囑傍人曰。此藥如不奏功。則宜延他醫焉。翌朝診之。其證依然如故。告唾血一二口。余曰。此痘素逆。今又加逆。死期邇矣。其家與淡輪醫某相近。乃急迎之。其醫頗以雜病被知於世。然未研治痘之術。至診畢曰。是疹毒內攻之症也。因與赤小豆湯。其方內有桂。余曰。此痘鼻炎鬱伏。內必煩擾。若用辛熱之味。則血愈妄行。遂干衝脈。走空竅乎。醫曰。先與此湯。而後再議。余已悟爲死症。故不強爭。須臾溺血如紅花膏。唾血亦數口。已至五朝。便血續續。自合至升。因又急迎前醫。醫稱異病。率門生數人往議之。至六朝口鼻及兩陰。鮮血走出數升。至第七朝。果如余言然矣。嗟乎。前賢往哲。雖時不同。然其所見皆符。千載之下。宜奉爲圭臬也。痘書云。陽絡敗。則血走于上。衄血嘔血。陰絡敗。則血走于下。尿血便血。陰陽俱敗。則血自上下出者。其此痘之謂乎。

記痘聚於咽喉一治驗

鷄殿某二男年十四。戊午冬。俄遭痘危。發始當沍寒時。醫妄用辛熱之劑。以防寒氣。而熱毒與臭邪相搏。上聚於咽喉。呼吸促迫。舉家驚惶。請余視之。灌漿中日也。其瘡陸續出。而無起勢。窠頂平塌。如紫浮萍。咽喉腫塞。飲食藥汁。絕不入口。將飲而嗆。其聲如破。壯熱燥渴。雙唇腫裂。舌瘡似蜂窠。其症扁倉將望而走矣。蓋初發誤失清解之所致也。但觀口角兩腮之間。猶有一二窠鮮明紅活。可以冀生者。凡火毒蘊畜。蝕乎咽喉者。宜投清涼利咽之劑。誤用參芪丁桂之類。如塗塗附。因急製玉瑣匙以吹之。又意此症投托裏清補之味。而痘膿提起。則得轉危機矣。即甘桔湯。加黃芩大力子山荳根以投之。又以內托散。去參芪桂。加黃芩牛黃末二分。相間服之。至九朝凶逆略寬。尚用前方。及十一朝。漿濃半足。次早始喫粥汁一二口。薄晚下大便乾黑者數塊。此夜大雪。寒威凜凜刺膚。忽然戰慄咬牙。其候甚危。余來視曰。此痘素逆。今復加逆。其如之何。請辭。不可。因急製聶氏建中湯二貼投之。而後諸症稍平穩。唯舌喉唇內痛楚如劈。煩渴引飲。無暫安放。急與補中益氣湯。加五味子麥門冬玄參。至十二朝。寢食頗安。面瘡稍有收意。仍以前方。貫及十四朝。徧體漸次收結。但餘毒聚於左膝三里穴處。臭氣衝鼻。頗類疳蝕瘡。乃製藥汁洗之。去其惡臭。而後更以白龍膏傅之。日兩三次。竟以忍冬解毒湯收焉。其成功實出于天幸。人力安能及於此乎哉。

記熱毒入血室發狂妄一治驗

金城武庫監。小佐手某女。年方十六。在于浪華。出痘。辛亥之春也。其症驚猛。數醫相議處方。放苗四日。證愈猖獗。仍致書請診。余往視之。一醫在座。曰。令愛氣虛殊甚。今非參附大劑。則不可救。藥已煎矣。直欲進之。余止之曰。推症言之。伏火伏毒。燥炙於內。煩躁悶亂。無暫安放。言語錯亂。眼怒如見鬼狀。若誤投辛熱溫補之藥。則猶抱薪嚮焰火。豈不危哉。夫兩眼如朱。雙耳似燎。而痘苗隱躍皮下。欲出不出。其色紫黯帶紅者。是血熱壅皮間也。神識不清。譫語狂妄。而眉宇愁蹙者。火熇太盛。以亂神魂也。口氣如爐。便祕溺如油。及唇裂舌尖赤色。中央乾黑者。是梟炎焦爍五液也。蓋此症痘前天癸既到。今復不日而來。血室空虛。邪熱乘虛。而侵衝脈。故爲血妄行。而內動中虛之憂也。所幸此痘素血有餘。今又經水非期而到。故免血熱枯燥之梟。而逆轉爲險。所謂險者從治而痊。但內火燔灼。表裏俱實。卽純陽無陰之症也。如不急解其圍。則死期正促矣。醫聽之以爲河漢。卷舌而去。父母乃曰。嗚呼信哉。先生之言。請惠一劑。余以症甚險。辭之。乃再三請曰。嘗聞死生有命。如服先生之藥而死。實無悔矣。因以清涼攻毒飲。石膏大黃各一大匙。加大桑蟲汁與之。一夜五貼連服。兼以退火回生丹。和冷水頻頻進之。次早凶逆稍退。略著安眠。寤後始認父母之言。至六朝。小水快利。火熇半退。但出痘乾紅。而不鬆突。因以前方。貫至八朝。始進白粥一二口。神識略亮。睡臥稍寧。九朝藤田某醫在傍。問曰。嘗漿期無膿路者必死。其如此痘何。余答之曰。此女稟賦壯厚。毒當從血漏而解。是所謂逆變爲順者也。但用峻涼攻利之劑。一開其牖。則內火自衰。標痘雖不悉漿。必待醫期而發癰腫。生意其可庶幾焉。因以前方。照至十二朝。忽然大渴引飲。尙以前方。倍加石膏大黃生地黃與之。貫至十三四朝。渴飲既休。神氣愈靜。寢食益寧。額前可愛者。四五窠。漿色鮮明。漸覺有便氣。乃與四順清涼飲。十六朝。下黑便數塊。而後神氣自爽快。至十八朝頭頂與腿臁。發腫毒數塊。及偏身出如疹痧者。是乃餘毒欲解之徵也。因以大連翹飲。一百餘日而全收功。

記嬌嫩一治驗

播州某侯一公子。年纔三歲。在于東都邸。丁巳患痘。一夜發熱熇熇。次朝見苗。一齊涌出。痘雖頗屬稠密。悉爲分珠。而通身如爐。色似紅霞。小脈家以其嬌豔。誤爲血熱。乃進十神解毒湯。兒素幼。痘亦不稀。侯甚危之。偶聞余家累世有治痘之術。回急使人邀余圖。往而細察之。唇舌淡紅滋潤。此梟邪悉發肌肉。內已空虛也。蓋症雖平順。發始爲熱所困。遂犯氣虛。頂陷脚塌。紅赤非常。卽氣弱而不能流血。故血泛濫。妄乘氣位。而爲此凶候。是非血熱。乃嬌嫩也。夫嬌嫩與血熱其色相類。蓋血熱屬實。嬌嫩屬虛。虛卽氣虛也。翁氏有言。氣虛不補。則必死。若不早圖之。五六日期。滑泄不禁。寒戰咬牙並起。遂至危篤之症矣。急補益神元。調養脾胃爲要。是治虛痘之完策也。侍醫在乎左右。慇懃請治。余曰。宜邀前醫議之。今置前醫而從命。余所不願。固辭不許。余曰。人命之重。不翅泰山。如侯不許。私示余所考之方。君等宜處進之。且余自傍逐期爲痘計。乃使加減益氣湯。去升麻加人參一分。肉桂二分進之。翌朝兼以人參五分。熟附子三分。生姜二分。大棗一枚。如法濃煎。於本方間交進之。次早候之。頭面赤色半退。輔顴略有起勢。貫至六朝。窠頂猶未鬆綻。眼已封未緊。鼻欲塞猶通。漸有欲陷塌之勢。乃使以大保元湯。加丁子熟附子糯米進之。又參附如前。七朝漿色自口角呈至額前。及九朝。漿濃稍充。口角略有收意。但滑泄未禁。帶青色。腸鳴下氣。此欲虛寒續至之候也。直與聶氏建中湯。且謂侍醫曰。意今夜乘寒酷烈。宜防外感。乃使人參一錢熟附子六分。如法濃煎。徐徐兼進。其夜果寒戰咬牙。勢頗猛猖。二方共交進之。垂曉稍穩。十朝收結微臭。寢食俱寧。及十二朝。諸證漸退。神氣始爽。靨厚如血靨而收爲終。使小連翹飲進之。逐日全愈後。二醫生感服余術。來修備書。誓爲門下弟子。乃齋藤常菴。辻元李菴也。

記峻涼太過變爲壞症一治驗

備中某侯臣青木某。在於東都邸舍。其孫年方八歲。患痘於己未三月。數醫始事。既至靨期而不靨。溏泄頻頻。家人驚駭。更迎他醫圖之。咸爲不治。手額而去。乃走迎余。余往視之。蓋靨期中日也。其證溏泄數行。煩渴引飲。如渴水之魚。頭脚熇熇似火。痰喘氣急。腹脹如鼓。皮薄如㲊。根暈散闊。然手足漿膿粗鬆綻。神情不昏。寢食俱寧。且臭邪不侵環跳之部。故證雖危篤乎。猶可爲也。余推日以目之。蓋此痘而有此症者。無他中間謬情涼太過所致也。

古人謂之三禁之失。一醫在坐曰。如論。累日以石膏硝黃芩連犀角汁之類與之。其凶熱益猛。不能禁止。乃邀先生以求良籌。余曰。今腹肚膨脹。洩泄頻頻者。腸胃俱寒也。大渴者。津液下陷也。頭脚熇熇者。虛火炎上也。唇乾燥者。五液將涸也。雖然。虛寒未客留于藏內。故舌色淡紅滋潤。此兒尚有幸焉。但不早圖之。則表裏俱寒。終致不救。舉家聞之。拜謝請藥。乃以補中益氣湯。減柴胡升麻。加肉桂一大匙。丁子十粒與之。服一兩次。暫時安眠。口渴半退。次早溏泄自休。手足根暈緊緊收功。終以錢氏白朮散。去葛根加黃芪肉桂與之。貫及念五朝而愈。

記血從痘頂走出一治驗

浪華天滿街。莊村屋仁兵衛一子年既十歲。辛亥春痘。一醫任之。其症甚獗。故苗四日。邀余需治。乃診之。身熱如炮。口氣似蒸。放苗分珠。居稀密之間。徧體如紅霞。兩顴赤頳殊非常。而至山根鼻梁口角兩頤之際。帶青晄白色。其必胃中有稠垢也。神情昏憒。煩渴且猛。脣裂舌尖而色赤紫。中央白胎。小便如醃魚汁。大便乾黑如墨。是亦瘀血在胃中也。若不早解其圍。則變爲壞症。遂不可救矣。因謂家人曰。幸今四日。尚可爲也。遲至五日。雖和緩不可如何。乃以涼血攻毒飲。倍加大黃石膏黃連犀角與之。翌朝凶惡少緩。且及午天。乍下一黑物而滑泄兩三次。其黑如漆。至六朝。火褐半退。寢食稍穩。精神亦亮。乃投十神解毒湯。加石膏大黃黃連少許。次早窠囊聳突。凶惡將轉順。鼻孔之瘡卒然作痒。兒何以指搔之。鮮血從指流出。幾半盃。父母驚遽。以爲衄血。急忙來報。因往察之。即非鼻衄。蓋當鼻孔之痘頂。血絡泛溢。從搔破而走出。乃以藥留其血而歸。爾後早晚走血數盃。忽然竇窠平塌。全無根暈。面色如脂粉。余再斂藥。以止其血。且曰。此痘素頻於逆。幸雖以藥挽回。而再作血箭之凶。是爲痘家之所大忌也。今痘雖血澤不緊。形色失勢。唯所賴者。精神不昏。寢啖俱寧耳。仍囊兒兩手。使傍人從左右守護。固禁搔破。乃以十全大補湯。加鹿茸血見愁糯米投之。貫至九朝。瘡色復故。根暈紅活。漿膿肥充。人中口角。略有收意。次日大渴引飲。余曰。中間因罹失血。不盡火熱之治。故餘炎與剩毒相搏。而渴爲耳。再以清涼攻毒飲。加石膏一大匙與之。其夜下利如煤者數合。至十三朝。火渴盡解。煩渴從休。頭項足脛發腫毒。而後漸膿化。諸症平準。乃以忍冬解毒湯治之。五十餘日。而奏成功云。

記醫後結痘疔一治驗

余寓於京師東洞紫水亭時。室街有按摩醫。其家貧困。不畜奴婢。自抱其兒年僅四歲者。來曰。此兒頃者出痘順美。不藥而愈。既三七日後。一夜發熱如灼。次朝於腹肚兩脇腰臀之間。再現痘形數十點。已經六七日。大半自退。而未除者過半。紅腫掀發。其色如火。翌日變紫。紫又轉黑。其黑如墨。服御醫某藥。今又四五日而全不退。伏冀先生之診。余乃視之。神情爽快。嬉戲如常。解衣自臍之左右。自丹田氣海京門五樞。及腰臀等處。連續不絕。勢甚猛悍。其形大者如錢。小者如黑豆。凡二十四窠。見者無不恐懼。余曰。醫後結疔者是也。此痘素屬血熱。家人不知恃其稀朗。不服藥之所致也。蓋血熱不盡解。則久必血瘀。而後成此梟乎。且夫痘疔與黑痘相類。蓋黑痘捏之如痘。疔者其形似螺蓋。捏之肉中有核。割之不知痛癢。四圍紅腫掀發。其頂陷入肉中。而如墨黑。如石硬。腐肉突出。則其根寸許。抑人之五臟。皆著背骨。獨腸胃者。自著肚腹。故疔根爲楚。則徹透腸胃。腐壞則與腸癰等。若荏苒經日。遂至危篤。是可不畏乎。醫曰。幸遇先生妙手。是再肉骨也。死不忘矣。乃以神功散。加黃芩大黃雄黃少許與之。已及五朝。其大者一二窠。爛化拔去。其根甚淺。直貼黃油膏愈。其餘逐漸腐出。貼膏如前。後與內托之劑而全愈。此百中一二之症也。其可不謂奇也哉。

記疫癘痘一治驗

浪華天滿與力街。寺西時藏。年方十八。染痘於己酉初夏。數醫以爲死症。乃不得已迎余。往視之。蓋當放苗四日也。火熱未解。自汗滴滴。徧身如蒸。面部出瘡稠密。無有隙地。而瘡色乾枯。焮腫不鬆。腹背稍疎。頭頂手足。瑣屑攢簇。頂尖如針。摸之似刺手掌。其狀非常。殆類鬼痘。神氣昏倦。譫妄渴煩。嘔噦不食。二便秘結。形色雖頗凶逆。以神元與脣舌言之。猶屬可救。此證疑痘前觸冒瘴氣。未幾而染痘瘟者。夫天地之間。氣候百變。痘症亦隨百變。書云。痘之形狀。一百六十樣。故痘前慎擇風土之宜。以避癘氣。則痘發自順矣。乖之自逆。古人既有確論。豈可不遵奉乎哉。老母進曰。誠然。前日出釣於郊外。其夜大熱脛痺。次日赤點一齊湧出。雖迎數醫。皆辭而去。願君救焉。余曰。此疫癘痘也。亦名曰漿痘。其症雖兇猛屬險。猶幸脣舌滋潤。此即內毒發出於肌膚之候。故不誤治。則得所願。乃以十神解毒湯。加黄芩黄連大黄石膏大力子。清之解之。六朝利黑便數枚。而裏症稍緩。表毒凝結。牢封未宣。故與參麥清補湯。加白蛇黄連。貫及八朝。窠頂漸鬆突。次早膿囊發。鼎峻之勢。眼鼻俱封。因以內托散去桂。加黄芩大力子白蛇與之。及十一朝。口渴殊甚。蓋心移熱於肺。傳爲膈消也。睡眠不穩。口呢喃者。熱毒焚於胸堂也。乃投白虎湯。加黄連一大匙。煩渴半減。漸入佳境。十二朝。宿垢未利。與以四順清涼飲。下一塊糞。至十四朝。結痂厚。加鷄屎。內外鬆解。但餘毒變遷不息。乃與大連翹飲。及二十二朝。面腫悉消。獨上脣腫大。濺血淋漓。是餘炎蒸於中宮。發爲走馬疳者也。因以金不換塗之。重以清涼攻毒飲。凡三十餘日。而霍然起矣。

記痘中見蛔乾嘔不止一治驗

南紀儒官。竹內士言。號吹臺。一男子年方九歲。出痘於丙寅初夏。一夕身熱如炙。次朝益猛。煩燥悶渴。數醫相議。與以涼膈散。而口糜乾嘔。續續不休。俄吐生蛔二條。因投理中安蛔湯。乃嘔益甚。衆醫束手。不能如何。舉家驚嘆。致書迎余。乃往察之。其兒稟賦虛弱。形體枯瘦。面顏晄白。兩睛白吊。雙脣紅赤。舌淡紅滋潤。中央薄胎似粉。蓋痘中見蛔者。虛中有實。實中有虛。故禁食悶渴。唯好冷飲。陰陽糅雜。而無定局。殆似水逆之狀。小水清利。大便秘結。

頭温手足如冰。痘苗隱躍皮下。遲滯不現。其凶險不可僂指。推症論之。是皆蛔厥之候也。治法不問痘症。先投殺蟲之劑爲要。冀合死中求活之策焉。乃用黄芩加半夏湯。加殺蟲之品與之。服之數次。乾嘔稍靜。因與加減益氣湯。加地丁蟬退。補托內氣。發解標瘡。既至五朝。痘粒隱伏不齊。水穀入口噦聲不絕。而舌中央轉微灰黑。益好冷飲。是胸中有虚氣。噎塞不通而然也。因以參連沸湯探之、虚痞自散。兒隨求藥。尙主理中安蛔。兼與以温中益氣湯。貫及七朝。手足漸温。而痘未起鬆。乃以參歸鹿茸湯。加丁子肉桂熟附少許。濃煎與之。欲使痘瘡提突。其夜下死蛔七條。相續大便滑泄。凶惡略緩。次早又糞死蛔一條。尙主安蛔如前。面瘡猶未起突。絕無血澤。時見將寒慄之勢。急投聶氏建中湯。貫及十朝。又糞死蛔五條。面色略鋪紅。摩之陷不礙手。而嘔氣愈穩。睡臥亦寧。卒然齒齦流血。察之幾似走馬疳之狀。乃傳金不換。以留其血。此蓋辛温之藥。却助邪火。以與胃火相搏。而攻脣口故也。速以實胃瀉火湯。加犀角石膏。兼與以黄連安蛔如前。其夜又下死蛔五條。口疳之臭隨乃緩紓。十三朝。始思食。乃喫白粥一二口。神情快爽。遊嬉怡怡。然猶蒸蒸煩熱者。虚火炎上也。此無他故。清涼太過。使虚愈虚之咎也。不如以清補之味。而虚實並治。乃與參麥清補湯。貫至十五朝。面瘡雖有生意。而手足平塌不起。余深稽之。夫手足者。太陰脾經之軸也。此兒脾氣素虚。而不能達透於四肢。故爲此凶惡之症矣。與以保嬰百神湯。即脾胃自實。漿膿半充。諸危證逐日順美。但大便秘結。已六七日。乃投四順清涼飲一貼。隨乃快通。糞中又見死蚘三條。豫防餘毒還變之害。與以忍冬解毒湯。漸次收靨。至十九朝。俄然腹肚膨脹。即於本方內。加酒炒大黄。餉時下黑便數塊。及爛蛔一條。至晚又下死蛔一條。然後全收結焉。凡發始吐生蛔二條。中間至終。下死蛔尺許者。二十二條。合二十四條。此治雖中間有温涼之轉。而首尾不爽、隨變處方。遂奏再生之功。余頻年治痘。不下數千人。雖然。此症而有此功者、廑廑乎如晨星。嗟亦難夫。

記舌上生黑痘一凶證

東都儒官。柴野彥輔。號栗山先生。其孫女年僅五歲。一夜身熱。灼灼如火。次朝邀余。往視之。面色如絳。兩耳雙睛。並似抹朱。神情昏憒。眠食不寧。余謂栗山曰。今春痘瘟行於傍鄰。孫女雖未明爲痘症。而不可不豫備焉。請用輕陽發散之劑。開其毛竅以試之可乎。乃以加減升麻湯與之。次朝候之。滿面痘象稠密。火熱壯盛。脣舌赤紫。而舌上生一黑痣。仔細察之。證甚猛獗。余乃辭曰。諸書所謂舌上生黑痣者必死。此痘是也。請求他醫議之。栗山曰。諾。請先煩君。余不得已。製拔毒散。和油燕脂。敷黑痘頂上。與以十神解毒湯。加石膏黃連牛黃辰砂末。而後退火回生丹。加真珠末少許。和冷水更用之。其夜黑痘忽然消除。三朝往診之。舌上異處復生一黑痣。家族哀號。愁容可掬。主方如前。未幾而除去。栗山曰。自再昨招衆醫。使議此因。無一人認症者。唯告危篤辭去。我思與使其夭凡醫之手。寧煩君矣。既至四朝。痘現於足心。而外瘡略鬆。二便快通。火熱稍退。神氣略亮。始吃白粥一二口。栗山莞爾見矧。余曰。此痘古人未嘗言其治方。幸以余心得之方。得除其梟痘。雖然因循逶迤至乎漿期。而不膿化。必待九日。告變矣。乃攜金囊祕錄。往示栗山。栗山看了。歎曰。嗚呼命哉。天既亡之。其謂之何。至六七朝。乃以排膿之劑。百般盡心。然窠囊枯萎。毫無膿化之勢。已及九朝。果如前言。余自壯年業醫。遇此痘症。八十餘人。皆屬泉下之客。其間得生者。僅二人耳。錄之以示門人。庶爲痘術之一軌轍去。

痘科辨要卷十方選

東都醫官痘疹科兼醫學教諭池田獨美瑞仙著　柳川堀江宗有重純
男　瑞啓　參　門人　姬路大平宗本清中　校
男　瑞英　訂　江戶宮本周安　篤

初發三日用方

升麻葛根湯　初熱發解痘疹之良方。

升麻　葛根　芍藥　甘草

右四味。水煎服。

和解湯　發始三日前後用之。

升麻　芍藥　葛根　人參　川芎　防風　羌活　甘草

右八味。生薑水煎服。

加減升麻湯　無論痘與非痘。嬰兒身熱。先宜與之。

升麻　乾葛　芍藥　甘草　前胡　紫蘇　當歸　連翹　桔梗

右九味。姜三片。葱白三寸。煎服取微汗。

敗毒和中散　治發汗之後。身熱不退而煩躁者。

連翹　牛蒡　黃連酒炒　枳殼　防風　荊芥　桔梗　紫草

蟬退　川芎　前胡　木通　升麻　甘草　麥門冬

右十五味。水煎。大便祕者。加酒炒大黃。

導赤散　治初發爲痘未明而驚搐者。

木通　生地黃　防風　薄荷

右四味。燈心引煎服。加辰砂末可。或加蟬退牛蒡子。

清解散　治毒氣壅盛於內。不能驟發於外。驚搐者。

防風　荊芥　蟬退　桔梗　川芎　前胡　葛根　升麻

甘草　黃芩　黃連酒共炒　紫蘇　木通　牛蒡子　連翹　山查肉

右十六味。姜三片。同煎溫服。

溫中益氣湯　治血氣虛弱。痘瘡難發出而驚搐者。

人參　白朮　黃芪生　當歸　茯苓　甘草炙

川芎　白芷　防風　木香　官桂　山查肉

右十二味。生姜一片。大棗一枚同煎服。

疏肝透毒散　治平素肝氣盛臨痘驚搐不止者。

僵蠶　蟬退　薄荷　鈎藤　青皮　木通　前胡　山查　羌活　荊芥

右十味。加燈草一分。姜二片。水煎服。按氣血虛汗多者不用。

羌活散鬱湯　治實熱擁盛鬱遏不得達表者。

防風　羌活　白芷　荆芥　桔梗　川芎
地骨皮　連翹　甘草　紫草根　大腹皮　鼠粘子
右十二味。水一鍾。燈心十根。煎六分温服。
麻黄解表湯　治皮膚粗厚。腠理閉密。及外感風寒。不易出者。
麻黄　升麻　羌活　葛根　防風　荆芥　蟬退　大力子　桔梗　甘草
右十味。水煎入燒人糞同服。
加味升麻葛根湯　此方傷寒之劑。痘疹服之發汗亦無妨。
白粉葛　升麻　芍藥　川芎　甘草　山查肉　牛蒡子　桔梗　防風　蘇葉
右十味。姜三片。同煎服取汗。
加味參蘇飲　治虚弱之童。爲痘未明而發熱者。
人參代沙參一二日　蘇葉　川芎　桔梗　前胡　陳皮
甘草　白茯苓　粉葛　半夏　牛蒡子　山查子
右十二味。姜三片。同煎取汗。
惺惺散　發熱疑似之間。辨認未真。先以此湯探之。
人參代沙參一二日　白朮　茯苓　天花粉　桔梗　細辛少　甘草　薄荷
右八味。水一鍾。姜三片煎服。
加減益氣湯　治一發熱頭温足冷。不渴便溏。面色𥊲白。嘔食不化者。

黄芪　人参一日代沙参　甘草　當歸　川芎五日後宜去之　白朮　陳皮　升麻酒洗　桔梗

右九味，姜一片。水煎服取煖。

見點三日虚痘用方

参芪飲　元氣虚弱。精神倦怠。肌肉柔嫩。面色㿠白。飲食少進。睡臥寧靜而不振者。已出未出皆治之。

人参一錢　黄芪二錢　甘草五分初發生出定炒

右三味，用水一鍾，姜一片。煎四分服。未見點前。加紫蘇防風白芷。已見點後。加川芎桔梗。

固陽散火湯　治瘡色嬌豔皮薄者。

人参　黄芪　歸尾　升麻　葛根　連翹

防風　生地　木通　荆芥　甘草

右十一味，水煎若色白皮薄者。去荆芥生地。加茯苓白朮。

人参歸芪湯　治痘頂不起血不紅活者。

黄芪　人参　甘草　當歸　川芎　官桂　山查　紅花　白朮

右九味。姜一片。水煎服。如氣滯者。少加木香。

人参調中湯　見苗已定。而吐瀉不止。宜用此湯。兼與荳蔻。

人参　黄芪　白朮　甘草　木香　白芍　陳皮

右七味。加棗水煎服。

錢氏白朮散　治因吐瀉。脾胃虚而出不快者。

人參　白朮　茯苓　木香　藿香　乾葛　甘草

右七味。水煎温服。

補中益氣湯　治氣虛出不快者。

黃芪　人參　白朮　當歸　柴胡　升麻　陳皮　甘草

右八味。姜一片。同煎服。一方加官桂。

見點三日清火用方

清熱解毒湯　治痘苗乾紅色滯。壯熱煩躁者。

荆芥　紅花　蟬退　木通　牛蒡　丹皮　青皮

生地　山查　滑石　前胡　地丁　黃連

右十三味。加燈心水煎服。

清地退火散　火裏苗痘。宜用此湯。火裏苗痘詳于論中

地骨皮　地膚子　柴胡　葛根　蟬退

牛蒡子　紫草根　連翹　當歸　木通

右十味。加姜水煎服。或加犀角汁。

十神解毒湯　治身壯熱。腮紅臉赤。毛焦枯。已出未出。肉色與瘡色無異。血熱甚者。

當歸　川芎　生地黃　紅花　牡丹皮

連翹　桔梗　赤芍藥　木通　大腹皮

右十味。用燈心十四根水煎服。

導赤散　治內攻心神不清者。

木通　生地　甘草各等分　淡竹葉三十葉

右四味。水煎服。一方有麥門冬。

辰砂導赤散　譫語狂言。見鬼神。熱毒亂心神者。

人參　白茯苓　黃連　山梔仁　石菖蒲　木通　麥門冬　辰砂別研　牛黃別研

右七味。燈心引。水煎。入竹瀝調辰砂牛黃。

清涼攻毒飲　治痘瘡大熱如火。紫艷深紅。煩渴顛狂者。

石膏三錢至一兩　黃連一錢至三錢　大黃三錢至六錢　木通　紅花　荊芥各四兩

牛蒡子一錢五分　犀角磨汁三分　生地黃三錢至一兩　丹皮一錢　青皮七分　地丁一錢

右十二味。加燈心一分。水煎服。

涼血攻毒飲　治毒火內伏。煩渴躁亂。身體反涼。痘紫滯罄紅。徹夜無眠者。

大黃二錢　荊芥五分　木通四分　牛蒡子　丹皮　紫草各一錢

赤芍八分　葛根七分　蟬退四分　青皮七分　紅花四分　生地四錢

共十二味。加燈心一分。煎服。如失血甚者。大黃爲君。加桃仁每劑和大桑蟲汁。日服二大劑。

四順清涼飲　治裏熱大便祕者。

當歸　白芍　大黃　甘草

右四味。水一盞。煎七分。食前服。

玄參升麻湯　治初發夾斑丹疹出者。

玄參　升麻　甘草　防風　荆芥　大力子各六分

右六味。水煎服。如夾麻疹者。加桔梗酒炒芩連各六分。令疹先退。痘瘡自發。

瀉黃納穀散　治痘邪熱犯胃。脣口燥裂膩渴。甚至舌起芒刺。嘴黑如煤。漿後猶壯熱而不思食。胃爛發斑症。

石膏　黃連　生地　丹皮　木通　炙甘草　生甘草　牛蒡子　山查　荆芥

右十味。重者加大黃。外加燈心。水煎。

清補用方

九味神功散　治初出稠密紅紫。或帶焦黑色者。

黃芪生　人參　赤芍　紫草根　生地黃　紅花　前胡　大力子各等分　甘草生減半

右九味。水煎服。熱甚者。去參芪加酒炒芩連。如有驚搐者。加蟬退。

托裏清補湯　治氣血虛弱兼毒壅者。

人參　生黃芪　當歸　川芎　厚朴　防風　桔梗

白芍　牛蒡　白芷　地丁　黃芩酒炒　甘草

共十三味。水煎溫服。

起脹二日虛痘用方

大保元湯　治頂陷根窠雖紅。而皮軟且薄。血有餘氣不足者。

黄芪炒二錢　人参一錢五分　甘草炒一錢　官桂五分　白朮炒一錢　川芎一錢

右六味。加姜棗。水煎服。氣滯者。加木香山查。去肉桂。不食者。加人乳半鍾。

木香散　治瘡灰白。表虚内虚。泄瀉腹脹者。

桂心　青皮　木香　腹皮　人参　赤茯苓

前胡　訶子　半夏　丁子　甘草各等分

右十一味。每服五錢。姜三片。水一大鍾。煎六分服。

異功散　治痘表虚塌痒。内虚泄瀉。腹脹喘急。悶亂煩渴。寒戰咬牙。頭温足冷者。

木香　肉桂　當歸　人参　白朮　陳皮　厚朴

丁子　茯苓　肉果已上各七分　熟附子　半夏各五分

右十二味。每服五錢。生姜三片。棗二枚。水一大鍾。煎六分温服。

朮苓調脾散　治脾氣虚弱。飲食不化泄瀉者。

白朮炒　白茯苓各五分　白芍酒炒　神麯　甘草炙各五分

白扁豆姜浸去殼炒八分　砂仁　炒香附子　製厚朴

右九味。煨姜三片。大棗一枚。同煎。或加人参。

益黄散　治脾胃虚寒者。

陳皮一兩　丁子三錢　青皮　甘草炙　訶子半兩

右五味。水一盞。煎六分。一方加木香三分。

四物湯　治氣至而血不榮者。
　當歸　熟地　芍藥　川芎各等分
右共四味。加人參麥門冬。水煎温服。
四君子湯　治血至而氣不充者。
　人參　白朮　白茯苓各等分　甘草減半
右四味。加黄芪肉桂川芎。生姜一片。棗肉一枚。水煎服。
十全大補湯　治氣血俱不足。本方中合無價散用之無價散方見于後
　當歸　川芎　芍藥　生地　人參　白朮　茯苓　甘草　黄芪　肉桂
右十味。姜棗水煎服。
加味四聖散　治痘瘡已出五六日。不能長。不生膿。或痒塌者。
　當歸　芍藥　黄芪　川芎各五分　白朮
　茯苓　紫草　木通　防風各三分　糯米一百粒
右十味。水煎服。
獨參湯　治虚弱痘症四日後諸症不穩者。
　人參去蘆一兩　生姜五片。棗五枚。水二鍾。煎八分。徐徐温服。嬰兒乳母俱服。大人亦可服。
參附湯　治瘡痘五日後純陰無陽者。
　人參去蘆一兩　真附子製熟者一錢或二錢　生姜五片　大棗五枚

右以水三鍾。慢火先煎熟附子。至一鍾半。加入人參餘藥煎一鍾。去滓。頻頻溫服。

加減排膿湯　治血熱痘證。服藥後熱症悉退。內外和平。惟不易長大者。

當歸　川芎　白芍　陳皮　人參初發有勃勃之勢以沙參易用亦可

甘草　白芷　山查　木通　桔梗

右十味。水一鍾半。黃豆二十一粒。笋嘴五箇。煎服。六日後加糯米。

膽導法　此通大便秘結之良方也。

用大豬膽一枚。以鵝翎筒兩頭截。一頭入膽中。線牢扎定。吹令氣滿。納入穀道中。直待氣通取去。

起脹三日清火用方

涼膈散　治痘疹表裏俱熱。純陽無陰之證。或黃連解毒湯合白虎湯服之亦可

大黃　朴硝　甘草各半錢　連翹一錢　山梔　黃芩　薄荷各二錢半　淡竹葉五片

右八味。水一盞。煎八分。去滓。入蜜一匙和服。

黃連解毒湯　治心熱如灼煩渴躁悶者。

黃連　黃芩　黃柏　山梔各等分

右四味。煎服。一方有連翹。

白虎湯　治大渴引飲者。

知母　石膏　甘草　糯米

右四味。水煎。候米熟服。

三乙承氣湯　治實熱壅遏于陽明。而胃實大便祕結者。

大黄　芒硝　厚朴各一錢　甘草五分

右四味。水一盞。加姜一片。煎七分。食前服。

清毒活血湯　治痘色紅紫乾枯。或帶焦黑。毒盛而血凝不成膿者。

紫草根　當歸　前胡　牛蒡子　木通各六分　連翹　生地黄　生白芍

桔梗各五分　黄芩酒炒　黄連各七分　甘草四分　山查肉八分　人參　生黄芪八分

右十五味。生姜一片。同煎。煩渴者。去參芪加麥門花粉。

竇氣散　治痘血至而氣不至。郛郭不長。或平或陷。不充肥者。

丹皮　荆芥　青皮　山查　穿甲　牛蒡子　木通　赤芍　僵蠶　蟬退

右十味。加蘆笋一株。臨服和大桑蟲汁。

起脹三日清補用方

清毒散　治痘不至期欲乾收者。

生地黄　赤芍　連翹　金銀花　牛蒡子　當歸　丹皮　甘草

右八味。煎服。

參麥清補湯　氣血虛弱毒熾盛。瘡色淡白。虛火炎蒸。偏難任温補。偏難任清涼者。此湯主之。

人參八分　麥門一錢二分　生黄芪一錢　白葛粉一錢　前胡　牛蒡子各五分

炙甘草三分　紅花酒洗三分　芍藥酒炒四分　當歸酒洗八分　川芎三分　生芍藥四分

生地黄酒洗三分　桔梗二分　生甘草三分　山查肉五分

右十六味，生姜一片，龍肉三箇，同煎，遇此症者，頻頻服之。

灌漿二日補益用方

加減托裏湯　治實熱之證，過寒凉而變冰硬，或嘔瀉，或皮薄漿清，或塌陷無神，血色不活，瘙痒煩者。

黄芪　人參　肉桂　當歸　白芍　白芷　木香　陳皮　山藥　甘草

右十味，水一鍾半，糯米一撮，煎熟，臨服時，加人乳半杯，酒釀數匙同服。如痘色灰白平塌者，加熟附子三分。

參芪內托散　氣血虛損，或風邪穢毒冲觸，使瘡毒陷伏不出，或出而不勻快者，用此活血勻氣，調胃補虛，內托瘡毒，使之盡易收易靨。

人參　黄芪　當歸　川芎　厚朴　桔梗

白芍　白芷　官桂　木香　甘草

右十一味，水一鍾，糯米一錢，温服。

千金內托散　治前症。

即參芪內托散方中去桔梗，加山查子生姜龍眼肉三箇同煎，入好酒和服，以上二方，俱托裏發解之劑也。

回陽反本湯　治痘瘡氣血虛劇，皮薄漿清，錫皮灰白，虛惕寒戰者。

人參　黄芪　鹿茸酒炙剉片用酒煎膏配藥　當歸　川芎　肉桂　甘草　山查　熟附子

右九味，外加大棗二枚，共水煎。

參歸鹿茸湯　托膿之妙劑。

鹿茸（酒塗炙去毛三錢）　綿嫩黃芪（蜜炙一錢五分）　當歸（酒洗一錢五分）　人參（一錢二分）　炙甘草（六分）

右五味。加生姜一片。好龍眼肉三箇同煎。去滓。入好酒一盃温服。兒若能飲酒。濃煎藥汁。與酒相半和服亦好。如困倦手足冷飲食少者。加木香三分丁子官桂各五分。寒戰咬牙者。再加官桂三分製附子八分。泄瀉者。去當歸加麴炒白朮酒炒芍藥白茯苓各八分。木香丁桂各三分。别用參朮散止瀉。

回陽酒方　治虛寒八九日。色㿠白如水泡。頂陷根白痒塌。咬牙寒戰者。

鹿茸（酥炙）　大附子（去臍）　嫩黃芪（炒）　當歸（酒洗六分）

右四味。剉。好酒煎服。（煎方有訣）

建中湯　治八九日寒戰咬牙者。（按四五日後寒戰咬牙者用木香散異攻散治之如至八九日不止者以此湯大峻補之）

人參（二錢）　蜜炙黃芪（三錢）　白朮　當歸（各一錢五分）　川芎（八分）
大附子　製乾姜（炒帶黑色）　肉桂　炙甘草（各一錢）　丁子（五分）

右十味。生姜同煎服。如虛寒甚者。以參附大劑兼與。

收靨結痂用方

保嬰百補湯　治痘瘡九十日後。漿充足而無他症者。

當歸　芍藥　地黃　白朮　人參　茯苓　山藥　甘草

右八味。水一鍾。加棗二枚。煎服。（或九日午後無餘症者補中益氣湯合生脈散用之有訣）

小連翹飲　治九十日痂疕厚実無故者。（此乃補脾滲濕之藥中微加解毒之方也）

當歸　芍藥　白朮　茯苓　防風　連翹　荆芥　甘草（減半）

右八味。水煎服。氣虚者加人參。

温表調中湯　痘至九十日。當靨不靨。身涼手足冷。脣舌淡白者。宜用此湯。

黄芪蜜炙二錢　人參　白茯苓　白朮　官桂　川芎

當歸　炒乾姜各一錢　防風八分　白芷　丁子　熟附子各五錢

右十二味。生姜一片。同煎服。

五苓散　治飲水過多。致水漬脾胃而瘡不收者。

猪苓　澤瀉　白朮　茯苓　肉桂各等分

右五味。水煎服。

生脈散　此滋生精氣。培養真元。補心潤肺之良方。

人參三錢　麥冬三錢　五味子十五粒

右三味。水煎温服。

黄芩加半夏湯　治初發二三日之內。熱毒未解而蛔厥者。

黄芩一錢五分　甘草炙一錢　白芍六分　半夏二錢

右四味。大棗二枚。生姜一錢。水煎服。如蛔厥作凶者。加烏梅川椒。

理中湯　治痘出五六日後。變虛寒而蛔厥者。

人參　白朮　乾姜炒　甘草減半

右四味。水煎服。如蛔蟲屬寒者。加烏梅川椒黄連炒少許。若虛寒甚者。加熟附子二三分。

汪氏解毒飲　十一二日發熱。當醫不醫。及痂落無托醫者。此湯主之。

當歸酒洗　芍藥　人參　山查　黃芪蜜炒　荊芥　牛蒡子炒研　防風各二分　炙甘草一分

右九味。煎服。若陽症者。加黃連。或有餘熱。加黃芩連翹柴胡。若陰症者。加肉桂。

清神散火湯　收靨之後。毒從外解。反又驚搐者。此湯主之。

木通　麥冬　玄參　黃連　梔子仁　甘草

右六味。燈心引。水煎。研辰砂末調服。大便秘者。加酒炒大黃。自利者。加人參。

犀角解毒湯　治十日後。壯熱不結痂。雖結不實。狀如蠟滓不乾者。

生地黃　牡丹皮　犀角梢　芍藥各一錢　五味子七粒

連翹　牛蒡子炒　玄參　甘草各三分　人參一錢二分

右十味。水一鍾半。煎六分或三分。不拘時服。

大連翹飲　治十二日後。發熱壯盛。胸腹手足頭面俱熱。大便秘澁。餘毒太盛者。

連翹　牛蒡子　柴胡　赤芍　防風各八錢　木通　當歸

荊芥　車前子　滑石　黃芩酒炒　山梔酒炒　甘草　蟬退各五分

右十四味。生姜一片。同煎服。大便秘者。加酒炒大黃一錢。

忍冬解毒湯　痘痂初褪。大局無慮。疤少榮潤。熱欠清和。防餘毒竊發。此湯主之。

金銀花　土貝母　甘菊　荊芥　牛蒡子　紅花　甘草　木通　連翹　地丁

右十味。外加胡桃煎服。若大便秘者。兼與四順清涼丸。

羚羊角飲　治餘毒不解。上攻眼目。生翳羞明。眵淚俱多。紅赤腫痛者。

羚羊角磋研　黃芩　黃芪生　草決明　車前子　升麻　防風　大黃　芒硝

右九味。水煎。

涼肝明目散　治痘後羞明者。

當歸　龍膽　川芎　蜜蒙花　柴胡　防風　黃連酒製

右七味。各等分。雄猪肝煮湯煎服。一方加蟬退。

清胃瀉火湯　治口疳者。

連翹　桔梗　黃連　梔子　黃芩　玄參

升麻　生地　薄荷　甘草　葛根

右十一味。水煎服。或加犀角石膏。若大便秘者。加酒炒大黃。

甘露飲　治虛弱口疳者。

麥冬　天花粉　天門　茵陳　生地　熟地

枳殼　枇杷葉　石斛　黃芩　甘草

右十一味。水煎服。若欲作走馬疳者宜清涼攻毒飲

當歸桂枝湯　治痘後手足忽然拘攣。不能屈伸運轉者。

當歸酒洗　白芍酒炒　川芎　甘草　桂枝　黃芪　蒼朮製　黃柏酒炒

右八味。水煎服。如感寒骨節痛。加羌活防風。如氣少。加川烏。引經再加人參。

五加皮湯　治痘收之後。或面目虛浮。四肢腫滿者。
五加皮　蒼朮　桔梗　木通　防風　桑白皮　姜皮　猪苓　澤瀉
右九味。水煎服。
厚朴湯　治腹脹如鼓。目胞微腫者。
厚朴　陳皮　蒼朮　大腹皮　白茯苓　猪苓　木香
右七味。水煎服。傷於水濕者。加澤瀉滑石車前子。傷於食物者。加神麴山查三稜莪朮枳實。喘者。加葶藶杏仁。
虛腫者。萊菔丸治之。方見于後
四苓散　治痘中過服飲水。而痂後腫滿者。
白朮　茯苓　猪苓　澤瀉各等分
右四味。加燈心滑石水煎。
黃芪湯　治痘收之後。衞弱而汗出者。
人參　黃芪　黃連炒　甘草　桂枝
右五味。水煎服。
當歸湯　睡中汗出。寤則乾者。此湯主之。
黃芪　當歸　生地　麥門　白芍炒　甘草炙
右六味。用麩麥爲引。猪心以竹刀批開。煮湯温服。
導赤解毒湯　痘後昏昏喜睡。連日不醒。口中喃喃自語。或睡而復醒。形如醉人妄語者。此方主之。

茯神　木通　生地　麥門　山梔仁　人參　石菖蒲　甘草節

右燈心引。九味水煎。

化斑湯　治麻疹色紅。及痘後斑丹者。

人參　知母　石膏　牛蒡子　連翹　升麻　地骨皮　淡竹葉　甘草　糯米

右十味。煎服。一方加玄參地黄。

小柴胡加地黄湯　治赤火丹瘤。其毒紅腫作痛者。

柴胡　人參　黄芩各三錢　甘草炙二錢　生地黄　半夏各二兩

右六味。生姜三片。棗一枚。水煎服。又治痘癰。

玄參化毒湯　治痘後赤火丹瘤者。

玄參　歸尾酒洗　紅花　連翹　石膏　赤芍　地骨皮　防風　荆芥　木通各等分

右十味。加淡竹葉水煎服。

女子出痘用方

瀉肝散　治女子出痘。發熱之時。經水適斷。憎寒壯熱。神識不清。熱欲入血室者。

羌活六分　當歸一錢　山梔　龍膽各五分　川芎　防風各八分　大黄蒸三遍六分

右七味。煎服。一方有木通柴胡黄芩無大黄。若從發始大便秘者。宜四順清涼飲。

涼血四物湯　初發熱之時。經水非期適來者。宜急用之。止血發解痘瘡。

芍藥　當歸　生地　黄芩　紅花酒洗　黄連酒炒　連翹　牛蒡子炒　甘草

右九味。水煎服。

柴胡四物湯　治初熱經水方斷。而血分空虛。邪毒乘虛侵衝脈者。

柴胡　人參　黄芩　當歸　川芎　生地

白芍　地骨　麥門　知母　淡竹葉

右十一味。水一盞。煎七分温服。

當歸養心湯　治女子出痘。經水忽行。暴音不語者。

人參　當歸　麥門　甘草　升麻　生地黄各等分

右六味。加燈心。水煎服。

涼血解毒湯　治女子出痘。經水非期。當發熱時而至者。

當歸一錢二分　白芷五分　升麻四分　紫草一錢五分　紅花一錢

赤芍一錢　桔梗八分　連翹一錢　燈心二十根

右九味。水煎。重身者禁之。

調元內托散　痘起發泡漿之時。月事大來。瘡當起不起。漿當灌不灌。頂平形塌。或白或黑陷者。急宜以此方治之。

黄芪　人參　當歸　桂枝　木香　青皮　赤芍　大力子　川芎

右九味。水煎服。如虛者。加熟附子。

安胎如聖散　孕婦出痘。最要安胎。此湯主之。

條芩　白朮　歸身　連翹　砂仁研炒　枳殼

甘草　大腹皮　陳皮　桑樹上伞兒藤

右十味。水煎服。

安胎飲　初熱既退。諸證平準者。此湯主之。

好人參　白朮　黃芩　熟地　川芎　當歸

芍藥　砂仁　紫蘇　陳皮　甘草

右十一味。姜棗共水煎服。

安胎飲　治痘出定後。無餘證者。

人參　陳皮　大腹皮　白茯苓　砂仁　白芍藥　紫蘇　香附子　甘草

右九味。外加糯米煎服。如有汗去紫蘇。加生黃芪。胎漏者。加阿膠百草霜香紅花。

雜方

敗毒散　初發疑似之間。用之無妨。

前胡　柴胡　獨活　天麻　地骨皮　薄荷　甘草

右七味。生姜水煎服。

桂枝葛根湯　治感風寒表實無汗者。

葛根　桂枝　赤芍　升麻　防風　甘草各一錢

右加生姜三片。淡豆豉一錢煎服。寒月加麻黃。

參連湯　治發熱疑似之際。發驚搐者。
沙參二分　黃連五分
右二味。以沸湯煮散與本方交與之。
荊防敗毒散　發熱爲痘未真。先用此湯探之。
防風　荊芥　羌活　獨活　柴胡　前胡　薄荷
人參　桔梗　枳殼　川芎　茯苓　甘草
右十三味。生姜水煎服。
羌活湯　治痘瘡兼肝熱者。
羌活　川芎　防風　山梔　龍膽　當歸各等分　甘草減半
右七味。加薄荷淡竹葉煎。
連翹升麻湯　治身熱如火。瘡勢稠密者。
連翹一錢　升麻　葛根　桔梗　甘草各七分　白芍五分　薄荷少　大力子一錢　木通八分
右九味。加淡竹葉燈心煎服。
甘桔湯　治痘瘡首尾咽喉痛者。
甘草二錢　桔梗一錢
加黃炒大力子一錢。水煎。於本方之間兼服之。
利咽解毒湯　治前證。

山豆根　麦冬各一錢　玄参　桔梗各七分　大力子　防風　甘草各五分

右七味。生姜水煎服。

涼膈攻毒散　治熱毒壅于上焦。胸膈煩悶壯熱者。

大黄　黄連　石膏　荆芥　地丁　玄参　當歸　甘草各等分

右八味。水煎服。

涼膈散　治上膈積熱。口舌生瘡煩渴者。

大黄　朴硝　甘草各等分　連翹一錢　梔子　黄芩　薄荷各二錢半　淡竹葉五片

右八味。水煎。入蜜温服。

堅腸湯　治痘中間泄瀉不止者。

黄芪炙　白朮炒黄各一錢　山査七分　川芎二分　陳皮留白三分　升麻酒炒三分　肉果麵裹煨去油一錢

右牙棗三枚。煎服。

一方　治鐵殼空痘　有一等當七八日間。充實飽滿挨摸不破者。不可認作好痘。以致後悔。宜用酒煑麻黄一錢。生附子一分。再加托裏之藥未變。令成爛痘。如此則屬可治。否則乾枯牢封如鐵石。必死。

保元神聖湯　治痘六七八九日漿不充滿。或水泡吸肉連皮不起者。

人參三錢　黄連蜜炙三錢　當歸去尾酒洗三錢　肉桂五分酒炒　真殭蠶去絲嘴炒二錢

防風一錢　甘草五分　薄荷五分　丁子五分○如寒戰　木香五分○無寒戰咬牙不加

右八味。水一鍾半。加糯米三十粒。燈草一十根。蓮心二十枚。煎至一二小盞。不拘時服。如痘灰白咬牙者。加童便煮過附子一二片。

加味連翹飲　即於小連翹飲中。加木通黄芩酒炒大力子炒蟬退各等分。

當歸連翹飲　治痘後牙齦腐爛。口臭衝人者。

當歸　川芎　連翹　生地　防風　荆芥　白芷

羌活　黄芩　山梔　枳殼　甘草各等分　細辛少

右十三味。水煎服。或加石膏大黄犀角汁。

清上防風湯　治徧身痘痂悉落。而頭面痂痕陷入肉中。日久不脱。或目翳半退。未全愈者。

防風　荆芥　連翹　黄連　黄芩　薄荷

芎藭　白芷　桔梗　山梔仁　枳殼　甘草

右十二味。水煎。食後服。入竹瀝。或有目病者。加木賊石決明。

黄連地黄湯　治痘後過三七日。大渴膈消者。

黄連　生地　花粉　五味子　當歸　人參　葛根　茯苓　麥門去心　甘草各一錢

右十味。加姜棗淡竹葉煎服。

水楊湯萬氏心法　治倒陷之良方。

水楊即忍冬藤也。春冬用枝。秋夏用枝葉。剉斷。用長流水一大釜煎六七沸。先將三分中一分置浴盆內。以手試不甚熱。亦不可太温。先服宜用湯藥。然後浴洗。漸漸添湯。以痘起發光壯爲度。不拘次數。

丸散部

牛黃鎮驚丸　治小兒一切急驚風。身體壯熱。多睡驚悸。手足搐逆。痰涎不利。人事不醒之症。

天竺黃真物甚難得　膽星　白芍　青皮　黃芩　黃連　薄荷　桔梗

牛黃近來和產物宜擇用　檳榔　甘草　大黃　天麻　陳皮　防風各等分

右十五味。爲末。煉密丸之。生姜汁下之。

抱龍丸　治痘驚。

天竺黃一兩　膽南星二兩　辰砂三錢　雄黃三錢

右四味。爲末。煉蜜爲丸。如芡實大。燈心湯下之。

祕傳赤龍丹　治痘前後驚搐不醒。及臭毒之妙方。

人參　葛根　桔梗　茯苓　辰砂各一兩　龍腦一錢五分　菊銘石酢浸燒末　犀角　木香各二錢二分

玳瑁　丹麝香各一錢二分　金箔　銀箔十二枚　牛黃二錢五分　香附子一錢二分

右十六味。爲細末。以白蜜煉合。或以姜汁和勻用之。

參朮散　泄而糞青白滑利。而痘色淡白者主之。

白朮去蘆皮炒一兩　人參　白茯苓去皮　炒甘草去皮　薏苡仁炒熟揀淨

家蓮子去心炒　真神麯炒　山查肉各五分　肉豆蔻麵裹煨熟去麵切細用大紙包打去油四錢

訶子炒取用去核　廣陳皮洗淨去筋臘晒四錢　木香三錢　砂仁五分

右十三味。爲極細末。每用二錢。清米飲調。食前温服。兒不肯服者。入稀粥內和服亦可也。

七味豆蔻丸　治虛滑泄瀉不止者。

木香　砂仁各五錢　赤石脂煅過　白礬煅過各七錢　訶子肉　龍骨　肉豆蔻麵煨去油五錢半

右七味。爲末。麵糊丸。如粟米大。三歲者。五十丸。量大小加減。陳米湯送下。

辰砂益元散　治裏熱小便赤澁者。

滑石飛過六錢　甘草淨末一錢　辰砂二錢

右三味。和勻。冷水調下一二匙。萬氏曰治痘熱毒火盛狂言引飲本方去辰砂加龍腦少許即龍腦益元散

退火回生散要訣一名同生丹　治痘發之時。言語精神狂燥悶者。

滑石　辰砂各一錢　冰片三釐

右爲細末。冷水調服一分。睡片時許。必轉紅活。如狂妄甚者。加牛黃末三分。翁仲仁曰同生丹與本方治血熱枯澁

潔古白花蛇散　治痘黑陷不起者。

白花蛇二兩炙　大丁子三十粒

右二味。共爲末每服二分半。熱酒下。有神功。熱毒者。忌用之。或以好酒一盞服。訣曰龍眼肉五粒去核取肉投酒中一沸而服之最妙也

當歸丸　治初發四五日大便堅祕不通者。

當歸半兩　黃連一錢半　大黃二錢半　甘草炙一錢　紫草根三錢

右五味。先以當歸紫草根熬成膏。以餘三味研爲細末。以膏和爲丸。如胡椒大。三歲以下兒十丸。七八歲兒二十丸。食前精米飲下。以利爲度。

萊菔丸　痘後虛腫者。此丸主之。

萊菔炒五錢別研　厚朴水煮晒乾二分　白朮炒一兩

右三味。爲末。浸湯爲蒸餅。陳皮湯送下。

奪命五毒丹　治痘陷倒靨。乾不起者有神驗。

月魄蟾蜍少許　吐月華牛黃二分　銀紅硃砂一錢　男王雄黃三分　梅精冰片二分

右五味。用獖猪尾血爲丸。如麻子大。薄荷湯下一丸。移時活動。按火毒入裏內攻心者用之其功如神

一粒金丹　治氣血弱塌陷倒靨將死者。

膃肭臍二　雅片三　冰片二　麝香一　原蚕蛾二

右翁氏分量如此。訣曰如小劑則各以分爲定量大劑則各以錢爲定量共爲細末以糊丸之如梧桐子大以金箔成衣

兔糞丸　治痘入眼或生翳障者。

兔糞炒四兩　石決明煅一兩　草決明　木賊去節　白芍　防風各一錢　當歸五錢　穀精草二錢

右八味。爲末。蜜丸如菉豆大。三五十丸。荆芥湯送下。

金不換　治走馬疳。

人中白煅如法　枯礬各三錢　五倍子　鹽梅七個煅存性　白褐灰燒

細辛　胡黃連各一錢　雄黃　銅綠各五錢

右九味。吹之。或和胭脂水塗之亦可。

無價散　治黑陷欲死者。

用無病小兒糞。陰乾於臘月。便將銀罐二箇上下合定。鹽泥固封。火煅通紅。取出爲末。蜜水調服一錢。一方加麝香片腦少許。

龍腦安神丸　治痘中昏悶譫妄良方。

大辰砂一錢　龍腦　牛黃各五釐

右三味。共研爲細末。取豶猪心血小猪尾尖血和如菉豆大。每服用一丸。新汲水化下燈心湯亦可。

安神丸　治痘中昏悶心神不清者。

當歸身　黃連　麥門冬　白茯苓　甘草各半兩　朱砂一兩　龍腦二分半

右爲細末。湯浸蒸餅。和豶猪心血搗匀丸。如黍米大。每服十丸。燈心湯下。

牛黃清心丸　治心熱神昏者。

牛黃二分半　辰砂一錢半　黃連五錢半　黃芩　山梔仁各三錢　鬱金二錢

共研細末。臘雪調麵糊爲丸。如黍米大。每服七八丸。燈心湯送下。

四聖膏　七日內外有疔者點之。

珍珠五分　豌豆燒灰　髮灰各一錢　雄黃八分　紫草根一錢半　冰片三分

右六味。共爲細末。油胭脂調。剔破疔頭點之。查本有吮去惡血之四字

玉鎖匙　治咽喉腫痛。飲食不入者。

朋砂一錢　朴硝五分　僵蚕一條　片腦五釐

右四味。爲細末。以竹管吹之。

減瘢救苦散　爛痘如誤抓破者。用之傅貼最良。

蜜陀僧　滑石各二分　白芷半兩

右三味，細末。濕則乾摻之。乾則好白蜜調傅。

白龍膏　治爛痘及抓破者，

用乾牛糞久在風露中者。火煅成灰。取中心白者爲末。薄絹囊裹於瘡上撲之。

綿靨散　治爛瘡。又身及肢節疳蝕瘡膿水不乾者。靨子不拘多少。將明礬末裝入滿火上燒。令汁乾枯。爲末摻之。

天水散　治痘乾燥而痛者。

白滑石四兩　甘草一兩

共爲細末。白湯調服。或用塗痘子甚佳。以蜜水調刷之。

敗草散　治爛痘及抓破不成痂者。用此鋪攤佳。以多受風露之氣。故能解痘瘡毒。如急則蕎麥粉亦可。

一方　象牙屑爲細末摻之，

又方　生赤豆爲細末。加辰砂少許。如桃花色而摻最妙。

消蛔丸　治首尾蛔蟲之要方。

白朮黃炒　乾姜黑炒　甘草生　茯苓　烏梅各一錢

黃連姜炒　胡黃連　雷丸各五分　雄黃少許

右細末糊丸。如麻子大。計兒之大小與之。自五粒至十粒二十粒。一日兩三度。白湯送下。

辨麻疹首尾用法

升麻葛根湯方見于痘門　凡大人小兒先始發熱。不拘時服之。又檉河柳爲細末。加一錢調服亦可，

瀉白消毒飲　先以升葛之味發透之。若發熱咳嗽甚者。宜此湯。

桑白皮　地骨皮各三錢　牛蒡子炒研　荊芥穗　桔梗　甘草各一錢　浮萍曬乾二錢

右七味。爲粗末。水煎服。如毒熱甚者。檉河柳一錢。

翁氏檉葉散一名獨聖散

檉河柳青茂時。採葉晒乾爲末。每服一二錢。茅根煎湯調下。或加煎湯中和勻服之。亦可。

繆氏清揚飲子　治麻疹之主方。

麥冬去心三錢　西河柳五分　玄參二錢　鼠粘子炒研　葛根各一錢五分　知母蜜炒

蟬退　荊芥穗　薄荷各一錢　甘草一錢　竹葉三十葉

甚者加石膏五錢。冬米一撮。愈甚者。加黄芩黄栢黄連。

瀉白散　治發熱疹出咳嗽甚者。

桑白皮一兩炙黄　地骨皮一兩　甘草半兩炒　粳米百粒

右四味。水煎。加西河柳末。

化斑湯　治疹子已出。火熱不退色大紅者。

人參舌赤色白胎乾燥者去之　知母　石膏　甘草　連翹

升麻　牛蒡子　地骨　淡竹葉　糯米

右十味。水煎服。

消毒飲　治疹已出未出。胸膈粘痰。咽喉痛者。

大力子二兩炒研　甘草炒半兩　荆芥二錢五分

右三味，水煎服。

人參養榮湯　治面色青皖白。疹子已出，色白榮血不足者。

人參去蘆頭　當歸　紅花　赤芍桂水草　甘草

右五味。水煎服。

繆氏竹葉石膏湯　疹現其色紫赤。而喘滿氣急者。早宜此湯。

石膏自一兩至五錢　知母自一錢至二三錢　竹葉三十片或百片　粳米

麥冬自三錢至五錢　加玄參薄荷二錢　西河柳一兩許

右八味。水煎，一方加當歸五錢。

翁氏大青湯　治疹色大紅。或微紫而血熱。或疹出毒火甚者。

大青　玄參　生地　地骨皮　荆芥穗

石膏　知母　木通　甘草各等分　淡竹葉十二枚

右十味。水煎服。

大無比散　治疹已出。熱毒大甚。驚狂譫語引飲者。

桂府滑石六兩飛過　粉草一兩　辰砂三錢飛過　雄黄一錢飛過

右四味。爲末。三五歲者服一錢。十歲者服二錢。

小無比散　治壯熱口渴。小水澁。大便祕。口氣熱。煩躁不寧。或焦紫或紅斑者。

桂府滑石六兩飛過　石膏一兩飛過　粉草　寒水石各五錢　鬱金蠣壯小者甘草湯煮乾為末七錢

右五味。俱製淨末和勻。每五歲者服二錢。大人再加。冬月燈心湯下。夏月井水調下。如熱甚不解者。井水磨犀角汁調下。

費氏涼血攻毒飲　疹已出現。大便三四日不通。煩渴。徹夜不眠。而躁亂不寧者。此湯主之。方見于痘門

管氏六一散　發熱之時。疹欲出未出。口不渴者。但以檉河柳一錢。麄煎和六一散少許。頻頻與之。方見于痘門

翁氏麻黃湯　治襲於風寒不發見者。

麻黃去根節製過　升麻　牛蒡子炒研　蟬退洗淨去頭足　甘草各一錢

右五味。煩渴加石膏四錢。或加西河柳亦可。

七物升麻丸　治毒火甚于內。疹伏而不出。大便秘。

升麻　犀角　朴硝　梔子仁　大黃各二兩　淡豆豉微炒　黃芩二兩

右七味。共為末煉蜜丸如黍米大。凡覺四肢火熱。大便難。則服取微利乃止。

黃芩湯　治發熱吐利不止者。

黃芩一錢五分　甘草炙一錢　白芍藥六錢

右三味。加大棗二枚。水煎服。

加味黃芩湯　治自利甚。裏急後重者。

黃連　黃芩各一錢半　甘草七分　白芍三錢　滑石末三錢

右五味。水煎服。血利加地榆紅花。

聶氏清熱導滯湯　治麻疹出。有毒氣流注而成痢者。

黃連　條芩　白芍　枳殼炒　山查肉各一錢　厚朴去皮姜汁炒

青皮　檳榔各六分　當歸　甘草　牛蒡子　連翹各五分

右十二味。水煎。紅多者。加紅花三分。地榆五分。祕濇甚者。酒炒大黃一錢二分。疹毒甚者。加檉河柳五分。

養血化斑湯　疹色淡白。心血不足者。此湯主之。

當歸　生地　紅花　蟬退　人參各等分

右五味。水一盞。生姜一片。煎六分温服。

繆氏檉葉葛根湯　治疹子已出未出。陽毒太盛者。

葛根　前胡　荆芥　貝母　西河柳　知母　麥門　玄參　甘草

右九味。水煎服。如天寒甚。則痧毒鬱于內。不得透發不寧者。加製麻黃一錢。急發其汗。

繆氏三黃石膏湯　治疹出後煩渴者。

石膏三兩　知母一兩　麥門三兩　竹葉三百枚　黃栢　黃芩　黃連各五錢　檉河柳一兩

右八味。濃煎飲之。煩燥定而愈。

門冬清肺湯　治疹後咳嗽不止者。

天門冬去心　麥門冬去心　知母　貝母　桔梗　甘草

款冬花　杏仁去尖　牛蒡子　馬兜鈴　桑白皮　地骨皮

右十二味水煎服。如咳嗽不止。咽喉痛者。加石膏檉河柳。

人參養榮湯　治疹已收後，氣血虛耗，餘熱不退者。

人參　麥門冬　五味子　生地黃　歸身　知母　白芍　陳皮　甘草

右九味，煎服。

柴胡麥門冬湯　治疹已收後，大熱日久不退者。

柴胡五分　龍膽五分　麥門冬八分　甘草　人參　玄參各半錢

右六味，水煎服。

柴胡四物湯　治餘炎未竭，日久寒熱雜起，欲變骨蒸者，加犀角。方見于痘門

清熱除疳丸　治睡則揚睛，口鼻氣冷，手足厥逆，微微瘈瘲，變成慢脾風者。

黃連　當歸各二錢　龍膽一錢五分　川芎一錢　青皮

陳皮各一錢五分　史君子一錢二分　乾蟾頭一錢燒　蘆薈一錢二分

右九味，爲末，神麯丸，米湯下。

當歸養血湯　治渾身壯熱，未至羸瘦，但多搐掣煩躁者。

當歸　川芎　麥門　木通　淡竹葉　甘草　山梔子　燈心

右八味，大便祕者，加大黃。

黃連安神丸

即於安神丸方內，去麥門甘草龍腦，加石菖根一錢五分，全蠍七箇，龍膽二錢，製法同前，硃砂爲衣。

翁氏馬鳴散　治走馬牙疳者。

人中白即溺底白垽刮取用新瓦盛之火煅如鹽者五錢　馬鳴退即蠶退紙火燒過二錢五分

五倍子二錢生用一錢入礬內燒　白礬二錢碎入五倍子一錢火煅過用

右四味。爲極細末。先以米泔濃水攪口內貼。

翁氏化蠶丸

黄連五分　川椒去閉目并目與子蒂炒去汗二錢　苦楝根白皮乾者二錢

右三味。爲末。用烏梅七箇。艾湯浸去核。搗爛和丸。艾湯送下。

四順制蛔湯　痘已見至三四日。火熱未解。下脣純紅如石榴花。腹肚時痛。大便未通。小水赤澁。動氣沖胸脇者。蛔蟲也。此湯主之。

當歸　芍藥　大黄酒炒　鷓鴣菜各大　甘草减半　烏梅　地丁各中　胡黄連　雄黄各少許

右水煎。温服。臨欲飲時。加雄黄末。

升堂門生錄

自天明戊申始許入門至文化辛未執贄請業者幾三百人悉錄之今後入門者當追錄之

同寮之醫官。十有餘人。茲略姓名。及每卷校合之門生亦然。

浪華 安治川元貞　勢州 村田道哲　伊州 雲林院玄中
豐前 牧仙龍　攝州 猪石修敬　備前 葛城正藏
攝州 佐佐木文仲　紀州 山瀨治周　阿州 土井計江
京都 北村立造　河州 田周藏　攝州 後藤言常
紀州 竹中文卿　紀州 德田道碩　紀州 番埜又玄
和州 長井隆民　尾州 後藤立意　伊州 藤林敬治
伊州 村田多善　阿州 安藤靜菴　讚州 森周治
播州 神吉耕菴　紀州 德田厚純　和州 稻村喜壯
城州 山口運說　攝州 僧了觀　京都 高橋元春
播州 久保一學　肥前 島田順碩　備前 宮本常伯
長州 管玄長　播州 長尾玄瑛　肥前 西岡健順
防州 花道濟　加州 端貞元　長州 齋藤秀哲
備中 進藤顯藏　丹波 笠城尚圭　常州 高野昌碩
防州 齋藤方策　播州 郇上元齡　城州 富原周伯

播州　圓尾　玄東
播州　關　尚菴
播州　上田　玄珪
攝州　本鄉　艮藏
播州　園　文哲
備中　蟲明　幼安
播州　南木　左重
播州　河野　泰藏
丹州　市川　丹齋
江州　市岡　意博
攝州　雲林院　玄龍
攝州　留主　真證
播州　三木　導布
播州　生田　遵養
播州　村田　慶壽
播州　本鄉　主善
播州　三木　養節

播州　松尾　玄長
播州　八木　退藏
攝州　岡本　文亮
播州　岡本　理齋
攝州　澤　周倫
備中　岡西　昌順
紀州　下邨　了菴
播州　小野　愿堂
京都　北尾　春轍
信州　堀內　桂仙
紀州　竹中　彰民
攝州　田中　多助
播州　八木　虔吾
播州　三宅　偃龍
播州　高原　丹治
播州　田淵　淳節
播州　內海　玄堂

播州　和田　春堂
播州　中根　元悅
播州　陰山　禮治
播州　冲　勘解由
播州　西脇　主禮
薩州　河村　宗雲
播州　加古　茂川
播州　高見　新吾
下總　近藤　玄菴
信州　住山　友仙
攝州　岡本　爲善
播州　入江　宗栗
播州　井上　修齋
播州　關　見理
播州　飯田　見龍
播州　水守　三省
下總　中里　長格

下總　大浦　謙也
播州　河村　祐甫
信州　赤羽　俊騰
奥州　柴田　玄潤
讃州　安堵　岱菴
濃州　喜多尾春圃
豫州　中邨　秀朔
播州　中根　元悅
遠州　田宮　秀伯
豫州　菊山　玄溪
備中　渡邊　養順
筑後　馬渡　粮拙
濃州　畄田　玄隆
三州　河村　貞三
丹州　河合　杏菴
豐後　辻原　由節
奥州　竹中　道穩

播州　齋藤　常菴
奥州　兒島　宗説
三州　河村　傳達
下總　横山　宗元
讃州　長尾　元章
常州　田中　順貞
肥前　古賀　仲安
奥州　中邨　流謙
播州　辻元　李菴
雲州　林　養仙
奥州　木村　桃菴
筑後　岡田　東慶
羽州　中島　北文
肥前　日高　元慄
信州　澤邊　升純
長州　増野　柳軒
甲州　蘆澤　龍意

下總　立花　宗慎
越前　早川　俊章
肥前　芥川　祥甫
豐後　佐藤　文伯
防州　中村　元隨
武州　上田　伊織
羽州　長坂　元高
奥州　島　松菴
奥州　館野　瑞元
攝州　橋本　順積
奥州　橋内　桃安
豐後　大野　徐菴
肥前　谷川　元禮
泉州　正清　方菴
播州　三浦　通暢
防州　山縣　玄孝
防州　池田　瑞朔

武州　佐藤景純
防州　桑原玄仲
播州　土岐千吉
武州　山口玄亭
豫州　菊山玄溪
播州　坂井　仲
播州　坂井榘之助
甲州　大柴半右衛門
伊州　越知晃純
甲州　辻　岷平
河州　橋本啓全
甲州　加賀美順成
甲州　上野富太郎
豐後　北野恕軒
筑後　春野　縣
浪華　森　隆見
播州　芹田昇遷

播州　豬崎祐元
播州　布川瑞益
播州　田中卯朔
石州　井關道益
京都　山脇玄智
播州　高須力馬
播州　櫻井彙甫
甲州　蘆澤元理
甲州　廣瀬恭平
甲州　前　升平
浪華　石井金圭
甲州　飯田格仙
武州　木村玄安
播州　山田安朴
筑後　清水道祝
防州　都野道意
甲州　牧野宗平

播州　坂井棋策
播州　高須富八
播州　莊野八木
京都　清水源吾
東都　木村玄菴
播州　永原淵藏
播州　內藤千太郎
甲州　石原順碩
甲州　田中需馬
甲州　河野泰次
甲州　秋山桂輔
甲州　飯田格榮
武州　內山善藏
藝州　實石瑞得
播州　岡本溫順
播州　岡本昌菴
甲州　島津壽健

甲州　島津　主稅
甲州　内藤　丹下
甲州　高木　保齋
甲州　山内　喜内
安藝　笠坊　文珉
江戸　田中郁右衛門
筑後　中山　玄榮
奥州　木邨　昇雲
奥州　木邨　雲庵
備前　近藤　弘篤
南都　仲　元益
京都　井出　玄道
江戸　中川　順藏

甲州　淺川　道藏
甲州　武川　健元
甲州　青柳　内基
甲州　田中　昌禎
伊勢　高木　愼齋
奥州　竹中　道見
江戸　加藤　弦齋
泉州　續　周庵
筑後　西原　省三
備中　嶋瀨　剛篤
山城　田村　又陸
江戸　小杉　文仲
筑後　櫻井　養安

甲州　八代　健甫
甲州　花輪　春齋
甲州　小倉　由林
武州　橋本　立道
奥州　岩淵　多仲
江戸　荻野　建邦
防州　桑原　太淳
泉州　大和　晃水
下總　山本　東周
備中　岡　行淳
石州　吉木　玄卓
常陸　北城　尙絅
筑後　淺田　有元

跋

痘科辨要既成矣。先生出示該曰。五十年之苦心精力。盡在此書。子其爲我校魚魯帝虎之誤。余捧讀卒業。喟然嘆曰。夫自後漢建武中。南陽征虜。而此瘡。染流中國。時謂之虜瘡。爾來歲彌盛。而世益盛。曁乎今日。國無不傳之國。人無不患之人。其故何也。蓋自古戎狄猾夏。莫世無之。而今八埏昇平。四夷來王。北無蹶弓之警。南無飲馬之報。普天熙熙。頌聲載路。而其所憂。唯在乎疾厄。痘瘡最爲大厄。是無乃其獗悍獷惡之氣。不能發洩。結爲痘瘡。以窘人焉歟。世醫觀其證一患。不再觸犯。而謂之胎毒。或觀閭鄉合村。一時傳遷。而謂之癘氣。其說搏影捕風。俱未可謂得痘瘡之真理矣。錦橋池田先生。家傳明戴獨立治痘之訣。舊矣。先生深志此術。一心專精。痘書是誦。僚丸秋弈。固絕外慕。夢寐必於是。羹牆必於是。蓋五十年一日也。其術之妙。聲稱藉甚。布在世醫之口耳矣。先生嘗手製脣舌頭面圖。以授門人。或至狡焉書賈。擬寫粥之。其爲世醫慕仰。如玆矣。今又著此書。議論究實。考據精確。無一言非自親試獨得之胸。而流出者矣。此書一出。吾知世醫慕仰願見。而未得見者。一旦獲此乎。其喜不翅拱璧握珠。然後此之謂百代不腐之業矣。該辱先生之知。周旋倍遊。有年於玆。醫儒雖道不同乎。先生居恒推余以爲博洽。是書之成。又復俾余校之。所謂大海添一滴。泰山加一塊。奚能增減先生之書。且古不云乎。校書如掃落葉。掃盡隨落。況余疎懶鹵莽乎。古語信不誣矣。因書數言。寘諸卷尾。文化辛未秋九月丹波脇山該子郁識。

芳水武田希顏書